NURSING
AND
NUTRITION

간호와 영양

2판

이평화, 조은실

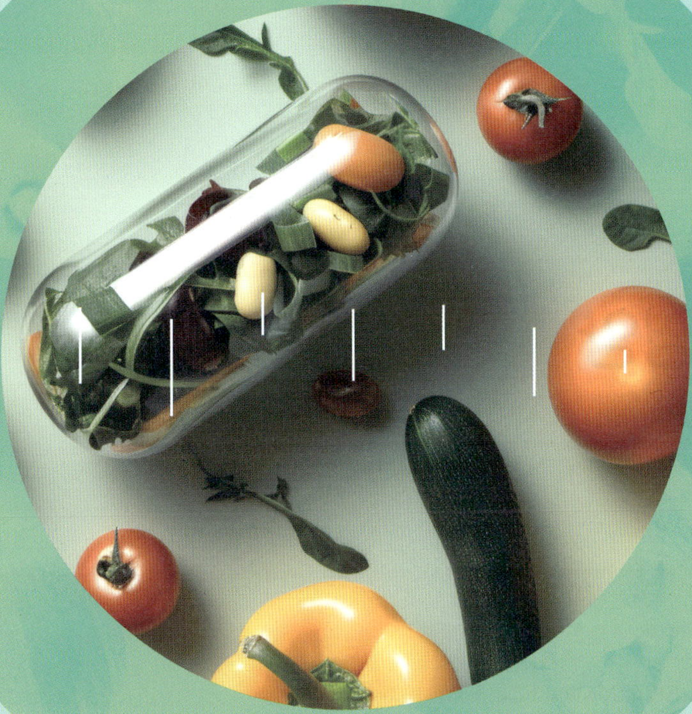

메디컬에듀케이션

저자

이평화 한일장신대학교 간호학과 교수

조은실 한일장신대학교 간호학과 교수

2판

간호와 영양

NURSING AND NUTRITION

2019년 11월 11일 초판 발행
2024년 12월 26일 2판 발행

저 자 이평화 · 조은실
발 행 인 이문수
발 행 처 메디컬에듀케이션(Medical Education)
등 록 제 2021-000122 호
주 소 경기도 용인시 수지구 신수로 767, B동 732호(동천동, 분당수지 U-TOWER)
전 화 Tel. 02-6482-3461 Fax. 02-6499-3463
이 메 일 medu@medupub.com
홈페이지 www.medupub.com
I S B N 979-11-6900-250-9 (93510)
정 가 30,000원

NURSING
AND
NUTRITION

간호와 영양

2판

이평화, 조은실

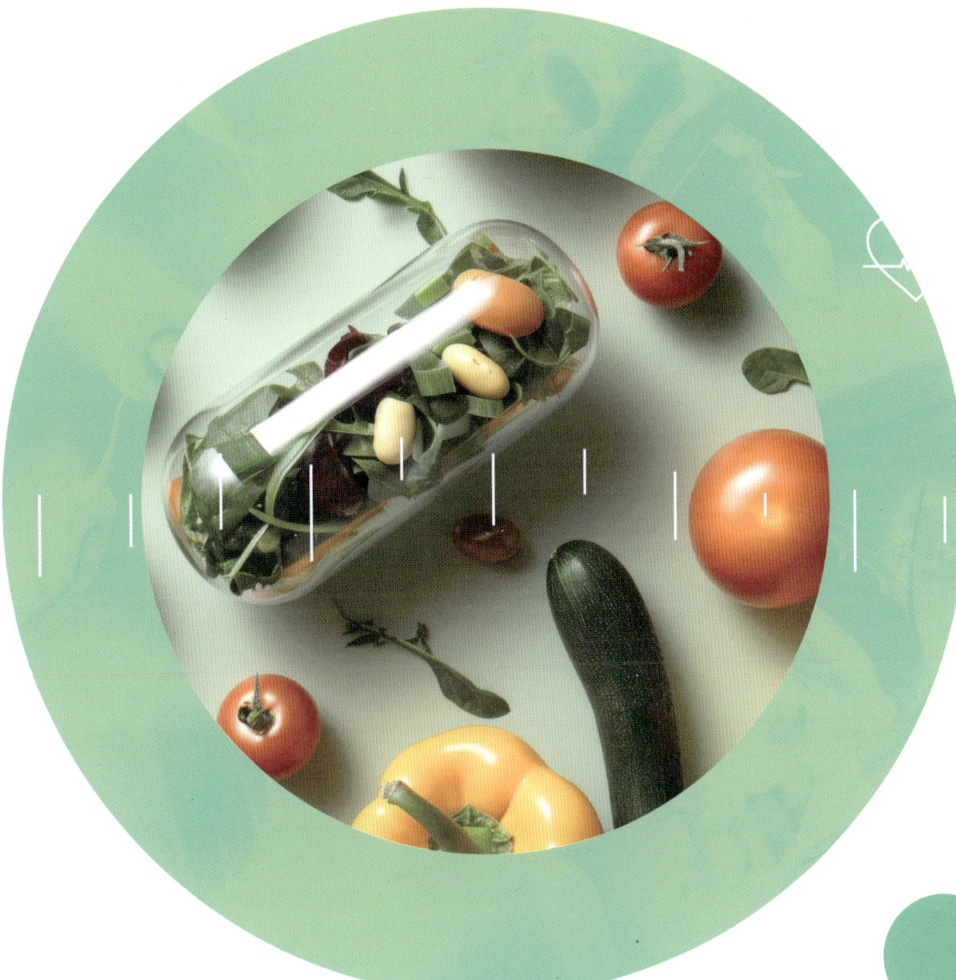

메디컬에듀케이션

저자 머리말

PREFACE

사회의 급격한 변화와 함께 건강에 대한 패러다임도 변화하고 있습니다. 과거에는 질병의 치료에 중점을 두었지만, 이제는 질병 예방, 건강 증진 및 삶의 질 향상에 사회적 관심이 더욱 높아지고 있습니다. 인간은 식품을 통해 필요한 영양소를 공급받아야 생명을 유지할 수 있으므로 영양은 건강한 삶을 위한 필수요소이며, 올바른 식생활에 대한 중요성이 강조되고 있습니다. 영양 교육 또한 단순히 친환경 급식을 제공하는 것을 넘어서 지속 가능한 사회를 만들기 위한 패러다임으로 변화하고 있으며, 기후문제와 생태계를 고려한 지속 가능한 먹거리 교육이 이루어지고 있습니다.

이 책은 간호학을 전공하는 학생들에게 건강과 영양에 대한 기초적인 이론 지식을 제공하기 위해 기술되었습니다. Part 1 (건강과 영양)은 탄수화물, 지질, 단백질과 같은 필수 영양소부터 비타민, 무기질, 수분까지 인체에 필요한 모든 영양소에 대한 이론적 내용으로 구성되어 있습니다. Part 2 (생애주기별 영양)는 임신기부터 노년기까지 생애단계별 영양 요구와 건강 관리 방법을 다루어, 각 연령대의 대상자에게 맞춤형 영양관리를 제공할 수 있도록 하였습니다. Part 3 (일상생활과 영양관리)는 국가 영양관리 사업, 학교와 병원의 영양 관리, 만성질환자의 영양관리 내용을 소개하여 국가 정책, 학교, 병원 등 현장에서 이루어지는 영양관리에 대해 이해할 수 있도록 구성하였습니다. 마지막으로 Part 4 (영양관리 활동)에서는 지금까지 학습했던 내용을 학생들이 통합·적용할 수 있도록 활동지 형식으로 구성하였습니다. 나와 가족의 영양 상태를 점검하고 관리하는 활동을 통해서 건강한 식생활을 스스로 실천하고 타인의 건강 증진을 도울 수 있도록 하였습니다.

Part 1~3은 15주 수업에 적용이 가능하도록 하였으며, Part 4는 과제 및 팀학습에 활용할 수 있도록 내용과 양식을 구성하였습니다. 또한 학생들의 효율적인 학습을 돕기 위해 각 장별로 단원평가 문제를 제시하였습니다.

이 책을 통해 영양 지식의 습득을 넘어 대상자들의 건강한 삶을 돕는 전문가로 성장하는 데 도움이 되길 바랍니다.

학교와 병원의 영양관리 부분의 집필에 도움을 주신 장위중학교 이사랑 선생님과 이 교재가 출판되기까지 적극적으로 도와주신 메디컬에듀케이션 이문수 사장님을 비롯한 직원분들에게 감사드립니다.

2024년 12월

저자 일동

간편목차 BRIEF CONTENTS

PART I 건강과 영양

PART II 생애주기별 영양

목차 DETAILED CONTENTS

PART I 건강과 영양

PART II 생애주기별 영양

PART III 일상생활과 영양관리

PART IV 영양관리 활동

PART V 부록

PART

I 건강과 영양

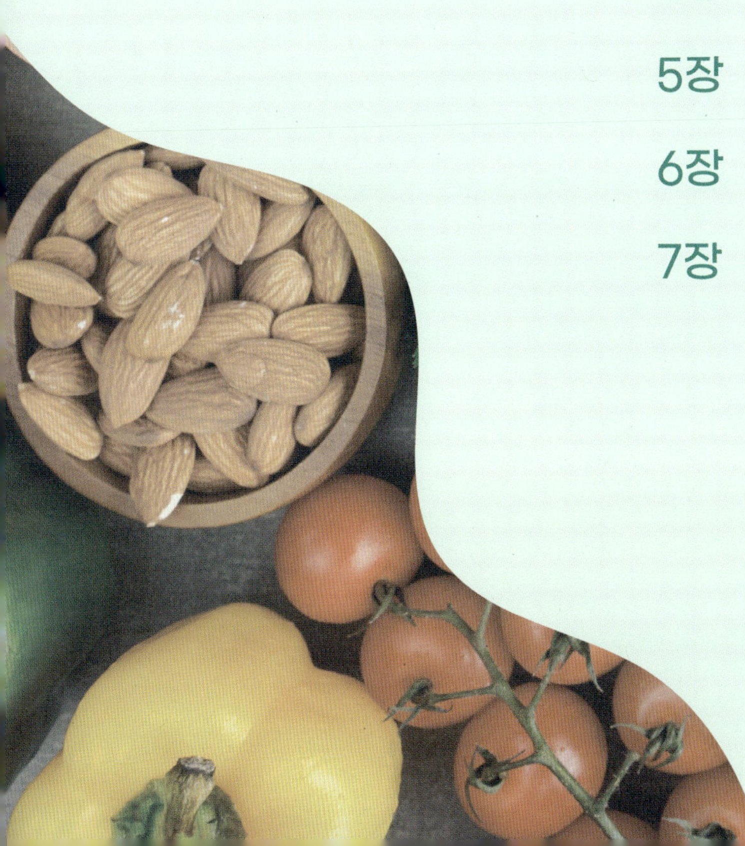

1

건강과 영양

1. 건강과 영양
2. 영양소
3. 영양소 섭취기준
4. 식사구성안

학습목표

1. 건강과 영양 간의 관계를 설명할 수 있다.
2. 영양소의 종류와 기능을 설명할 수 있다.
3. 영양소 섭취기준에 따른 1일 영양 요구량을 설명할 수 있다.
4. 식사구성안을 활용하여 자신의 식습관을 분석할 수 있다.

1 건강과 영양

건강에 관한 관심은 어느 시대에나 있었으며, 시대와 지역에 따라 건강을 다양하게 정의하고 다양한 형태로 건강을 추구해왔다. 세계보건기구(WHO, 1948)는 헌장에서 건강에 대하여 "단순히 질병이나 장애가 없는 상태가 아니라, 신체적, 정신적, 영적, 사회적으로 완전한 안녕 상태"라고 정의하였다.

영양은 인간이 건강을 유지하는 데 필수적인 요소이다. 사람이 생명을 유지하고 활동하기 위해서는 음식을 지속적으로 섭취하여 음식에 포함된 영양소를 이용하는 것이 필요하다. WHO는 "영양(nutrition)은 신체의 영양학적 요구와 관련된 식품의 섭취이며, '좋은 영양(Good nutrition)'은 좋은 건강을 유지하기 위한 기본 토대(초석)가 된다."라고 하였다. 즉, 영양이란 유기체가 식품을 섭취하고 소화하는 일련의 과정이며, 생명과 건강을 위한 기초가 된다고 할 수 있다.

2 영양소

사람이 섭취하는 식품에는 신체가 필요로 하는 다양한 화학물질이 함유되어 있는데, 이를 영양소(nutrients)라고 한다. 영양소란 인체의 성장, 유지 및 회복을 위해 필요한 식품에서 공급되는 화학물질이다.

1) 영양소의 종류

영양소는 성분과 체내 생성 여부에 따라 구분할 수 있다. 영양소는 탄수화물, 지방, 단백질, 비타민, 무기질, 물 6가지 종류로 구분할 수 있다. 6대 영양소는 3대 영양소(탄수화물, 지방, 단백질)와 3부 영양소(비타민, 무기질, 물)로 구분하며, 인체의 필요량에 따라 탄수화물, 지방, 단백질은 다량영양소(macronutrients)로 비타민과 무기질은 미량영양소(micronutirents)로 구별한다. 물(수분)은 학자들에 따라 영양소에서 제외하는 경우도 있으나, 일반적으로 6대 영양소에는 포함되고 있다.

체내 생성 여부에 따라서는 필수와 비필수 및 조건부 필수 영양소로 구분할 수 있다. 필수 영양소는 인체의 요구량만큼 신체에서 충분한 양이 생성되지 않는 영양소로서, 반드시 식품을 통해서 공급되어야 한다. 비필수 영양소는 체내에서 다른 물질대사를 통해 충분한 양이 합성되기 때문에 음식을 통한 섭취가 필요하지 않은 영양소이다. 조건부 필수 영양소는 대부분의 건강한 사람은 충분한 양이 생성되지만, 특정한 상황이나 질병 상태에서는 필요량을 생성할 수 없는 영양소를 의미한다.

쉬어가기

물 (수분)

수분은 체중의 60~70%를 차지하고 있으며, 신체를 구성하는 중요한 성분이다. 우리 몸에는 세포외액(혈청, 간질액, 분비액, 조직액 등)이 체중의 20%, 세포내액이 체중의 40~45%를 차지하고 있다. 세포의 기능은 수분이 충분한 환경에서 세포가 기능할 수 있으며, 수분은 지속적으로 몸에서 소실되기 때문에 계속해서 보충해야 한다. 일반적으로 성인이 대사에 필요한 하루 수분의 양은 2.5~3L이다. 그러나 발열, 감염, 위장관계 질환, 호흡기계 질환이 있는 상황에서 수분의 필요량은 증가한다.

2) 영양소의 기능

영양소는 일반적으로 다음의 세 가지 기능을 수행한다.

첫째 영양소는 생명유지에 필요한 에너지를 제공한다.
(에너지를 생산하는 영양소: 탄수화물, 지방, 단백질)

둘째 인체조직을 구성하고 성장과 유지를 돕는다.
(조직의 형성과 회복을 담당하는 영양소: 단백질, 무기질, 비타민)

셋째 우리 몸의 항상성을 유지하고 신진대사 과정을 조절한다.
(신진대사 조절에 관여하는 영양소: 무기질, 비타민, 물)

신진대사란 영양소를 사용하는 모든 화학반응을 말하며, 영양소는 에너지 제공뿐만 아니라 인체조직을 구성하는 그 이상의 기능을 담당하고 있다. 우리가 음식을 통해 섭취하는 영양소는 우리 몸을 직접 구성하고 신진대사에 영양을 주기 때문에 자동차의 단순 에너지원이 되는 휘발유와는 다르다. 우리는 화학적 차원뿐만 아니라 개인적인 생활방식과 인문사회 등 다양한 차원에서 '어떤 음식을 어떻게 먹을 것인가'에 대해 고민하고 접근해야 한다.

쉬어가기

영양과 영양소 차이

영양은 섭취부터 시작하여 소화, 흡수, 배출 등 모든 대사과정을 포함하며, 인간이 살아가는 동안 이루어지는 식품이용에 관한 모든 과정을 의미한다. 더 넓은 의미에서 영양은 경제적, 사회적, 심리적인 요소들에 의해 영향을 받기 때문에 다양한 관점에서 해석될 수 있다. 영양소는 이러한 전반적인 과정에 이용되는 물질이라는 점에서 차이가 있다.

* 영양소 40종(2020 한국인 영양소 섭취기준)

에너지 및 다량영양소(12종)	에너지, 탄수화물, 당류, 식이섬유, 단백질, 아미노산, 지방, 리놀레산, 알파-리놀렌산, EPA+DHA, 콜레스테롤, 수분
비타민(13종)	비타민 A, D, E, K, C, B_1, B_2, B_6, 니아신, 엽산, B_{12}, 판토텐산, 비오틴
무기질(15종)	Ca, P, Na, Cl, K, Mg, Fe, Zn, Cu, F, Mn, I, Se, Mo, Cr

3 영양소 섭취기준

세계의 많은 나라에서는 부적절한 식생활로 인해 발생하는 질병을 예방하고 건강을 증진하기 위하여 영양소의 섭취기준을 제시해왔다. 미국에서는 1940년대 처음으로 영양소 섭취기준을 제정하여 급식을 비롯한 국가의 식생활 정책에 활용하기 시작하였다. 섭취기준 제정 초기에는 영양결핍으로 인한 건강문제의 해결에 초점을 맞추어, 대부분의 사람이 건강을 유지하는 데 충분한 양인 영양권장량(Recommended Dietary Allowance, RDA)을 제정하였다. 그러나 사회가 발달하면서 영양부족으로 인한 문제가 감소하고 영양불균형과 과잉섭취로 인한 만성질환 문제가 증가하면서, 영양소의 섭취 부족이나 과잉 및 불균형 섭취를 포함하는 통합적이고 포괄적인 개념의 영양소 섭취기준이 제정되었다.

우리나라에서는 1962년 '한국인 영양권장량'이 처음 설정된 이후, 2005년 '한국인 영양소 섭취기준'이 제정되었다. 2010년에는 「국민영양관리법」이 제정되었으며, 인체의 필요량에 대한 과학적인 근거를 바탕으로 식생활과 건강문제의 변화를 반영하여 주기적으로 영양소 섭취기준을 개정해 오고 있다.

'영양소 섭취기준'(Dietary Reference Intakes, DRIs)이란 질병이 없는 대다수의 사람이 건강을 최적 상태로 유지하는 데 필요한 영양소 섭취수준을 의미한다. 즉, 어떠한 식사가 좋은지를 평가하기 위해서 영양소 섭취기준을 이용하여 자신이 섭취한 영양소 수준을 평가할 수 있다. 영양소 섭취기준은 4가지 기준(평균필요량, 권장섭취량, 충분섭취량, 상한섭취량)과 에너지 적정비율로 구성되어 있다[그림 1-1].

1) 평균필요량

평균필요량(Estimated Average Requirement, EAR)은 대상 인구집단의 절반(50%)에 해당하는 사람들의 영양소 필요량을 충족시키는 값으로, 건강한 사람들의 일일 영양소 필요량의 중앙값으로부터 산출한다. 영양소의 부족을 평가하기 위한 최소량의 기준이 될 수 있다.

2) 권장섭취량

권장섭취량(Recommended Nutrient Intake, RNI)은 인구집단의 약 97~98%에 해당하는 사람들의 영양소 필요량을 충족시키는 섭취수준으로, 평균필요량에 표준편차의 2배를 더하여 산출한다. 영양소의 필요량에 대한 과학적 근거가 충분한 경우 설정 가능하다.

3) 충분섭취량

충분섭취량(Adequate Intake, AI)은 영양소의 필요량을 추정하기 위한 과학적 근거가 부족할 경우, 대상 인구집단의 건강을 유지하는 데 충분한 양을 설정한 수치이다. 충분섭취량은 선행연구에서 확인된 건강한 사람들의 영양소 섭취량 중앙값을 기준으로 정하며, 충분섭취량은 대상 집단의 영양소 필요량을 어느 정도 충족시키는지 확실히 알기 어렵다.

4) 상한섭취량

상한섭취량(Tolerable Upper Intake Level, UL)이란 인체에 유해한 영향이 나타나지 않는 최대 영양소 섭취수준을 의미하며, 과량을 섭취할 때 유해영향이 나타날 수 있다는 과학적 근거가 있을 때 설정할 수 있다.

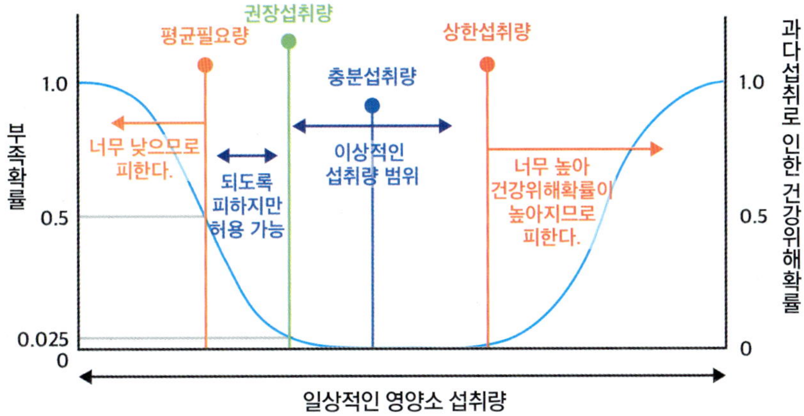

그림 1-1 영양소 섭취기준(Dietary Reference Intakes, DRIs)의 종류

자료출처: 보건복지부 · 한국영양학회, 2020 한국인 영양소 섭취기준, 2020.

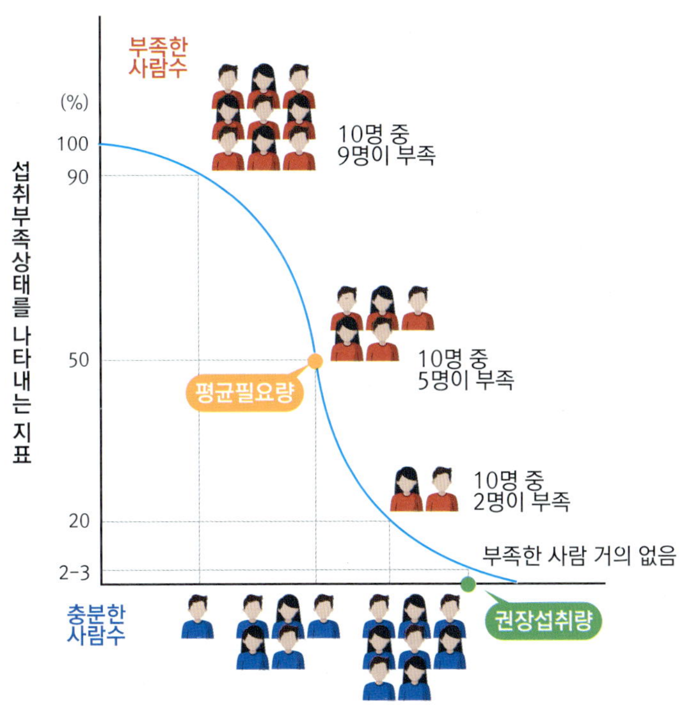

그림 1-2 평균섭취량과 권장섭취량

자료출처: 보건복지부·한국영양학회, 2015 한국인 영양소 섭취기준, 2015.

5) 만성질환위험감소섭취량

만성질환위험감소섭취량(Chronic Disease Risk Reduction intake, CDRR)은 건강한 인구집단에서 만성질환의 위험을 감소시킬 수 있는 영양소의 최저 수준의 섭취량이다. 영양소 섭취와 만성질환 간 인과적 연관성과 만성질환의 위험을 감소시킬 수 있는 구체적 섭취 범위를 고려하여 설정할 수 있다.

6) 에너지 적정비율 [표 1-1]

에너지 적정비율은 각 영양소를 통해 섭취하는 에너지의 양이 전체 에너지 섭취량에서 차지하는 비율의 적정범위를 의미한다. 각 다량영양소의 에너지 적정범위는 만성질환 및 영양 불균형을 예방할 수 있는 에너지 섭취비율을 근거로 설정되었으므로, 에너지 섭취비율이 제시된 범위를 벗어나면 건강문제가 발생할 수 있다.

표 1-1 에너지 적정비율

영양소	에너지 적정비율			
	1~2세	3~18세	19세 이상	비고
탄수화물	55~65%	55~65%	55~65%	
단백질	7~20%	7~20%	7~20%	
지질 총지방	20~35%	15~30%	15~30%	
포화지방산	-	8% 미만	7% 미만	
트랜스지방산	-	1% 미만	1% 미만	
콜레스테롤	-	-	300 mg/일 미만	목표섭취량

* 당류: 총당류 섭취량은 총 에너지 섭취량의 10~20%로 제한하고, 특히 식품의 조리 및 가공 시 첨가되는 첨가당(설탕, 액상과당, 물엿, 꿀, 농축과일주스 등)은 총 에너지 섭취량의 10% 이내로 섭취하도록 한다.

자료출처: 보건복지부 · 한국영양학회, 2020 한국인 영양소 섭취기준, 2020.

4 식사구성안

식사구성안은 일반인이 복잡하게 영양가 계산을 하지 않고도 영양소 섭취기준을 충족할 수 있도록 식품군별 대표 식품과 섭취 횟수를 이용하여 식사의 기본 구성 개념을 설명하고 있다. 식사구성안의 영양적 목표는 에너지, 비타민, 무기질, 식이섬유는 섭취 필요량의 100%를 충족하며, 탄수화물, 단백질, 지방의 에너지 비율은 각각 55~65%, 7~20%, 15~30% 정도를 유지하고, 설탕이나 물엿과 같은 첨가당 및 소금은 적게 섭취하도록 하는 것이다. 권장식사패턴, 식품군 1인 1회 분량, 식품구성자전거 등이 개발되어 일반인들이 쉽게 이해하고 적용할 수 있도록 구성되었다.

표 1-2 생애주기별 권장식사패턴 A (우유·유제품 2회 권장, A타입)

A 타입						
열량(kcal)	곡류	고기·생선·달걀·콩류	채소류	과일류	우유·유제품	유지·당류
900	1	1.5	4	1	2	2
1,000	1	1.5	4	1	2	3
1,100	1.5	1.5	4	1	2	3
1,200	1.5	2	5	1	2	3
1,300	1.5	2	6	1	2	4
1,400	2	2	6	1	2	4
1,500	2	2.5	6	1	2	5
1,600	2.5	2.5	6	1	2	5
1,700	2.5	3	6	1	2	5
1,800	3	3	6	1	2	5
1,900	3	3.5	7	1	2	5
2,000	3	3.5	7	2	2	6
2,100	3	4	8	2	2	6
2,200	3.5	4	8	2	2	6
2,300	3.5	5	8	2	2	6
2,400	3.5	5	8	3	2	6
2,500	3.5	5.5	8	3	2	7
2,600	3.5	5.5	8	4	2	8
2,700	4	5.5	8	4	2	8
2,800	4	6	8	4	2	8

자료출처: 보건복지부 · 한국영양학회, 2020 한국인 영양소 섭취기준, 2020.

1) 권장식사패턴

권장식사패턴은 식사구성안의 영양 목표를 충족시키는 1일 식사 구성을 제시하기 위하여 제작되었다. 생애주기별 권장식사패턴은 우유 섭취 권장량에 따라 2가지 타입(A, B)이 있다[표 1-2], [표 1-3]. 권장식사패턴 A는 영유아 및 청소년의 성장기 특성을 반영하여 하루 우유 2컵을 섭취하며, 열량은 1,000 kcal에서 2,800 kcal 범위이다. 권장식사패턴 B는 하루 우유 1컵을 섭취하는 일반 성인용이며, 1,000 kcal에서 2,700 kcal 범위에 있다.

표 1-3 생애주기별 권장식사패턴 B (우유·유제품 1회 권장, B타입)

B 타입						
열량(kcal)	곡류	고기·생선·달걀·콩류	채소류	과일류	우유·유제품	유지·당류
1,000	1.5	1.5	5	1	1	2
1,100	1.5	2	5	1	1	3
1,200	2	2	5	1	1	3
1,300	2	2	6	1	1	4
1,400	2.5	2	6	1	1	4
1,500	2.5	2.5	6	1	1	4
1,600	3	2.5	6	1	1	4
1,700	3	3.5	6	1	1	4
1,800	3	3.5	7	2	1	4
1,900	3	4	8	2	1	4
2,000	3.5	4	8	2	1	4
2,100	3.5	4.5	8	2	1	5
2,200	3.5	5	8	2	1	6
2,300	4	5	8	2	1	6
2,400	4	5	8	3	1	6
2,500	4	5	8	4	1	7
2,600	4	6	9	4	1	7
2,700	4	6.5	9	4	1	8

자료출처: 보건복지부 · 한국영양학회, 2020 한국인 영양소 섭취기준, 2020.

2) 식품군 1인 1회 분량

식품군 1인 1회 분량은 일반인들이 쉽게 인지하고 이해할 수 있도록 식품의 분량을 고려하여 에너지를 기준으로 설정하였다. 한국인 영양소 섭취기준(2020)에서 제시한 식품군별 1회 용량 및 횟수는 다음과 같다.

(1) 곡류 [표 1-4], [그림 1-3]

한국인 식생활에서 주식인 곡류는 탄수화물의 주공급원으로, 밥, 국수, 빵, 떡 등을 주재료로 하는 음식들을 포함하며, 1회 분량 기준 열량은 약 300 kcal이다.

표 1-4 곡류의 1인 1회 분량 및 1회 분량에 해당하는 횟수

	품목	식품명	1회 분량(g)	횟수[1]
곡류 (300kcal)	곡류	백미, 보리, 찹쌀, 현미, 조, 수수, 기장, 팥, 귀리, 율무	90	1회
		옥수수	70	0.3회
		쌀밥	210	1회
	면류	국수/메밀국수/냉면국수(말린 것)	90	1회
		우동/칼국수(생면)	200	1회
		당면	30	0.3회
		라면사리	120	1회
	떡류	가래떡/백설기	150	1회
	빵류	식빵	35	0.3회
	시리얼류	시리얼	30	0.3회
	감자류	감자	140	0.3회
		고구마	70	0.3회
	기타	묵	200	0.3회
		밤	60	0.3회
		밀가루, 전분, 빵가루, 부침가루, 튀김가루(혼합)	30	0.3회
	과자류	과자(비스킷, 쿠키, 스낵)	30	0.3회
		과자(스낵)	30	0.3회

[1] 곡류 300kcal에 해당하는 분량을 1회라고 간주하였을 때, 1회 분량에 해당하는 횟수
자료출처: 보건복지부 · 한국영양학회, 2020 한국인 영양소 섭취기준, 2020.

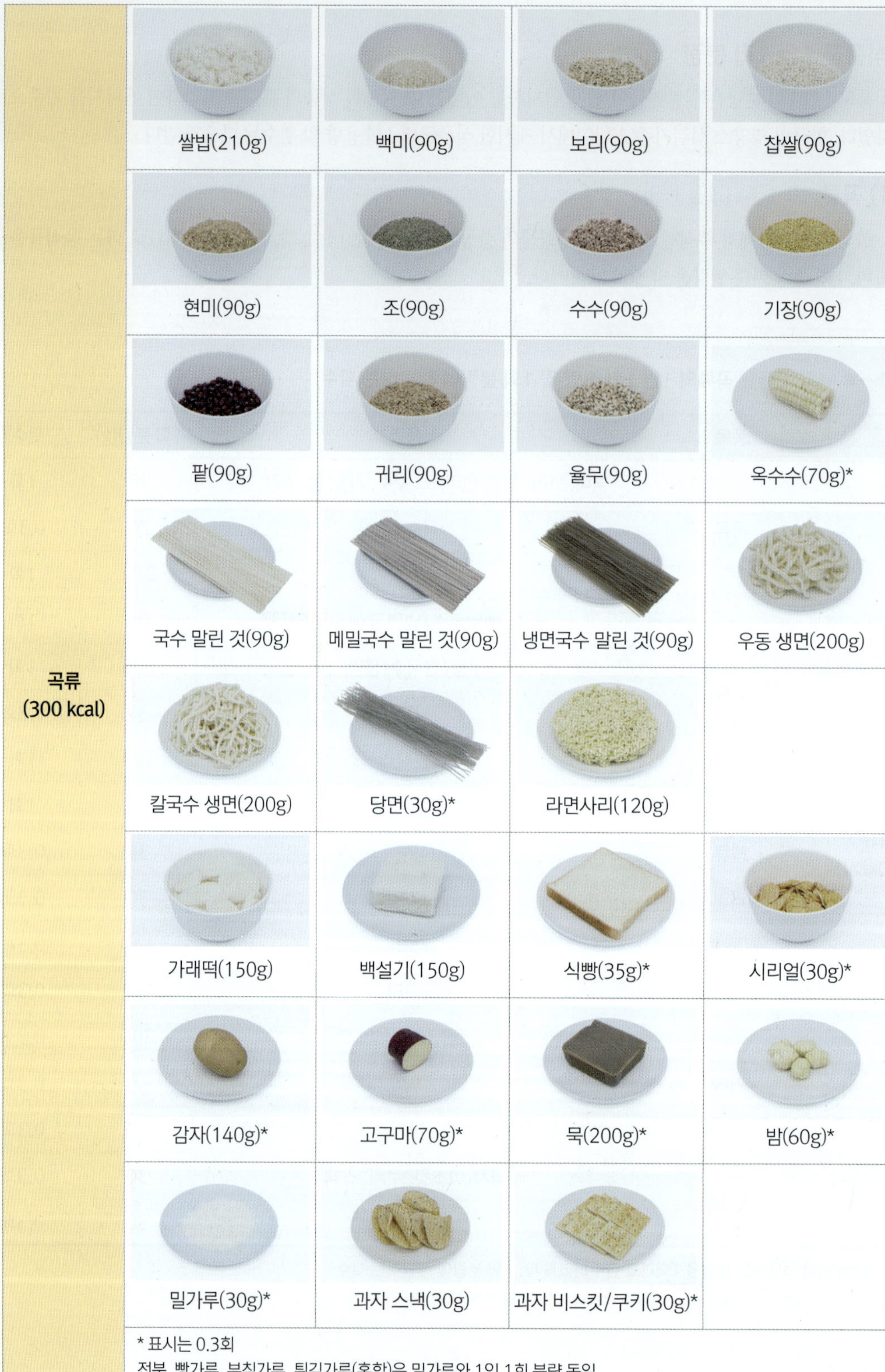

그림 1-3 곡류의 1인 1회 분량

자료출처: 보건복지부 · 한국영양학회, 2020 한국인 영양소 섭취기준, 2020.

(2) 고기, 생선, 달걀, 콩류 [표 1-5], [그림 1-4]

단백질 공급원인 고기, 생선, 달걀, 콩을 주재료로 하는 음식들을 포함하며, 1회 분량 기준 열량은 약 100 kcal이다.

표 1-5 고기·생선·달걀·콩류의 1인 1회 분량 및 1회 분량에 해당하는 횟수

	품목	식품명	1회 분량(g)	횟수[1]
고기·생선·달걀·콩류 (100kcal)	고기류	소고기	60	1회
		돼지고기	60	1회
		닭고기	60	1회
		오리고기	60	1회
		돼지고기가공품(햄, 소시지, 베이컨)	30	1회
	어패류	고등어, 명태/동태, 조기, 꽁치, 갈치, 다랑어(참치), 대구, 가자미, 넙치/광어, 연어	70[2]	1회
		바지락, 게, 굴, 홍합, 전복, 소라	80	1회
		오징어, 새우, 낙지, 문어, 쭈꾸미	80	1회
		멸치자건품, 오징어(말린 것), 새우자건품, 뱅어포(말린 것), 명태(말린 것)	15	1회
		다랑어(참치통조림)	60	1회
		어묵, 게맛살	30	1회
		어류젓	40	1회
	난류	달걀, 메추라기알	60	1회
	콩류	대두, 녹두, 완두콩, 강낭콩, 렌틸콩	20	1회
		두부	80	1회
		두유	200	1회
	견과류	땅콩, 아몬드, 호두, 잣, 해바라기씨, 호박씨, 은행, 캐슈넛	10	0.3회

[1] 고기·생선·달걀·콩류 100kcal에 해당하는 분량을 1회라고 간주하였을 때, 1회 분량에 해당하는 횟수

[2] 고등어, 명태/동태, 조기, 꽁치, 갈치, 다랑어(참치)의 경우 2020 KDRIs 1회 분량이 70g으로 제시됨(해당 식품들의 2015 KDRIs 1회 분량은 60g으로 제시됨)

자료출처: 보건복지부 · 한국영양학회, 2020 한국인 영양소 섭취기준, 2020.

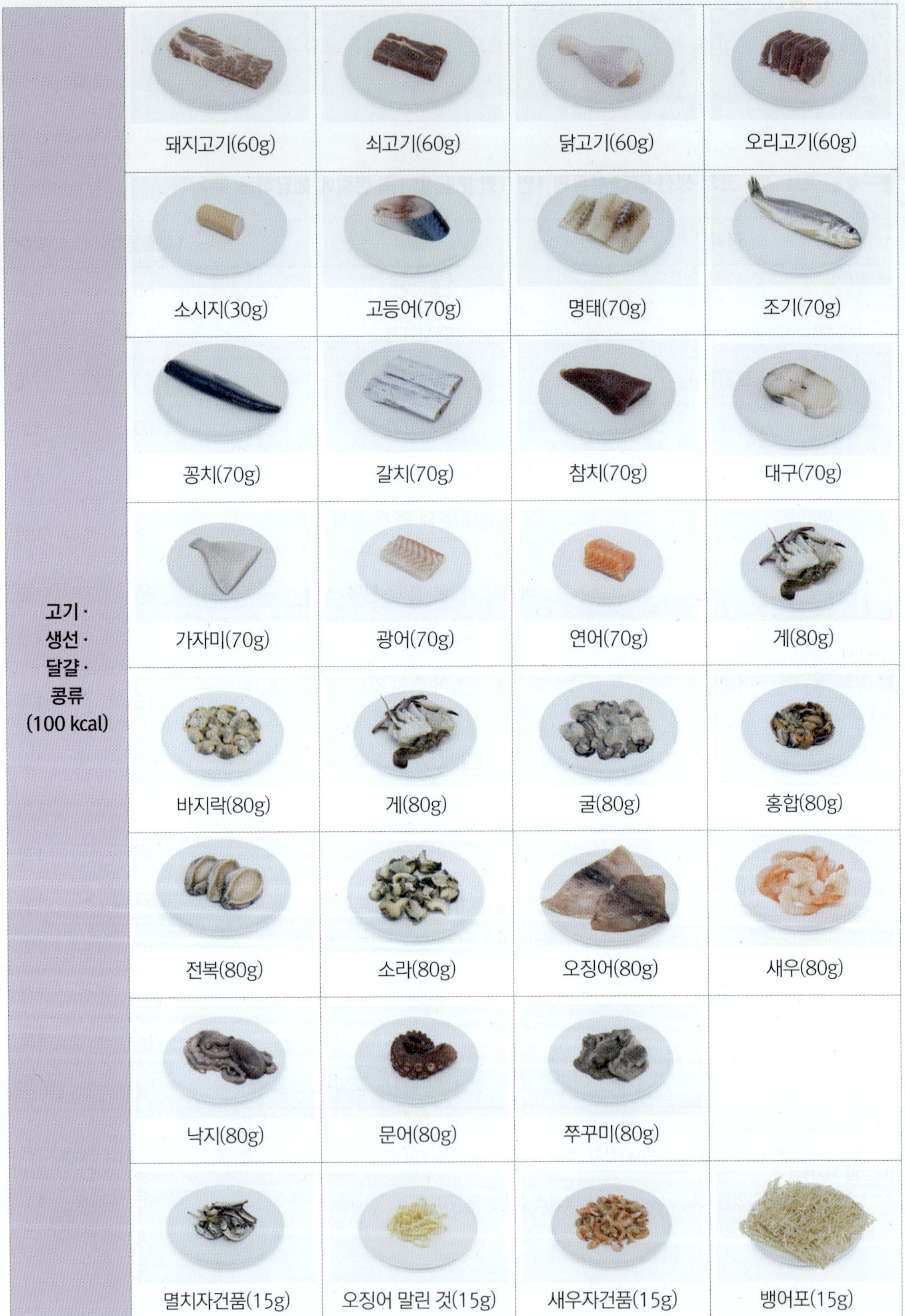

그림 1-4 고기·생선·달걀·콩류의 1인 1회 분량 (1)
자료출처: 보건복지부 · 한국영양학회, 2020 한국인 영양소 섭취기준, 2020.

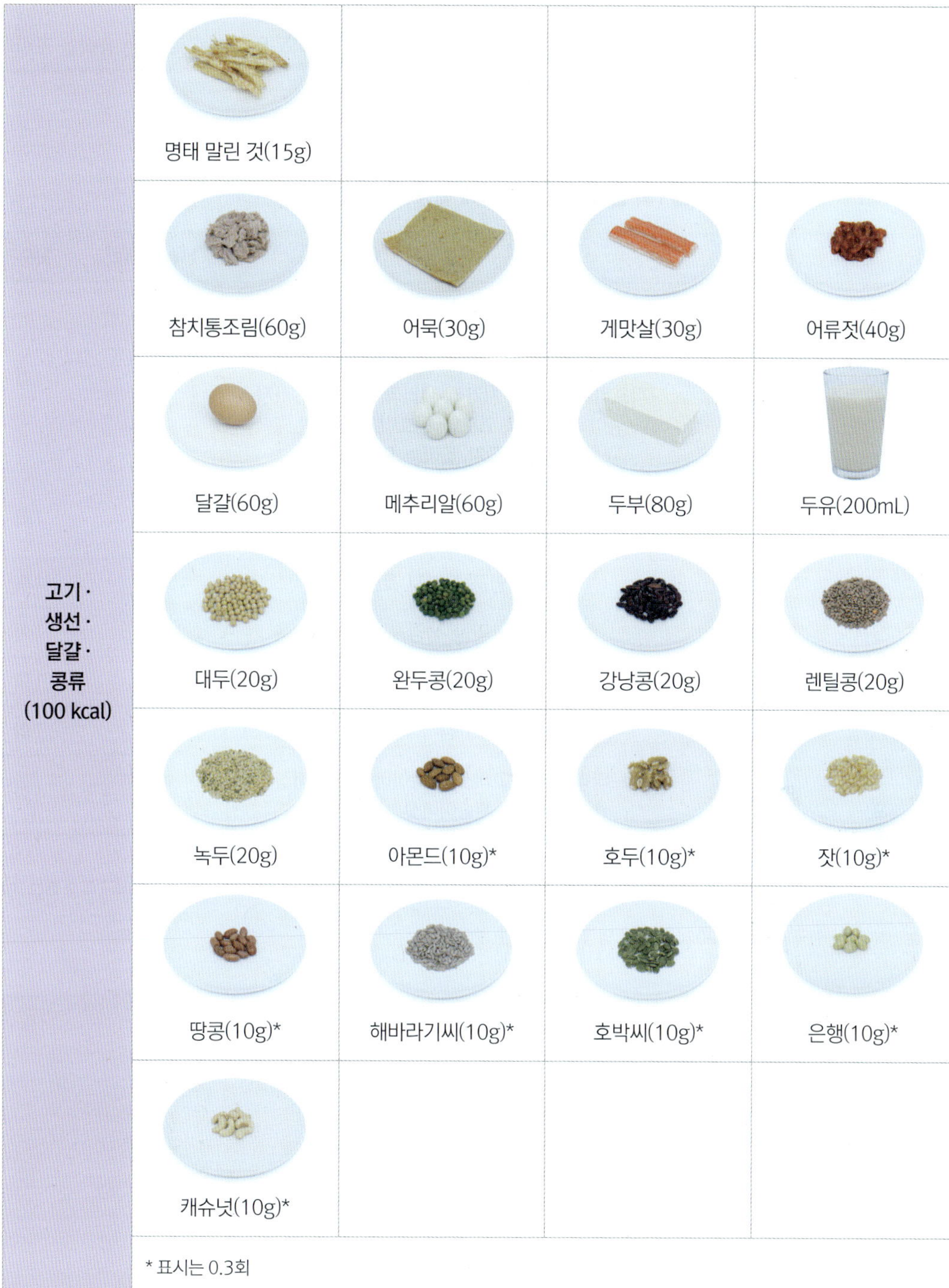

그림 1-4 고기·생선·달걀·콩류의 1인 1회 분량 (2)
자료출처: 보건복지부 · 한국영양학회, 2020 한국인 영양소 섭취기준, 2020.

(3) 채소류 [표 1-6], [그림 1-5]

채소류는 비타민, 무기질, 섬유소의 주요 공급원으로서 채소, 버섯, 해조류 등을 주재료로 하는 음식을 포함하며, 1회 분량 기준 열량은 약 15 kcal이다.

표 1-6 채소류의 1인 1회 분량 및 1회 분량에 해당하는 횟수

	품목	식품명	1회 분량(g)	횟수[1)]
채소류 (15kcal)	채소류	파, 양파, 당근, 무, 애호박, 오이, 콩나물, 시금치, 상추, 배추, 양배추, 깻잎, 피망, 부추, 토마토, 쑥갓, 무청, 붉은고추, 숙주나물, 고사리, 미나리, 파프리카, 양상추, 치커리, 샐러리, 브로콜리, 가지, 아욱, 취나물, 고춧잎, 단호박, 늙은호박, 고구마줄기, 풋마늘, 마늘종	70	1회
		배추김치, 깍두기, 단무지, 열무김치, 총각김치, 오이소박이	40	1회
		우엉, 연근, 도라지, 토란대	40	1회
		마늘, 생강	10	1회
	해조류	미역(마른 것), 다시마(마른 것)	10[2)]	1회
		김	2	1회
	버섯류	느타리버섯, 표고버섯, 양송이버섯, 팽이버섯, 새송이버섯	30	1회

[1)] 채소류 15kcal에 해당하는 분량을 1회라고 간주하였을 때, 1회 분량에 해당하는 횟수

[2)] 미역(마른 것)과 다시마(마른 것)의 경우 2020 KDRIs 1회 분량이 10g으로 제시됨(미역과 다시마의 경우 2015 KDRIs 1회 분량은 30g으로 제시됨)

자료출처: 보건복지부 · 한국영양학회, 2020 한국인 영양소 섭취기준, 2020.

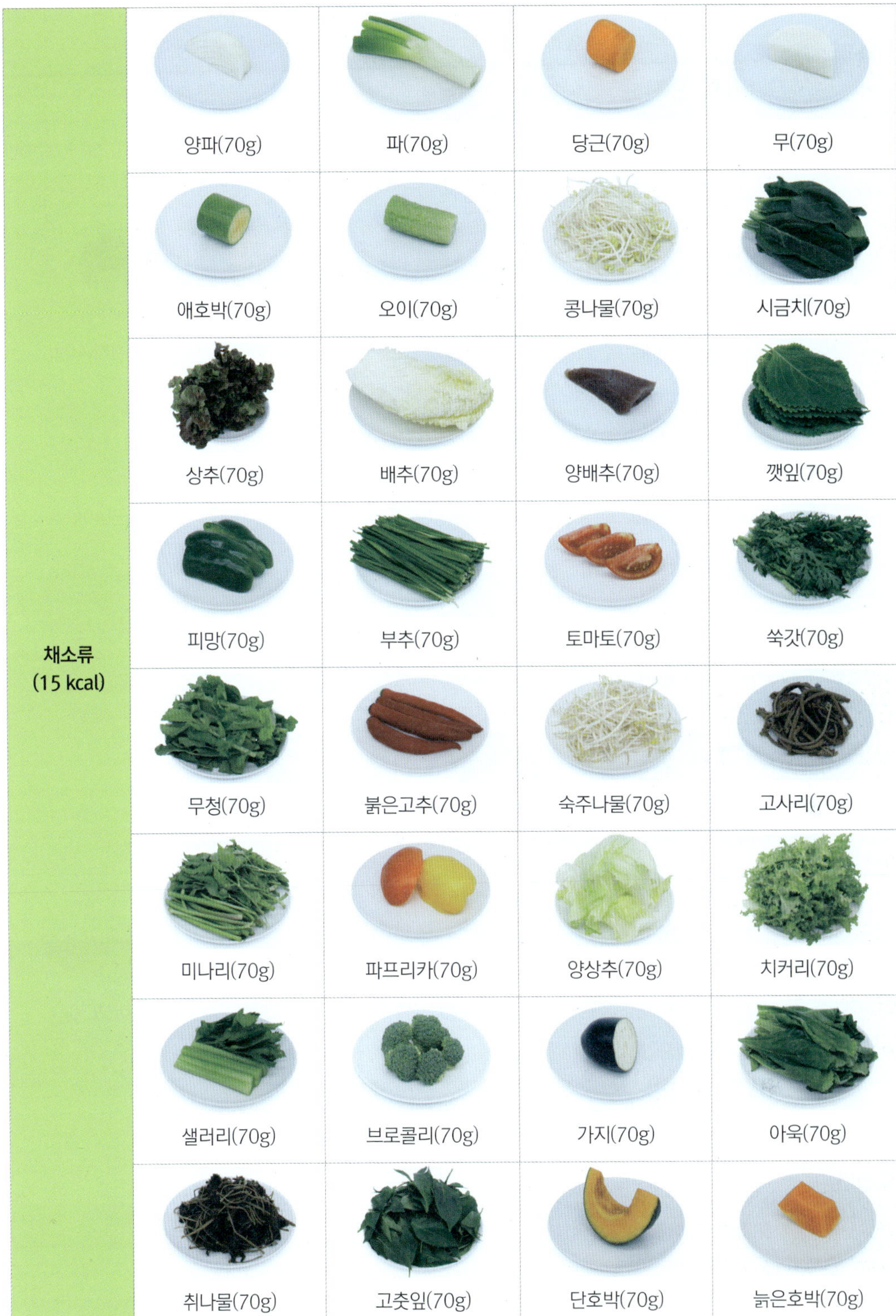
채소류
(15 kcal)
양파(70g)
파(70g)
당근(70g)
무(70g)
애호박(70g)
오이(70g)
콩나물(70g)
시금치(70g)
상추(70g)
배추(70g)
양배추(70g)
깻잎(70g)
피망(70g)
부추(70g)
토마토(70g)
쑥갓(70g)
무청(70g)
붉은고추(70g)
숙주나물(70g)
고사리(70g)
미나리(70g)
파프리카(70g)
양상추(70g)
치커리(70g)
샐러리(70g)
브로콜리(70g)
가지(70g)
아욱(70g)
취나물(70g)
고춧잎(70g)
단호박(70g)
늙은호박(70g)

그림 1-5 채소류의 1인 1회 분량 (1)
자료출처: 보건복지부 · 한국영양학회, 2020 한국인 영양소 섭취기준, 2020.

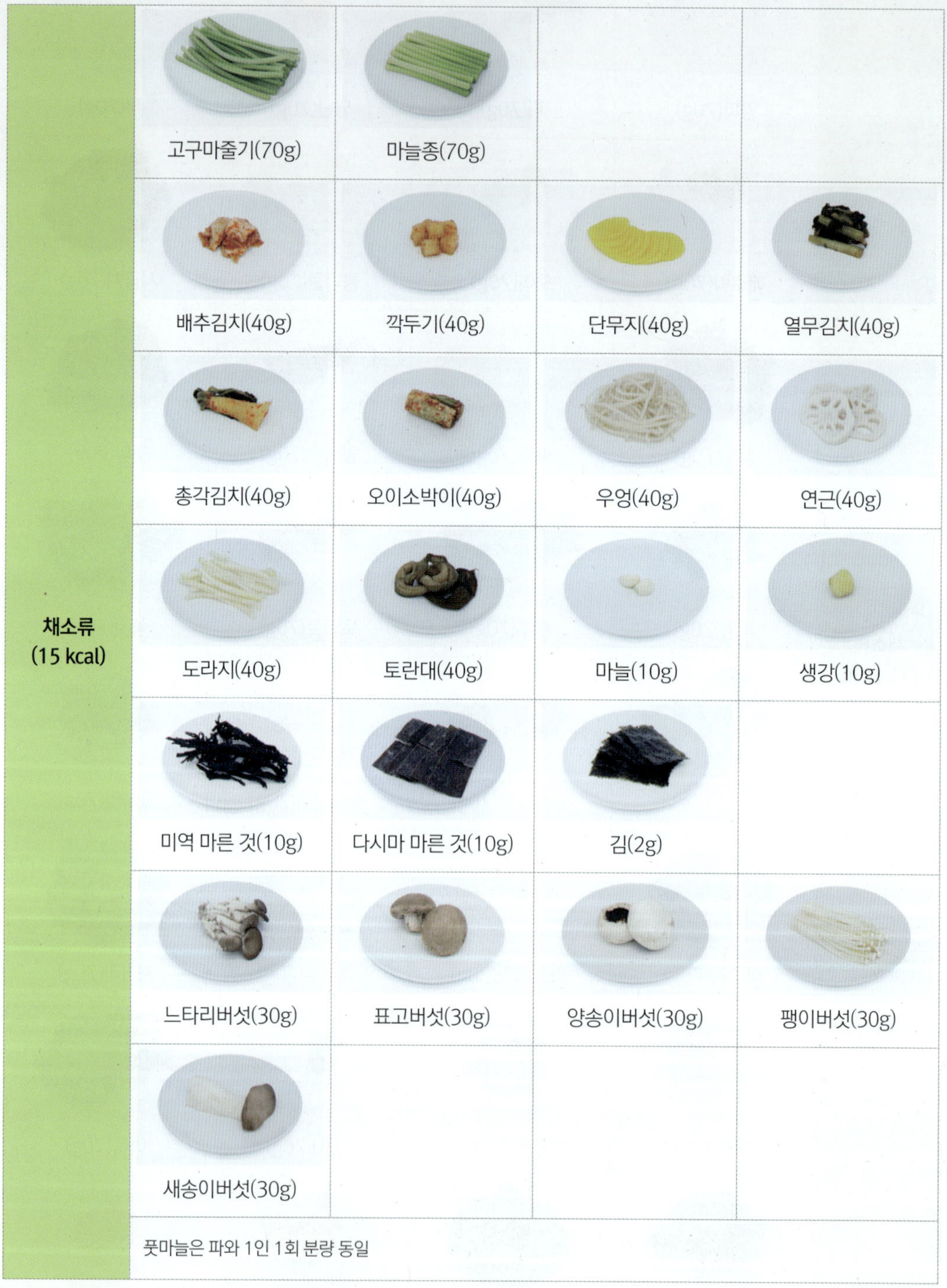
채소류
(15 kcal)
고구마줄기(70g)
마늘종(70g)
배추김치(40g)
깍두기(40g)
단무지(40g)
열무김치(40g)
총각김치(40g)
오이소박이(40g)
우엉(40g)
연근(40g)
도라지(40g)
토란대(40g)
마늘(10g)
생강(10g)
미역 마른 것(10g)
다시마 마른 것(10g)
김(2g)
느타리버섯(30g)
표고버섯(30g)
양송이버섯(30g)
팽이버섯(30g)
새송이버섯(30g)
풋마늘은 파와 1인 1회 분량 동일

그림 1-5 채소류의 1인 1회 분량 (2)
자료출처: 보건복지부 · 한국영양학회, 2020 한국인 영양소 섭취기준, 2020.

(4) 과일류 [표 1-7], [그림 1-6]

과일류는 비타민 C, 칼륨, 섬유소의 주공급원으로 후식이나 간식으로 주로 이용되며, 1회 분량 기준 열량은 약 50 kcal이다.

표 1-7 과일류의 1인 1회 분량 및 1회 분량에 해당하는 횟수

	품목	식품명	1회 분량(g)	횟수[1]
과일류 (50kcal)	과일류	수박, 참외, 딸기	150	1회
		사과, 귤, 배, 바나나, 감, 포도, 복숭아, 오렌지, 키위, 파인애플, 블루베리, 자두	100	1회
		대추(말린 것)	15	1회

[1] 과일류 50kcal에 해당하는 분량을 1회라고 간주하였을 때, 1회 분량에 해당하는 횟수
자료출처: 보건복지부 · 한국영양학회, 2020 한국인 영양소 섭취기준, 2020.

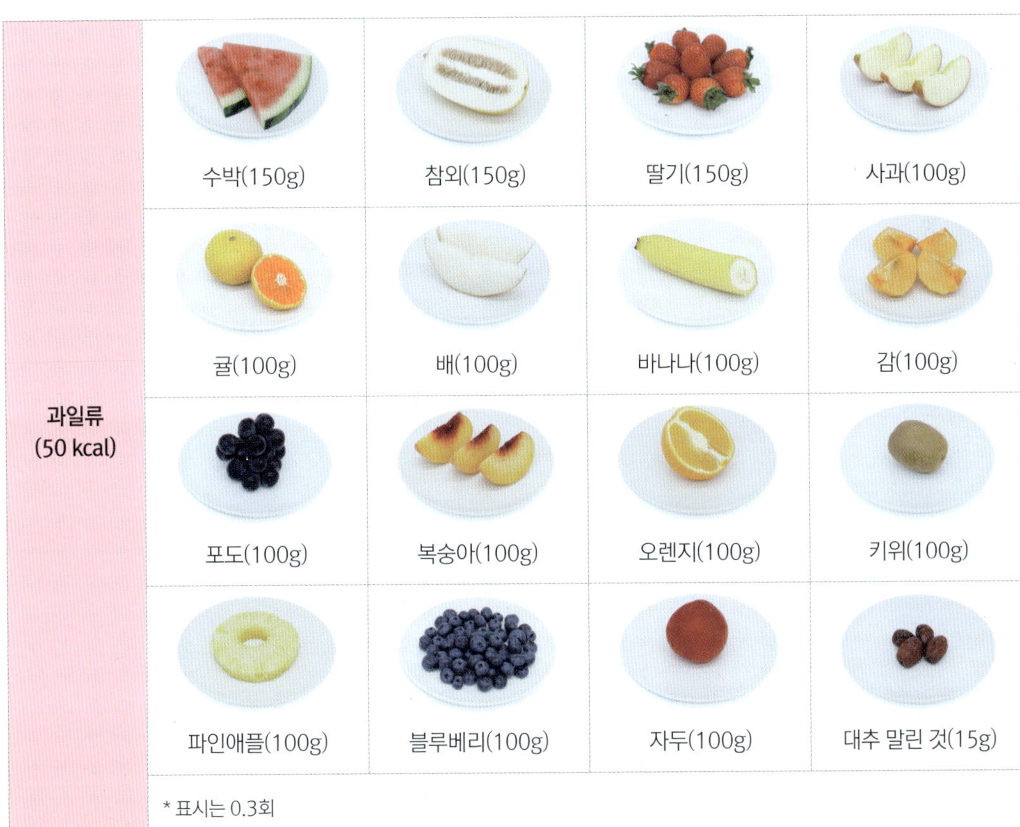

그림 1-6 과일류의 1인 1회 분량
자료출처: 보건복지부 · 한국영양학회, 2020 한국인 영양소 섭취기준, 2020.

(5) 우유, 유제품류 [표 1-8], [그림 1-7]

우유와 유제품류는 칼슘의 주 공급원으로 1회 분량 기준 열량 약 125 kcal, 칼슘 200 mg이다.

표 1-8 우유·유제품류의 1인 1회 분량 및 1회 분량에 해당하는 횟수

	품목	식품명	1회 분량(g)	횟수
우유·유제품류 (125kcal)	우유	우유	200	1회
	유제품	치즈	20[2)]	0.5회[2)]
		요구르트(호상)	100	1회
		요구르트(액상)	150	1회
		아이스크림, 셔벗	100	1회

1) 우유·유제품류 125kcal에 해당하는 분량을 1회라고 간주하였을 때, 1회 분량에 해당하는 횟수
2) 치즈의 경우 2020 KDRIs 1회 분량이 0.5회에 20g으로 제시됨(해당 식품의 경우 2015 KDRIs 1회 분량은 0.3회 20g으로 제시됨)
자료출처: 보건복지부 · 한국영양학회, 2020 한국인 영양소 섭취기준, 2020.

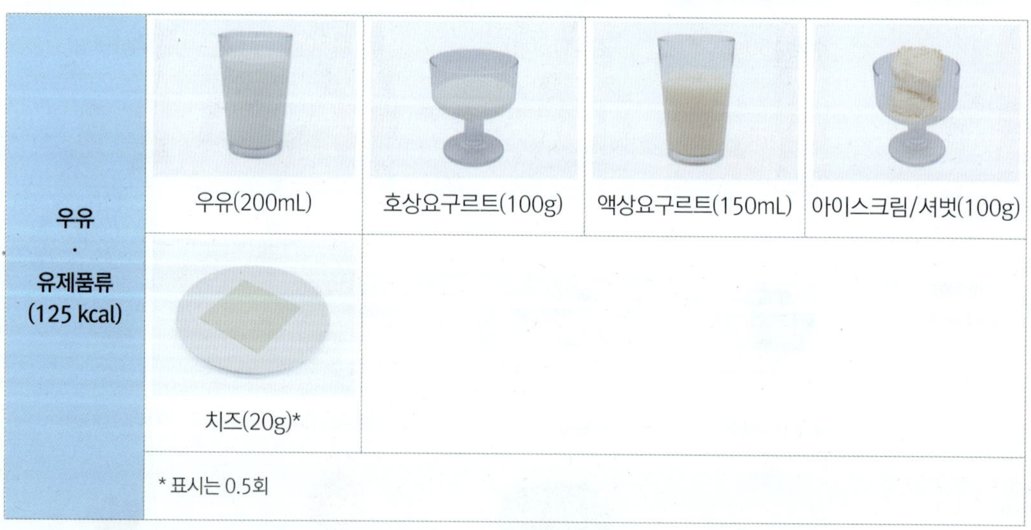

그림 1-7 우유·유제품류의 1인 1회 분량
자료출처: 보건복지부 · 한국영양학회, 2020 한국인 영양소 섭취기준, 2020.

(6) 유지, 당류 [표 1-9], [그림 1-8]

유지 및 당류는 주로 조리 시 이용하며, 음식을 선택할 때 열량이 높지 않고, 지방함량이 적고 짜지 않은 요리를 선택한다. 1회 분량 기준 열량은 45 kcal이다.

표 1-9 유지·당류의 1인 1회 분량 및 1회 분량에 해당하는 횟수

	품목	식품명	1회 분량(g)	횟수[1]
유지·당류 (45kcal)	유지류	참기름, 콩기름, 들기름, 유채씨기름, 옥수수기름, 올리브유, 해바라기유, 포도씨유, 미강유, 버터, 마가린, 들깨, 흰깨, 깨, 커피크림	5	1회
		커피믹스	12	1회
	당류	설탕, 물엿, 꿀	10	1회

[1] 유지·당류 45kcal에 해당하는 분량을 1회라고 간주하였을 때, 1회 분량에 해당하는 횟수
자료출처: 보건복지부 · 한국영양학회, 2020 한국인 영양소 섭취기준, 2020.

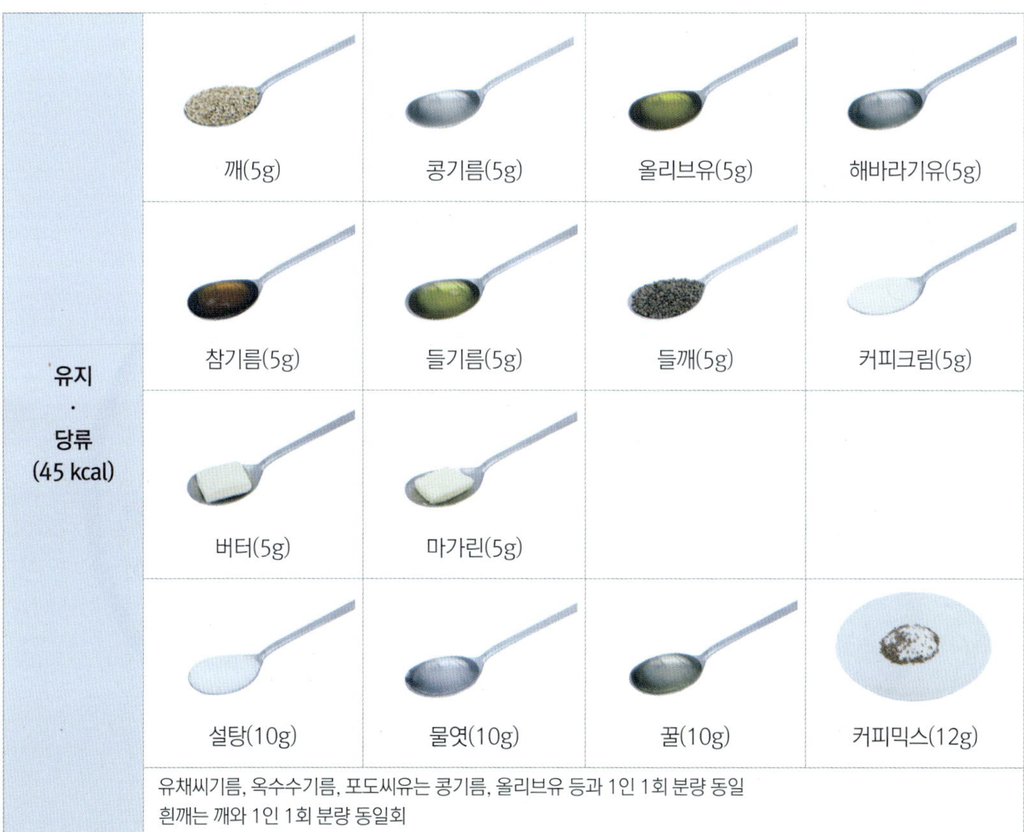

그림 1-8 유지·당류의 1인 1회 분량
자료출처: 보건복지부 · 한국영양학회, 2020 한국인 영양소 섭취기준, 2020.

3) 식품구성자전거

식품구성자전거란 주로 먹는 식품을 종류와 영양소 함유량 및 기능에 따라 비슷한 것끼리 6가지 식품군(곡류, 고기·생선·달걀·콩류, 채소류, 과일류, 우유·유제품류, 유지·당류)으로 구분하여 자전거 바퀴 모양에 섭취 횟수를 배분한 식품모형이다. 균형 잡힌 식사와 충분한 수분섭취 및 운동을 통하여 적절한 영양 및 건강을 유지할 수 있음을 자전거 모양을 통해 상징적으로 표현한다.

4) 식사구성안의 활용

건강한 일반인을 대상으로 식사구성안을 활용하여 식단을 작성하는 절차는 다음과 같다.

- 대상자에게 적합한 에너지 필요량 확인
- 권장식사패턴 선택
- 식품의 섭취 횟수 확인 및 세끼 분배
- 식단작성(식품량 계산 및 메뉴 결정)

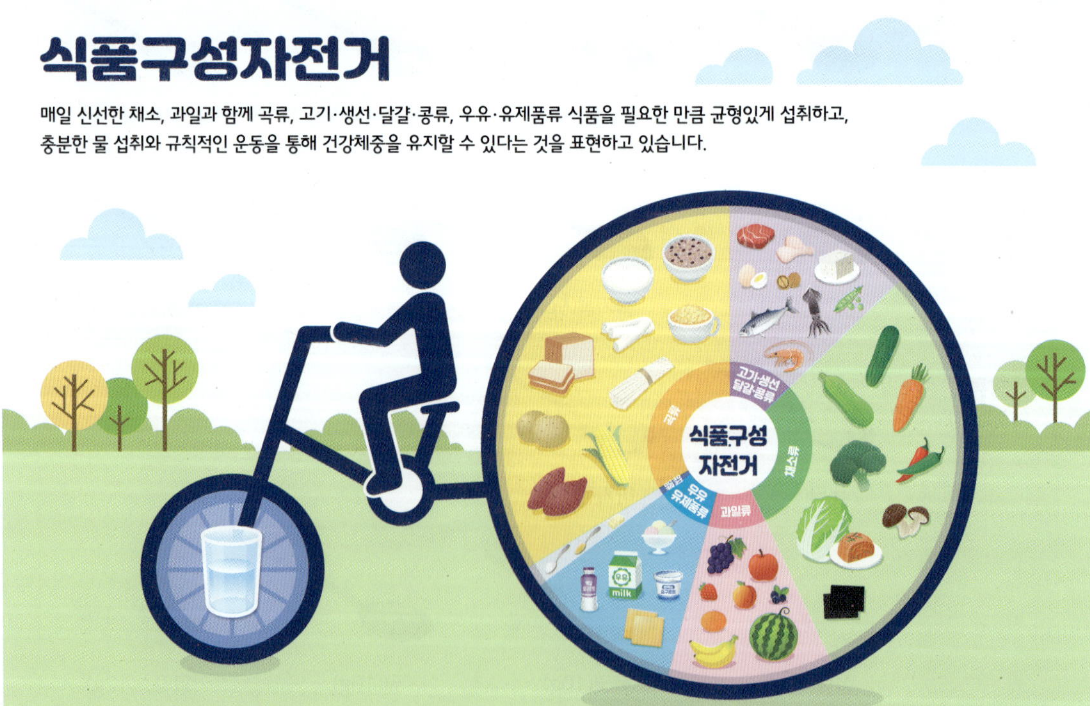
식품구성자전거
매일 신선한 채소, 과일과 함께 곡류, 고기·생선·달걀·콩류, 우유·유제품류 식품을 필요한 만큼 균형있게 섭취하고,
충분한 물 섭취와 규칙적인 운동을 통해 건강체중을 유지할 수 있다는 것을 표현하고 있습니다.
식품구성 자전거
고기·생선 달걀·콩류
채소류
과일류
우유 유제품류
milk
식품구성자전거/자료출처: 보건복지부 · 한국영양학회, 2020 한국인 영양소 섭취기준

그림 1-9 식품구성자전거

자료출처: 보건복지부 · 한국영양학회, 2020 한국인 영양소 섭취기준, 2020.

이 장에서는 식사구성안 작성 예시를 위해 신장이 161 cm이며 체중이 50 kg인 22세 여성을 대상으로 식사구성안을 활용한 식단작성 방법을 절차에 따라 작성한다.

식단작성의 실제는 한국인 영양 섭취기준 활용 가이드북(2020)의 성인 1,900 kcal 예시를 활용하였다.

(1) 대상자에게 적합한 1일 에너지 필요량 확인

개인의 에너지 필요량을 계산하는 방식은 두 가지가 있다.

① 단순계산 방법

에너지 필요량 = 표준체중 × 35kcal
* 남자 표준체중 = 신장(m)^2 × 22, 여자 표준체중 = 신장(m)^2 × 21

사례 예시) 표준체중 = 신장(m)^2 × 21 = 1.62 × 21 = 53.8 kg
1일 에너지필요량 = 표준체중 × 35 kcal = 53.8 ×35 = 1,880 kcal
⇒ 1,900 kcal

② 신체활동계수(Physical Activity, PA) 사용 방법

성인남자	662 − 9.53 × 연령(세) + PA [15.91 × 체중(kg) + 539.6 × 신장(m)] *PA (신체활동계수): 1.0 (비활동적), 1.11 (저활동적), 1.25 (활동적), 1.48 (매우활동적)
성인여자	354 − 6.91 × 연령(세) + PA [9.36 × 체중(kg) + 726 × 신장(m)] *PA (신체활동계수): 1.0 (비활동적), 1.12 (저활동적), 1.27 (활동적), 1.45 (매우활동적)

사례 예시) 신장 161 cm, 체중이 50 kg, 22세의 저활동적인 여성인 경우,
에너지필요량 = 354 - 6.91 × 연령(세) + PA [9.36 × 체중(kg) + 726 × 신장(m)]
= 354 - 6.91 × 22 + 1.12 [9.36 × 50 + 726 × 1.61]
= 2,035.26 kcal ⇒ 2,000 kcal

(2) 권장식사패턴 확인

개인 에너지 필요량이 하루 1,900 kcal인 여성인 경우, 권장식사패턴 B의 열량 1,900 kcal에 해당하는 식품군을 확인한다. 해당 식품군은 곡류 3단위, 고기·생선·달걀·콩류 4단위, 채소류 8단위, 과일류 2단위, 우유·유제품류 1단위, 유지·당류 4단위이다.

(3) 식단작성

① 식품의 섭취 횟수 확인 및 세끼 배분

1,900 kcal 권장식사패턴의 식품 섭취 횟수를 확인한 후 세끼로 배분한다(유지·당류는 조리 시 첨가되므로 별도로 선택하지는 않음).

B 타입						
열량(kcal)	곡류	고기·생선·달걀·콩류	채소류	과일류	우유·유제품	유지·당류
1,000	1.5	1.5	5	1	1	2
1,100	1.5	2	5	1	1	3
1,200	2	2	5	1	1	3
1,300	2	2	6	1	1	4
1,400	2.5	2	6	1	1	4
1,500	2.5	2.5	6	1	1	4
1,600	3	2.5	6	1	1	4
1,700	3	3.5	6	1	1	4
1,800	3	3.5	7	2	1	4
1,900	3	4	8	2	1	4
2,000	3.5	4	8	2	1	4
2,100	3.5	4.5	8	2	1	5

그림 1-10 1,900 kcal에 해당하는 권장식사패턴 확인

표 1-10 식품군별 섭취 횟수 및 세끼 배분표

식품군	섭취횟수	아침	점심	저녁	간식
곡류	3	1	1	1	
고기·생선·달걀·콩류	4	1.5	1	1.5	
채소류	8	2.5	2.5	2	1
과일류	2		1		1
우유·유제품류	1				1
유지·당류	4	유지 및 당류는 조리 시 가급적 적게 사용할 것을 권장함			

자료출처: 보건복지부 · 한국영양학회, 2020 한국인 영양소 섭취기준, 2020.

② 식품량 계산 및 메뉴 결정

식품량을 계산하고 메뉴를 결정한다.

식품량 계산 예시) 고기·생선·달걀·콩류 식품군의 하루 섭취 횟수는 4회이므로, 아침 1.5회, 점심 1회, 저녁 1.5회씩 배분함

⇒ 아침: 1.5회 = 1회 × 닭고기 60 g (1인1회 분량) + 0.5회 × 돼지고기 30 g (1인1회 분량)
점심: 1회 = 1회 × 달걀 60 g (1인1회 분량)
저녁: 1.5회 = 1회 × 생선 70 g (1인1회 분량) + 0.5회 × 두부 40 g (1인1회 분량)

표 1-11 식품군 및 끼니별 메뉴 구성표

메뉴	분량	아침	점심	저녁	간식
		쌀밥 닭곰탕 돼지고기브로콜리볶음 미역줄기나물 깍두기	열무비빔국수 삶은달걀 채소튀김 동치미 오렌지	잡곡밥 대구탕 두부조림 숙주나물 배추김치	방울토마토 키위 우유
곡류	3회	쌀밥 210g (1)	소면 90g (1)	잡곡밥 210g (1)	
고기·생선·달걀·콩류	4회	닭고기 60g (1) 돼지고기 30g (0.5)	달걀 60g (1)	대구 70g (1) 두부 40g (0.5)	
채소류	8회	파 35g (0.5) 브로콜리 35g (0.5) 미역줄기 35g (0.5) 깍두기 40g (1)	열무김치 20g (0.5) 당근 35g (0.5) 양파 35g (0.5) 동치미 40g (1)	무 35g (0.5) 숙주나물 35g (0.5) 배추김치 40g (1)	방울토마토 70g (1)
과일류	2회		오렌지 100g (1)		키위 100g (1)
우유·유제품류	1회				우유 200mL (1)
유지·당류	4회	유지 및 당류는 조리 시 가급적 적게 사용할 것을 권장함			

( ) : 섭취횟수

자료출처: 보건복지부 · 한국영양학회, 2020 한국인 영양소 섭취기준, 2020.

표 1-12 성인 하루 1,900kcal 식단의 예

식단 / 식품군별 권장횟수		아침	점심	저녁	간식
		쌀밥 닭곰탕 돼지고기브로콜리볶음 미역줄기나물 깍두기	열무비빔국수 삶은달걀 채소튀김 동치미 오렌지	잡곡밥 대구탕 두부조림 숙주나물 배추김치	방울토마토 키위 우유
곡류	3회	쌀밥 210 g (1)	소면 90 g (1)	잡곡밥 210 g (1)	
고기·생선·달걀·콩류	4회	닭고기 60 g (1) 돼지고기 30 g (0.5)	달걀 60 g (1)	대구 70 g (1) 두부 40 g (0.5)	
채소류	8회	파 35 g (0.5) 브로콜리 35 g (0.5) 미역줄기 35 g (0.5) 깍두기 40 g (1)	열무김치 20 g (0.5) 당근 35 g (0.5) 양파 35 g (0.5) 동치미 40 g (1)	무 35 g (0.5) 숙주나물 35 g (0.5) 배추김치 40 g (1)	방울토마토 70 g (1)
과일류	2회		오렌지 100 g (1)		키위 100 g (1)
우유·유제품류	1회				우유 200 mL (1)
유지·당류	4회	유지 및 당류는 조리 시 가급적 적게 사용할 것을 권장함			

( ) : 섭취횟수

자료출처: 보건복지부 · 한국영양학회, 2020 한국인 영양소 섭취기준, 2020.

단원평가

01 영양소에 대한 설명으로 맞는 것을 **모두** 고르시오. (   )

> 가. 영양소는 다양한 신진대사 과정을 돕는다.
> 나. 영양소는 절대 단독으로 작용하지 못한다.
> 다. 영양소는 인체조직과 구조를 구성한다.
> 라. 미량영양소는 에너지를 생성한다.

① 가, 나, 다 ② 가, 다 ③ 나, 라 ④ 라 ⑤ 가, 나, 다, 라

02 에너지 적정비율에 대한 설명으로 맞는 것은? (   )

① 탄수화물은 총 열량의 20% 이내로 공급한다.
② 단백질은 총 열량의 7~20% 이내로 공급한다.
③ 지방은 총 열량의 55~65% 이내로 공급한다.
④ 단백질은 1g당 9kcal의 에너지를 생산한다.
⑤ 적정비율에 상관없이 필요한 에너지 섭취량을 100% 섭취하면 된다.

03 섭취하는 식품의 종류와 영양소에 따라 6가지 식품군으로 구분하여 섭취횟수를 자전거 모양을 통해 표현한 식품모형은 무엇인가? (   )

04 한국인영양섭취기준 중 ㉠,㉡에 알맞은 단어를 보기에서 찾아 번호를 쓰시오.
(㉠ : , ㉡ :)

① 하한섭취량(LL)	② 충분섭취량(AI)	③ 권장섭취량(RNI)
④ 상한섭취량(UL)	⑤ 평균필요량(EAR)	

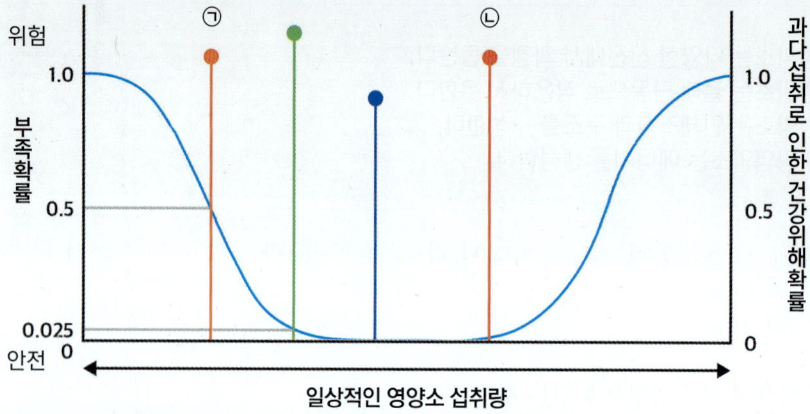

정답 01 ① 02 ② 03 식품구성자전거 04 ㉠: ⑤, ㉡: ④

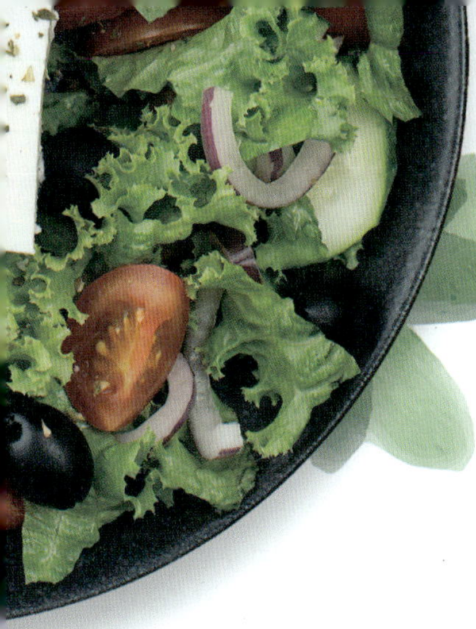

2

탄수화물

1. 탄수화물의 구조와 분류
2. 탄수화물의 기능
3. 탄수화물의 섭취기준
4. 탄수화물의 급원식품
5. 탄수화물의 소화, 흡수 및 대사

학습목표

1. 탄수화물의 종류와 기능을 설명할 수 있다.
2. 탄수화물의 섭취기준과 급원식품을 설명할 수 있다.
3. 탄수화물의 소화 및 대사과정을 설명할 수 있다.
4. 자신의 탄수화물 섭취 습관을 분석할 수 있다.

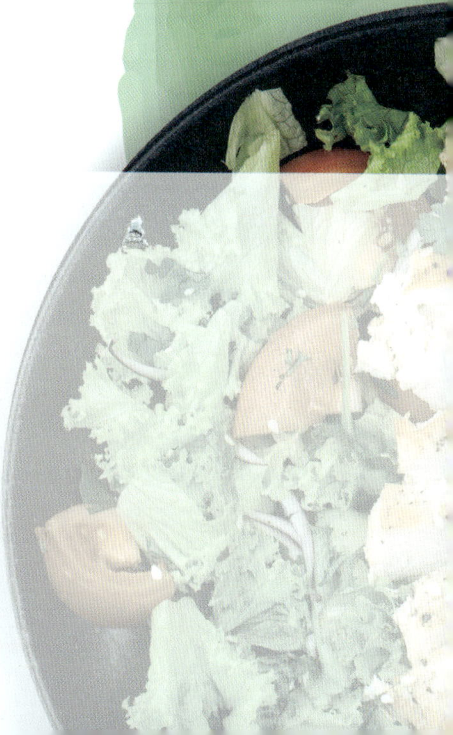

1 탄수화물의 구조와 분류

탄수화물(炭水化物, carbohydrate)은 탄소(C), 수소(H), 산소(O)가 1:2:1의 비율로 구성된 유기물로서, 자연계 어디에나 존재하며 생물의 생명현상에 필수적인 영양소다. '탄수화물'이라는 이름은 탄소에 물 분자가 결합한 수화물의 형태를 띠고 있다고 하여 붙여졌다. 이후 연구를 통하여 수화물이 아닌 것이 밝혀졌으나 탄수화물이라는 명칭은 그대로 사용되고 있으며, '당질'이라고 부르기도 한다. 일반적으로 식품에 가장 흔한 육탄당(hexose, 6개의 탄소 원자가 포함된 단당류)이나 오탄당(pentose, 5개의 탄소 원자가 포함된 단당류)이 기본이 되는 구조로서, 기본단위 여러 개가 연결되어 중합체를 형성하고 있다.

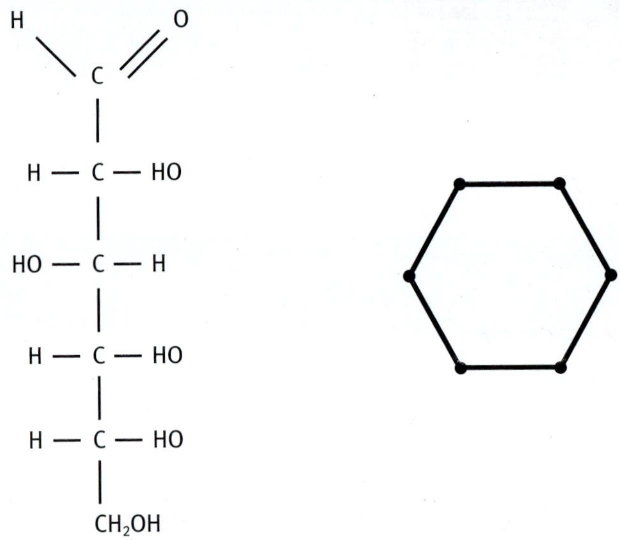

그림 2-1 육탄당인 포도당($C_6H_{12}O_6$)의 구조

쉬어가기

광합성에 의한 탄수화물의 생성

녹색식물은 광합성을 통하여 단순 탄수화물인 포도당을 합성한다. 즉, 식물의 잎을 통하여 공기 중의 이산화탄소와 뿌리로부터 물을 흡수하여, 태양에너지에 의한 엽록소 촉매 작용으로 포도당을 합성한다. 합성된 포도당은 화학적으로 연결되어 섬유소나 전분의 형태로 식물체에 저장된다.

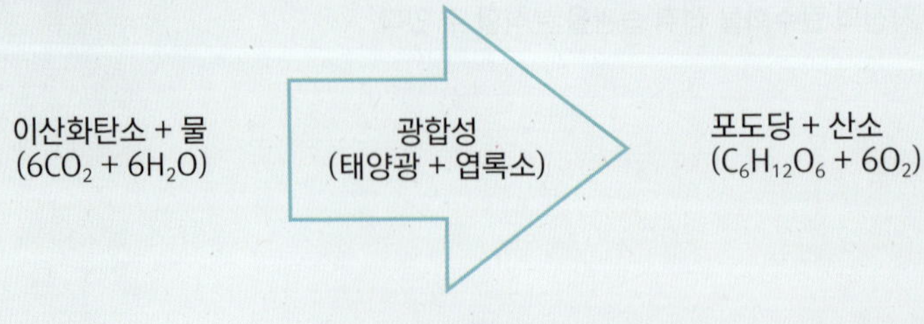

표 2-1 탄수화물의 분류

분류	세부종류	
단당류	3탄당(triose)	glyceraldehyde, dihydroxyacetone
	4탄당(tetrose)	erythrose, erythrulose
	5탄당(pentose)	ribose, ribulose, deoxyribose, xylose
	6탄당(hexose)	glucose, fructose, galactose, mannose
이당류	2당류(disaccharide)	sucrose, lactose, maltose
올리고당류	3당류(trisaccharide)	raffinose, gentianose
	4당류(tetrasaccharide)	stachyose
다당류	단순다당류	starch, glycogen, celluose
	복합다당류	pectin, gum

탄수화물의 구성단위는 단당류이며, 크기나 중합도에 따라 단당류 2개가 연결된 이당류, 단당류가 3~10개 이하의 올리고당류, 10개 이상의 단당류로 구성된 다당류로 분류한다.

단당류와 이당류는 단순당(simple sugar)이라고 하며, 식품의 영양표시항목에서 당류로 묶어서 표기한다. 다당류는 동일한 종류의 단당류 복합체를 단순다당류(simple polysaccharide)라고 하며, 두 종류 이상의 단당류 복합체는 복합다당류(compound polysaccharide)라고 한다.

1) 단당류

단당류(monosaccharides)는 가수분해로 더 이상 작은 분자로 나눠질 수 없는 탄수화물의 기본단위이다. 단당류는 탄소의 수에 따라 3탄당에서 8탄당으로 분류되며, 식품에는 6탄당이 가장 많이 함유되어 있다. 단당류는 자연계에서는 사슬 모양과 고리 모양의 두 가지 형태를 보이나, 생체 내에서는 주로 고리 모양으로 존재한다. 일반적으로 물에 잘 녹으며, 소화 과정을 거치지 않고 바로 흡수되어 에너지원으로 사용된다.

(1) 포도당

포도당(glucose)은 단당류 중에서 최초로 분리된 단순 탄수화물이며 대표적인 당으로 약간 달콤한 맛을 가지고 있다. 과일, 채소, 꿀 등에 다량 함유되어 있으며, 특히 포도 무게의 20~30%를 차지할 정도로 포도에 많이 함유되어 있어서 포도당(grape sugar)이라고 한다. 사람의 혈액에는 약 0.1% 정도의 포도당이 함유되어 있어 혈당(blood sugar)이라고도 하며, 가장 기본적인 에너지 급원이다.

쉬어가기

감미료의 단맛 비교

서당의 단맛을 1.0으로 기준을 정할 때, 과당은 1.7, 포도당은 0.7, 맥아당은 0.4, 갈락토스는 0.3, 유당은 0.2이다. 인공감미료인 아스파탐은 200, 사카린(saccarin)은 300이다.

(2) 과당

과당(fructose)은 단당류 중에서 가장 단맛을 가지고 있으며, 과일, 꿀, 고과당 옥수수 시럽 등에 포도당과 함께 존재한다. 과일에 많이 함유되어 있어 과당(fruit sugar)이라고 하며, 소장에서 흡수되어 간에서 포도당으로 변환되어 에너지원으로 사용된다. 대사 경로가 포도당보다 단순하여 과당을 과다섭취면 포도당보다 빠르게 지방산을 합성하여 혈중 중성지질과 콜레스테롤의 농도를 증가시킬 수 있다.

(3) 갈락토스

갈락토스(galactose)는 식품에 단독으로 존재하지 않으며, 포도당과 결합한 유당(lactose)의 형태로 유즙과 유제품에 많이 들어 있다. 식물성 식품에서는 한천과 같은 해조류에 함유되어 있으며, 동물조직 중에는 당지질인 세레브로시드(cerebroside)의 구성성분으로 뇌와 신경조직에 많이 함유되어 있다. 갈락토스는 가장 단맛이 적은 단당류이며, 유당의 형태로 섭취하여 흡수된 갈락토스는 간에서 포도당으로 전환되어 사용된다.

2) 이당류

이당류(disaccharides)는 두 개의 단당류가 글리코시드 결합(glycosidic bond)에 의해 연결된 것으로 서당, 맥아당, 유당이 있다. 서당(α-1,2)과 맥아당(α-1,4)은 알파(α)-글리코시드 결합을 갖고 있어 체내에서 소화가 잘 되지만, 유당은 베타(β-1,4)-글리코시드 결합을 하고 있어 과량을 섭취하거나 유당분해효소가 부족하면 소화되기 어렵다.

쉬어가기

글리코시드 결합(glycosidic bond)

두 개의 단당류에서 알데하이드기와 알코올기 사이에 물 분자를 구성하여 빠져나가고, 산소 한 분자를 가운데 두고 서로 연결된 결합이다.

$$\underset{\text{단당류}}{C_6H_{12}O_6} + \underset{\text{단당류}}{C_6H_{12}O_6} \underset{\text{가수분해}}{\overset{\text{합성}}{\rightleftharpoons}} \underset{\text{이당류}}{C_{12}H_{22}O_{11}} + \underset{\text{물}}{H_2O}$$

(1) 서당

서당(sucrose)은 포도당 한 분자와 과당 한 분자가 α-1,2 결합으로 연결된 이당류이며, 자당 또는 설탕이라고도 한다. 꿀, 과즙, 채소, 단풍시럽(maple syrup)에 함유되어 있으며, 특히 사탕수수(15~20%)와 사탕무(10~15%)에 많이 들어 있어 그 즙을 혼합·정제하여 설탕을 만든다.

(2) 맥아당

맥아당(maltose)은 2개의 포도당이 α-1,4 결합으로 연결된 이당류이다. 보리가 발아되는 과정에서 엿기름(맥아)을 생성하기 때문에 맥아당이라고 하며, 엿당이라고도 한다. 전분이 효소에 의해 가수분해될 때 맥아당이 생성되며, 식물의 싹이나 식혜, 맥주 등에 소량 함유되어 있고 천연식품에는 거의 존재하지 않는다. 맥아당은 소화되어 포도당으로 쉽게 분해되므로 체내에서 소화·흡수가 잘 된다. 밥을 오래 씹으면 단맛이 나는 이유는 전분이 분해되어 맥아당이 되기 때문이다.

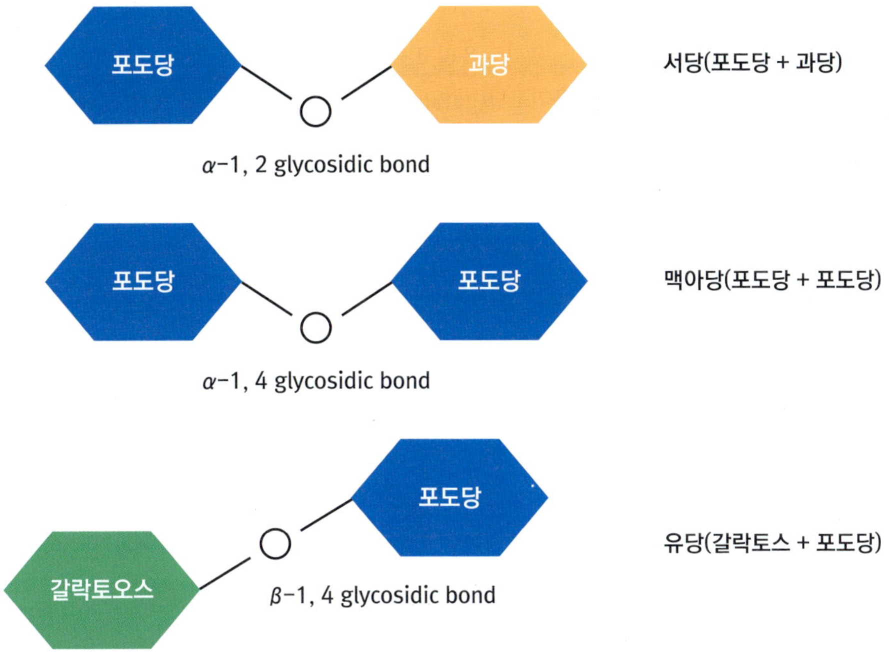

그림 2-2 이당류의 구조

(3) 유당

유당(lactose)은 포도당 한 분자와 갈락토스 한 분자가 β-1,4 결합으로 연결된 이당류이며, 이당류 중 가장 단맛이 적다. 식물계에는 발견되지 않고 포유동물의 유즙에만 존재하므로 젖당(milk sugar)이라고도 한다. 유당은 우유 및 유제품에 함유되어 있으며, 모유에는 6~7%, 우유에는 4.6% 정도 함유되어 있다. 유당은 영·유아의 뇌신경 형성에 중요한 갈락토스를 제공하고, 장내의 칼슘 흡수를 촉진시킨다. 또한 유산균과 같은 장내 유익균의 성장을 촉진하며 다른 유해균의 번식을 억제시켜 정장작용에 도움을 주지만, 과량 섭취하거나 락타아제(lactase)와 같은 유당분해효소가 부족하면 소화되기가 어렵다.

3) 올리고당류

올리고당(oligosaccharide)은 3~10개의 단당류로 이루어져 있으며, 체내에 분해할 수 있는 소화효소가 없어 단당류로 분해되지 않고 대장에서 세균에 의해 분해되어 약간의 에너지와 가스를 생성한다. 올리고당은 장 기능 개선 효과(비피더스균 증식, 변비 및 설사 개선), 혈청 콜레스테롤 저하, 혈당치 개선, 면역 증가, 충치 예방, 비만 예방 등의 생리적 기능을 한다. 올리고당은 저열량의 감미료로서 부드러운 단맛을 가지면서 혈당을 빠르게 올리지 않아 저열량 음식과 당뇨병 환자의 혈당조절을 위한 설탕 대용으로 이용된다.

(1) 천연올리고당

천연올리고당에는 라피노오스(raffinose)와 스타키오스(stachyose)가 있으며 콩이나 팥에 소량 존재한다. 라피노오스는 갈락토스-포도당-과당으로 연결된 3당류이고, 스타키오스는 갈락토스-갈락토스-포도당-과당으로 연결된 4당류이다.

(2) 기능성 올리고당

상업적으로 생산되는 기능성 올리고당에는 프락토올리고당(fructo-oligosaccharide), 이소말토올리고당(isomalto-oligosaccharide), 갈락토올리고당(galacto-oligosaccharide), 자일로올리고당(xylo-oligosaccharide) 등이 있다. 국내에서는 설탕을 전이시켜 만든 프락토올리고당과 쌀이나 옥수수 등의 전분을 이용한 이소말토올리고당이 많이 사용되고 있다.

4) 다당류

일반적으로 10개 이상에서 수천 개의 단당류로 결합된 복합탄수화물을 말한다. 다당류(polysaccharide)는 소화성 다당류(전분, 글리코겐)와 비소화성 다당류(식이섬유소)로 구분되며, 같은 종류의 단당류로 이루어진 것을 단순다당류(전분, 글리코겐, 셀룰로오스 등)라고 하고 2가지 이상의 다른 단당류로 이루어진 것은 복합다당류(펙틴, 검, 키틴 등)라고 한다.

(1) 전분

전분(starch)은 포도당이 수백 개에서 수천 개 이상 연결된 중합체이며, 식물의 대표적인 저장 탄수화물로 우리 몸의 주된 에너지 급원이다. 식물의 뿌리나 열매에 저장형태로 존재하며, 곡류, 감자류, 콩류에 들어 있다. 사람은 곡식과 곡식을 가공하여 만든 음식을 통하여 섭취한다.

전분은 포도당의 연결방식에 따라 아밀로오스(amylose)와 아밀로펙틴(amylopectin)으로 나뉜다. 아밀로오스는 α-1,4 결합으로만 연결된 직선의 긴 사슬 형태이며, 아밀로펙틴은 α-1,4 결합사슬 중간에 α-1,6 결합으로 가지를 친 모양을 이루고 있다. 일반적으로 전분이 많은 식품에는 아밀로펙틴(80%)과 아밀로오스(20%)가 약 4:1의 비율로 함유되어 있다.

쉬어가기

탄수화물의 호화와 노화

전분 입자는 냉수에는 거의 영향을 받지 않으나, 물과 함께 가열하면 분자 사이에 물 분자가 들어가서 입자가 팽창되는데, 이를 호화(糊化, gelatinization)라고 한다. 호화는 약 70~75℃에서 잘 일어나며, 호화된 전분은 생전분에 비해 소화효소의 작용을 쉽게 받아 소화가 더 잘된다. 노화(老化)란 호화된 전분을 낮은 온도에서 오랜 시간 방치하면 전분 분자들이 수소결합을 통하여 다시 결합하여 부분적으로 결정된 구조를 형성하여 굳어지는 현상을 말한다.

【노화에 따른 음식 보관 방법】
- 시간: 빵은 구워진 직후부터 노화가 시작되므로 가능한 한 빨리 소비하는 것이 좋다.
- 온도: 43℃ 이상의 온도에서는 노화가 느리게 진행되나 미생물에 의한 변질이 빠르게 진행되므로 보관 온도로는 적합하지 않다. 냉장 보관 시 노화 진행 속도가 2배로 빨라지므로 실온에 보관하는 것이 좋다. 영하 18℃ 이하에서는 노화가 정지되므로 급속 냉동고에 보관하면 제품을 장기간 저장할 수 있다.

(2) 글리코겐

글리코겐(glycogen)은 인간을 포함한 동물의 간과 근육조직에 저장된 형태이며, 동물성 전분(animal starch)이라고도 한다. 글리코겐은 전분의 아밀로펙틴과 유사한 구조를 가지나 아밀로펙틴에 비해 가지가 많고 사슬의 길이

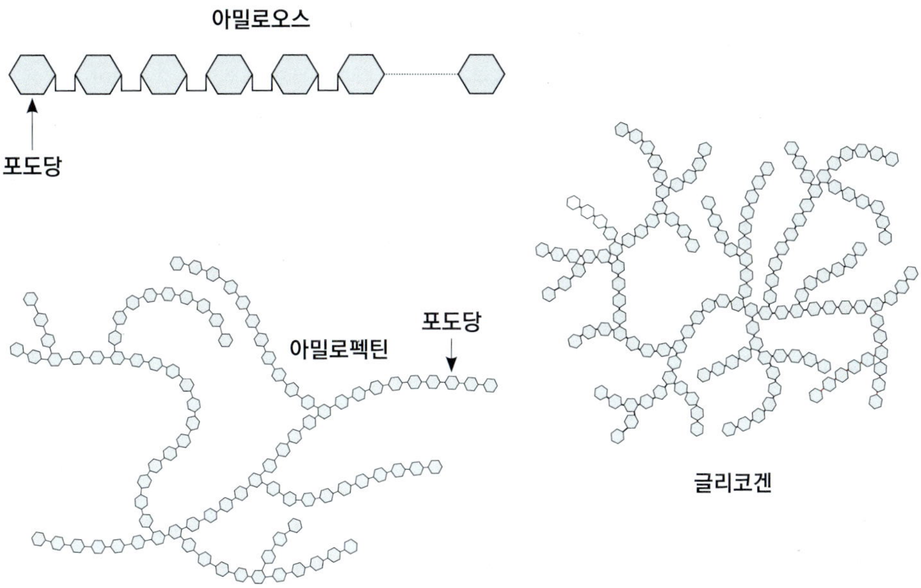

그림 2-3 다당류의 구조

가 짧다. 포도당이 혈액으로 흡수되면 간과 근육에서 글리코겐으로 합성하여 저장하며, 성인의 경우 대략 350 g (간에 100 g, 근육에 250 g)이 저장된다. 간의 글리코겐은 포도당으로 전환되어 혈당 유지에 사용되고, 근육의 글리코겐은 근육운동에 필요한 에너지를 공급하는 데 사용된다.

(3) 식이섬유소

식이섬유(dietary fiber)는 비소화성 다당류로서 포도당이 β 결합으로 연결되어 있어 인체의 소화 효소로 분해되지 않으며, 주로 식품의 세포벽에 존재하면서 식물의 형태를 유지시키는 역할을 한다. 식이섬유는 물에 녹지 않는 불용성 식이섬유(셀룰로오스, 리그닌 등)와 물에 녹는 수용성 식이섬유(펙틴, 검, 해초다당류 등)로 분류한다. 대부분의 식품에는 수용성과 불용성 식이섬유가 혼합 함유되어 있다. 식이섬유는 소화되지 않고 장 배설물로 배출되며, 에너지를 제공하지 않지만 식이에 부피를 더해주어 포만감을 유지시켜주고 배변활동을 도와준다. 식이섬유는 충분한 물과 함께 섭취해야 하며, 그렇지 않으면 변이 오히려 단단해지고 가스가 발생하여 장운동을 저하시킬 수 있다.

2 탄수화물의 기능

탄수화물의 지질, 단백질과 함께 3대 열량 영양소로서, 우리 몸에 필요한 에너지를 공급하는 것이 주요 기능이다. 이외에도 탄수화물은 체내 단백질을 절약하도록 도우며, 케톤증을 예방하고 단맛과 식이섬유를 제공할 뿐만 아니라 뇌 활동과 신경계의 원활한 작용을 도와 학습과 기억 과정을 향상시키는 기능을 한다.

1) 에너지 공급

탄수화물은 1 g당 4 kcal의 에너지를 공급하며, 일반적으로 우리가 섭취하는 총 에너지의 55~65%를 탄수화물로부터 제공받는다. 탄수화물은 소화흡수율이 평균 98%로서 섭취한 탄수화물의 대부분이 흡수되어 체내에서 이용된다. 특히 뇌세포, 신경세포, 적혈구는 포도당을 에너지원으로 사용하므로, 생존을 위해서 탄수화물의 섭취는 필수적이다. 여분의 포도당은 간과 근육에 글리코겐의 형태로 저장되며, 나머지는 지방으로 전환되어 지방조직에 저장된다.

2) 체내 단백질 절약작용

탄수화물의 섭취량이 지나치게 적을 경우, 우리 몸에서는 단백질을 포도당으로 전환하여 사용하게 된다. 주로 간과 신장에서 체조직 단백질이 아미노산으로 분해되고, 아미노산으로부터 포도당을 생성한다. 탄수화물 부족이 지속될 경우, 중요 장기들의 단백질 소모와 근육조직의 파괴 및 기능 저하로 이어질 수 있다. 따라서 적절한 탄수화물의 섭취는 체내 단백질이 포도당으로 전환되는 것을 막고, 단백질의 고유 기능인 신체조직 구성이나 면역기능 등에 사용되어 단백질이 저장될 수 있도록 돕는다.

3) 케톤증 예방

탄수화물을 섭취량이 부족하거나 당뇨병 등으로 탄수화물의 체내 이용이 어려워지면 우리 몸은 체지방을 분해하여 에너지원으로 사용한다. 탄수화물 섭취 부족으로 체지방이 정상적인 대사과정을 거치지 않고 간에서 불완전하게 산화되며, 이 과정에서 케톤체(keton body)가 형성된다. 케톤체는 뇌, 심장, 근육, 신장 등에서 에너지원으로 사용되어 체내 단백질의 손실을 줄여 주지만, 케톤체가 과잉 생성되어 혈액과 조직에 축적되면 케톤증(ketosis)이 발생한다. 케톤체의 과량 생산으로 산·염기의 평형이 깨져 산독증(acidosis)과 함께 아세톤 냄새, 식욕 저하, 다뇨, 갈증 및 뇌손상 등의 증상이 나타난다. 케톤증을 예방하기 위해서는 하루에 최소 50~100 g의 탄수화물을 섭취해야 한다. 밥 한 공기에는 약 65 g의 탄수화물이 들어 있으므로 쉽게 섭취할 수 있으며, 하루에 밥 한 공기 이상을 먹되 한 번에 먹는 것보다 두 세끼로 나누어 먹는 것이 좋다.

4) 단맛과 식이섬유 제공

서당, 맥아당, 포도당, 과당 등은 천연 감미료로 쓰이며, 서당(설탕)의 당도는 다른 감미료의 기준이 된다. 당류는 음식의 조리에 단맛을 제공할 뿐만 아니라 식품의 보존성을 높여 식품 가공에도 사용되고 있다. 식이섬유는 체내에서 분해되지 않은 상태로 대변으로 배설되므로 과거에는 영양소로 분류되지 않았으나, 건강과 관련된 식이섬유의 기능이 알려지면서 영양소로 인정받게 되었다. 식이섬유는 포만감을 유지시키고, 배변 활동을 도와 변비와 대장암 예방에 유익한 기능을 한다.

쉬어가기

아침식사 하셨어요?

탄수화물은 뇌에 포도당을 공급하여 뇌 기능을 활성화시키므로, 아침식사가 중요하다. 그러나 우리나라 청소년과 대학생의 아침식사 결식률이 높은 편이어서 주의가 요구된다. 2022년 국민건강영양조사에 따르면, 아침식사 결식률은 2022년 남자 35.2%, 여자 32.8%이다. 연령별로는 20대(남자 55.4%, 여자 63.3%)가 가장 높고, 12~18세 청소년(남자 35.6%, 여자 40.1%)이 높게 나타났다.

*** 아침식사 결식률 및 하루 1회 이상 외식률 추이, 성별, 1세이상, 2013-2022**

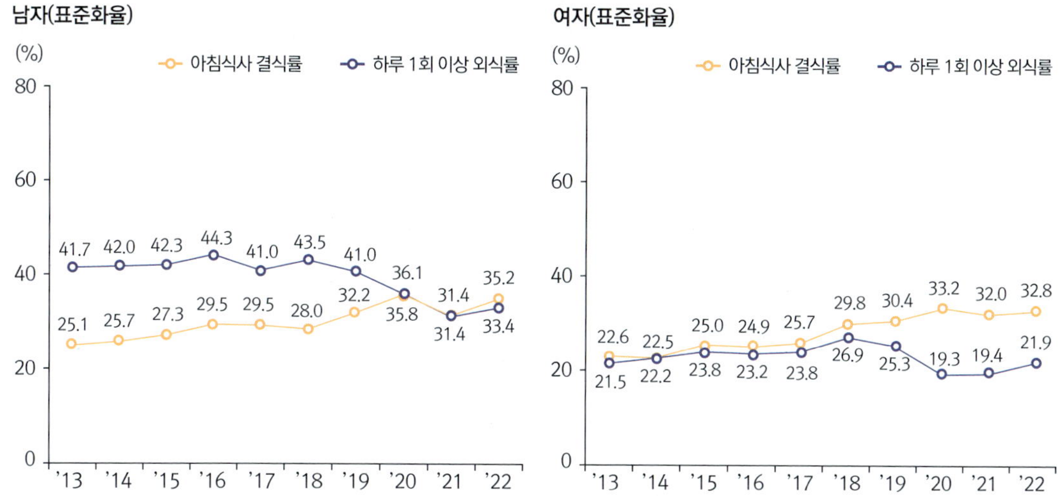

※ 식품군별 섭취량: 1인 1일당 식품군별 섭취량의 평균, 1세이상

※ 에너지 섭취량: 1인 1일당 에너지 섭취량의 평균, 1세이상

※ 급원별 에너지섭취분율: {(단백질 섭취량)×4+(지방 섭취량)×9+(탄수화물 섭취량)×4}에 대한 {(단백질 섭취량)×4} 또는 {(지방 섭취량)×9}, {(탄수화물 섭취량)×4}의 분율, 1세이상

※ 아침식사 결식률: ('13-'21년) 조사 1일전 아침식사를 결식한 분율, ('22년) 조사 2일전 아침식사를 결식한 분율, 1세이상

※ 하루 1회 이상 외식률: 외식빈도가 하루 1회 이상인 분율, 1세이상

※ 표준화율: 2005년 추계인구로 연령표준화

*** 연령별 아침식사 결식률, 2022**

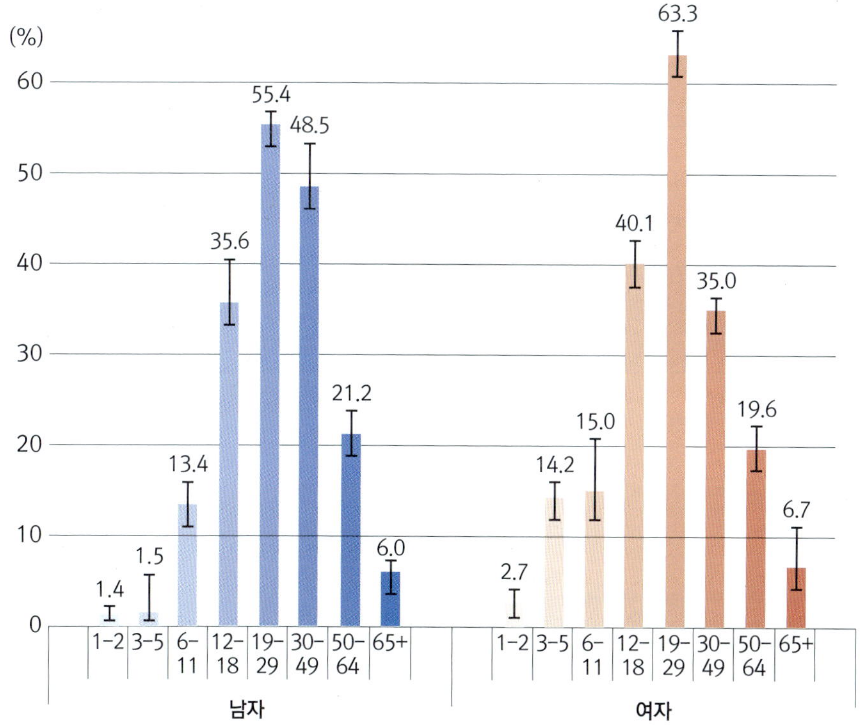

자료출처: 보건복지부·질병관리본부, 국민건강통계, 2022.

3 탄수화물의 섭취기준

1) 탄수화물의 에너지 적정비율

에너지 적정비율은 각 영양소를 통해 섭취하는 에너지의 양이 전체 에너지 섭취량에서 차지하는 비율의 적정범위를 의미한다. 각 다량영양소의 에너지 적정범위는 만성질환 및 영양 불균형을 예방할 수 있는 에너지 섭취비율을 근거로 설정되었으므로, 에너지 섭취비율이 제시된 범위를 벗어나면 건강문제가 발생할 수 있다. 탄수화물의 에너지 적정비율은 1~2세 유아와 3~18세, 19세 이상 성인 모두 55~65%로 권장하고 있다[표 2-2]. 예를 들어, 2,000 kcal가 필요한 성인이 에너지 적정비율에 따라 1,100~1,300 kcal를 섭취할 경우, 탄수화물은 275~325 g을 섭취할 수 있다. 한국인의 탄수화물 섭취는 꾸준히 감소하고 있으며, 국민건강영양조사에서 탄수화물 1일 섭취량은 2017년 292.6 g에서 2022년 252.0 g으로 감소하였다.

2) 탄수화물 섭취기준

생후 1년 이내 영아를 제외하고 탄수화물의 섭취기준이 없었으나, 2020년 한국인 영양소 섭취기준에서 하루에 뇌에서 사용되는 포도당의 양(약 100 g)에 근거하여 1세 이후 평균필요량(EAR)과 권장섭취량(RNI)을 처음으로 설정하였다[표 2-3].

3) 당류 섭취기준

단당류와 이당류를 통칭하여 당류라고 하며, 우리가 섭취하는 당류는 식품에 내재하는 당과 가공 및 조리 시에 첨가하는 첨가당으로 구분한다. 총당류 섭취량은 총 에너지 섭취량의 10~20% 이하로 제한하고, 특히 식품의 조리 및 가공 시 첨가되는 첨가당(설탕, 액상과당, 물엿, 꿀, 농축 과일주스 등)은 총 에너지 섭취량의 10% 이내로 섭취하도록 한다. 한국인의 탄수화물 섭취량은 감소하고 있으나 당류의 섭취량은 증가하고 있으며, 식품에 내재하는 당류보다 첨가당을 더 많이 섭취한다. 과도한 당류 섭취는 비만, 당뇨, 심혈관계 질환 및 주의력 결핍성 과잉 행동 장애(attention deficit hyperactive disorder, ADHD)와 관련이 있다는 연구결과가 있으므로 주의가 필요하다.

표 2-2 탄수화물의 에너지 적정비율

영양소	에너지 적정비율			
	1~2세	3~18세	19세 이상	비고
탄수화물	55~65%	55~65%	55~65%	
단백질	7~20%	7~20%	7~20%	
지질 총지방	20~35%	15~30%	15~30%	
포화지방산	-	8% 미만	7% 미만	
트랜스지방산	-	1% 미만	1% 미만	
콜레스테롤	-	-	300 mg/일 미만	목표섭취량

자료출처: 보건복지부 · 한국영양학회, 2020 한국인 영양소 섭취기준, 2020.

표 2-3 한국인의 1일 탄수화물 섭취기준

성별	연령(개월)	탄수화물(g/일)			
		평균필요량	권장섭취량	충분섭취량	상한섭취량
영아	0~5			60	
	6~11			90	
1세 이상		100	130		
임신부		135	175		
수유부		160	210		
성별	**연령(세)**	**에너지 적정비율(%)**			
유아(1~5세), 6세 이상 남자, 6세 이상 여자, 임신부 및 수유부		55~65			

자료출처: 보건복지부 · 한국영양학회, 2020 한국인 영양소 섭취기준, 2020.

4) 식이섬유 섭취기준

식이섬유는 12 g/1,000 kcal를 기준으로 하여, 1세 이상 모든 연령층에서 충분섭취량을 설정하였다. 1~2세 유아는 10 g/일, 3~5세 유아 15 g/일, 성인 남자 25 g/일, 성인 여자 20 g/일(임신·수유부는 추가에너지 필요량에 따라 5 g 추가)이다. 한국인의 식이섬유 섭취량은 1일 평균 약 19.8 g으로 미국이나 일본인 평균 섭취량인 약 15.0 g보다 30% 정도 높은 편이나, 한국인 영양 섭취기준에는 다소 부족한 수준이다. 또한 식이섬유 섭취량이 전반적으로 소폭 감소하고 있는데, 이는 식이섬유가 상대적으로 적은 육류나 가공식품의 섭취량이 증가하는 것과 관련이 있을 것으로 보이며, 특히 식이섬유 감소율이 높은 어린이와 노인 연령층에서 식이섬유 섭취 노력이 필요하다.

4 탄수화물의 급원식품

탄수화물의 대표적인 급원식품은 쌀, 밀, 감자, 고구마, 옥수수 등이며, 한국인을 비롯한 동양인의 주식인 곡류 및 전분류는 탄수화물의 가장 주된 공급원이다. 과일과 우유에도 상당량의 탄수화물이 함유되어 있으며, 설탕, 꿀, 시럽 등은 탄수화물 함량이 매우 높다.

식이섬유는 전곡류, 콩류, 채소류, 과일류, 해조류에 많이 함유되어 있으며, 육류나 유제품 등 동물성 식품에는 거의 존재하지 않는다. 한국인은 하루 식이섬유 섭취량의 50% 이상을 채소류와 곡류를 통해 섭취하고 있다[표 2-4].

표 2-4 주요 식품 100 g당 식이섬유 함량

식품	식이섬유 함량(g)	식품	식이섬유 함량(g)	식품	식이섬유 함량(g)
미역(말린 것)	43.4	늙은호박	3.4	복숭아	2.1
김(조선김)	33.6	팽이버섯	2.9	배	1.8
다시마(말린 것)	27.6	양송이버섯	2.4	사과	1.4
쑥	8.6	보리	11.2	당근주스	0.04
취나물	5.8	현미	3.3	포도주스	0.02
시금치	3.2	백미	1.5	소시지, 햄, 어묵	0
배추김치	3.0	고구마	3.8		
콩나물	2.6	감자	1.4		

자료출처: 국민 상용 식품 중 식이섬유 함량 분석, 2005.

5 탄수화물의 소화, 흡수 및 대사

1) 소화

사람이 섭취한 탄수화물이 영양소로 이용되기 위해서는 흡수되기 쉬운 상태로 소화기관에 의해 분해되어야 하며, 단당류로 분해되는 과정을 소화(digestion)라고 한다. 소화 과정은 치아에 의해 음식물 덩어리가 잘게 부수어지는 기계적인 소화작용과 효소에 의해 흡수되기 쉬운 상태로 가수분해되는 생물학적 소화작용으로 나뉜다.

탄수화물의 소화는 입에서부터 시작된다. 입에서는 치아와 턱의 저작작용에 의해 음식물이 기계적으로 잘게 부수어지고 침과 섞인다. 침에는 프티알린(ptyalin)이라는 타액 아밀라아제(salivary amylase)가 있으며, 전분을 길이가 더 짧은 형태인 덱스트린이나 맥아당으로 분해한다. 음식을 씹는 작용은 타액 분비를 촉진하고 아밀라아제가 음식과 잘 섞이도록 도와 소화를 촉진시킨다. 전체 소화 과정 중 음식물이 입안에 머무는 시간이 짧아 입에서는 소화작용이 많이 일어나지 않으나, 오래 씹으면 일부 전분이 맥아당으로 분해되어 단맛을 느끼게 된다. 위에서는 탄수화물 소화효소가

표 2-5 탄수화물의 소화 과정

소화장소	소화효소 분비기관	소화효소	소화 과정
입	타액선	타액 아밀라아제(프티알린)	일부 전분, 글리코겐 → 덱스트린, 맥아당
소장	췌장	췌장 아밀라아제(아밀롭신)	전분 → 맥아당
	소장벽	말타아제	맥아당 → 포도당 + 포도당
		수크라아제	서당 → 포도당 + 과당
		락타아제	유당 → 포도당 + 갈락토스
대장	장내세균	장내세균에 의한 발효	일부 수용성 식이섬유 → 지방산 + 가스 불용성 식이섬유 → 배출

없어 소화가 이루어지지 않으며, 타액의 아밀라아제도 위산에 의해 불활성화된다.

탄수화물은 대부분 소장에서 완전히 소화된다. 췌장은 아밀롭신(amylopsin)이라는 췌장 아밀라아제(pancreatic amylase)를 분비하여 전분을 맥아당으로 분해한다. 소장은 3가지 이당류 분해효소인 말타아제(maltase), 수크라아제(sucrase), 락타아제(lactase)를 분비하여, 모든 탄수화물이 단당류로 분해된다. 말타아제는 맥아당을 2개의 포도당으로, 수크라아제는 서당을 포도당과 과당으로, 락타아제는 유당을 포도당과 갈락토스로 분해한다. 한편 식이섬유는 소화되지 않은 상태로 대장으로 이동되는데, 수용성 식이섬유의 일부는 장내세균에 의해 분해되어 짧은 지방산과 가스를 생성하고 불용성 식이섬유는 대부분 대변으로 배설된다.

쉬어가기

유당 불내증(lactose intolerance)

유당의 소화효소인 락타아제 분비가 부족하여, 우유를 마신 후 복부팽만이나 경련, 복통, 설사 등의 소화불량 증상이 나타나는 것을 말한다. 우유를 마신 후 1~4시간 이내에 유발되는 경우가 많으며, 우유를 소량씩 섭취하면서 우유에 대한 내성을 점점 높여가거나 발효우유나 치즈 등으로 섭취하는 것이 좋다.

2) 흡수 및 운반

최종적으로 분해된 단당류는 소장의 미세융모와 점막 세포를 통과하여 체내로 들어가게 되는데, 이러한 과정을 흡수(absorption)라고 한다. 단당류는 능동수송, 촉진확산, 단순확산을 통해 흡수되며, 소장 표면의 융모와 미세융모는 흡수면적을 증가시키는 역할을 한다. 소장 점막 세포 내로 흡수된 단당류는 기저막을 통과하여 장을 둘러싸고 있는 모세혈관으로 들어간 후 간문맥(portal vein)을 통해 간으로 운반된다. 간에서 과당과 갈락토스는 포도당으로 전환되며, 포도당을 글리코겐으로 전환되어 저장되어 있다가 필요에 따라 다시 포도당으로 분해된다.

3) 대사

세포 내로 들어온 탄수화물이 분해되거나 다른 물질을 합성하는 화학반응을 대사(metabolism)라고 한다. 포도당은 해당작용(glycolysis)을 통해 분해되어 에너지(ATP)를 생성하며, 체내 탄수화물이 부족한 경우 젖산, 글리세롤, 아미노산과 같은 당 이외의 물질을 이용하여 포도당 신생합성(gluconeogenesis)과정을 통하여 필요한 포도당을 합성한다.

정상 상태에서 사람의 공복 시 혈당 농도는 혈액 100 mL당 70~110 mg의 좁은 범위 내에서 조절되며, 인슐린(insulin)과 글루카곤(glucagon) 같은 호르몬이 혈당조절에 관여한다. 식사 직후에 혈당이 높아지면 췌장의 β-세포에서 인슐린이 분비하여 혈액의 포도당을 간, 근육이나 지방조직으로 이동시켜 에너지 생성에 사용되도록 유도하며, 간과 근육에서 글리코겐의 합성을 촉진시켜 혈당을 감소시킨다. 혈당이 낮아진 경우에는 췌장의 α-세포에서 글루카곤을 분비하여 간에 저장된 글리코겐을 포도당으로 다시 분해하여 혈당을 증가시킨다.

인체가 사용하고 남은 포도당의 일부는 간과 근육에 글리코겐으로 저장하며, 글리코겐으로 저장하고 남은 여분의 포도당은 중성지방으로 변환되어 지방조직에 저장된다.

표 2-6 혈당조절에 관여하는 호르몬의 작용

호르몬	분비기관	작용기관	작용	혈당조절
인슐린	췌장 β-세포	간, 근육, 지방조직	근육과 지방조직 내로 포도당 유입 글리코겐 합성 증가 포도당 신생합성 억제	감소
글루카곤	췌장 α-세포	간	간의 글리코겐 분해 촉진 포도당 신생합성 증가	증가

쉬어가기

설탕 섭취 분석

* 하루 동안 섭취한 음식 중, 설탕이 함유된 음식의 종류와 섭취량, 설탕량 및 순수하게 설탕으로 섭취한 칼로리를 분석해 보자.

음식종류	용량	설탕함유량(g)	설탕순수칼로리(kcal)
콜라	캔	39	140
마운틴듀	500 mL	77	290
	1 L	124	440
레드불	캔	27	108
비타민 워터	1컵	13	50
	1병	33	125
오렌지주스 (미닛메이드)	1컵	24	96
	1병	48	192
초콜릿쉐이크	1컵	111	444
맥플러리	1컵	73	292
초코칩쿠키	3개	11	44
오레오쿠키	6개	23	92
딸기우유	200 mL	25	100
캔커피	240 mL (캔)	27	108
떠먹는 요구르트	100 g (팩)	18	72
포도	1/2 송이	20	80
딸기	7~8개	7	28
바나나	1개	17	68
사과	1개	23	92
오렌지	1개	23	92

자료출처: 음식 속 설탕 함유량, www.sugarstacks.com

더 알아보기

'탄수화물 중독'

일상생활에서 배부르게 식사를 마쳤는데도 당도 높은 디저트가 먹고 싶거나, 초콜릿을 먹으면 마음이 편안해진 경험이 있을 것이다.

배부르게 식사를 마쳤는데도, 당도 높은 디저트의 강한 유혹은 왜 생길까?... '보상' 욕구

코스 요리로 배부르게 식사를 마친 뒤에도 디저트로 나오는 케이크나 아이스크림의 유혹을 뿌리치기가 쉽지 않다. 분명 배불리 먹었는데 더 먹고 싶은 충동이 강하게 일어난다. 이는 생존의 욕구가 아니다. 예전에 케이크나 아이스크림을 맛있게 먹었던 기억, 먹고 기분 좋았던 느낌 등이 뇌에 각인되어 일어나는 일종의 '보상' 욕구이다. 보상이란 어떤 행동을 했을 때, 즐거움을 느끼고, 그 즐거움으로 다시 그 행동이 강화되는 과정이라고 정의할 수 있다. 음식, 물, 섹스 등이 본능과 직결된 일차적 보상이라면 돈, 음악, 아름다운 얼굴, 좋은 촉감 등은 이차적 보상이다.
우리 뇌에는 보상 중추가 있는데, 이를 자극하면 즐거움, 쾌락, 행복감 등의 감정이 생긴다. 뇌가 강력한 생물학적 힘을 발휘해 보상을 안겨주는 것이다. 그러면 뇌는 더 큰 즐거움, 쾌감, 행복감 등을 충족시키기 위해 더 강한 자극을 원하고, 이를 적극적으로 찾도록 명령한다. 보상에 대한 기대가 우리 행동에 동기를 부여하는 것이다. 보상 중추는 쾌감 중추라고도 하는데, 자극을 받으면 도파민이라는 신경전달물질이 분비되면서 기분이 좋아진다. 그러면 뇌는 도파민을 더 많이 분비되기 원하고, 도파민 수치가 올라갈수록 더욱 도파민 상승을 부추긴다. 자극을 받아 즐거웠던 순간을 놓치지 않고 반복하려는 동기가 뇌에 새겨진다. 배가 불러도 케이크나 아이스크림에 손이 가는 이유이다.

자료출처: 음식중독. 박용우. 김영사. 2015.

초콜릿을 먹으면 마음이 편안해 지는이유? ... 세로토닌

초콜릿이나 사탕을 먹으면 마음을 편안하게 하는 호르몬인 세로토닌이 발생하는데, 세로토닌은 스트레스를 해소하고 우울증을 낫게 하는 효과가 있다. 또한 체력이 소진되어 피로감을 느낄 때 단 음식을 먹으면, 당분은 빠르게 포도당으로 전환되어 몸에 에너지를 공급하기 때문에 피로회복을 빠르게 돕고 뇌를 활성화시킬 수 있다. 그러나 이런 효과들은 일시적인 증상이며, 단맛을 내는 주성분인 설탕은 우리 몸에 해로운 정제된 탄수화물이며, 과다 섭취할 경우 혈당 균형이 깨져 당뇨, 고혈압, 뇌졸중, 지방간의 원인이 되며, 에너지로 쓰이고 남은 탄수화물은 지방으로 전환되어 복부비만을 불러오기도 한다.

자료출처: 건강보험심사평가원, 2013.

그러나 일시적인 현상을 넘어서 탄수화물을 먹고 싶은 욕구를 멈출 수 없는 경우에는 과도한 탄수화물 섭취로 인한 건강문제가 발생한다. '탄수화물 중독'은 당류 등의 정제된 탄수화물이나 흰쌀, 흰 밀가루 등의 도정 곡류로 만들어진 음식을 습관적으로 많이 섭취해 중독되는 것을 의미한다. 탄수화물을 습관적으로 섭취하면 쾌락을 느끼게 하는 도파민이 분비되는데 이는 마약을 복용할 때 나오는 호르몬과 같은 성분으로 중독증상을 일으키며, 손이 떨리거나 신경이 예민해지는 탄수화물 금단증상을 보이기도 한다.

(계속)

'탄수화물 중독'

탄수화물 중독 자가진단 테스트

문항	해당여부(O/X)
① 아침에 밥보다 빵을 주로 먹는다.	
② 오후 3-4시쯤이면 집중력이 떨어지고 배고픔을 느낀다.	
③ 밥을 먹는 것이 귀찮게 느껴질 때가 있다.	
④ 주위에 항상 초콜릿이나 과자 같은 간식이 있다.	
⑤ 방금 밥을 먹었는데도 허기가 계속된다.	
⑥ 잠들기 전에 야식을 먹지 않으면 잠이 오지 않는다.	
⑦ 다이어트를 위해 식이조절을 하는데 3일도 못 간다.	
⑧ 단 음식은 상상만 해도 먹고 싶어진다.	
⑨ 배가 부르고 속이 더부룩해도 눈앞의 음식을 자꾸만 먹게 된다.	
⑩ 음식을 방금 먹은 후에도 만족스럽지 못하고 단 간식류가 먹고 싶다.	
해당항목 수 (O 갯수)	개
진단	

* 해당 항목 개수가 3개인 경우: 탄수화물 중독 '주의'
  중독 위험단계로 가지 않도록 주의할 필요가 있음
* 해당 항목 개수가 4~5개인 경우: 탄수화물 중독 '위험'
  이미 적정량 이상의 탄수화물을 섭취하고 있을 가능성이 높음. 탄수화물 섭취를 줄일 수 있는 생활습관을 적용해볼 필요가 있음
* 해당 항목 개수가 7개 이상인 경우: 탄수화물 '중독'
  탄수화물 중독으로 볼 수 있으며, 이러한 생활습관이 지속될 경우 비만, 당뇨병, 고중성지질혈증 등의 질병에 걸릴 수 있음. 탄수화물의 섭취를 적정량 수준으로 줄이기 위한 각별한 노력이 필요함

자료출처: 건강보험심사평가원, 2013.

탄수화물 섭취가 과도할 경우, 섭취를 줄이는 방법은 다음과 같다.

① 잡곡밥, 현미밥 등 정제과정을 거치지 않은 탄수화물 섭취하기
② 식이섬유가 풍부한 채소와 과일과 우유, 달걀, 견과류의 단백질 섭취로 공복감 줄이기(단, 당도 높은 과일은 혈당지수가 높아질 수 있으니 수분이 많고 당분이 적은 과일을 선택하는 것이 좋음)
③ 튀기거나 굽는 조리법보다 찌거나 생으로 섭취하기
④ 한 번에 많이 먹지 말고, 조금씩 자주 먹기
⑤ 식욕을 참기 어려울 때 레몬과 같은 신맛의 과일을 먹거나 양치질하기

단원평가

01 탄수화물에 대한 설명으로 맞는 것을 모두 고르시오. (   )

가. 포도당, 과당, 유당은 단당류에 속한다.
나. 설탕은 포도당 1개와 과당 1개로 구성되어 있다.
다. 갈락토스는 포도당 1개와 유당 1개로 구성되어 있다.
라. 서당과 맥아당은 이당류에 속한다.

① 가, 나, 다 ② 가, 다 ③ 나, 라 ④ 라 ⑤ 가, 나, 다, 라

02 다음 중 가장 당도가 높은 탄수화물은? (   )

① 유당
② 서당
③ 포도당
④ 갈락토스

03 [○, × 퀴즈] 식이섬유소는 소화와 흡수가 모두 안 된다. (○, ×)

04 소장에서 일어나는 탄수화물의 소화과정이다. ① 물질과 ② 분해효소를 쓰시오.
(①: , ②:)

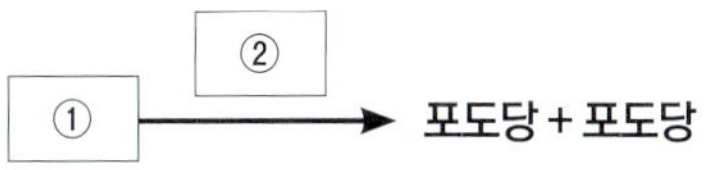

정답 01 ③ 02 ② 03 ○ 04 ①: 맥아당, ②: 말타아제(maltase)

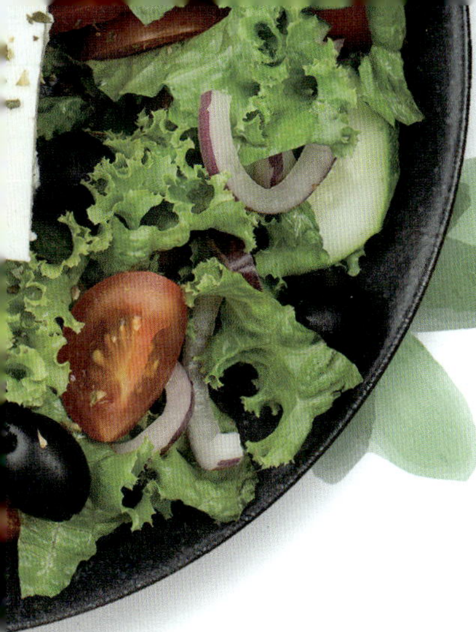

3

지질

1. 지질의 구조와 분류
2. 지질의 기능
3. 지질의 섭취기준
4. 지질의 급원식품
5. 지질의 소화, 흡수 및 대사

학습목표

1. 지질의 종류와 기능을 설명할 수 있다.
2. 지질의 섭취기준과 급원식품을 설명할 수 있다.
3. 지질의 소화 및 대사과정을 설명할 수 있다.

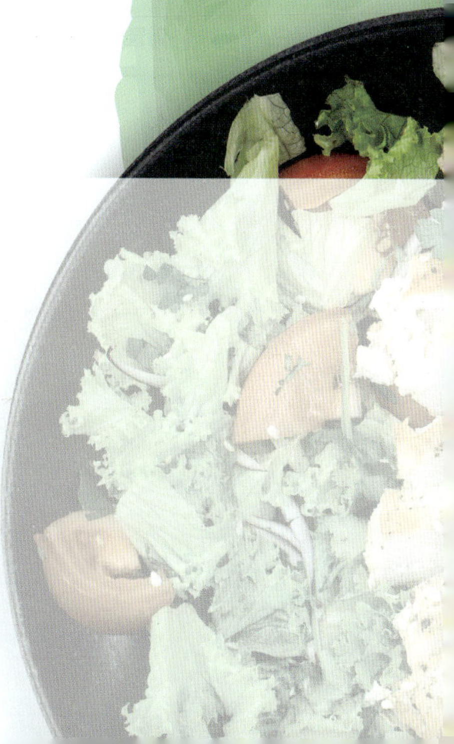

1 지질의 구조와 분류

지질(lipid)은 탄소, 수소, 산소로 구성된 유기화합물이며, 산소의 수에 비해 탄소의 수가 많아 탄수화물과 다른 구조와 성질을 가지고 있다. 지질은 소수성(hydrophobic)을 띠고 있어 물에 녹지 않고 에테르, 아세톤, 알코올, 벤젠과 같은 유기용매에 잘 용해된다. 지질은 상온에서 고체상태인 지방(굳기름, fat)과 상온에서 액체상태인 기름(oil)을 총칭하는 용어이며, 지질은 크게 중성지방(triglyceride), 인지질(phospholipid), 스테롤(sterol)로 분류된다. 지질은 중성지방과 인지질, 스테롤을 포함하는 용어이며 지방은 중성지방을 의미하므로, 지질과 지방은 엄밀히 구분하면 차이가 있지만 통상 지방을 지질과 같은 의미로 사용하는 경우가 많이 있다.

1) 지방산

지방산(fatty acids)은 지질의 가장 간단한 형태이며, 중성지방과 인지질의 구성성분이다[그림 3-1]. 지방산은 산소가 결합된 탄소 사슬이 길게 연결된 구조로 되어 있다. 한쪽 끝은 친수성을 띤 카르복실기(carboxylic acid group, -COOH)가 있으며, 다른 쪽 끝은 소수성을 띤 메틸기(methyl group, $-CH_3$)가 있어 탄소 사슬 길이가 길어질수록 소수성이 커진다.

(1) 탄소의 수에 따른 분류

일반적으로 탄소수는 4~22개이다. 탄소 사슬 길이에 따라 짧은 사슬 지방산(탄소수 4~6개), 중간 사슬 지방산(8~12개), 긴 사슬 지방산(14개 이상)으로 나눌 수 있다. 짧은 사슬 지방산은 우유와 유제품에 많고 상온에서 액체상태(oil)인 경우가 많으며, 중간 사슬 지방산은 야자유, 팜유에 많다. 긴 사슬 지방산은 돼지고기, 소고기 등의 육류와 식물성 기름에 많으며 상온에서 고체상태(fat)이고 인체에 존재하는 지방산 대부분은 긴 사슬 지방산이다.

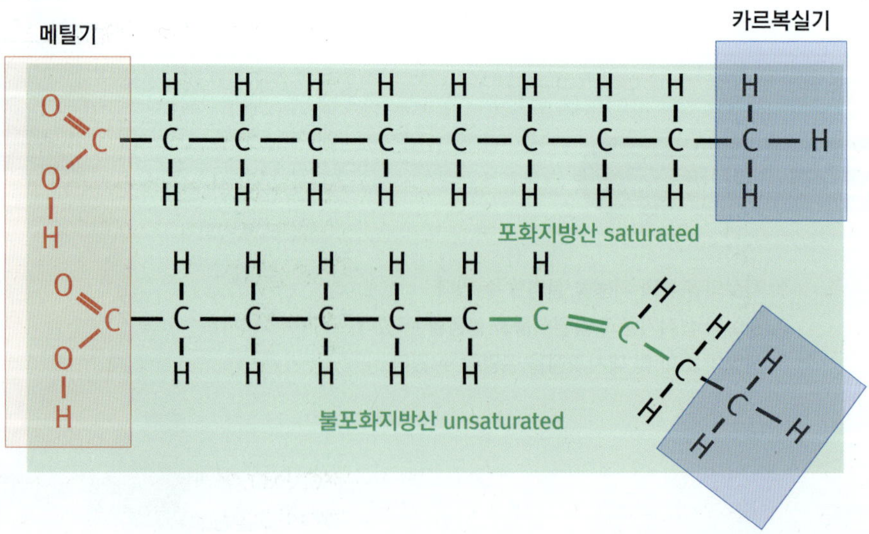

그림 3-1 지방산의 구조

(2) 이중결합의 유무에 따른 분류

탄소는 원자가가 4가로서 이웃하는 원자 4개와 결합할 수 있다. 지방산 사슬 내의 탄소가 다른 원자 4개(탄소 2개와 수소 2개)와 모두 단일결합을 하고 있으면 포화되었다고 하고, 주변의 원자(수소 2개)를 잃어버리고 이중결합을 하고 있으면 불포화되었다고 한다. 이처럼 지방산은 탄소의 결합 형태에 따라 포화지방산과 불포화지방산으로 나눌 수 있다[그림 3-2].

① 포화지방산

지방산 사슬 내의 모든 탄소가 다른 탄소 및 수소와 단일결합(single bond)을 이루고 있을 때, 즉 수소가 붙을 수 있는 모든 공간에 결합되어 있는 경우를 포화지방산(saturated fatty acid, SFA)이라고 한다. 포화지방산이 많은 지질은 녹는점이 높아 실온에서 고체상태이며, 소고기나 돼지고기의 흰 기름 부분이나 닭고기 껍질 밑의 노란 기름과 같은 동물성 지방에 많이 함유되어 있다. 식물성 기름에는 포화지방산의 함량이 적으나 예외적으로 야자유, 팜유, 마가린 등은 식물성이지만 포화지방산의 함량이 높다.

② 불포화지방산

지방산 사슬 내에서 수소가 채워지지 않아 탄소가 이중결합을 이루고 있는 경우 불포화지방산(unsaturated fatty acid, UFA)이라고 한다. 단일불포화지방산(monounsaturated fatty acid)은 이중결합을 한 개 가지고 있으며 올리브유에 많이 함유되어 있다. 다불포화지방산(polyunsaturated fatty acid)은 이중결합이 두 개 이상이며 옥수수유, 콩기름, 해바라기씨유, 홍화씨유 등에 많이 들어 있다.

(3) 이중결합의 위치에 따른 분류

불포화지방산의 첫 번째 이중결합이 사슬 끝부분인 메틸기에서 몇 번째에 위치하느냐에 따라 오메가 3 (ω-3), 오메가 6 (ω-6), 오메가 9 (ω-9) 지방산으로 나눌 수 있다. 이러한 분류를 오메가(ω) 분류법이라고 하며, ω는 n으로 표시하기도 한다.

① 오메가-3 지방산(ω-3, n-3)

메틸기로부터 3번째 탄소에서 처음 이중결합이 나타나는 불포화지방산이며, 대표적으로 α-리놀렌산, EPA, DHA가 있다. 오메가-3 지방산은 혈전 형성을 억제하고 혈관 확장을 도와 심혈관질환 예방에 효과가 있으며,

포화지방산	불포화지방산	
	시스형(cis)	트랜스형(trans)
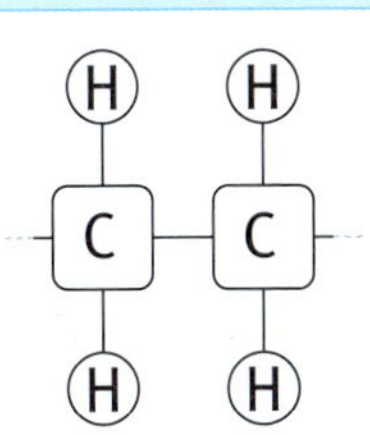	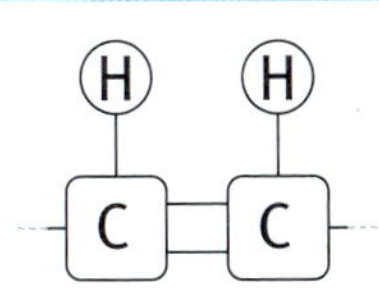	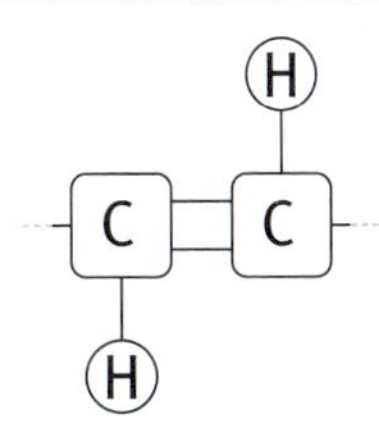

그림 3-2 포화지방산과 불포화지방산의 결합구조 비교

염증 억제와 면역증진에도 도움을 준다. 특히 DHA는 두뇌발달과 시각 유지에 도움을 주어 성장기 영유아에게 중요한 지방산이며, 체내 DHA의 90%가 뇌에 존재한다.

- **α-리놀렌산**(linolenic acid): 이중결합이 3개인 다중불포화지방산이며, 들기름, 카놀라유, 아마씨유, 콩기름, 견과류에 다량 함유되어 있다.
- **아이코사펜타에노산**(eicosapentaenoic acid, EPA): 이중결합이 5개인 다중불포화지방산이며, 연어, 고등어, 정어리와 같은 등푸른생선에 다량 함유되어 있다.
- **도코사헥사에노산**(docosahexaenoic acid, DHA): 이중결합이 6개인 다중불포화지방산이며, EPA와 같이 등푸른생선에 다량 함유되어 있다.

② 오메가-6 지방산(ω-6, n-6)

- **리놀레산**(linoleic acid): 이중결합이 2개인 다중불포화지방산이며, 해바라기씨유, 옥수수유, 대두유, 면실유, 참기름 등 식물성 기름에 많다.
- **아라키돈산**(arachidonic acid): 이중결합이 4개인 다중불포화지방산이며, 육류와 난황 같은 동물성 식품에 함유되어 있다.

③ 오메가-9 지방산(ω-9, n-9)

- **리놀레산올레산**(oleic acid): 이중결합이 1개인 단일불포화지방산이며, 올리브유와 카놀라유에 많이 함유되어 있다.

(4) 이중결합 구조에 따른 분류

불포화지방산의 이중결합을 중심으로 좌우 탄소 사슬의 모양에 따라 시스형과 트랜스형으로 나뉜다.

① 시스형(cis) 불포화지방산

이중결합을 이루는 탄소 2개에 결합된 수소 원자 2개가 같은 방향에 있어서 지방산의 탄소 사슬이 이중결합을 중심으로 굽어진 모양을 나타낸다. 자연식품에 포함된 불포화지방산 대부분이 시스형에 속한다.

② 트랜스형(trans) 불포화지방산

이중결합을 이루는 탄소 2개에 결합된 수소 원자 2개가 서로 다른 반대 방향에 있어서 트랜스형 이중결합이라고 한다. 시스형과 달리 지방산의 탄소 사슬이 굽지 않고 똑바른 모양을 이루기 때문에 포화지방산과 비슷한 물리적 성질을 가진다. 시스형 불포화지방산에 수소를 첨가하여 경화시키거나 높은 온도에서 가열하면 시스형의 이중결합이 트랜스형으로 바뀌게 된다. 이렇게 트랜스형 이중결합으로 바뀐 지방산을 트랜스 지방산이라고 한다.

식품에 함유된 트랜스 지방산은 대부분 수소경화과정을 통해 제조된다. 수소화과정(hydrogenation)이란 액체상태인 식물성 기름에 부분적으로 수소를 첨가하여 고체인 쇼트닝과 마가린과 같은 경화유를 만드는 과정이며 쇼트닝에는 약 30%, 마가린에는 약 15% 정도의 트랜스 지방이 포함되어 있다. 트랜스 지방은 동물성 지방보다 비용이 절감되고, 상온에서 일정한 형태를 유지시켜 저장성이 향상되며 독특한 풍미와 질감을 주는 장점이 있어 제과나 제빵에 이용되고 있으며, 조리·가공 과정에서 경화유를 사용하는 팝콘, 도넛, 감자튀김, 케이크, 스낵류 등에도 트랜스 지방이 포함되어 있다. 그러나 트랜스 지방산이 혈중 HDL-콜레스테롤(high-density lipoprotein, 고밀도지단백) 수치를 감소시키고 LDL-콜레스테롤(low-density lipoprotein, 저밀도지단백)을 증가시키며, 심혈관계 질환 유발에 영향을 주는 것으로 알려져 섭취량을 제한하도록 권고하고 있다. 우리나라에서는 2007년 12월부터 가공식품에 트랜스 지방 함량을 의무적으로 표기하도록 하였고, 한국인 영양섭취기준에서 트랜스 지방산의 섭취를 1일 총 칼로리의 1% 이내로 하도록 권장하고 있다. 미국과 유럽의 심장 관련 학회에서는 트랜스 지방산의 섭취량이 낮을수록 좋다고 제안하고 있다.

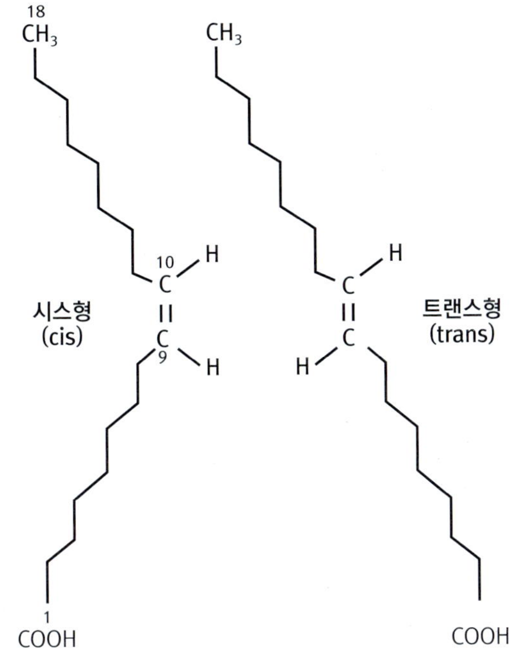

그림 3-3 시스형과 트랜스형 지방산의 구조

쉬어가기

트랜스지방 0%의 함정

식품의 영양성분표에는 트랜스 지방을 따로 표시하게 되어 있다. 그러나 트랜스 지방이 "0 g"으로 표시된 모든 제품에서 트랜스 지방이 없다(0 g)는 말은 아니다. 식품 표시기준에는 0.5 g 미만의 트랜스 지방은 "0.5 g 미만"으로 표시할 수 있으며, 0.2 g 미만은 "0 g"으로 표시할 수 있게 되어 있다. 식용유지류 제품은 100 g당 2 g 미만일 경우 "0 g"으로 표시할 수 있다고 되어 있다. 즉, "0 g"으로 표시되어 있어도 0.2 g 미만의 트랜스 지방이 함유되어 있을 수 있다는 말이다. '칼로리 제로' 혹은 '무가당' 음료도 마찬가지이다.
음료 100 mL당 열량이 4 kcal 미만이면 칼로리 제로 표시(無열량)가 가능하며, 음료 100 mL당 당류가 0.5 g 미만일 때에도 무가당 표시가 가능하다.

자료출처: 식품등의 표시기준. 식품의약품안전청 고시 제2018-32호

【마가린과 쇼트닝】

마가린은 19세기 화학자 메주무리가 발명하였으며, 나폴레옹 3세 당시 전쟁 중 부족한 버터를 대체할 목적으로 제조하였다. 마가린은 그리스어로 진주를 뜻하는 Margarite에서 유래했다고 하며 마가린 발명 당시 색이 진주의 색과 비슷했다고 한다.
쇼트닝은 '짧다, 부스러지기 쉽다'라는 영어 shorten을 의미하며, 19세기 말 유럽에서 부족한 돼지기름 라드(lard)를 대체하기 위해 제조하였다. 우리나라에서는 1964년 대량 생산하기 시작하였으며, 특유의 바스락거리며 부서지는 질감 때문에 쿠키나 과자 등에 많이 사용되고 있다.

(5) 필수지방산

체내에서 합성되지 않거나 합성되더라도 매우 적은 양이 합성되어 반드시 음식을 통해 섭취해야 하는 지방산을 필수지방산이라고 한다. 필수지방산에는 오메가-3 지방산인 α-리놀렌산, 오메가-6 지방산인 리놀레산과 아라키돈산이 있다.

2) 중성지방

중성지방은 글리세롤 1분자를 뼈대로 하여 지방산 3분자가 결합된 구조로 되어 있으며 트리글리세리드(triglycerides, TG)라고 한다. 식품이나 체지방에 존재하는 지질의 95% 이상이 중성지방의 형태로 존재한다. 중성지

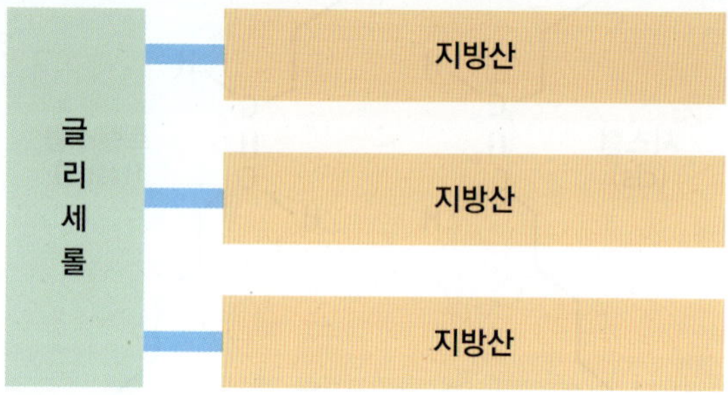

그림 3-4 중성지방(triglycerides)의 구조

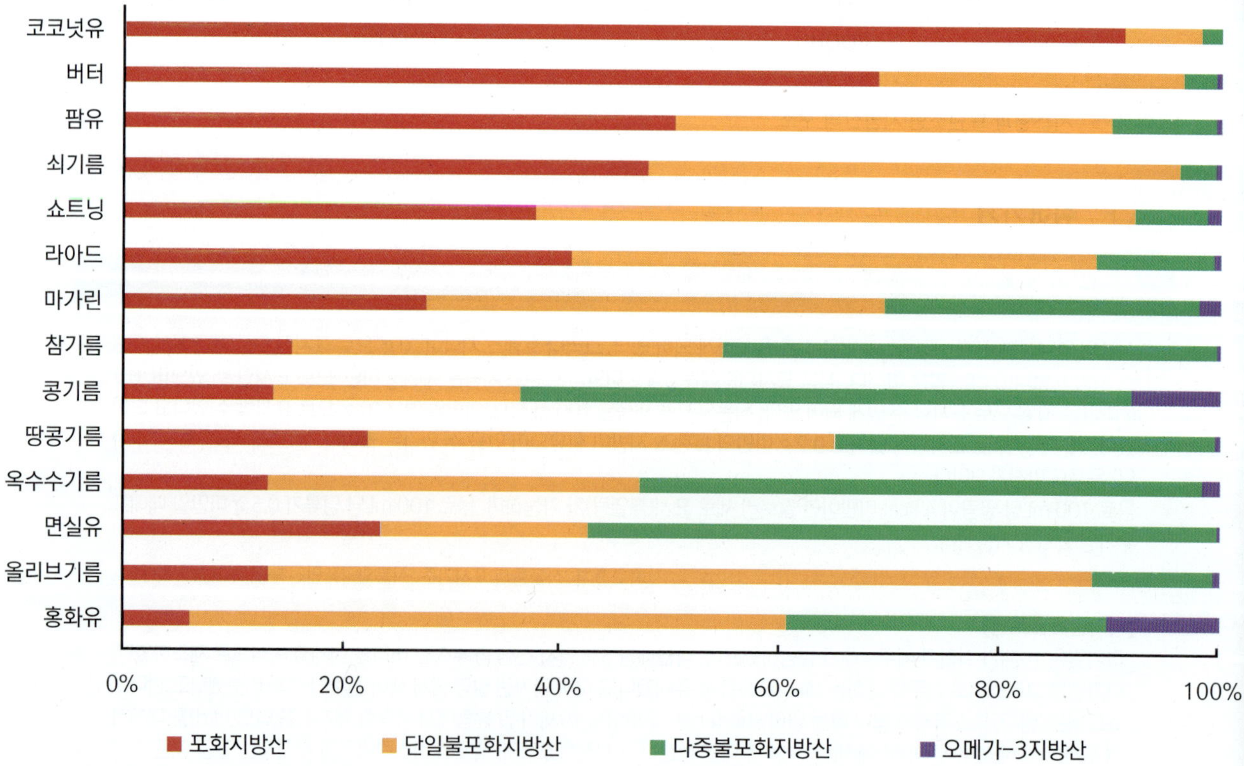

그림 3-5 식품의 지방산 조성 비율

자료출처: 보건복지부·한국영양학회, 2015 한국인 영양소 섭취기준, 2015; 농촌진흥청 국립농업과학원, 제8개정판 식품성분표, 2011.

방은 다양한 지방산으로 구성되어 있으며, 지방산의 조합에 따라 독특한 맛과 냄새를 지닌다. 체내에서 에너지로 소비되지 못한 열량 영양원들은 지방산으로 전환되어 중성지방의 형태로 피하 및 내장 지방조직에 저장되고 일부는 근육에도 저장된다. 혈당 조절 호르몬인 인슐린은 중성지질의 합성을 촉진하고 저장되도록 유도하는 역할을 한다.

글리세롤 1분자에 지방산 1분자가 결합되어 있으면 디글리세리드(diglycerides, DG)라고 하며, 글리세롤 1분자에 지방산 2분자가 결합되어 있으면 모노글리세리드(monoglycerides, MG)라고 한다. 자연계에서 지질은 대부분 트리글리세리드(TG) 형태로 존재하며, 디글리세리드와 모노글리세리드는 중성지방이 소화되는 과정에서 생성된다.

3) 인지질

인지질(phospholipid)은 중성지방과 구조가 비슷하나 글리세롤 1분자와 지방산 2분자가 결합되어 있고, 3번째 지방산 대신 인산기(PO_4^{3-})와 염기가 결합되어 있는 형태이다. 인지질은 인산기에 결합한 염기(콜린, 에탄올아민, 세린, 이노시톨 등)에 따라 포스파티딜 콜린(레시틴, phosphatidyl choline), 포스파티딜 에탄올아민(phosphatidyl ethanolamine), 포스파티딜 세린(phosphatidyl serine), 포스파티딜 이노시톨(phosphatidyl inositol) 등이 있다. 세포막을 구성하는 대표적인 인지질은 레시틴(lecithin)이며, 달걀과 대두에 많이 함유되어 있다.

인지질은 친수성과 소수성을 동시에 가지고 있는데, 인지질의 머리 부분에 있는 인산기는 친수성이고 꼬리 부분에 있는 지방산은 소수성을 띠고 있다. 인지질은 물과 기름에 잘 섞이므로 유화제 역할을 하며, 식품 제조 시 유화제로 사용된다. 인지질은 체내에서 세포막의 인지질 이중 층의 구조를 형성하며, 체내에서 소수성 물질인 지질의 소화, 흡수 및 운반을 돕는다. 인지질은 체내에 필요한 분량을 합성해서 사용하기 때문에 섭취기준이 설정되지 않은 지질이다.

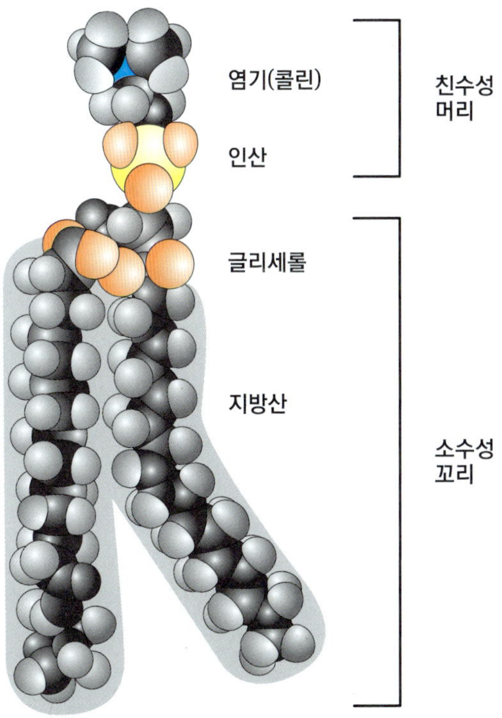

그림 3-6 인지질 구조(레시틴)

4) 스테롤

스테롤(sterol)은 4개의 탄소 고리에 하이드록시기(-OH)가 결합된 형태이며, 대표적으로 콜레스테롤(cholesterol)과 에르고스테롤(ergosterol)이 있다. 콜레스테롤은 세포막의 필수성분으로 세포막의 유동성을 조절하는 기능을 하며, 호르몬과 비타민 D 및 담즙산의 전구체로 작용한다. 콜레스테롤은 동물성 식품에만 존재하며, 버터, 난황, 오징어, 새우, 간 등에 많이 함유되어 있다. 사람은 동물성 식품으로부터 콜레스테롤을 섭취하며 부족한 양은 간이나 소장에서 합성하여 사용한다. 인체 내에서 대부분의 콜레스테롤은 지방산과 결합된 콜레스테롤 에스테르의 형태로 존재한다.

2 지질의 기능

지질은 3대 열량 영양소 중 가장 많은 열량을 내는 영양소이며, 장기적인 저장 에너지의 역할을 한다. 지질은 종류에 따라 다양한 생리적 기능을 수행한다.

1) 에너지 급원

지질은 1 g당 9 kcal의 에너지를 생성하는 농축된 에너지 급원이며, 탄수화물과 단백질에 비해 적은 양으로 많은 에너지를 얻을 수 있다. 피하나 복강 등의 지방조직에 중성지방의 형태로 저장된 체지방은 효율적인 에너지 저장고가 되며, 저장된 지방은 에너지가 필요하면 방출되어 다시 사용된다. 특히 심장근은 평소에 당질보다 지질 분해를 통해 에너지를 공급받는다. 직접적인 에너지원으로 분해되는 지방산은 포도당 부족으로 인한 장기적 기아 상태에서 케톤체라는 비상 에너지원으로 전환되어 에너지를 공급한다.

2) 세포막 구성

인지질과 콜레스테롤은 세포막의 성분이며, 세포막의 유동성 유지와 물질 이동을 돕는다. 인지질 중 레시틴은 세포막의 이중 층을 형성하는 주요 성분이 된다.

3) 필수지방산 공급

식품의 지질에는 α-리놀렌산과 리놀레산과 같은 필수지방산을 포함하고 있어, 체내에서 합성되지 않아 식품으로 섭취해야 하는 필수지방산을 체내에 공급해준다. 필수지방산은 피부 건조와 각질 등을 예방하여 피부의 정상적인 기능을 돕고, 두뇌발달 및 시각기능 유지, 면역기능 강화 등 인체의 성장과 생리 기능 유지를 돕는다.

4) 지용성 비타민 흡수

지질은 지용성 비타민(비타민 A, D, E, K)을 소장으로 운반해 주며, 지용성 비타민은 지질에 용해되어 지질과 함께 흡수된다. 지질 섭취가 부족하거나 지질 흡수에 장애가 있으면 지용성 비타민의 흡수량도 저하된다.

5) 체온조절 및 장기 보호

피하에 저장된 지질층은 절연체 역할을 하여 체온 유지를 도우며, 생명에 중요한 신체 기관을 둘러싸고 있는 내장 지방은 물리적 충격으로부터 기관을 보호하고 지지하는 구조가 된다. 일반적으로 체지방의 1/2 정도는 피하지방을 구성하며, 나머지 1/2은 심장, 신장, 폐 등의 주요장기와 생식기관을 감싸고 있다.

6) 식품의 맛과 향미 제공

지질은 음식에 맛과 향미를 제공한다. 음식에 독특한 질감과 향미를 주는 물질은 대부분 지질 성분이 많고 지용성이므로, 음식 조리 시 지질을 사용하면 음식의 맛을 풍부하게 할 수 있다.

7) 포만감 유지

지질은 위에서 배출되는 시간이 약 3시간 반 정도로, 당질이나 단백질보다 위에 오래 머물러 있게 된다. 따라서 지방이 많이 포함된 음식을 먹으면 포만감을 오래 느낄 수 있어 공복감을 지연시킨다.

표 3-1 지질의 종류별 기능

지질 종류	기능
중성지방	에너지 급원, 지용성 비타민 흡수 촉진, 필수지방산 공급, 맛과 향미 및 포만감 제공, 체온조절 및 장기 보호
인지질	세포막 구성, 유화제 역할, 지단백 구성
콜레스테롤	세포막 구성, 담즙산 합성, 스테로이드 호르몬과 비타민 D 합성
필수지방산	피부병 예방, 세포막 유동성 유지, 두뇌발달 및 시각기능 유지, 에이코사노이드 합성

쉬어가기

에이코사노이드

에이코사노이드(eicosanoid)는 탄소수 20개로 이루어진 지방산으로 탄소수 18개 지방산인 α-리놀렌산(오메가-3)이나 리놀레산(오메가-6)이 산화되어 만들어진 물질을 말하며, 프로스타글란딘(prostaglandin), 트롬복산(thromboxane), 프로스타사이클린(prostacyclin), 류코트리엔(leukotriene) 등이 있다. 에이코사노이드는 호르몬 유사물질로 작용 부위와 가까운 조직에서 생성되어 짧은 기간 동안 작용하고 분해되며, 오메가-3 계열과 오메가-6 계열의 에이코사노이드는 작용이 다르다.
오메가-3 계열의 에이코사노이드는 염증반응을 억제하고, 심혈관계 질환과 관절염 및 천식 등을 예방하고 면역기능을 강화하는 기능을 한다. 반면에 오메가-6 계열의 에이코사노이드는 염증반응을 촉진하고 평활근을 수축시켜 천식을 악화시키며, 혈액 응고와 혈압 상승을 돕는 등 심혈관계 질환에 부정적인 역할을 한다. 따라서 체내 에이코사노이드들의 균형이 깨지면 심혈관계 질환, 고혈압, 관절염 등이 발생할 수 있다.

오메가-3
α-리놀렌산
↓
EPA
↓
DHA

오메가-6
리놀렌산
↓
아라키돈산

에이코사노이드의 생리적 기능

기능	오메가-3 계열	오메가-6 계열
혈액응고	억제(혈소판 응집 저해)	촉진
염증반응	억제(천식, 관절염 완화)	촉진(천식 악화)
혈압	저하(혈관 평활근 이완)	상승(혈관 평활근 수축)
혈청지질	감소	-

3 지질의 섭취기준

1) 지질의 에너지 적정비율

에너지 적정비율은 각 영양소를 통해 섭취하는 에너지의 양이 전체 에너지 섭취량에서 차지하는 비율의 적정범위를 의미한다. 지질의 에너지 적정비율은 1~2세 유아가 20~35%이며, 3세 이상의 모든 연령층에서는 15~30%로 권장하고 있다. 예를 들어, 2,000 kcal 필요한 성인이 에너지 적정비율에 따라 300~600 kcal를 섭취할 경우, 지질은 약 33~67 g을 섭취할 수 있다[표 3-2].

에너지 적정비율에 따라 오메가-6 지방산과 오메가-3 지방산의 섭취비율은 4~10:1 정도가 바람직하며, 등푸른생선을 주 2회 정도 섭취하고 들깨나 들기름을 사용하면 오메가-3 지방산의 섭취를 늘릴 수 있다. 포화지방산은 총 에너

표 3-2 2020 한국인 영양소 섭취기준 - 에너지적정비율

성별	연령	에너지 적정비율(%)				
		탄수화물	단백질	지질[1]		
				지방	포화지방산	트랜스지방산
영아	0~5(개월)	-	-	-	-	-
	6~11	-	-	-	-	-
유아	1~2(세)	55~65	7~20	20~35	-	-
	3~5	55~65	7~20	15~30	8 미만	1 미만
남자	6~8(세)	55~65	7~20	15~30	8 미만	1 미만
	9~11	55~65	7~20	15~30	8 미만	1 미만
	12~14	55~65	7~20	15~30	8 미만	1 미만
	15~18	55~65	7~20	15~30	8 미만	1 미만
	19~29	55~65	7~20	15~30	7 미만	1 미만
	30~49	55~65	7~20	15~30	7 미만	1 미만
	50~64	55~65	7~20	15~30	7 미만	1 미만
	65~74	55~65	7~20	15~30	7 미만	1 미만
	75 이상	55~65	7~20	15~30	7 미만	1 미만
여자	6~8(세)	55~65	7~20	15~30	8 미만	1 미만
	9~11	55~65	7~20	15~30	8 미만	1 미만
	12~14	55~65	7~20	15~30	8 미만	1 미만
	15~18	55~65	7~20	15~30	8 미만	1 미만
	19~29	55~65	7~20	15~30	7 미만	1 미만
	30~49	55~65	7~20	15~30	7 미만	1 미만
	50~64	55~65	7~20	15~30	7 미만	1 미만
	65~74	55~65	7~20	15~30	7 미만	1 미만
	75 이상	55~65	7~20	15~30	7 미만	1 미만
임신부		55~65	7~20	15~30		
수유부		55~65	7~20	15~30		

[1] 콜레스테롤: 19세 이상 300 mg/일 미만 권고

자료출처: 보건복지부 · 한국영양학회, 2020 한국인 영양소 섭취기준, 2020.

지 섭취량의 7~8% 미만으로, 트랜스 지방산은 1% 미만으로 섭취하도록 하였다. 콜레스테롤은 19세 이상 성인에 대하여 하루에 300 mg 미만으로 섭취할 것을 목표량으로 설정되었다.

한국인의 지질 섭취는 꾸준히 증가하고 있으며, 2017년 국민건강영양조사에서 지질의 섭취량은 5.05 g/일, 지방에 의한 에너지 비율은 22.5%였다. 콜레스테롤 섭취량도 증가하고 있으며 2016년 남자의 콜레스테롤 평균 섭취량은 335.4 mg으로 여자의 섭취량인 244.5 mg보다 약 1.4배 많았다.

2) 지질 섭취기준

한국인 영양소 섭취기준(KDRIs, 2022)에서 지방의 섭취기준은 정해져 있지 않으며, 생후 1년 이내 영아의 충분섭취량만 설정하였다. 0~5개월 영아와 6~11개월 영아 모두 충분섭취량은 25 g/일이다. 영아의 리놀레산(오메가-6)와 알파-리놀레산(오메가-3)의 충분 섭취량도 설정하였으며, 리놀레산은 0~5개월 영아 5.0 g/일과 6~11개월 영아 7.0 g/일, 알파-리놀레산은 0~5개월 영아 0.6 g/일과 6~11개월 영아 0.8 g/일이다[표 3-3].

표 3-3 한국인의 1일 지질 섭취기준

성별	연령	충분섭취량				
		지방 (g/일)	리놀레산 (g/일)	알파-리놀렌산 (g/일)	EPA+DHA (mg/일)	DHA (mg/일)
영아	0~5(개월)	25	5.0	0.6		200
	6~11	25	7.0	0.8		300
유아	1~2(세)		4.5	0.6		
	3~5		7.0	0.9		
남자	6~8(세)		9.0	1.1	200	
	9~11		9.5	1.3	220	
	12~14		12.0	1.5	230	
	15~18		14.0	1.7	230	
	19~29		13.0	1.6	210	
	30~49		11.5	1.4	400	
	50~64		9.0	1.4	500	
	65~74		7.0	1.2	310	
	75 이상		5.0	0.9	280	
여자	6~8(세)		7.0	0.8	200	
	9~11		9.0	1.1	150	
	12~14		9.0	1.2	210	
	15~18		10.0	1.1	100	
	19~29		10.0	1.2	150	
	30~49		8.5	1.2	260	
	50~64		7.0	1.2	240	
	65~74		4.5	1.0	150	
	75 이상		3.0	0.4	140	
임신부			+0	+0	+0	
수유부			+0	+0	+0	

자료출처: 보건복지부 · 한국영양학회, 2020 한국인 영양소 섭취기준, 2020.

4 지질의 급원식품

유지류(액체기름과 고체지방)는 대표적인 지질 급원식품이다. 육류에서는 소고기 마블링 부위, 돼지고기의 삼겹살, 닭고기의 껍질 부위에 많은 지질이 함유되어 있으며, 식용유, 버터, 라드, 마가린, 쇼트닝, 견과류에도 상당량의 지질이 포함되어 있다. 우리나라 성인이 지질 급원식품으로 가장 많이 섭취하는 것은 돼지고기(삼겹살 포함), 콩기름, 달걀, 참기름, 라면 순이었다. 삼겹살의 기름 같이 눈이 보이는 가시 지질도 있지만, 식품 속에 제조과정에서 첨가되거나 눈에 보이지 않는 지질도 있으므로 지질의 정확한 함량을 확인하기 위해서는 식품성분표를 이용하는 것이 좋다.

쉬어가기

지방 섭취를 줄이는 방법

1. 추가 지방을 줄인다(마가린, 샐러드 드레싱, 음료 시럽 추가).
2. 먹는 크기를 줄인다(감자 튀김이나 콜라를 가장 작은 단위로 주문한다).
3. 사용빈도를 줄인다.
4. 저지방 식품을 선택한다(저지방우유나 탈지유 사용, 껍질 없는 닭가슴살 선택, 육류의 보이는 지방 제거).
5. 지방을 줄인 가공식품으로 바꾼다(저지방 마요네즈, 저지방 샐러드 드레싱 사용).
6. 식품 조리 시 지방 사용을 줄인다(샐러드는 드레싱 없이 생야채 섭취, 튀김보다 굽는 조리법 사용).

5 지질의 소화, 흡수 및 대사

식품으로 섭취하는 지질은 대부분 중성지방이며, 주로 소장에서 소화 및 흡수된다. 유화제 역할을 하는 담즙과 췌장 리파아제의 작용으로 소화되며, 지방의 소화와 흡수에 장애가 있으면 지방변이 나타난다.

1) 소화

지질의 소화는 입과 위에서도 이루어지나 구강 리파아제(lingual lipase)와 위장 리파아제(gastric lipase)의 작용이 미미하여 우유나 난황 등에 있는 유화 상태의 지방 중 일부가 소화되며, 섭취한 지질 대부분은 소장에서 소화된다. 지질이 유미즙(chyme)의 형태로 십이지장에 도착하면 담낭을 수축시키는 호르몬인 콜레시스토키닌(cholecystokinin, CCK)이 분비되어 담즙이 십이지장 내로 분비된다. 담즙은 커다란 지방 덩어리를 작게 나누어 유화(emulsification)시키며, 유화작용을 통해 소화효소가 작용할 수 있는 표면적을 넓혀주어 지질 소화를 원활하게 돕는다. 유화된 지질은 췌장의 리파아제(pancreatic lipase)에 의하여 지방산과 글리세롤로 분해된다.

중성지방(트리글리세리드)이 분해되는 과정은 차례로 이루어지며, 트리글리세리드에서 지방산 하나가 제거되어 디글세리드가 된 후에 모노글리세리드가 된다. 모노글리세리드는 최종적으로 지방산과 글리세롤로 분해되는데, 음식물에 포함된 지질의 1/3 정도만 완전히 분해된다. 나머지는 모노글리세리드나 디글리세리드의 형태로 흡수된다.

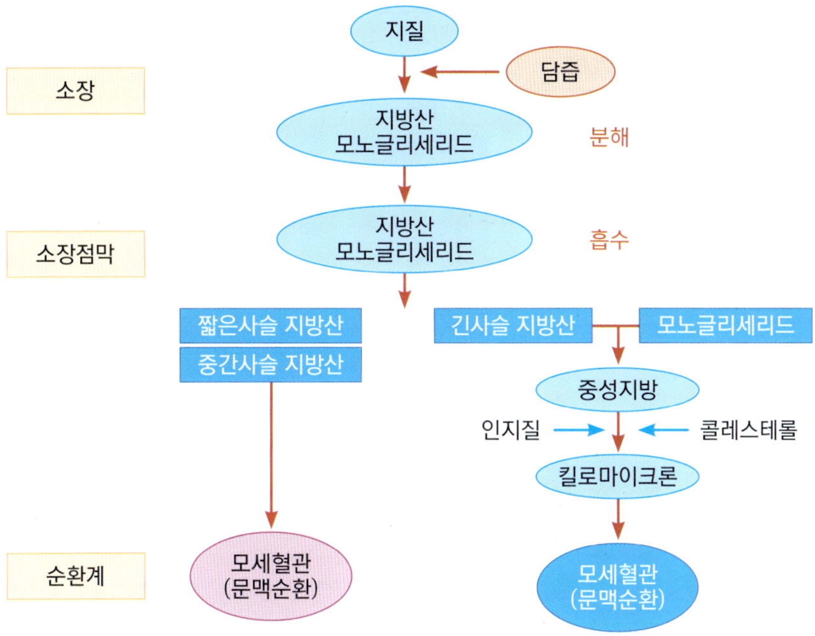

그림 3-7 지질의 소화와 흡수

2) 흡수

소장에서 소화 과정을 거쳐 생성된 지방산, 글리세롤, 모노글리세리드, 콜레스테롤 등은 담즙과 함께 미셀을 형성하여 소장 융모를 통해 흡수된다. 흡수된 지방산은 탄소 사슬의 길이에 따라 경로가 달라진다. 탄소수가 12개 미만인 짧은사슬 지방산과 중간사슬 지방산은 수용성처럼 소장 모세혈관으로 바로 흡수되어 간문맥을 통해 간으로 이동된다.

긴사슬 지방산은 더 복잡한 과정을 거치게 되는데, 긴사슬 지방산과 모노글리세리드는 중성지방(트리글리세리드)으로 재합성되고, 인지질, 콜레스테롤과 함께 지단백의 일종인 킬로마이크론(유미입자, chylomicron)을 형성하여 유미관(암죽관, 소장 융모 속에 있는 림프관)으로 흡수되어 림프관을 거쳐 혈액으로 들어간다.

소장 점막에서 흡수되지 못한 지방산과 콜레스테롤은 대변으로 배출되며, 소화된 지방의 5% 미만이 배설된다.

3) 지질의 운반

흡수된 지질은 신체 조직이나 간으로 운반된다. 소수성인 지질이 수용성인 혈액과 림프액에서 이동하기 위해서는 다른 형태의 운반체가 필요하며, 지단백질(lipoprotein)은 이동 지질의 형태로서 지질의 운반을 담당한다. 지단백질은 안쪽에서 중성지방과 콜레스테롤 같은 소수성 물질이 자리 잡고, 바깥쪽은 인지질과 단백질로 둘러싸여 있어 혈액에서 운반되기 쉽다. 지단백질은 밀도에 따라 킬로마이크론(chylomicron), VLDL (초저밀도지단백질, very low density lipoprotein), LDL (저밀도지단백질, low density lipoprotein), HDL (고밀도지단백질, high density lipoprotein)로 분류되며, 단백질 함량이 많을수록 밀도가 높아진다.

킬로마이크론은 소장 점막에서 흡수된 외인성 중성지방을 근육과 지방조직으로 운반하며, VLDL은 간에서 합성된 내인성 중성지방을 운반한다. 콜레스테롤은 주로 LDL과 HDL이 운반하는데, LDL은 콜레스테롤을 혈관을 통해 조직으로 이동시키는 과정에서 콜레스테롤을 혈관 내에 쌓이게 하는 역할을 한다. HDL은 혈관과 조직의 콜레스테롤을 간으로 이동시켜 혈관 내 콜레스테롤을 제거하는 역할을 한다.

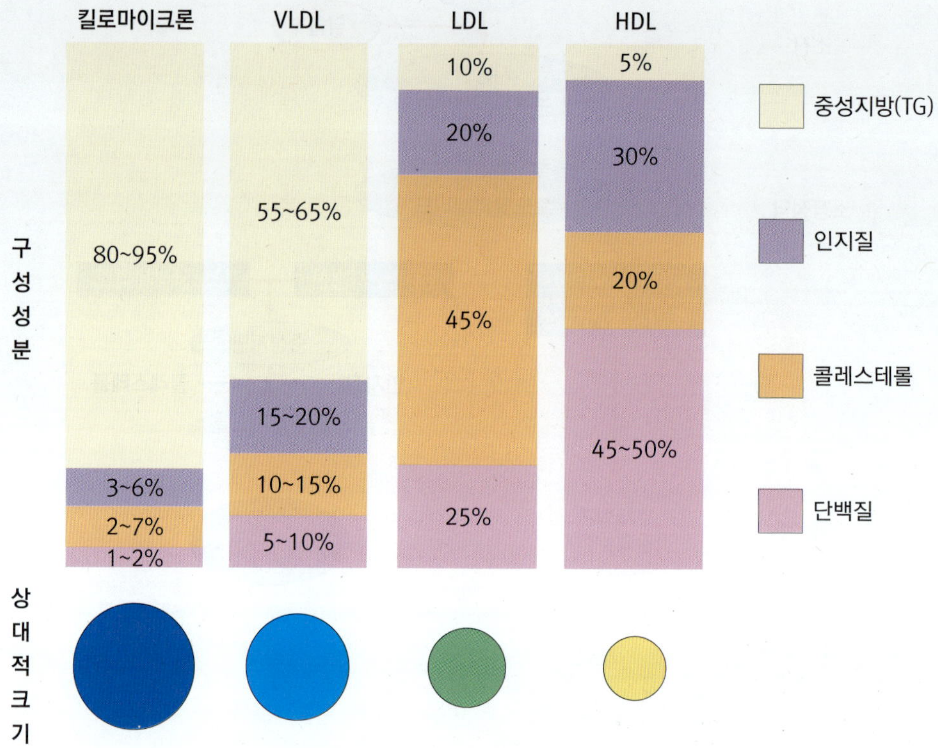

그림 3-8 지단백질의 크기 및 구성성분

4) 대사

지질의 대사과정이 일어나는 주된 장소는 간과 지방조직으로, 간에서는 중성지방의 합성과 분해가 일어나며 지방조직에서는 중성지방이 합성되고 저장된다. 식품을 통해 공급되는 에너지가 소비량보다 많으면 중성지방 합성이 활발해지고, 에너지 공급량이 부족하면 중성지방을 분해하여 에너지를 생산한다.

(1) 중성지방 합성

고탄수화물 식이나 고지방 식이로 인하여 소비되지 못한 열량 영양소는 중성지방의 형태로 저장된다. 에너지가 소비되지 못하고 남는 경우 간과 지방조직에서는 지방산을 합성하는데, 탄수화물과 지방의 중간 분해 산물들은 더 이상 분해되지 않고 지방합성과정으로 유입되어 사용된다. 지방산 합성은 주로 세포질에서 일어나며, 합성된 지방산은 글리세롤과 결합하여 중성지방을 형성하고 지방조직에 저장된다. 불포화지방산은 포화지방산으로부터 합성될 수 있으나 리놀레산이나 α-리놀렌산과 같은 필수지방산은 체내에서 합성되지 않으므로 식품으로 섭취해야 한다.

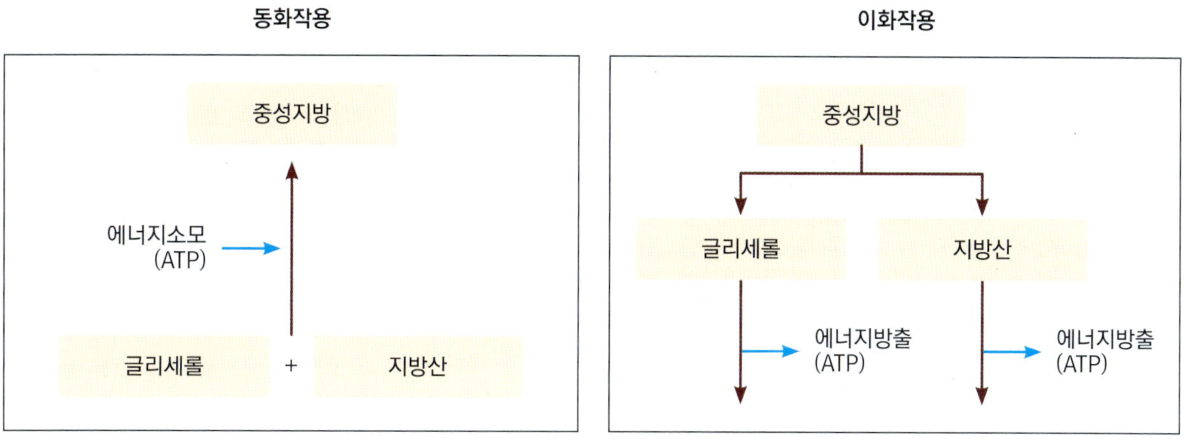

그림 3-9 중성지방의 합성과 분해

(2) 중성지방의 분해

공복 시나 에너지가 필요할 때는 지방조직에 저장되어 있던 중성지방이 분해되어 지방산과 글리세롤로 분해되어 에너지원으로 사용된다. 지방산 분해는 미토콘드리아에서 일어나며, 베타산화(β)로 분해된 후 아세틸 CoA를 생성하여 TCA 회로를 거쳐 에너지(ATP)를 생성한다. 글리세롤은 해당작용(glycolysis)의 중간 경로로 들어가 에너지원으로 대사되거나 포도당 합성의 전구체로 사용된다.

(3) 콜레스테롤 대사

체내에 존재하는 콜레스테롤은 음식으로 섭취한 외인성 콜레스테롤(약 2/3)과 체내에서 합성되는 내인성 콜레스테롤(약 1/3)로 구성된다. 콜레스테롤 합성은 주로 간에서 이루어지며, 70 kg 성인 남성을 기준으로 하루에 1 g (1,000 mg) 정도 생성된다. 콜레스테롤은 섭취량에 따라 체내 합성량이 조절되는데, 콜레스테롤 섭취량이 증가하면 체내 합성량은 감소하고 섭취량이 감소하면 체내 합성량이 증가한다. 따라서 혈중 콜레스테롤 수치를 낮추기 위해서는 외인성과 내인성 콜레스테롤을 모두 감소시켜야 한다. 과식과 포화지방산 섭취는 콜레스테롤 합성을 촉진하며, 식이섬유 섭취는 콜레스테롤 합성을 억제하는 것으로 알려졌다.

체내 콜레스테롤의 50%는 담즙산으로 전환되어 담즙의 구성성분이 된다. 담즙은 담낭을 통해 십이지장으로 분비되어 지방을 유화시키는 작용을 하고, 분비된 담즙의 95%는 회장에서 재흡수되어 간문맥을 통해 간으로 돌아간다. 이외에도 콜레스테롤은 비타민 D의 전구체가 되거나 스테로이드 계통의 호르몬 전구체가 되어 호르몬 합성에도 사용된다.

쉬어가기

아플라톡신과 간암

아플라톡신(aflatoxin)은 *Aspergillus flavus* 등의 곰팡이가 생산하는 독소이며, 곰팡이가 핀 옥수수와 땅콩, 호두와 같은 견과류에서 많이 발견된다. 아플라톡신은 쥐에서 간암을 일으키며, 옥수수와 땅콩을 많이 섭취하는 아프리카와 아시아 지역 사람들의 간암 발생에 영향을 미치는 것으로 알려져 있다.

캠벨 박사는 필리핀 지역에서 수행된 연구에서 다음과 같은 결과를 보고하였다. 땅콩과 옥수수가 아플라톡신에 가장 오염된 식품이었으며, 가공되지 않은 땅콩보다 땅콩버터에서 아플라톡신이 더 많이 검출되었다. 식료품점에서 구입한 땅콩버터 29종 모두 아플라톡신에 오염되었으며, 미국 식품 허용 기준치의 300배를 초과하였다. 이는 공장에서 땅콩을 선별할 때, 좋은 품질의 땅콩은 따로 선별하고, 곰팡이가 핀 질 낮은 땅콩을 땅콩버터를 만드는 데 사용했기 때문이었다. 또한 필리핀 내에 간암 발생률이 높은 지역과 땅콩버터와 옥수수 소비 지역이 일치하였고, 땅콩버터를 많이 먹는 대상이 아이들로 10세 미만의 소아 간암 환자 발생과 무관하지 않다는 안타까운 사실을 확인하였다.

단원평가

01 지질에 대한 설명 중 **틀린** 것은? (   )

① 포화지방산의 과다섭취는 동맥경화를 유발한다.
② 체내 존재하는 지질의 95%는 중성지방의 형태로 존재한다.
③ 지질은 1 g당 9 kcal의 에너지를 생산한다.
④ 등푸른 생선에는 오메가-6 지방산이 다량 함유되어 있다.
⑤ 콜레스테롤은 동물성 식품에만 존재한다.

02 지질의 기능으로 맞는 것을 **모두** 고르시오. (   )

> 가. 식품의 맛과 포만감을 증진시킨다.
> 나. 수용성 비타민의 흡수를 돕는다.
> 다. 열전도를 차단하여 체온유지 기능을 한다.
> 라. 필수아미노산을 공급한다.

① 가, 나, 다　② 가, 다　③ 나, 라　④ 라　⑤ 가, 나, 다, 라

03 포화지방산에 포함되는 식품을 **모두** 고르시오. (   )

> 가. 올리브유
> 나. 닭고기 껍질
> 다. 야자유
> 라. 돼지고기 흰 기름부분

① 가, 나, 다　② 가, 다　③ 나, 라　④ 라　⑤ 가, 나, 다, 라

04 트랜스지방에 대한 설명으로 틀린 것은? (　　　　　)

① 시스형 구조를 가지고 있다.

② HDL-콜레스테롤 수치를 낮추고, LDL-콜레스테롤 수치를 높인다.

③ 마가린, 쇼트닝, 쿠키, 팝콘에 많이 들어있다.

④ 상온에서 일정한 형태를 유지한다.

⑤ 동물성 지방보다 생산비용이 저렴하다.

05 십이지장으로 분비되어 지방 소화에 중요한 역할을 하는 물질이며, 유화작용을 통해 소화효소가 원활하게 작용하도록 하여 지방 소화를 돕는 것은? (　　　　　)

정답 01 ④ 02 ② 03 ③ 04 ① 05 담즙

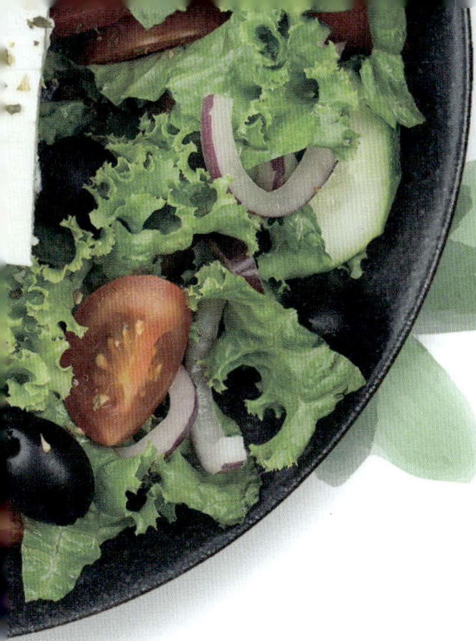

4

단백질

1. 단백질의 구조와 분류
2. 단백질의 기능
3. 단백질의 섭취기준
4. 단백질의 급원식품
5. 단백질의 소화, 흡수 및 대사

학습목표

1. 단백질의 종류와 기능을 설명할 수 있다.
2. 단백질의 섭취기준과 급원식품을 설명할 수 있다.
3. 단백질의 소화 및 대사과정을 설명할 수 있다.

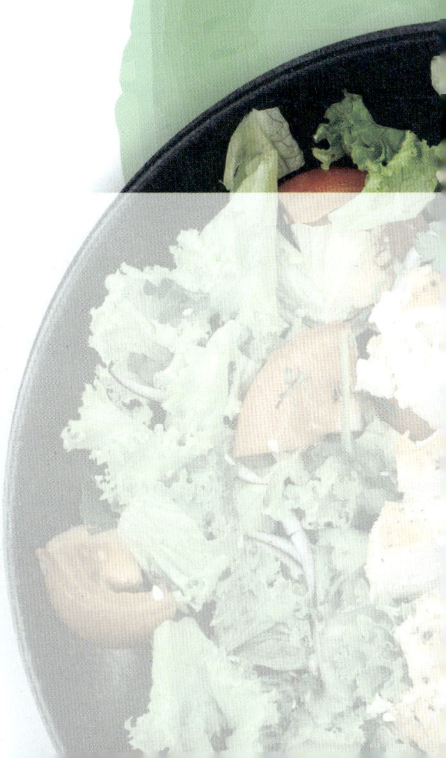

1 단백질의 구조와 분류

단백질(protein)은 '제일 중요한 것, 제1위의 물질'이라는 의미의 그리스어 'protos'에서 유래하였으며, 인체의 생명 유지에 필수적인 영양소이다. 단백질은 체내에서 수분 다음으로 많은 양이 존재하며, 성인의 경우 체중의 약 15%가 단백질로 이루어져 있다. 인체에 존재하는 단백질의 약 50% 정도는 근육에 존재하고, 피부와 혈액에 약 15%, 간과 신장에 10%, 나머지는 뇌, 폐, 심장, 뼈 등에 분포되어 있다.

단백질은 기본 단위인 아미노산으로 구성되어 있다. 아미노산은 탄소(C), 수소(H), 산소(O), 질소(N)로 이루어져 있으며, 일부 아미노산은 황, 인 등을 포함하고 있다. 식물은 토양에서 질소를 얻어 아미노산과 단백질을 만들며, 사람은 식품의 단백질을 섭취함으로써 필요한 질소를 얻는다.

1) 아미노산의 구조와 종류

(1) 아미노산의 구조

아미노산(amino acid)은 단백질을 구성하는 기본 단위로서, 탄소(C), 수소(H), 산소(O), 질소(N)로 이루어져 있다. 아미노산은 공통적으로 알파 탄소 원자에 아미노기(-NH_2)와 카르복실기(-COOH) 및 측쇄구조(side chain)로 부착된 부분인 R기(radical)가 결합된 기본 구조를 가진다. R기 부분의 크기와 특성에 따라 아미노산은 약 20여 종류로 나뉜다. 아미노산은 분자 중에 염기성인 아미노기와 산성인 카르복실기를 동시에 가지고 있어 체액의 pH에 따라 산 또는 염기로 작용할 수 있는 양성 전해질이다[그림 4-1].

(2) 아미노산의 종류

아미노산은 체내 합성 여부에 따라 필수아미노산과 불필수아미노산으로 구분한다. 정상적인 상태에서는 체내 합성이 가능하나 특정 조건에서 합성이 제한되어 부족할 수 있는 아미노산은 조건적 필수아미노산으로 분류한다[표 4-1].

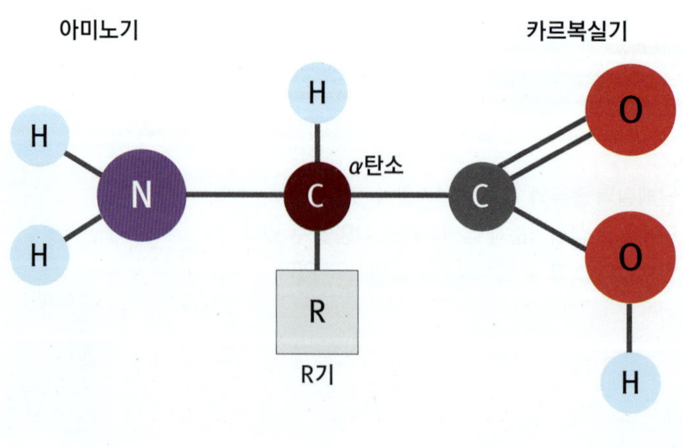

그림 4-1 아미노산의 기본 구조

표 4-1 아미노산의 체내 합성 여부에 따른 분류

필수아미노산	불필수아미노산	조건적 필수아미노산
히스티딘(histidine): 성장기 필수 이소류신(isoleucine) 류신(leucine) 리신(lysine) 메티오닌(methionine) 페닐알라닌(phenylalanine) 트레오닌(threonine) 트립토판(tryptophan) 발린(valine)	알라닌(alanine) 아스파라긴(asparagine) 아스파르트산(aspartic acid) 글루탐산(glutamic acid)* 세린(serine)* *글루탐산과 세린은 조건적 필수	아르기닌(arginine) 시스테인(cysteine) 티로신(tyrosine) 글루타민(glutamine) 글리신(glycine) 프롤린(proline)

① 필수아미노산

필수아미노산(essential amino acid)은 체내에서 합성되지 않거나, 합성되더라도 충분한 양이 합성되지 않으므로 반드시 식품을 통해 섭취해야 하는 아미노산이다. 필수아미노산의 부족은 성장기에서는 성장지연을 일으키고, 성인기에는 체중감소를 유발한다. 히스티딘은 체내에서 합성되지만, 성장기에는 양이 부족하므로 성장기에는 필수아미노산으로 분류한다.

② 불필수아미노산

불필수아미노산(nonessential amino acid)은 체내에서 합성이 가능한 아미노산으로, 포도당 대사의 중간 대사물질의 탄소골격과 아미노기를 활용해서 체내에서 합성된다.

③ 조건적 필수아미노산

조건적 필수아미노산(conditionally essential amino acid)은 불필수아미노산 중 선천성 대사질환이나 영유아기, 질병 등 특별한 상황에서 합성이 제한되어 식품으로 섭취해야 하는 아미노산이다.

2) 단백질의 구조

(1) 펩티드 결합

약 20여 종의 아미노산은 펩티드 결합(peptide bond)이라는 독특한 구조로 연결되어 인체와 동·식물에 존재하는 수만 가지의 단백질을 만든다. 펩티드 결합이란 한 아미노산의 카르복실기(-COOH)와 다른 아미노산의 아미노기($-NH_2$)가 만나 한 개의 물 분자(H_2O)가 빠지면서 결합하는 것을 말한다[표 4-2].

(2) 단백질의 구조

단백질은 수백에서 수천 개의 아미노산이 펩티드 결합으로 연결되어 폴리펩티드(polypeptide)를 이루면서 다양한 입체 구조를 형성한다.

① 1차 구조

1차 구조 단백질은 여러 아미노산이 고유한 유전정보에 따라 폴리펩티드 결합으로 연결된 사슬 구조이다. 1차 구조 단백질은 일직선 형태로 되어 있으며, 단백질에 따라 아미노산의 종류와 결합순서가 달라진다. 20종의 아미노산은 다양한 수와 조합을 통하여 많은 종류의 단백질을 형성하게 되며, 아미노산의 배열 순서가 1개만 바뀌어도 전혀 다른 단백질이 된다.

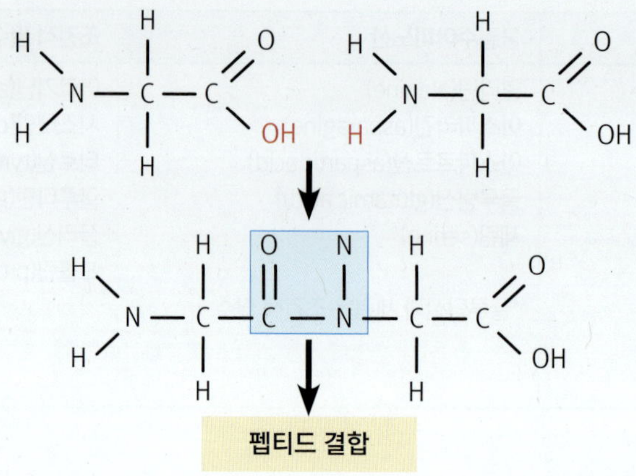

그림 4-2 펩티드 결합

② 2차 구조

2차 구조 단백질은 1차 구조로 생긴 폴리펩티드 사슬이 알파-나선구조(α-helix)나 베타-병풍구조(β-sheets)를 이루는 것을 말한다. 이러한 구조는 폴리펩티드 사슬에 규칙적인 수소결합이나 이황화결합이 발생하면서 형성되며, 일직선 형태의 1차 구조와 달리 입체적인 형상을 갖기 시작한다.

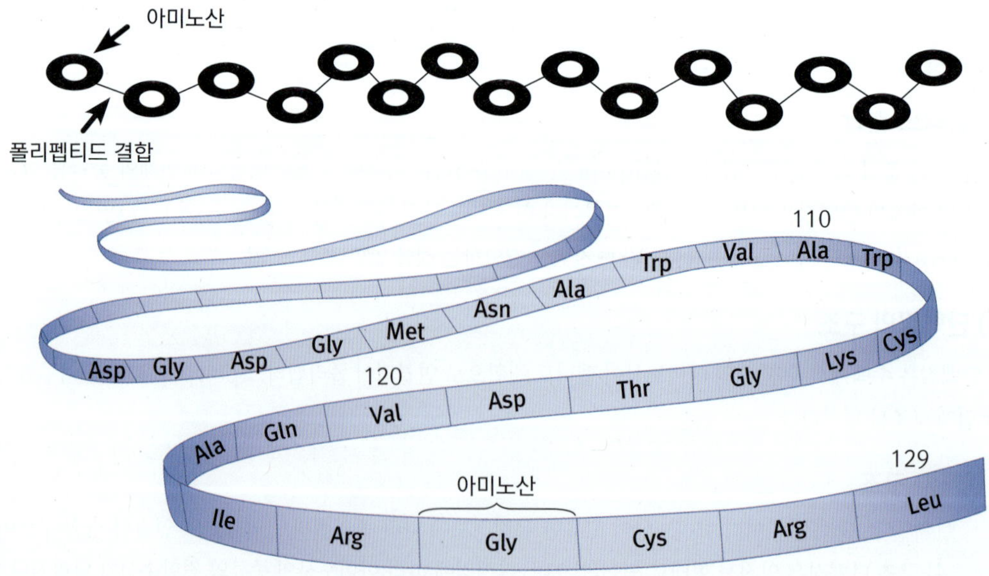

그림 4-3 아미노산의 폴리펩티드 구조

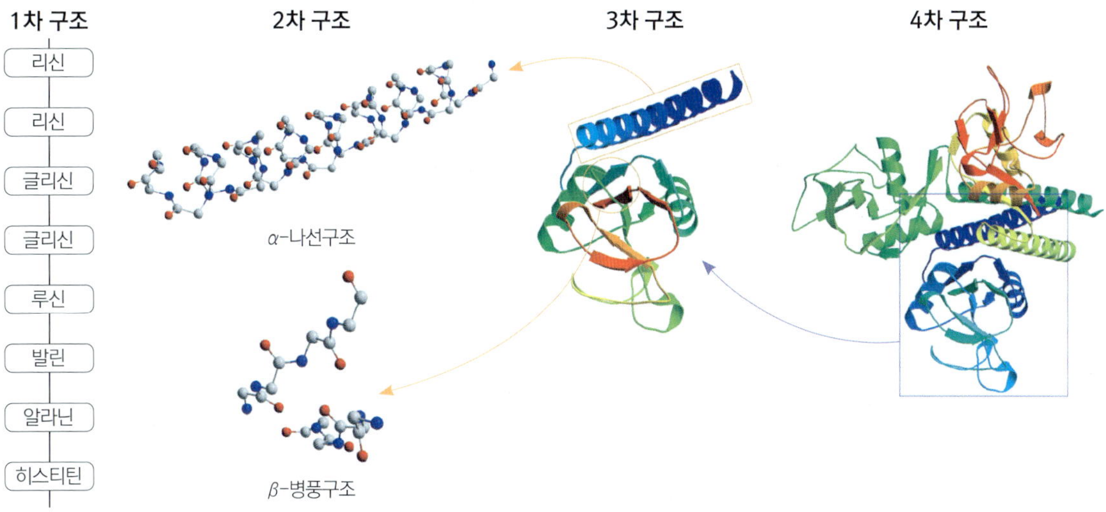

그림 4-4 단백질의 구조

③ 3차 구조

3차 구조 단백질은 폴리펩티드 사슬들이 서로 접히고 꼬이면서 섬유형이나 구형과 같은 3차원적인 입체 구조를 만든다. 섬유형 단백질은 세포와 조직의 기본 구조를 이루는 불용성 단백질로 근육 단백질인 미오신, 결체 조직의 콜라겐 등이 있으며, 구형 단백질은 비교적 물에 잘 녹는 혈장 단백질인 알부민과 각종 효소, 미오글로빈 등이 있다. 대부분의 단백질은 3차 구조를 형성하여 생리적 작용을 수행할 수 있다.

④ 4차 구조

4차 구조 단백질은 3차 구조의 폴리펩티드가 2개 이상 모여서 하나의 기능 단위를 형성한 구조이며, 4차 구조의 기본 단위를 소구조(subunit)라고 한다. 모든 단백질은 1, 2, 3차 구조를 가지며, 헤모글로빈과 같은 몇 가지의 단백질만이 4차 구조이다. 헤모글로빈은 3차 구조 단백질 4개가 모여 한 개의 4차 구조 단백질을 이루고 있다.

3) 단백질의 분류

단백질은 구성성분에 따라 단순단백질과 복합단백질로 분류되며, 함유된 아미노산의 종류와 양에 따라 완전단백질, 부분 불완전단백질, 불완전단백질로 분류된다.

(1) 화학적 분류

① 단순단백질

순수하게 아미노산으로만 이루어진 단백질이다. 용해성과 가열했을 때의 응고성 및 염류에 의한 침전 등에 따라, 알부민, 글로불린, 알부미노이드, 히스톤, 프롤라민, 프로타민 등이 있다.

② 복합단백질

아미노산 이외에 다른 화학성분을 함유하는 단백질이며, 비 아미노산 부분의 성질에 따라 다양한 구조와 기능을 가지고 있다.

- 지단백질: 킬로마이크론, VLDL, LDL, HDL 등
- 당단백질: 뮤신, 점액단백질 등
- 인단백질: 카세인, 오브비텔린 등
- 금속단백질: 페리틴(철 저장 단백질), 칼모듈린(칼슘 저장 단백질), 인슐린 등
- 색소단백질: 헤모글로빈, 미오글로빈 등

(2) 영양학적 분류

식품에 함유된 필수아미노산의 종류와 양에 따라 완전단백질, 부분 불완전단백질, 불완전단백질로 나눈다.

① 완전단백질

완전단백질(complete protein)은 필수아미노산을 충분히 함유하고 있어, 생명체의 성장과 유지에 효율이 높은 양질의 단백질이다. 완전단백질에는 필수아미노산이 33%, 불필수아미노산이 66% 정도 함유되어 있으며, 주로 우유와 달걀, 육류, 생선과 같은 동물성 단백질이 여기에 속한다.

② 부분 불완전단백질

부분 불완전단백질(partially incomplete protein)은 필수아미노산을 모두 가지고 있으나 양이 충분하지 못하여, 계속 섭취할 경우 체중은 유지되나 성장을 하기 어렵다. 밀의 글리아딘, 쌀의 오리제닌, 보리의 호르데인 등 식물성 단백질이 여기에 해당하며, 다른 단백질 식품을 통해 부족한 필수아미노산의 보충이 필요한 단백질이다.

③ 불완전단백질

불완전단백질(incompelete protein)은 필수아미노산이 부족하여 계속 섭취할 경우 성장이 지연되고 체중이 감소되며, 부족 상태가 장기간 지속되면 생명 유지가 어렵다. 한 개 이상의 필수아미노산이 결여된 단백질로 필수아미노산이 25% 정도 함유되어 있다. 옥수수의 제인, 젤라틴이 여기에 속한다.

쉬어가기

단백질의 상호보완 효과

두 개의 단백질 식품을 함께 섭취하여 서로의 부족한 아미노산을 보충해주는 것을 단백질의 상호보완 효과(complementary effect)라고 한다. 곡식류에는 리신과 트레오닌이 부족하고, 콩류에는 메티오닌이 부족하므로 곡식류와 콩류를 함께 섭취하면 서로의 제한점을 보충해줘 단백질을 효율적으로 활용할 수 있게 된다. 콩밥을 섭취하는 경우, 쌀은 콩에 부족한 메티오닌을 보충해주고 콩은 쌀에 부족한 리신을 공급해준다.

【함께 섭취하면 좋은 식품】

- 곡류 + 콩류: 콩밥, 밥과 두부, 식빵과 땅콩버터
- 곡류 + 유제품: 밥과 치즈, 치즈 샌드위치, 치즈 파스타
- 콩류 + 채소 + 종실유: 샐러드(강낭콩, 해바라기 씨, 견과류 등을 사용)

2 단백질의 기능

단백질은 우리 몸을 구성하는 성분으로 생명 유지에 중요한 영양소이며, 3대 열량 영양소 중 하나로서 비상시 에너지원이 되기도 한다.

1) 신체조직의 구성 및 유지

단백질은 인체를 구성하는 주요 성분으로 신체조직의 성장과 유지에 매우 중요하다. 식품으로부터 섭취한 아미노산은 각 조직으로 운반되어 근육, 결체조직, 뼈, 피부, 점액, 세포막, 혈액응고인자, 지단백질 등의 신체조직을 구성하는 성분이 된다. 각 신체조직에서는 교체주기에 따라 오래된 단백질이 분해되고 새롭게 합성된 단백질로 교환되며, 이러한 단백질 교체를 위해서는 지속적인 단백질 섭취가 필요하다.

정상 성인은 유지 및 보수하는 정도의 단백질이 필요하지만, 성장기와 임신기 및 수유기와 같이 새로운 조직이 합성되는 시기에는 단백질의 요구량이 늘어나므로 단백질을 충분히 섭취해야 한다.

2) 체액의 수분 평형 유지

알부민과 글로불린 같은 혈액 내 단백질은 체액 균형이 유지되도록 돕는다. 분자량이 큰 알부민은 모세혈관을 빠져나가지 못하여 혈관 안에 존재하면서 혈장의 삼투압을 유지하고 혈장과 세포조직 사이의 수분 평형을 유지한다. 단백질 섭취 부족이나 질병으로 혈액 내 알부민이 부족하면 혈장의 삼투압이 떨어지게 되고, 세포조직으로 수분이 과도하게 이동하여 부종이 생긴다.

3) 체액의 산·염기 평형 유지

단백질은 체액의 산과 염기의 균형을 유지하는 완충제(buffer) 역할을 한다. 혈액은 pH 7.4 정도로 일정하게 유지되는데, 체내 대사 상태에 따라 수소 이온의 농도가 변하면서 혈액의 평형상태가 변하게 되면 아미노산이 완충제 역할을 하여 체액의 산과 염기 균형을 유지한다. 아미노산은 염기성인 아미노기와 산성인 카르복실기를 동시에 가지고 있으므로 체액의 pH에 따라 산 또는 염기로 작용할 수 있는 양성 전해질이다. 따라서 산성 환경에서는 과잉의 수소 이온과 결합하여 산도를 낮추며(pH↑), 염기성 환경에서는 수소 이온을 방출하여 산도를 높여(pH↓) 체액의 pH를 일정하게 유지한다.

4) 항체와 면역세포 형성

이물질이나 세균 및 바이러스와 같이 생체 내에서 면역반응을 일으키는 물질을 항원(antigen, Ag)이라고 하며, 항체(antibody, Ab)는 외부 항원에 대항하기 위해 체내에서 만들어내는 단백질 물질이다. 항원에 대한 생체의 방어작용을 면역이라고 하며, 단백질은 면역세포의 주요 구성성분이 되며, 다양한 항체(면역글로불린 IgG, IgM, IgA, IgD, IgE)를 합성하여 면역작용을 돕는다.

5) 효소와 호르몬 및 신경전달물질의 합성

단백질은 인체의 다양한 대사과정에 관여하는 효소와 호르몬 및 신경전달물질을 합성한다. 효소는 인체의 화학적 대사 반응 속도를 빠르게 해주는 유기물질이며, 대부분의 효소는 단백질로 구성되어 있다. 호르몬 중 일부는 아미노산이나 폴리펩티드로 이루어져 있는데, 갑상선호르몬(thyroxine: T_3, T_4)은 티로신(tyrosine)으로만 구성되어 있으며

표 4-2 단백질의 기능

기능	해당하는 단백질	기능	해당하는 단백질
근육	액틴, 미오신	효소	소화효소, 대사효소
기타구조	결합조직(콜라겐, 엘라스틴)	호르몬	인슐린, 글루카곤, 아드레날린, 갑상선호르몬
방어작용	항체, 면역글로불린, 혈액응고 단백질	운반작용	지단백질, 헤모글로빈, 알부민

인슐린은 51개의 아미노산으로 구성된다. 세로토닌(serotonin)은 기분을 조절하는 호르몬이면서 신경전달물질로도 작용하며, 트립토판(tryptophan)으로부터 합성된다.

6) 에너지 공급 및 포도당 생성

인체는 탄수화물과 지방을 우선적인 에너지원으로 사용하지만, 탄수화물의 섭취가 부족하거나 과도한 운동 등으로 에너지원이 부족해지면 아미노산이 분해되어 에너지를 생성하거나 포도당으로 합성되어 사용된다. 단백질은 1 g당 약 4 kcal의 에너지를 공급하며, 아미노산의 분해과정에서 생성된 암모니아를 배설하기 위해 요소로 합성하는 과정에서 에너지가 사용되므로 탄수화물이나 지방보다 에너지 효율이 낮다. 탄수화물이 부족하여 혈중 포도당 농도가 감소하면, 간이나 신장에서 포도당 신생 합성작용을 통해 아미노산으로부터 포도당을 합성하여 혈당을 유지시킨다. 장기 간 기아 상태가 지속되면 근육의 아미노산이 포도당 생성에 사용되어 근육이 손실되고 부종이 발생할 수 있다.

7) 영양소 운반

알부민이나 글로불린과 같은 혈장 단백질은 지질, 지용성 비타민, 무기질(철, 구리 등) 등을 필요한 조직으로 운반하는 역할을 한다.

3 단백질의 섭취기준

1) 단백질의 에너지 적정비율

에너지 적정비율은 각 영양소를 통해 섭취하는 에너지의 양이 전체 에너지 섭취량에서 차지하는 비율의 적정범위를 의미한다. 단백질의 에너지 적정비율은 1~2세 유아와 3~18세, 19세 이상 성인 모두 7~20%로 권장하고 있다. 예를 들어, 2,000 kcal 필요한 성인이 에너지 적정비율에 따라 140~400 kcal를 섭취할 경우, 단백질은 약 35~100 g을 섭취할 수 있다.

한국인의 단백질에 의한 에너지 섭취비율은 14~15% 수준을 유지하고 있으나, 2017년 국민건강영양조사에서 단백질 섭취량은 73.4 g이고 권장섭취량에 대한 섭취 비율은 146.2%으로 권장섭취량을 초과하고 있다. 단백질 섭취량은 연령별로 섭취량의 차이가 크며, 권장섭취량과 비교할 때 아동은 과다섭취 비율이 높고 노인 인구에서는 섭취 부족 우려가 있어 고령 인구에서 단백질 섭취의 중요성을 인식할 필요가 있다. 또한 동물성 단백질의 섭취 비율이 증가하고 있으며, 전체 단백질 섭취의 약 1/3 이상을 동물성 단백질로 섭취하고 있다.

표 4-3 단백질의 에너지 적정비율

영양소	에너지 적정비율			
	1~2세	3~18세	19세 이상	비고
탄수화물	55~65%	55~65%	55~65%	
단백질	7~20%	7~20%	7~20%	
지질 총지방	20~35%	15~30%	15~30%	
포화지방산	-	8% 미만	7% 미만	
트랜스지방산	-	1% 미만	1% 미만	
콜레스테롤	-	-	300 mg/일 미만	목표섭취량

자료출처: 보건복지부 · 한국영양학회, 2020 한국인 영양소 섭취기준, 2020.

2) 단백질 섭취기준

한국인 영양소 섭취기준(KDRIs, 2020)에서 0~5개월 영아는 평균 모유 섭취량과 모유 내 평균 단백질 함량을 바탕으로 충분섭취량 10 g/일을 설정하였고, 6개월 이상 모든 연령에서 평균필요량과 권장섭취량을 설정하였다. 단백질의 1일 권장섭취량은 19~29세 성인남자 65 g/일, 성인여자 55 g/일이고, 평균필요량은 성인남자 50 g/일, 성인여자 45 g/일이다. 이는 2015년 단백질 섭취기준보다 전반적으로 섭취기준이 상향된 것으로, 영유아, 아동 및 청소년, 노인, 임신부 및 수유부 등 대부분의 연령에서 단백질의 평균필요량과 권장섭취량 기준이 약 3~5g 정도 증가하였다.

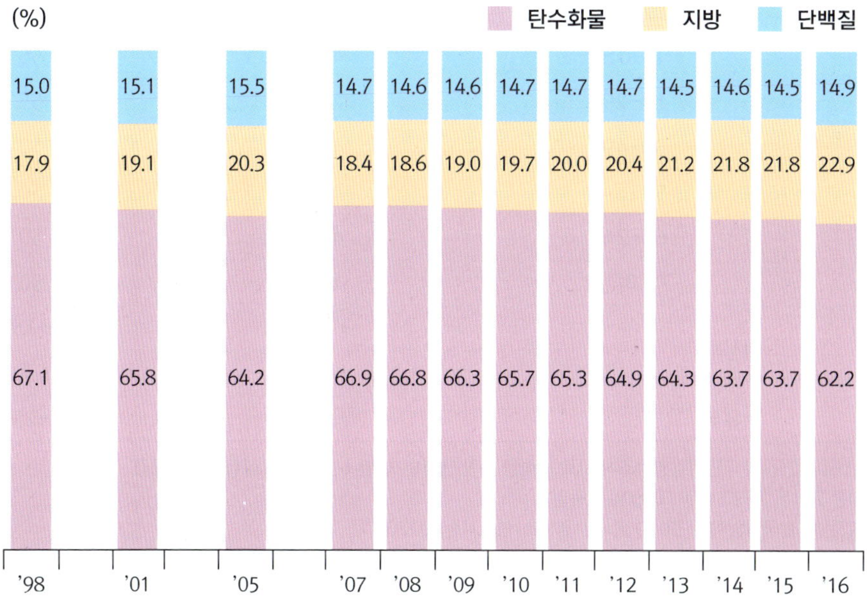

그림 4-5 영양소별 에너지 섭취비율 추이(탄수화물, 지방, 단백질)

자료출처: 보건복지부·질병관리본부, 국민건강통계, 2017; 한국건강증진개발원, 건강통계연보, 2017.

표 4-4 최근 5년의 평균 단백질 섭취량[1)] 및 2015/2020 단백질 섭취기준[2)]

성별	연령	2020 단백질 섭취기준 (g/일)	
		평균 필요량	권장 섭취량
영아	0~5(개월)	-	-
	6~11	12	15
유아	1~2(세)	15	20
	3~5	20	25
남자	6~8(세)	30	35
	9~11	40	50
	12~14	50	60
	15~18	55	65
	19~29	50	65
	30~49	50	65
	50~64	50	60
	65~74	50	60
	75 이상	50	60
여자	6~8(세)	30	35
	9~11	40	45
	12~14	45	55
	15~18	45	55
	19~29	45	55
	30~49	40	50
	50~64	40	50
	65~74	40	50
	75 이상	40	50
임신부		+12	+15
		+25	+30
수유부		+20	+25

1) 최근 5년(2013-2017)간의 국민건강영양조사 자료 분석을 통한 연령별/성별 1일 단백질 섭취량의 평균값

2) 충분섭취량(AI)은 2015, 2020 모두 10 g/일로 동일

자료출처: 보건복지부 · 한국영양학회, 2020 한국인 영양소 섭취기준, 2020.

쉬어가기

단백질 권장섭취량은 어떻게 계산할까?

단백질 섭취기준은 평균필요량과 권장섭취량으로 제시된다. 성인의 단백질 1일 평균필요량과 권장섭취량 산출식은 다음과 같다.

① **평균필요량 산출하기**

평균필요량은 국제적으로 통용되는 질소균형 실험 결과를 근거로 하여 단백질의 소화율을 반영하여 추정한다.

- 평균체중 × 0.73 g/kg/일
- 질소균형 실험 결과 0.66 g/kg/일 → 단백질 소화율 보정 → 질소평형 유지를 위한 체중당 1일 필요량 0.73 g/kg/일 → 성별 및 연령 구간별 평균 체중 곱하기
  (예: 19~29세 성인 남자 평균체중 68.7 kg, 68.7×0.73 = 50.15 ⇒ 1일 평균필요량 50 g)

② **권장섭취량 산출하기**

권장섭취량은 인구의 97~98%에 해당하는 사람들의 필요량을 충족시킬 수 있도록 평균필요량에 개인차를 고려한 변이계수를 적용하여 산출한다.

- 평균체중 × 0.73 g/kg/일 ×1.25 (변이계수) 또는 평균필요량 × 1.25 (변이계수)
- 평균필요량(0.73 g/kg/일)에 변이계수 1.25 (125%) 적용하면, 1일 권장량 0.91 g/kg/일로 조정됨
  (예: 19~29세 성인 남자 평균체중 68.7 kg, 68.7×0.73×1.25 = 62.5
  19~29세 성인 남자 평균필요량 50 g, 50×1.25 = 62.5 ⇒ 1일 권장섭취량 65 g)

자료출처: 보건복지부·한국영양학회, 2020 한국인 영양 섭취기준 활용 가이드북, 2020

4 단백질의 급원식품

단백질은 식물성 식품과 동물성 식품에 골고루 들어 있으나, 곡류나 채소류에 비해 콩류나 유제품, 어육류 및 난류에 많이 들어 있다. 대표적인 완전단백질 급원식품으로는 소고기, 돼지고기, 닭고기, 생선, 달걀, 우유, 치즈, 요거트 등이 있으며, 부분적 완전단백질에는 곡류, 견과류, 대두 등이 있다.

5 단백질의 소화, 흡수 및 대사

식품으로 섭취한 단백질은 위와 소장에서 분해되어 아미노산의 형태로 소장에서 흡수된다. 위에서 분비하는 단백질 소화효소는 펩신이며, 췌장은 트립신과 키모트립신 및 카르복시펩티다아제, 소장에서는 아미노펩티다아제와 디펩티다아제를 분비한다. 그러나 단백질은 복잡한 구조로 되어있어 소화효소가 작용하기 어려우므로, 먼저 간단한 구조의 단백질로 변성 과정이 일어나야 한다. 변성된 단백질은 2, 3, 4차 구조가 형태를 잃고 직선에 가까운 폴리펩티드 사슬 형태가 되어 소화효소가 쉽게 작용할 수 있게 된다. 단백질 변성은 열을 가하거나 산·알칼리 용액으로 처리하는 등 식품을 조리하는 과정에서 대부분 일어나며, 일부는 위산에 의해 변성이 이루어지기도 한다.

쉬어가기

단백질과 음식 알레르기

알레르기(allergy)는 꽃가루와 같이 우리 몸에 면역반응을 과도하게 일으켜 인체에 해를 주고 조직 손상이 일어나게 된다. 음식 알레르기는 음식물에 의해 알레르기가 발생한 경우를 말하며, 설사, 구토, 두드러기와 같은 증상이 나타난다. 음식에 의한 알레르기는 단백질과 관련이 있으며, 특히 위장 기관의 발달이 미숙한 0~2세의 영유아기 아이들이 단백질 소화가 잘 이루어지지 않은 상태로 흡수되어 일어나는 경우가 많다.
정상적으로 단백질은 아미노산이나 디펩티드의 형태로 소장에서 흡수가 된다. 소화 기능이 미숙한 유아의 경우 펩티드가 분해되지 않은 상태로 소장에서 흡수되는 경우가 있는데, 이렇게 흡수된 폴리펩티드를 인체가 항원으로 인식하여 과도한 면역반응이 일어난다. 음식 알레르기의 원인이 되는 대표적인 식품은 달걀, 유제품, 밀, 땅콩 등이며, 고등어, 새우, 돼지고기, 닭고기, 소고기, 조개류 등도 단백질이 많이 함유된 식품이다. 학교 급식이나 가공식품 제조 시 이러한 알레르기 유발물질이 식품재료에 포함되었거나, 같은 시설에서 가공하여 제조과정을 통해 알레르기 유발물질이 혼입될 가능성이 있는 경우에는 반드시 표시하도록 한다. 알레르기 유발물질은 함유된 양과 상관없이 원재료명을 '식품 등의 표시기준'에 따라 표시해야 한다.

반드시 표시해야 하는 알레르기 유발 식품
달걀(가금류의 난류), 우유, 메밀, 땅콩, 대두, 밀, 고등어, 게, 새우, 돼지고기, 복숭아, 토마토, 아황산류, 호두, 닭고기, 소고기, 오징어, 조개류(굴, 전복, 홍합 포함), 잣

【알레르기 유발 식품 표시 서식】

<table>
<tr><td>제품명</td><td>○○○ ○○</td><td rowspan="7">*(예시) 이 제품은 ○○○를 사용한 제품과 같은 시설에서 제조

*(타법 의무표시사항 예시) 정당한 소비자의 피해에 대해 교환, 환불

*(업체 추가표시사항 예시) 서늘하고 건조한 곳에 보관

*부정·불량식품 신고: 국번 없이 1399

*(업체 추가표시사항 예시) 고객상담실: ○○○-○○○-○○○○</td></tr>
<tr><td>식품유형</td><td>○○○ (○○○○○○*)</td></tr>
<tr><td>영업소(장)의 명칭(상호) 및 소재지</td><td>○○식품, ○○시 ○○구 ○○로 ○○길 ○○</td></tr>
<tr><td>유통기한</td><td>○○년 ○○월 ○○일까지</td></tr>
<tr><td>내용량</td><td>○○○ g</td></tr>
<tr><td>원재료명</td><td>○○, ○○○○, ○○○○○○, ○○○○○, ○○, ○○○○○○○, ○○○, ○○○○○
○○*, ○○○*, ○○* 함유 (알레르기 유발물질)</td></tr>
<tr><td>성분명 및 함량</td><td>○○○ (○○ mg)</td></tr>
<tr><td>용기(포장)재질</td><td>○○○○○</td><td rowspan="2"></td></tr>
<tr><td>품목보고번호</td><td>○○○○○○○○○○○-○○○</td></tr>
</table>

"이 제품은 ○○을 사용한 제품과 같은 제조 시설에서 제조하고 있습니다."

자료출처: 식품의약품안전청. 식품등의 표시기준, 2018.

표 4-5 한국인의 단백질 주요 급원식품[1)]

급원식품 순위	급원식품	함량(g/100 g)	급원식품 순위	급원식품	함량(g/100 g)
1	백미	9.3	16	새우	28.2
2	돼지고기(살코기)	19.8	17	고등어	21.1
3	닭고기	23.0	18	오징어	18.8
4	소고기(살코기)	17.1	19	요구르트(호상)	5.2
5	달걀	12.4	20	명태	17.5
6	우유	3.1	21	밀가루	10.3
7	두부	9.6	22	떡	3.7
8	멸치	49.7	23	샌드위치/햄버거/피자	9.6
9	빵	9.0	24	가다랑어	29.0
10	햄/소시지/베이컨	20.7	25	간장	7.4
11	배추김치	1.9	26	어묵	11.4
12	라면(건면, 스프포함)	8.6	27	보리	8.7
13	국수	7.3	28	된장	13.7
14	돼지 부산물(간)	26.0	29	현미	6.3
15	대두	36.1	30	소 부산물(간)	29.1

[1)] 2017년 국민건강영양조사의 식품별 섭취량과 식품별 단백질 함량(국가표준식품성분표 DB 9.1 [141]) 자료를 활용하여 단백질 주요 급원식품 상위 30위 산출

자료출처: 보건복지부 · 한국영양학회, 2020 한국인 영양소 섭취기준, 2020.

1) 소화

단백질의 소화는 위에서부터 시작되며, 위에 음식물이 들어오면 위 근육의 수축으로 기계적 소화가 이루어지고, 호르몬인 가스트린(gastrin)이 분비되어 위 세포에서 불활성형의 단백질 소화효소인 펩시노겐(pepsinogen)의 분비를 촉진한다. 위액의 염산이 펩시노겐을 활성형 효소인 펩신(pepsin)으로 전환시키면 펩신의 작용으로 단백질이 작은 아미노산 단위인 펩톤으로 분해된다. 펩톤이 십이지장으로 들어오면 십이지장벽에서 호르몬 세크레틴(secretin)과 콜레시스토키닌(cholecystokinin, CCK)이 분비되어 췌장액 분비를 촉진한다. 췌장은 불활성형 단백질분해효소인 트립시노겐(trypsinogen)과 키모트립시노겐(chymotrypsiongen)을 분비하며, 소장에서 분비되는 엔테로키나아제(enterokinase)는 트립시노겐을 트립신(trypsin)으로 활성화하고, 트립신은 키모트립시노겐을 활성화하여 키모트립신(chymotrypsin)으로 만든다. 트립신과 키모트립신은 위에서 생성된 펩톤을 더욱 작은 펩티드와 아미노산으로 분해한다. 췌장에서 분비되는 카르복시펩티다아제(carboxypeptidase)는 폴리펩티드 사슬의 카르복실기 말단(-COOH)을 분해하고, 소장에서 분비되는 아미노펩티다아제(aminopeptidase)는 폴리펩티드 사슬의 아미노기 말단($-NH_2$)을 분해하여 아미노산을 하나씩 생성한다. 소장에서 분비되는 또 다른 단백질분해효소인 디펩티다아제(dipeptidase)는 디펩티드를 아미노산으로 분해한다.

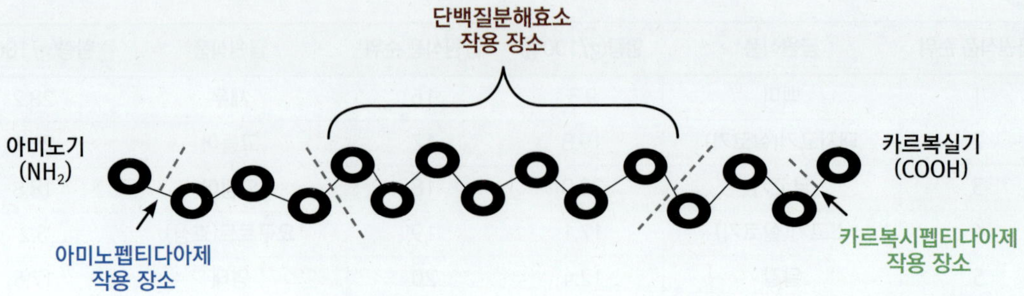

그림 4-6 단백질 소화효소의 특수한 작용 장소

표 4-6 단백질의 소화 과정

분해효소 분비장소	전구물질 및 단백질분해효소	소화 과정
위	위 펩시노겐 + 위산 ⇒ 펩신	단백질 → 펩톤
췌장	트립시노겐 + 엔테로키나아제 ⇒ 트립신	펩톤 → 작은펩티드, 디펩티드, 아미노산
	키모트립시노겐 + 트립신 ⇒ 키모트립신	
	프로카르복시펩티다아제 + 트립신 ⇒ 카르복시펩티다아제	
소장점막	아미노펩티다아제	작은펩티드 → 아미노산
	디펩티다아제	디펩티드 → 아미노산

쉬어가기

단백질로 이루어진 소화기관은 단백질분해효소로부터 안전한가요?

식품으로 섭취한 단백질이 소화효소에 의해 아미노산으로 분해되어 흡수된다면, 소화기관 자체는 단백질분해효소로부터 안전할까? 정답부터 말하자면 안전하다. 소화기관의 벽은 단백질로 구성되어 있으므로 이론상으로 단백질분해효소가 소장벽도 분해할 수 있다. 그러나 소화기관 안에 음식물이 없으면 단백질분해효소들이 저농도로 존재하거나 불활성형태의 전구물질로 존재하여 소화기관의 자가소화를 막아준다.

2) 흡수

단백질은 아미노산이나 디펩티드의 형태로 소장 점막으로 흡수되며, 디펩티드는 소장 점막세포 내 소화효소인 디펩티다아제에 의해 아미노산으로 분해된다. 최종 분해된 아미노산은 단순 확산이나 능동수송을 통해 모세혈관으로 흡수되며, 간문맥을 통해 간과 조직으로 이동된다. 간과 조직으로 이동된 아미노산들은 아미노산 풀을 형성하여 다양한 대사과정에 사용된다. 단백질의 흡수율은 90% 이상으로, 동물성 단백질이 식물성 단백질보다 흡수율이 높다.

쉬어가기

질소평형

질소평형(nitrogen balance)은 질소의 섭취량과 배설량이 같은 상태인 것을 말한다. 사람은 적절한 식사와 신체활동을 통해 에너지 균형을 유지하는데, 단백질을 하루에 어느 정도 섭취해야 하는지 필요량을 결정하기 위해서 질소평형을 이해해야 한다. 즉, 질소평형을 유지하기 위한 최소한의 단백질의 양을 섭취해야 한다.
질소의 섭취량과 배설량에 따라, 양(+)의 질소평형, 질소평형, 음(-)의 질소평형으로 나눌 수 있다. 성장기나 임신기에는 몸 안에 새로운 조직이 형성되어 질소가 체내에 축적되는 시기이므로, 질소의 섭취량이 배설량보다 많게 되어 양의 질소평형을 이룬다. 반대로 기아 상태나 질병으로 조직의 단백질이 분해되어 손실되면 질소의 섭취량보다 배설량이 많게 되어 음의 질소평형을 이룬다.

양의 질소평형	질소평형	음의 질소평형
섭취 > 배설 (체단백질 축적)	섭취 = 배설 (체단백질 유지)	섭취 < 배설 (체단백질 손실)
성장, 임신 질병으로부터 회복기 운동 훈련으로 근육 증가 인슐린·성장호르몬 분비 증가 남성호르몬 분비 증가	건강한 정상 성인	단백질 섭취 부족 에너지 섭취 부족 발열, 화상, 감염, 수술 오랜 병상 생활 신장질환(단백질 손실) 갑상선 호르몬 분비 증가

3) 대사

(1) 아미노산 풀

아미노산은 크게 세 가지 경로를 통해 체내에 존재하게 되는데, 식품의 섭취를 통해 소화되어 흡수되거나, 체내에서 합성되는 경우, 인체조직에서 있는 체단백질의 분해로 생성되는 아미노산들이 있다. 이들 아미노산은 간과 조직의 세포 내에 아미노산 풀(amino acid pool)을 이루고 있다가 필요에 따라 다양한 용도로 사용되는데, 체단백질을 합성하거나 에너지 공급 및 포도당 합성에 사용되며, 여분의 아미노산은 체지방으로 합성되어 저장된다[그림 4-7].

(2) 체단백질 합성

체단백질의 합성은 인체에 특정한 단백질이 필요한 경우에 일어나며, 세포는 신호전달을 통해 단백질 합성을 유도한다. 세포의 핵 안에 있는 DNA에 저장된 유전 정보는 mRNA(messenger RNA)에 전사되어 단백질 합성 장소인 리보솜(ribosome)으로 전달된다. 리보솜은 tRNA(transfer)의 도움을 받아 mRNA의 유전정보를 번역하여 유전정보(아미노산의 수, 유형, 배열 등)대로 아미노산을 펩티드 결합으로 연결하여 단백질을 합성한다. 이때 tRNA는 번역된 유전정보에 따라 단백질 합성에 필요한 아미노산을 리보솜으로 운반하는 역할을 한다.

체단백질을 새로 합성하기 위해서는 아미노산 풀에 체조직 합성에 필요한 아미노산의 종류와 양이 충분히 있어야 하며, 필수아미노산이 부족한 경우 체단백질 합성이 이루어지기 어려우므로 식사를 통해 단백질을 충분히 섭취해야 한다.

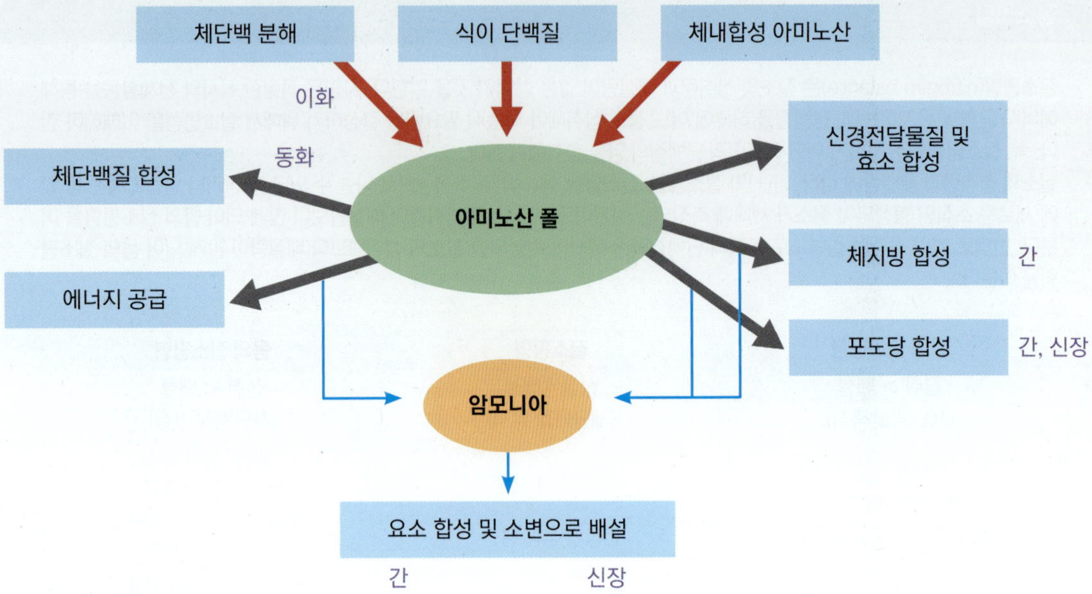

그림 4-7 아미노산 풀

(3) 아미노산의 분해

에너지 공급이 불충분하거나 기아 상태 및 당뇨병으로 포도당이 부족한 경우, 아미노산은 분해되어 에너지를 생성하거나 포도당으로 합성되어 사용된다. 필요량 이상 여분의 아미노산도 분해되어 지방으로 합성되어 체지방으로 저장되는데, 이러한 아미노산의 분해는 아미노기 전이반응이나 탈아미노 반응을 통해 이루어진다. 분해된 아미노산의 탄소골격은 에너지를 생성하거나 포도당이나 지방으로 합성되고, 아미노기는 암모니아를 형성하여 간에서 요소로 합성된 후 신장을 거쳐 소변으로 배설된다.

① 아미노기 전이반응

아미노기 전이반응(transamination)은 한 아미노산의 아미노기를 다른 탄소골격(알파 케토산)으로 이동시켜 불필수아미노산을 합성하는 과정이다. 아미노기를 전달해주고 남은 탄소골격은 에너지를 내거나 포도당 신생합성에 사용된다. 아미노기를 이동시켜주는 반응에는 아미노기 전이효소(transaminase; GOT, GPT)와 조효소 역할을 하는 비타민 B_6가 필요하다.

② 탈아미노반응

탈아미노반응(deamination)은 아미노산에서 아미노기가 제거되어 배출되는 과정을 말하며, 아미노기($-NH_2$)는 암모니아(NH_3) 형태로 떨어져 나오게 된다. 아미노기를 잃은 탄소골격은 알파 케토산(α-keto acid)이 되어, 에너지를 내거나 체내 물질 합성에 사용된다.

표 4-7 포도당 및 케톤생성 아미노산

생성 분류	아미노산 종류
포도당생성	알라닌, 세린, 글리신, 시스테인, 아스파르트산, 글루탐산, 아르기닌, 히스티딘, 발린, 트레오닌, 메티오닌, 프롤린
포도당 및 케톤생성	이소류신, 페닐알라닌, 티로신, 트립토판
케톤생성	류신, 리신

③ 아미노산의 탄소골격 이용

아미노산이 분해되어 생성된 탄소골격(α-케토산)은 에너지를 생성하거나, 포도당 및 지방산 합성에 사용된다.

- **에너지원:** 탄수화물이나 지방의 대사 경로인 아세틸 CoA로 전환되거나 TCA 회로의 여러 단계로 들어가 산화되어 에너지를 생성한다.
- **포도당생성 아미노산**(glucogenic amino acid): 대부분의 아미노산은 간에서 포도당 신생합성 과정을 통해 포도당으로 합성된다.
- **케톤생성 아미노산**(ketogenic amino acid): 일부 아미노산은 아세토아세틸 CoA나 아세틸 CoA로 전환되어 케톤체를 생성하거나 지방산을 합성한다.

④ 요소합성 및 배설

탈아미노반응으로 아미노산으로부터 떨어져 나온 아미노기는 인체에 유독한 암모니아를 생성한다. 암모니아(NH_3)는 간에서 요소합성 반응을 통해 이산화탄소와 결합하여 인체에 무해한 요소(urea, $CO(NH_2)_2$)로 전환되고, 요소는 신장을 통해 소변으로 배출된다. 간 기능이 손상되어 암모니아가 요소로 전환되지 못하면, 혈액 내에 암모니아가 축적되어 간성혼수를 유발할 수 있다.

⑤ 탈탄산반응

탈탄산반응(decarboxylation)은 아미노산의 카르복실기(-COOH)가 이산화탄소(CO_2)의 형태로 제거되면서 아민 종류를 형성하는 반응이다. 탈탄산반응으로 생성되는 생리활성물질들은 히스타민, 카테콜아민, 세로토닌 등이 있다. 히스타민은 히스티딘으로부터 생성되며 혈관 확장 작용과 알레르기 반응을 일으키며, 카테콜아민은 티로신으로부터 생성되며 심장 박동과 혈압, 소화 활동 등의 인체 대사를 조절한다. 트립토판으로부터 생성된 세로토닌은 기분 조절에 관여하는 신경전달물질이다.

쉬어가기

단백질에 대한 다른 관점, 단백질이 암의 스위치?

미국 영양학 분야의 권위자인 캠벨 박사(T. Collin Campbell)는 직접 수행한 다양한 실험과 기존의 연구결과들을 종합하여, 단백질이 '암의 스위치'가 된다는 다소 충격적인 보고를 하였다. 쥐에서 간암을 일으키는 아플라톡신을 고농도와 저농도로 노출시킨 후, 고농도 아플라톡신 군에 저단백 식이(5%)를 먹이고 저농도 아플라톡신군에 고단백 식이(20%)를 제공하였다. 결과는 놀랍게도 고단백 식이(20%)를 제공받은 저농도 아플라톡신군에서 병소 발생이 훨씬 많았다. 다른 실험을 통해서는 동물의 성장 속도에 적절한 단백질의 비율을 10%라고 하였으며, 10% 이상부터 병소 형성이 증가되는 것으로 나타났다. 또한 단백질의 종류에 따라 병소 발생에 차이가 있는데, 콩이나 밀에 포함된 식물성 단백질은 20% 고단백 식이를 제공하여도 쥐에게서 병소를 발생시키지 않았다. 그러나 우유 단백질의 87%를 차지하는 카제인을 사용하여 20% 동물성 고단백 식이를 제공하자 병소 발생이 훨씬 증가하였다. 약 100주간에 걸친 다양한 연구에서, 이미 암이 진행된 쥐의 식이를 저단백으로 바꾸면 암 성장이 낮아지고, 고단백 식이로 바꾸면 다시 암이 자라는 것으로 나타났다. 이를 토대로 단백질, 특히 동물성 단백질은 암을 '켰다' '껐다' 하는 스위치라고 말할 수 있다는 것이다. 미국 국립암연구소의 연구에서도 캠벨 박사와 유사한 결과가 보고되었다.

'암은 발현기, 촉진기, 진전기의 3단계를 거쳐 진행되며, 암 촉진기 동안에 섭취한 영양소는 종양 성장에 일차적으로 영향을 미친다. 동물성 식품에서 얻은 영양소는 종양 발달을 증가시키지만, 식물성 식품에서 얻은 영양소는 종양 발달을 감소시킨다.'

자료출처: 콜린 캠벨·토마스 캠벨. 무엇을 먹을 것인가. 2012.

단원평가

01 **단백질에 대한 설명 중 틀린 것은? (   )**

① 단백질의 에너지 적정비율은 7~20%이다.

② 이소류신은 필수아미노산이다.

③ 밀과 쌀은 부분 불완전단백질 식품이다.

④ 아미노산은 체내에서 산과 염기 모두 작용할 수 있다.

⑤ 필수아미노산은 체내에서 합성된다.

02 **단백질의 기능으로 맞는 것을 모두 고르시오. (   )**

가. 신체조직의 구성 및 유지
나. 항체와 면역세포 형성
다. 체액의 수분 평형 유지
라. 체액의 산·염기 평형 유지

① 가, 나, 다 ② 가, 다 ③ 나, 라 ④ 라 ⑤ 가, 나, 다, 라

03 **성인(19~29세) 남성과 여성의 단백질 하루 권장섭취량은? (   )**

① 남: 55g, 여: 45g

② 남: 60g, 여: 50g

③ 남: 65g, 여: 55g

④ 남: 65g, 여: 50g

⑤ 남: 70g, 여: 55g

04 **다음 중 완전단백질에 해당하는 식품이 아닌 것은? (　　　　)**

① 닭고기

② 완두콩

③ 계란

④ 우유

⑤ 생선

정답 01 ⑤ 02 ⑤ 03 ③ 04 ②

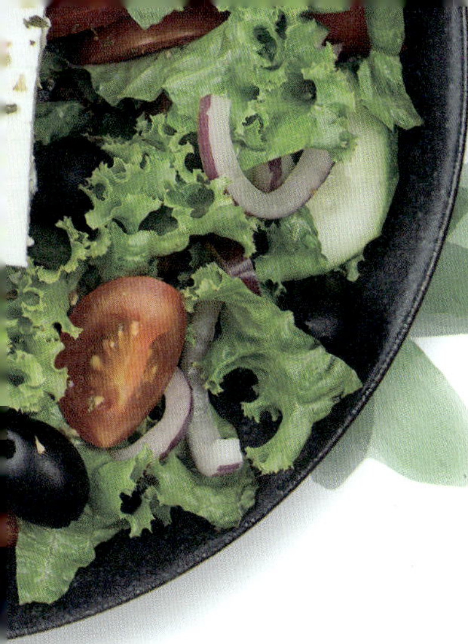

5

비타민

1. 비타민의 분류
2. 지용성 비타민
   1) 비타민 A
   2) 비타민 D
   3) 비타민 E
   4) 비타민 K
3. 수용성 비타민
   1) 티아민(비타민 B_1, Thiamin)
   2) 리보플라빈(비타민 B_2, Riboflavin)
   3) 니아신(비타민 B_3, Niacin)
   4) 판토텐산(비타민 B_5, Pantothenic acid)
   5) 비타민 B_6 (Pyridoxine)
   6) 비오틴(비타민 B_7, Biotin)
   7) 엽산(비타민 B_9, Folate)
   8) 비타민 B_{12} (Cobalamin)
   9) 비타민 C (Ascorbic acid)

학습목표

1. 비타민의 종류와 기능을 설명할 수 있다.
2. 비타민의 결핍증과 과잉증을 설명할 수 있다.
3. 비타민의 급원식품을 설명할 수 있다.

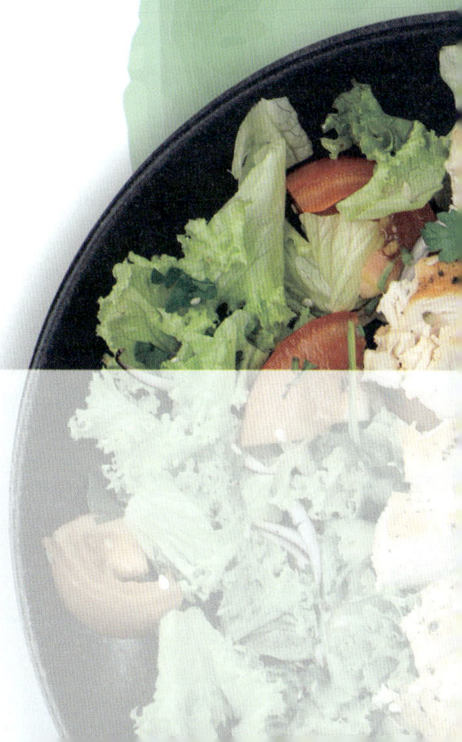

1 비타민의 분류

비타민(vitamin)은 체내 필요량이 적고 에너지를 생성하지 않으나, 체내 대사조절에 관여하는 영양소로서 생명 유지 및 성장을 위해 꼭 필요하다. 비타민은 체내에서 전혀 합성되지 않거나, 충분한 양이 합성되지 않으므로 식사를 통해 반드시 공급되어야 하는 필수 영양소이다.

고대 시대에는 비타민 부족 시 나타나는 증상에 대한 민간요법들이 있었으며, 단백질, 탄수화물, 지질, 무기질 이외에도 생명현상을 유지하는 데 필요한 비타민을 발견하기 위한 연구가 계속되었다. 폴란드 출신의 미국 생화학자 풍크(Cacimir Funk)는 1912년에 각기병을 방지하는 아민류(질소를 함유한 유기화합물)의 물질을 쌀겨에서 추출하고, 생명현상에 절대적으로 필요한 물질이라는 뜻으로 vita와 amine을 결합하여 vitamine이라고 명명하였다. 그 후 아민을 포함하지 않은 다른 비타민들이 발견되어 비타민은 e를 제외한 'vitamin'으로 사용되고 있다.

1) 비타민 종류와 특성

비타민은 기름에 녹는 지용성 비타민 4개와 물에 녹는 수용성 비타민 9개로 분류된다. 비타민은 발견된 순서(예: 비타민 A, B, C)나 고유의 기능(예: 비타민 K, Koagulation 독일어로 응고를 뜻함) 및 성분에 따라 이름이 정해졌으며, 각각의 비타민은 고유의 화학구조와 기능을 가지고 있다.

(1) 지용성 비타민

지용성 비타민의 종류와 이름은 다음과 같다(파란색 글씨가 표준명으로 사용되고 있음).

- **비타민 A** : 레티놀(Retinol)
- **비타민 D** : 칼시페롤(Calciferol)
- **비타민 E** : 토코페롤(Tocopherol)
- **비타민 K** : 필로퀴논(Phylloquinone)

(2) 수용성 비타민

수용성 비타민의 종류와 이름은 다음과 같다(파란색 글씨가 표준명으로 사용되고 있음).

- 비타민 B_1 : **티아민(Thiamin)**
- 비타민 B_2 : **리보플라빈(Riboflavin)**
- 비타민 B_3 : **니아신(Niacin)**
- 비타민 B_5 : **판토텐산(Pantothenic acid)**
- **비타민 B_6** : 피리독신(Pyridoxine)
- 비타민 B_7 : **비오틴(Biotin)**
- 비타민 B_9 : **엽산(Folate)**
- **비타민 B_{12}** : 코발아민(Cobalamin)
- **비타민 C** : 아스코르브산(Ascrobic acid)

(3) 지용성 비타민과 수용성 비타민의 특성 [표 5-1]

지용성 비타민(fat-soluble vitamin)은 결핍 시 증상이 서서히 나타나 필요량을 매일 공급하지 않아도 되나, 과량 섭취 시 체내에 축적되어 독성을 나타낸다. 수용성 비타민(water-soluble vitamin)은 결핍증상이 빨리 나타나 필요량을 매일 공급해야 하며, 필요량 이상으로 섭취하면 소변으로 배설된다.

표 5-1 수용성 비타민과 지용성 비타민 특성 비교

특성	지용성 비타민	수용성 비타민
성질	기름에 녹음	물에 녹음
흡수	소장 융모의 림프관으로 흡수된 후 혈관으로 이동	소장 융모의 모세혈관으로 흡수
운반	단백질 운반체의 도움으로 이동	혈액 내에서 자유롭게 이동
저장	체내 교체율이 느림(수개월) 체지방 조직에 저장됨	체내 교체율이 빠름(며칠) 저장량이 많지 않음
결핍증	결핍증상이 서서히 나타남	결핍증상이 빨리 나타남
공급방법	주기적인 섭취(필요량을 매일 섭취할 필요 없음)	소량씩 자주 섭취(필요량을 매일 공급해야 함)
과량섭취	체내 축적됨(특히 간)	필요량 초과분은 소변으로 배설됨
독성	과량 섭취 시 심각한 독성작용	독성 위험도 낮음

쉬어가기

비타민 전구체와 항비타민제

비타민 전구체는 프로비타민(provitamins)이라고도 하며, 활성형 비타민과 유사한 구조로 되어 있으나 체내에 흡수되어야만 활성화되는 물질을 말한다. 당근이나 호박의 황색색소인 카로티노이드, 7-디하이드로콜레스테롤, 에르고스테롤, 트립토판이 해당된다. 카로티노이드는 체내에서 비타민 A로 전환되며, 7-디하이드로콜레스테롤은 비타민 D_3로, 트립토판은 니아신으로 전환된다.

항비타민(antivitamins)은 화학구조와 성질이 비타민과 매우 유사한 물질이며, 체내에서는 비타민인 줄 알고 받아들이지만 비타민과 반대되는 작용을 하여 정상적인 생리반응을 저해한다. 길항제의 역할을 하는 항비타민이 많이 흡수되면 비타민 결핍증을 초래할 수 있다.

2 지용성 비타민

1) 비타민 A

비타민 A (레티놀, retinol)는 생체 활성형인 레티노이드(retinoid)와 비타민 A의 전구체인 카로티노이드(carotienoid)를 총칭한다[그림 5-1]. 레티노이드는 레티놀(retinol), 레티날(retinal), 레티노산(retinoic acid) 등이 있으며, 식품에는 대부분 레티놀의 형태로 존재한다. 카로티노이드에는 알파-카로틴(α-carotene), 베타-카로틴(β-carotene), 감마-카로틴(γ-carotene), 라이코펜(lycopene) 등이 있으며, 다른 카로티노이드들에 비해 비타민 A 활성이 2배 이상 높은 베타-카로틴이 대표적이다. 비타민 A는 열에 안정적이지만 공기 중 산소에 노출되면 쉽게 산화되어 기능을 상실하며, 빛이나 자외선에 의해서도 쉽게 파괴된다.

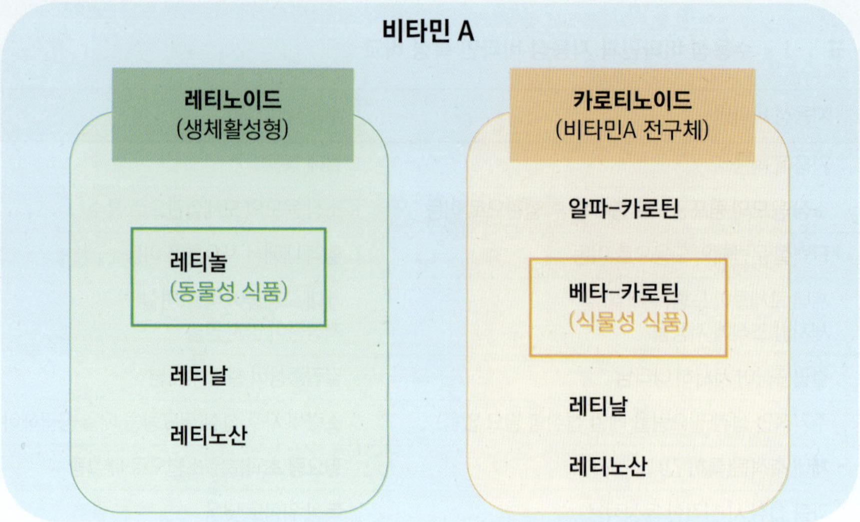

그림 5-1 비타민 A 종류

(1) 흡수 및 대사

식품에 있는 비타민 A는 대부분 레티놀과 레티닐에스테르(retinylester)의 형태로 존재한다. 비타민 A는 지용성 비타민으로 지질에 용해되어 소장으로 이동한다. 지질과 함께 운반된 레티놀은 소장에서 담즙과 췌장효소에 의해 레티놀과 지방산으로 분리되어 지질과 함께 흡수된다. 소장 점막세포 내에서 레티놀은 지방산과 다시 결합하여 림프계를 통해 간으로 이동한다. 레티놀은 간에서 레티닐에스테르의 형태로 저장되고, 일부는 레티놀 결합단백질과 결합한 형태로 눈이나 다른 조직으로 이동한다. 레티놀은 세포 내에서 산화단계를 거쳐 레티날과 레티노산으로 전환되어 활성화된다. 카로티노이드는 소장 점막세포 내에서 비타민 A 활성형으로 전환되고, 소장에서 전환되지 못한 카로티노이드는 간에서 활성형으로 전환되며, 일부는 간이나 체지방 조직에 저장된다.

레티놀의 흡수율은 70~90%이며, 카로티노이드의 흡수율은 레티놀의 1/3 정도이다. 베타-카로틴의 경우 섭취량의 1/3 정도가 흡수되고, 흡수된 양의 1/2 정도가 비타민 A 활성형으로 전환된다. 카로티노이드 섭취량이 증가하면 인체는 흡수율을 낮춰 과잉 섭취로 인한 위험을 줄인다. 흡수된 비타민 A의 90% 이상이 간에 저장되며, 신장과 폐 및 지방조직에도 소량 존재한다. 성인은 수개월에서 1년간의 필요량을 저장하기 때문에, 극심한 비타민 A 결핍상태에 이르기 전까지는 혈중 레티놀 농도 변화는 거의 나타나지 않는다.

(2) 기능

① 시각 기능 조절

인체 망막에는 어두운 빛을 느끼는 간상세포(rod cell)와 밝은 빛을 느끼는 원추세포(cone cell)가 있으며, 비타민 A는 간상세포의 색소단백질인 로돕신(rhodopsin)의 구성성분이 되어, 정상적인 시각 기능을 유지하는 데 중요한 역할을 한다. 밝은 곳에서 갑자기 어두운 곳에 들어갔을 때 처음에는 잘 보이지 않다가 간상세포에서 로돕신을 생성하면서 서서히 보이게 되는데, 이러한 현상을 암적응이라고 한다. 암적응은 간상세포에서 로돕신을 생성하면서 일어나며, 비타민 A의 활성형인 레티날이 옵신(opsin)이라는 단백질과 결합하여 로돕신을 형성한다. 생성된 로돕신은 빛에 닿는 순간 다시 옵신과 레티날로 분해된다. 비타민 A가 부족하면 암적응이 정상적으로 일어나지 않아 야맹증이 나타나게 된다.

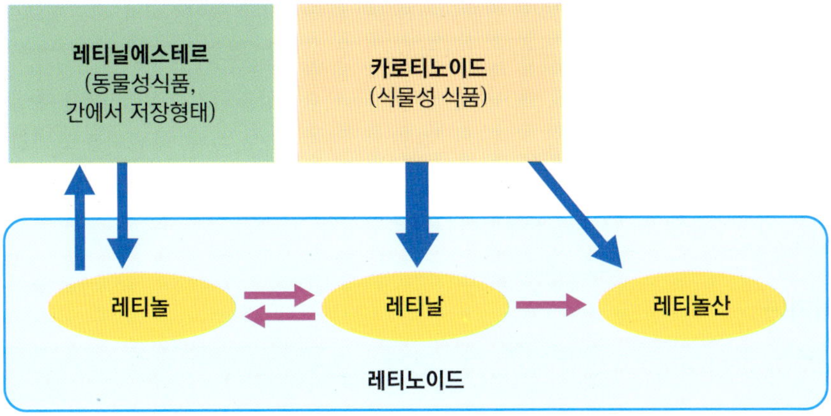

그림 5-2 비타민 A의 전환 과정

② 세포 분화와 상피조직 세포의 분화와 성장

비타민 A는 유전자를 활성화하여 조직의 상피조직 세포의 분화와 재생을 돕는다. 상피조직 세포의 분화를 도와 점액의 합성과 분비가 순조롭게 이루어지도록 하며, 호흡기와 장 점막 조직이 병원성 미생물로부터 인체를 방어할 수 있도록 기능을 유지시켜 면역기능을 돕는다. 비타민 A가 부족하면 점액 분비 세포 대신 케라틴 단백질을 만드는 세포로 분화되어 상피세포의 각질화가 일어나며, 안구건조증이나 감염이 일어날 수 있다. 또한 비타민 A는 성장에 필요한 골격 세포 합성과 뼈의 재합성에 필수적이며, 성장기에 섭취가 강조되는 중요한 성장인자로서 특히 태아기에 부족 시 기형을 초래할 수 있다.

③ 항산화 및 항암작용

카로티노이드는 체내의 유리기(free radical)와 과산화물을 처리하여, 유리산소에 의한 공격으로부터 세포막을 보호하는 항산화제(antioxidant) 역할을 한다. 카로티노이드는 비타민 A로 전환되지 않더라도 이러한 항산화 기능을 하는데, LDL-콜레스테롤의 산화를 방지하여 심혈관계 질환의 위험을 낮추며, 일부 암의 발생률을 낮추는 역할을 한다. 베타-카로틴은 폐암, 유방암, 난소암 등의 발생률을 감소시키며, 라이코펜은 폐암과 전립선암의 발생을 낮추는 것으로 알려졌다.

(3) 결핍증과 과잉증

① 결핍증

비타민 A의 결핍증상은 눈과 피부 및 소화기와 관련되어 나타나며, 야맹증, 안구건조증, 실명을 초래할 수 있는 각막연화증이 대표적인 결핍증이다. 이외에도 피부와 점막의 각질화로 피부가 건조하고 거칠어지거나 모낭 각화증이 나타나거나, 위장관의 점막 변화로 영양소 흡수가 제대로 이루어지지 않아 식욕부진과 빈혈이 올 수 있으며, 뼈 생성이 제한되어 성장지연이 나타나기도 한다. 비타민 A는 체내 저장이 가능하므로 장기간 섭취 부족이 계속될 경우 나타나며, 소아의 경우는 성인보다 저장량이 적으므로 부족하지 않도록 주의해야 한다.

② 과잉증

비타민 A는 결핍증보다는 과잉섭취로 인한 독성작용의 위험이 더 큰 영양소이며, 식품 형태의 섭취보다는 보충제 형태의 섭취로 인해 많이 발생한다. 급성 과잉증은 오심, 구토, 두통, 현기증, 무기력감, 가려움증 등의 증상이 있으며, 성인은 권장량의 100배, 아동은 권장량의 20배 이상을 단기간 섭취하였을 때 발생한다. 만성 과잉증은 급성보다 흔하게 나타나며, 간 손상, 근육과 관절 통증, 탈모, 두통, 피부 건조 및 가려움증, 입술 건조 등이 나타나며, 권장량의 10배 정도를 지속적으로 섭취할 때 나타난다. 임신기에 비타민 A 섭취가 과도할 경우 사산, 기형아 출산, 영구적 학습장애 등이 나타날 수 있다.

쉬어가기

식품 형태의 카로티노이드는 과다섭취해도 안전할까?

일반적으로 비타민 A의 전구체인 카로티노이드를 식품으로 섭취할 경우, 일반적으로 독성이 없다. 많은 양의 귤을 먹은 후에 손바닥이 일시적으로 노랗게 변하는 것을 관찰한 경험이 있을 것이다. 이러한 현상을 카로티노시스(carotenosis)라고 하며 인체에 유해하지 않다. 베타-카로틴의 함량이 높은 식품을 단시간에 많이 먹으면 피하 지방조직에 베타-카로틴 형태로 축적되어 피부색이 황달처럼 노랗게 변하거나, 혈중 카로틴 농도가 증가하는 고카로틴혈증(carotenemia)이 일시적으로 나타날 수 있으며, 이러한 증상은 섭취량을 줄이면 회복될 수 있다.

(4) 섭취기준

비타민 A의 단위는 레티놀활성당량(Retinol Activity Equivalents, RAE)을 사용한다. 한국인 영양소 섭취기준(KDRIs, 2020)에서 영아에서는 충분섭취량과 상한섭취량을, 유아 이상의 연령에서는 평균필요량, 권장섭취량 및 상한섭취량을 설정하였다.

비타민 A의 1일 권장섭취량은 19~29세 성인남자 800㎍ RAE, 성인여자 650㎍ RAE이고, 임신기와 수유기에는 각각 70㎍ RAE과 490㎍ RAE을 추가한다. 성인의 비타민 상한섭취량은 3,000㎍ RAE이며, 특히 임신기에는 비타민 A가 부족하거나 과잉 섭취하지 않도록 주의해야 한다.

(5) 급원식품

비타민 A 활성형인 레티놀은 간, 어유, 생선, 달걀, 강화우유 등의 동물성 식품에 많이 포함되어 있으며, 체내에서 전환 과정 없이 직접 흡수되어 생체이용률이 높다. 비타민 A의 전구체인 카로티노이드는 녹황색 채소와 과일에 많으며, 주황, 노랑, 빨간색 등을 나타내는 600여 종의 카로티노이드 식물색소 성분이 있다. 당근, 시금치, 호박, 고구마, 브로콜리, 복숭아, 살구와 같은 채소와 과일에 많이 함유되어 있다. 녹색 채소는 엽록소에 가려 고유의 색이 잘 보이지 않는다. 이러한 식물성 식품에 함유된 카로티노이드는 체내에서 활성형으로 전환되어야 비타민 A의 기능을 할 수 있다. 한국인은 섭취하는 비타민 A의 약 80% 정도를 카로티노이드 형태로 섭취하고 있다. 카로티노이드는 보충제의 형태로 장기간 섭취한 경우 일부 부작용의 가능성이 있으므로, 보충제보다는 채소와 과일과 같은 식품을 통해 섭취하는 것이 권장된다[표 5-2].

표 5-2 한국인의 비타민 A 주요 급원식품(100 g당 함량)[1)]

급원식품 순위	급원식품	함량(μg RAE/100 g)	급원식품 순위	급원식품	함량(μg RAE/100 g)
1	돼지 부산물(간)	5,405	16	고구마	75
2	소 부산물(간)	9,442	17	배추김치	15
3	과일음료	219	18	요구르트(호상)	59
4	우유	55	19	수박	71
5	시금치	588	20	채소음료	107
6	달걀	136	21	아이스크림	117
7	당근	460	22	부추	178
8	상추	369	23	열무김치	73
9	장어	1,050	24	케이크	131
10	시리얼	1,605	25	무청	149
11	고추장	291	26	토마토	32
12	닭 부산물(간)	3,981	27	건미역	515
13	들깻잎	630	28	크림	389
14	고춧가루	614	29	돼지고기(살코기)	7
15	김	991	30	닭고기	10

[1)] 2017년 국민건강영양조사의 식품별 섭취량과 식품별 레티놀과 베타-카로틴 함량(국가표준식품성분표 DB 9.1 [121]) 자료를 활용하여 비타민 A 주요 급원식품 상위 30위 산출

자료출처: 보건복지부 · 한국영양학회, 2020 한국인 영양소 섭취기준, 2020.

2) 비타민 D

비타민 D는 칼시페롤(calciferol)이라고 하며, 6종류(D_2~D_7)의 화합물 중 식물성 급원의 비타민 D_2인 에르고칼시페롤(ergocalciferol)과 동물성 급원의 비타민 D_3인 콜레칼시페롤(cholecalciferol)이 있다. 비타민 D는 동물의 생명 유지에 필수적인 영양소이며, 자외선에 의해 체내에서 합성될 수 있는 유일한 비타민이다. 비타민 D는 비타민 A보다 열이나 산화에 안정적이며, 작용 기전이 스테로이드 호르몬과 유사하여 호르몬 전구체로 분류되기도 한다.

(1) 흡수 및 대사

① 비타민 D 합성

비타민 D의 합성은 비타민 D의 전구체가 자외선에 의해 활성화되어 간과 신장에서 수산화 과정을 거쳐 활성형 비타민 D로 전환되는 과정으로 이루어진다. 피부가 햇볕에 노출되면 7-디하이드로콜레스테롤(7-dehydrocholesterol, 비타민 D_3 전구체)이 자외선에 의해 활성화되어 비활성형 비타민 D_3를 합성한다. 일반적으로 매일 10~15분 동안 햇볕을 충분히 쬐면 인체 내 필요량의 90% 이상을 공급할 수 있다. 그러나 자외선 노출이 부족한 극지방에 거주하거나, 의복으로 인한 차단, 자외선 차단 효과를 지닌 멜라닌 색소가 많은 검은 피부, 야외활동 부족의 경우에는 체내 합성을 방해하는 요인이 되므로, 식사를 통해 부족한 비타민 D를 섭취하는 것이 좋다[그림 5-3].

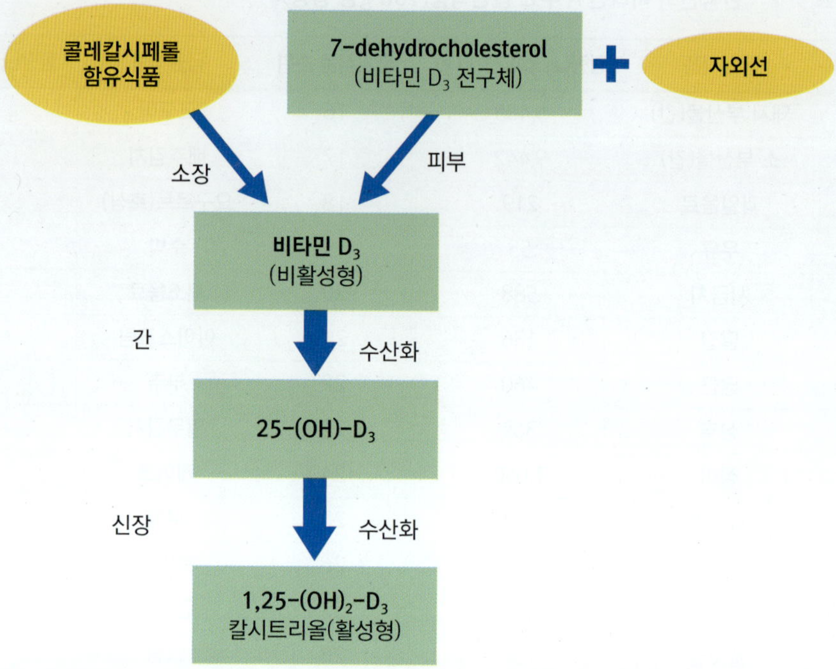

그림 5-3 비타민 D 합성과정

② 비타민 D 흡수와 대사

비타민 D는 지용성 비타민으로 비타민 A와 비슷한 흡수과정을 거친다. 식이로 섭취한 비타민 D의 약 80%가 소장에서 흡수되며, 림프관을 통해 혈액으로 들어가서 간으로 이동된다. 식사를 통해 섭취하거나 체내에서 합성된 비타민 D는 주로 간에 저장되며, 피부, 뇌, 비장 및 뼈에도 소량 저장된다. 비활성 형태인 비타민 D(D_2, D_3)는 간과 신장에서 두 단계의 수산화 과정을 거쳐 활성형 비타민 D인 칼시트리올(calcitriol)이 된다. 칼시트리올은 혈중 칼슘 농도를 높이는 역할을 하여 칼슘대사에 관여한다. 비타민 D는 대부분 담즙 형태로 대변으로 배설되며, 소변으로는 약 3% 정도가 배설된다.

(2) 기능

① 혈중 칼슘 농도 유지 [그림 5-4]

비타민 D는 부갑상선 호르몬(parathyroid hormone, PTH)과 함께 혈중 칼슘 농도를 일정하게 유지한다. 혈중 칼슘 농도가 낮아지면 부갑상선 호르몬(PTH)이 분비되어 비타민 D 활성화를 촉진하여 활성형 비타민 D인 칼시트리올을 형성한다. 칼시트리올은 소장에서 칼슘결합 단백질(calbindin)을 합성하여 칼슘과 인의 흡수를 촉진하고, 신장의 원위 세뇨관에서 칼슘의 재흡수를 촉진하여 칼슘 배출을 감소시킨다. 또한 뼈에서는 파골세포를 자극하여 뼈에 있는 칼슘과 인이 혈액으로 용해되어 나오도록 하여 혈중 칼슘 농도를 상승시킨다. 칼시토닌이 신장과 뼈에 작용하기 위해서는 부갑상선 호르몬이 필요하다.

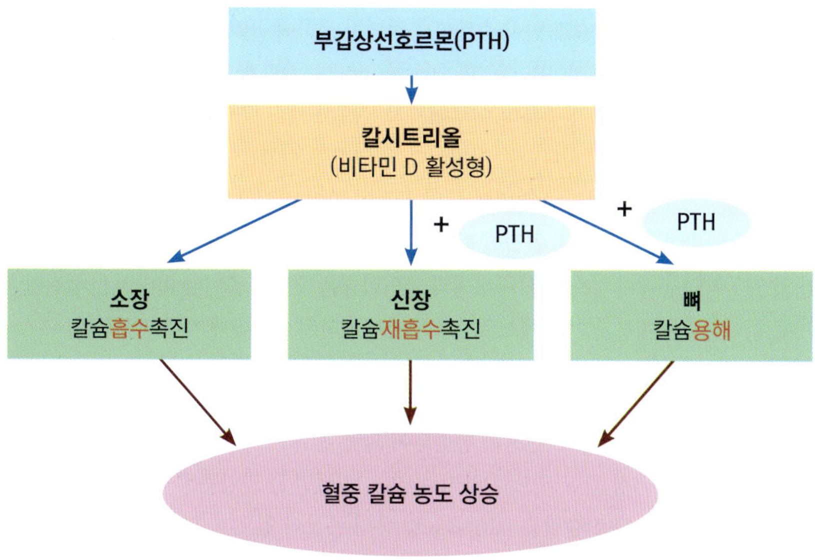

그림 5-4 비타민 D의 혈중 칼슘 농도 유지(저칼슘혈증 시)

② 골격 형성

비타민 D는 혈액에 있는 칼슘을 뼈에 침착시켜 골격 형성에 도움을 준다. 칼시트리올은 저칼슘혈증일 때 뼈의 칼슘이 용해되도록 돕는 역할을 한다. 그러나 소장과 신장에서 칼슘 흡수를 증가시켜 혈액 내 칼슘 농도가 상승하게 되면, 과잉 칼슘을 골격으로 이동시켜 뼈 조직에 침착시키는 역할도 한다. 비타민 D는 낡은 뼈 조직을 분해하고 새로운 뼈 형성을 촉진하는 과정을 통하여 정상적인 골격 형성을 돕는다.

③ 기타 기능

비타민 D는 비타민 A와 같이 세포 증식과 분화 과정을 도우며, 혈액 응고 기능 및 면역 관련 세포의 주기 조절에 관여하여 유방암, 대장암, 전립선암 등의 암 예방에 효과가 있는 것으로 연구되었다. 또한 프로락틴과 칼시토닌과 같은 호르몬을 합성하고, 인슐린 분비에도 관여한다.

쉬어가기

칼시토닌... 혈중 칼슘 농도를 낮추는 호르몬

칼슘 농도가 정상(9~11mg/dL)보다 지나치게 높아지면, 갑상선의 C세포에서 칼시토닌(calcitonin)이 분비된다. 칼시토닌은 부갑상선 호르몬(PTH)의 분비를 억제하여 혈중 칼슘 농도를 낮추는 역할을 한다. 즉, 칼시토닌은 소장에서 칼슘 흡수를 억제하며 신장에서 칼슘이 재흡수되는 것을 막고, 뼈로부터 칼슘이 빠져나오는 것을 방지한다. 칼시토닌과 부갑상선 호르몬(PTH)은 길항작용을 통해 혈중 칼슘 농도를 일정하게 유지한다.

(3) 결핍증과 과잉증

① 결핍증

비타민 D가 부족하면 뼈에 칼슘과 인이 충분히 축적되지 못하여 골격에 문제가 생긴다. 비타민 D의 결핍증상은 어린이의 구루병(rickets), 성인의 골연화증(osteomalacia)과 골다공증(osteoporosis)이 있다. 구루병은 성장기 어린이가 뼈의 석회화가 충분히 이루어지지 못해서 뼈가 약해지고 쉽게 구부러져서 골반의 기형, 휜 다리, 관절이 굵어지는 증상이 나타나는 질병이다. 골연화증은 성장이 끝난 성인에게서 발생하는 구루병으로 뼈와 근육의 통증과 함께 골반이나 갈비뼈 등의 골절이 많이 발생한다. 골다공증은 뼈 조직의 급격한 손실로 골밀도가 감소하고 기공이 많아져 골절이 쉽게 발생하는 질환이다. 골연화증과 달리 골격의 화학적 조성에는 변화가 없으나 뼈의 총량이 감소한다. 구루병과 골연화증은 햇빛 노출이나 비타민 D 섭취가 부족할 경우 많이 발생하며, 골다공증은 폐경기 이후 에스트로겐 분비가 저하된 여성에게 자주 발생한다.

② 과잉증

비타민 D는 지방조직에 저장되고 천천히 방출되어 과량 섭취 시 독성 증상이 나타날 수 있으며, 비타민 D의 독성은 비타민 중에서 가장 강한 것으로 알려져 있다. 비타민 D 과잉증은 식욕부진, 갈증, 피로, 오심, 구토, 설사, 쇠약감, 뼈의 통증, 고칼슘혈증, 고칼슘뇨증 등의 증상이 있으며, 연조직에 칼슘이 축적되어 신장과 심혈관계 영구적인 손상이 나타날 수 있다. 체내에서 합성되는 비타민 D와 자연식품 섭취를 통한 비타민 D는 독성을 유발하지 않으나, 식이보충제나 강화식품의 과다섭취 시 비타민 D 독성이 나타날 수 있다. 어린이는 성인보다 안전 범위가 적어 성장 부전과 같은 과잉증상이 쉽게 나타날 수 있으므로 보충제 섭취 시 권장량의 2배 이상을 넘지 않도록 해야 한다. 가임기 여성이 극단적으로 많은 양을 섭취하면 기형을 유발할 수 있으며, 여름철에는 자외선 노출이 많아 체내 비타민 D의 합성이 활발하게 이루어지므로 보충제를 과다섭취하지 않도록 주의해야 한다.

(4) 섭취기준

한국인 영양소 섭취기준(KDRIs, 2020)에서 비타민 D는 전 연령에서 충분섭취량과 상한섭취량을 설명하였다. 19~64세 성인 남녀의 충분섭취량은 10 ㎍/일이며, 65세 이상 노인은 야외활동이 많지 않고 체내 합성 능력이 감소하여 충분섭취량이 일반 성인보다 더 많은 15 ㎍/일이다. 19세 이상 성인 남녀의 상한 섭취량은 하루 100 ㎍으로 과잉섭취하지 않도록 주의해야 한다.

(5) 급원식품

비타민 D가 함유된 자연식품은 많지 않다. 비타민 D_3는 간, 기름진 생선(고등어, 정어리, 연어) 및 생선 간유, 달걀 노른자, 비타민 D 강화식품(우유, 시리얼) 등에 있으며, 비타민 D_2, 효모, 버섯에 있다[표 5-3].

3) 비타민 E

비타민 E는 4가지 형태의 토코페롤(α-, β-, γ-, δ-tocopherol)과 4가지 형태의 토코트리에놀(α-, β-, γ-, δ-tocotrienol)을 총칭하는 비타민으로, 이중 체내 활성이 가장 큰 것은 알파 토코페롤(α-tocopherol)이다. 비타민 E는 상온에서 연황색의 기름 같은 물질이며, 열에 안정적이지만 산화되기 쉽고 자외선에 의해서도 쉽게 파괴된다. 비타민 E는 토코페롤(tocopherol)이라고도 하며, 발견 당시 동물실험에서 쥐의 생식능력을 돕는 영양소로 알려져 '번식과 출산을 돕는 물질'을 의미하는 그리스어 kocos (어린 아이)와 pherein (낳다)에서 유래하였다. 이후 비타민 E의 항산화 기능이 밝혀져 비타민 E는 대표적인 항산화제로 알려져 있다.

표 5-3 한국인의 비타민 D 주요 급원식품(100 g당 함량)[1)]

급원식품 순위	급원식품	함량(μg/100 g)	급원식품 순위	급원식품	함량(μg/100 g)
1	달걀	20.9	16	돔	5.6
2	돼지고기(살코기)	0.8	17	소 부산물(간)	1.2
3	연어	33.0	18	어패류알젓	17.0
4	오징어	6.0	19	방어	5.4
5	조기	8.4	20	메추리알	2.3
6	멸치	4.1	21	대구	0.9
7	꽁치	13.0	22	크림	0.5
8	고등어	2.1	23	임연수어	4.6
9	두유	1.0	24	전갱이	11.7
10	넙치(광어)	4.3	25	아이스밀크	0.1
11	쥐치포	33.7	26	연유	7.0
12	볼락	4.6	27	칠면조고기	0.3
13	미꾸라지	5.5	28	어패류 부산물(내장)	5.0
14	시리얼	3.8	29	팽창제, 효모	2.8
15	오리고기	2.0	30	잉어	12.3

[1)] 2017년 국민건강영양조사의 식품별 섭취량과 식품별 비타민 D 함량(국가표준식품성분표 DB 9.1 [90]) 자료를 활용하여 비타민 D 주요 급원식품 상위 30위 산출

자료출처: 보건복지부 · 한국영양학회, 2020 한국인 영양소 섭취기준, 2020.

쉬어가기

비타민 D가 부족한 한국인

우리나라는 4계절이 뚜렷하고 충분한 일조량으로 비타민 D 부족이 큰 문제가 되지 않았다. 그러나 대기오염이나 야외활동 감소, 실내활동 증가로 인해 자외선 노출이 부족해지면서 비타민 D 결핍 위험이 증가하게 되었고, 비타민 D 보충제와 주사제 사용에 관심이 많아졌다.

국민건강영양조사(2013~2014년)에 따르면 19세 이상 한국 성인의 비타민 D의 결핍 수준은 인구대비 74.4%였으며, 이전 조사에서는 20대의 84.2%(20대 여성 88.6%, 남성 79.4%)가 비타민 D 결핍으로 나타났다(2010~2012년). 이는 우리나라 국민 10명 중 7~8명 이상이 비타민 D가 부족하다는 의미이다. 혈중 비타민 D의 농도를 조사한 결과에서는 2월과 3월이 가장 낮은 혈중 수준을 보였고, 일조량이 많은 8월과 9월이 가장 높은 혈중 수준으로 나타났으나 여름철에도 적정 혈중 농도에는 미치지 못하였다(2012년). 비타민 D 부족은 우리나라뿐만 아니라 전 세계적인 현상이며, 보충제의 과다섭취는 독성 증상의 위험이 있어 주의가 요구된다. 보충제에 대한 다양한 기준이 있으나 우리나라에서는 성인에서 4,000 IU/일의 용량을 최대로 하여, 하루에 800 IU의 비타민 D의 섭취를 권고하고 있다.

여름철에 전신에 10~15분 정도 햇빛을 쬐면 비타민 D 15,000~20,000 IU가 합성되며, 얼굴이나 손과 팔 등 신체의 일부만 노출한 경우에도 1,000 IU 정도가 생성된다고 한다. 계절과 환경에 따라 비타민 D 합성이 어려울 수 있으나, 햇볕을 쬐기 위해 노력할 필요는 있다. 하루 15분 정도 시간을 내서 할 수 있는 작은 실천을 시작해보자.

*참고: IU (International unit)는 비타민 D의 생물학적 활성도를 나타내는 국제단위이며, 섭취량 40 IU는 1 μg과 같다.

자료출처: 한국인영양섭취기준, 2015; 주미현 등, 2017; 김한수 등, 2017.

(1) 흡수 및 대사

비타민 E는 다른 지용성 비타민과 비슷한 과정으로 흡수된다. 식이로 섭취한 비타민 E의 흡수율은 20~80%로 범위가 넓고 평균 30~50% 정도이며, 섭취량이 증가할수록 흡수율은 감소된다. 비타민 E는 지방과 함께 소장에서 흡수되어 림프관을 통해 혈액과 간으로 이동되며, 간에서 지단백질(VLDL, LDL, HDL 등)에 의해 필요한 조직으로 운반된다. 비타민 E는 체내에 고루 분포하며 인지질로 구성된 세포막에도 다량 포함되어 존재한다. 비타민 E는 다른 지용성 비타민과 달리 간보다 지방조직에 주로 저장되며, 일부는 근육과 간에 저장된다. 비타민 E는 산화되어 대부분 담즙을 통해 대변으로 배설되고 소변으로는 1% 이내로 소량 배설된다.

(2) 기능

비타민 E는 다른 물질보다 먼저 산화되어 다른 물질의 산화에 필요한 산소를 제거하여 다른 화합물의 산화를 방지해주는 항산화제(antioxidant)로 작용한다. 비타민 E는 지용성 항산화제로서 지질의 과산화과정을 막는 산화방지제 역할을 하며, 지질 이외에도 비타민 A, 카로틴류, 불포화지방산, 비타민 C 등의 산화를 방지하는 효과가 있다. 또한 비타민 E는 유리기(free radical)에 의한 세포막 인지질의 산화 반응을 억제하여, 세포막의 손상을 막고 정상적인 세포 기능을 할 수 있도록 도와 적혈구의 세포막과 신경조직 세포 및 면역체계 세포 등을 손상으로부터 보호하는 역할을 한다. 항산화기능 이외에도 항염증반응, 만성질환 예방, 운동능력 향상, 주름 개선, 노화 예방과 같은 비타민 E의 새로운 기능에 관한 연구가 이루어지고 있다.

쉬어가기

항산화제: 비타민 E, 비타민 C, 셀레늄(Se)

분자는 여러 쌍의 전자로 구성되어 안정된 결합을 이루고 있다. 이 결합 중 하나가 깨지면서 한 개의 전자만 남게 되면 다른 전자를 찾아 쌍을 이룰 때까지 반응력이 크고 불안정한 형태가 된다. 이러한 형태의 분자를 유리기 또는 자유 라디칼이라고 하며, 유리기는 수분 내에 수천 개의 라디칼을 생성하는 연쇄반응을 일으켜 조직을 손상시키고 기능을 할 수 없도록 한다.

비타민 E는 유리기의 연쇄반응을 중단시키기 위해, 유리기에 쉽게 전자를 내어주고 산화되어 '비타민 E 라디칼(tocopheroxyl radical)'을 형성한다. 비타민 C와 글루타티온(glutathione)과 같은 수용성 항산화제는 세포막 안에서 일어나는 산화반응은 억제하지 못하지만, 비타민 E는 세포막 안에 있는 항산화제로서 세포막의 산화반응을 억제하여 세포막 손상을 예방한다.

세포막 표면에 존재하는 비타민 C는 산화된 '비타민 E 라디칼'에 전자를 복원해주어 다시 비타민 E로 환원시켜 항산화 기능을 복구시킨다.

글루타티온 과산화물 분해효소는 유리기를 만드는 과산화물을 제거하는 역할을 하며, 과산화물이 제거되면 유리기가 생성되는 속도가 감소하여 항산화제 역할을 하는 비타민 E의 필요량도 감소된다. 셀레늄은 글루타티온 과산화물 분해효소의 구성인자이며, 따라서 셀레늄을 충분히 섭취하면 항산화작용에 필요한 비타민 E가 절약된다.

(3) 결핍증과 과잉증

① 결핍증

비타민 E는 일상적인 식이를 통해 충분히 공급되며 성인에게서는 상당량이 저장되므로 특이한 결핍증이 나타나지 않는다. 미숙아의 경우 용혈성 빈혈이 발생하는데, 용혈성 빈혈은 비타민 E의 부족으로 적혈구 세포막이 손상되어 적혈구가 파괴되어 발생하는 질환이다. 미숙아는 모체로부터 비타민 E를 충분히 공급받지 못하고, 빠른 성장을 위해 산화스트레스가 높으며, 비타민 E의 저장량이 적고 지방 흡수가 잘 안되는 등의 원인으로 용혈성 빈혈이 발생한다. 동물에서는 비타민 E 결핍 시 불임, 생식능력 저하, 운동실조와 같은 증상이 발생하나 사람에게서는 나타나지 않는다.

② 과잉증

비타민 E는 지용성 비타민 중 상대적으로 독성이 적은 편이며, 식이보충제로 과다섭취 시 독성이 나타날 수 있다. 비타민 E 과잉증은 혈중 중성지방의 증가, 혈장 티록신 수준 감소로 갑상선 호르몬 저하, 설사, 구토, 두통, 피로감, 흐린 시력, 비타민 K 흡수 방해로 혈액 응고지연 및 과다출혈 증상이 있다.

(4) 섭취기준

비타민 E의 단위는 알파-토코페롤 당량(α-tocopherol equivalent, α-TE)을 사용하며, 한국인 영양소 섭취기준(KDRIs, 2020)에서 비타민 E는 전 연령에서 충분섭취량과 상한섭취량을 제시하였다. 19세 이상 성인 남녀의 충분섭취량은 12 mg α-TE/일이며, 수유기에는 모유로 분비되는 비타민 E의 양을 고려하여 3 mg을 추가한다. 19세 이상 성인 남녀의 상한 섭취량은 540 mg α-TE/일이다.

(5) 급원식품

비타민 E는 쌀이나 밀 같은 곡식의 씨눈과 식물성 기름(콩기름, 옥수수유, 미강유, 면실유, 홍화씨유 등) 및 땅콩, 호두와 같은 견과류에 많이 들어있다. 대부분의 채소에는 들어있지 않으나 녹색 채소에는 소량 함유되어 있으며, 간을 제외한 동물성 식품에는 거의 함유되어 있지 않다. 비타민 E는 산소와 빛, 금속에 노출되면 쉽게 파괴되므로 기름을 추출하는 방법이나 가공과정에 따라 손실될 수 있으며, 곡식을 정제하는 과정에서 씨눈이 떨어져 나가 실제 함유량이 달라질 수 있다[표 5-4].

표 5-4 한국인의 비타민 E 주요 급원식품(100 g당 함량)[1)]

급원식품 순위	급원식품	함량 (mg α-TE/100 g)	급원식품 순위	급원식품	함량 (mg α-TE/100 g)
1	고춧가루	27.6	16	시리얼	6.1
2	배추김치	0.8	17	복숭아	0.5
3	콩기름	9.6	18	유채씨기름	10.3
4	달걀	1.3	19	새우	2.3
5	과자	4.1	20	현미	0.8
6	마요네즈	10.2	21	김	5.4
7	돼지고기(살코기)	0.4	22	아몬드	8.1
8	고추장	2.6	23	닭고기	0.2
9	과일음료	0.6	24	초콜릿	3.1
10	백미	0.1	25	당근	0.7
11	두부	0.7	26	소고기(살코기)	0.2
12	빵	0.7	27	넙치(광어)	2.2
13	참기름	5.8	28	쌈장	1.9
14	시금치	1.4	29	콩나물	0.4
15	대두	2.6	30	상추	0.5

1) 2017년 국민건강영양조사의 식품별 섭취량과 식품별 α-, β-, γ-, δ- 토코페롤과 α-, β-, γ-, δ- 토코트리에놀 함량(국가표준식품성분표 DB 9.1 [50]) 자료를 활용하여 비타민 E 주요 급원식품 상위 30위 산출

자료출처: 보건복지부 · 한국영양학회, 2020 한국인 영양소 섭취기준, 2020.

4) 비타민 K

비타민 K는 혈액 응고에 필수적인 지용성 비타민으로 응고를 뜻하는 Koagulation의 첫 글자를 따서 비타민 K로 명명하였으며, 퀴논(quinone)을 포함하는 물질을 총칭한다. 비타민 K는 식물성 식품에 존재하는 비타민 K_1 (필로퀴논, phylloquinone), 동물성 식품에 존재하며 사람의 장내 세균에 의해 합성이 가능한 비타민 K_2 (메나퀴논, menaquinone), 인공적으로 합성한 수용성 비타민 K_3 (메나디온, menadione)가 있으며, 비타민 K_1 (필로퀴논)이 대표적이다. 비타민 K는 황색 결정형 물질이며, 공기와 열에는 안정적이지만 산과 알칼리 및 자외선에 쉽게 파괴된다.

(1) 흡수 및 대사

식품을 통해 섭취한 비타민 K는 다른 지용성 비타민과 비슷한 흡수과정을 거친다. 비타민 K는 소장에서 흡수되어 일부는 간에 저장되며, 필요한 조직으로 운반되어 빠르게 대사된다. 대장 세균에 의해 합성되는 비타민 K_2 (메나퀴논)와 수용성인 비타민 K_3 (메나디온)는 소장 하부와 대장에서도 흡수된다. 비타민 K_1과 비타민 K_3는 체내에서 비타민 K_2 형태로 전환되어 사용된다. 비타민 K의 흡수율은 40~80% 정도이며, 대부분 담즙을 통해 배설되고 소량만 소변으로 배설된다.

(2) 기능

① 혈액 응고

비타민 K는 간에서 혈액 응고 인자의 합성에 관여하여, 혈액 응고 작용을 돕는다. 혈액 응고 인자들은 간에서 비타민 K에 의해 불활성 형태인 프로트롬빈(prothrombin)으로 합성되며, 프로트롬빈은 활성형인 트롬빈(thrombin)으로 활성화되어, 혈장 피브리노겐(fibrinogen)을 피브린(fibrin)으로 변형시켜 혈액을 응고시킨다. 따라서 비타민 K가 부족하면 프로트롬빈 합성이 부족하여, 출혈이 발생할 수 있다.

② 뼈의 석회화

비타민 K는 뼈의 대사와 관련된 골격 단백질인 오스테오칼신(osteocalcin)의 합성에 관여하여 뼈의 석회화를 돕는다.

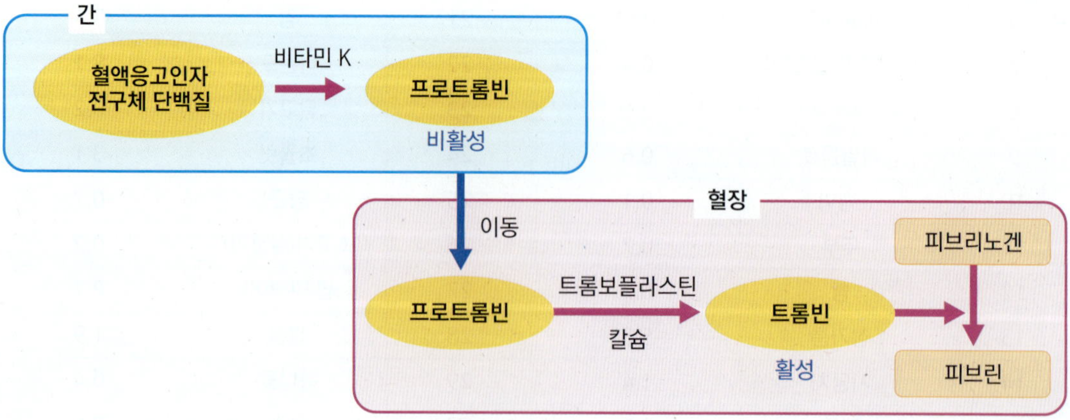

그림 5-5 비타민 K의 혈액 응고 기능

(3) 결핍증과 과잉증

① 결핍증

비타민 K가 부족하면 혈액 응고가 지연되고, 용혈과 출혈 증상이 나타난다. 비타민 K는 장내 세균에 의한 합성이 가능하고 여러 식품에 다량 함유되어 있으므로 건강한 성인은 결핍증상이 거의 나타나지 않는다. 그러나 간 질환이 있거나 담즙 생산이나 지방 흡수에 문제가 있는 경우, 항응고제를 복용하거나 장기간 항생제를 복용하는 경우에는 비타민 K 결핍이 발생할 수 있다. 장내 무균 상태로 태어나는 신생아는 체내 합성이 어렵고 간 기능이 미숙하여 비타민 K 결핍으로 출혈이 일어날 수 있다. 이러한 신생아 출혈을 예방하기 위해 출생 직후 비타민 K를 투여하기도 한다.

② 과잉증

비타민 K는 체내 저장량이 적고 대사율이 빨라 다른 지용성 비타민과 달리 체내에서 빠르게 배설되므로 독성이 거의 나타나지 않는다. 그러나 합성 비타민인 K_3 (메나디온)는 영유아에서 용혈성 빈혈과 황달, 뇌 손상 등의 과잉증상이 나타날 수 있다.

(4) 섭취기준

비타민 K는 체내 합성되는 양이 있어 권장섭취량을 설정하기 어렵다. 한국인 영양소 섭취기준(KDRIs, 2020)에서 비타민 K는 전 연령에서 충분섭취량을 설정하였다. 19세 이상 성인의 비타민 K의 충분섭취량은 남자 75 ㎍/일, 여자 65 ㎍/일이다.

(5) 급원식품

식품에 존재하는 비타민 K는 대부분 비타민 K_1 (필로퀴논)이며, 녹색 채소(취나물, 시금치, 브로콜리, 양배추, 케일 등)와 콩류, 간에 포함되어 있으며, 녹차에도 풍부하다. 비타민 K는 식품의 발효 시 함유된 양이 증가하므로, 김치, 된장, 낫토와 같은 발효식품은 좋은 공급원이 된다[표 5-5].

쉬어가기

비타민의 일반적인 기능

비타민은 체내 다양한 대사에 관여하며 생리 기능을 조절한다. 비타민의 일반적인 기능과 해당 비타민은 다음과 같다.

일반적 기능	해당 비타민
에너지 대사	티아민(B_1), 리보플라빈(B_2), 니아신(B_3), 판토텐산(B_5), 비오틴(B_7), 비타민 B_{12}
단백질과 아미노산 대사	비타민 B_6, 엽산(B_9), 비타민 B_{12}, 비타민 C
항산화제	비타민 C, 비타민 E, 카로티노이드(비타민 A 전구체)
골격형성	비타민 A, 비타민 D, 비타민 K, 비타민 C
혈액생성과 응고	비타민 B_6, 엽산(B_9), 비타민 B_{12}, 비타민 K
유전자 발현	비타민 A, 비타민 D

표 5-5 한국인의 비타민 K 주요 급원식품(100 g당 함량)[1)]

급원식품 순위	급원식품	함량(㎍/100 g)	급원식품 순위	급원식품	함량(㎍/100 g)
1	배추김치	75	16	취나물	150
2	시금치	450	17	풋고추	54
3	들깻잎	787	18	브로콜리	182
4	무시래기	461	19	아욱	454
5	상추	209	20	포도	21
6	건미역	1,543	21	열무	346
7	채소음료	158	22	고춧잎	871
8	파	88	23	갓 김치	121
9	열무김치	123	24	고춧가루	69
10	콩나물	93	25	쑥	606
11	김	656	26	양상추	106
12	배추	95	27	소고기(살코기)	5
13	콩기름	105	28	미나리	127
14	오이	20	29	양배추	12
15	부추	92	30	두릅	323

1) 2017년 국민건강영양조사의 식품별 섭취량과 식품별 비타민 K 함량(국가표준식품성분표 DB 9.1 [38]) 자료를 활용하여 비타민 K 주요 급원식품 상위 30위 산출

자료출처: 보건복지부 · 한국영양학회, 2020 한국인 영양소 섭취기준, 2020.

표 5-6 지용성 비타민 요약

비타민	생리적 기능	결핍증	과잉증	급원식품
비타민 A : 레티놀, 베타카로틴	- 시각기능 조절 - 세포분화 성장 - 항산화 및 항암효과	- 야맹증, 안구건조증, 각막연화증, 식욕부진, 빈혈	- 구토, 두통, 관절통, 간손상, 선천성기형	- 레티놀: 간, 어유, 난황 - 베타카로틴: 녹황색 채소
비타민 D : 칼시페롤	- 칼슘과 인 흡수 - 골격 형성	- 구루병, 골연화증, 골다공증	- 구토, 뼈의 통증, 고칼슘혈증, 신장 손상	- D_3: 고등어, 간, 난황 - D_2: 효모, 버섯
비타민 E : 토코페롤	- 항산화작용 - 면역기능	- 용혈성빈혈(미숙아) - 불임(동물)	- 독성이 적음(두통, 피로, 비타민 K 대사 방해)	- 식물성 기름, 곡식의 씨눈
비타민 K : K_1 필로퀴논 K_2 메나퀴논 K_3 메나디온	- 혈액응고 - 뼈의 석회화 관여	- 혈액응고지연, 출혈	- 독성이 거의 없음	- 녹색채소, 콩, 간

3 수용성 비타민

수용성 비타민은 비타민 B군(8종)과 비타민 C로 이루어져 있으며, 대부분의 수용성 비타민은 체내에서 특수한 조효소의 구성성분으로 작용한다. 5종류의 비타민 B군(티아민, 리보플라빈, 니아신, 판토텐산, 비오틴)은 열량 영양소들의 에너지 생성에 필요한 조효소로 작용하므로 비타민 B 군이 없으면 체내에서 에너지를 생성할 수 없다. 엽산과 비타민 B_{12}는 조혈 비타민으로 적혈구 형성에 필요하며, 비타민 B_6는 아미노산 대사 반응에 조효소로 작용한다. 비타민 C는 조효소로 작용하지 않으나 체내에서 산화 및 환원 반응을 통해 다양한 물질대사에 관여한다. 수용성 비타민은 체내 저장량이 매우 적으면서 쉽게 배출되어 지용성 비타민보다 독성이 적으나, 조리 과정 중 손실되기 쉽고 결핍증이 발생할 수 있으므로 매일 소량을 섭취해야 한다.

1) 티아민(비타민 B_1, Thiamin)

티아민은 황(thio, 그리스어로 황[S]을 뜻함)을 함유하는 아민(amine, $-NH_2$)이라는 의미로 thiamin으로 명명되었다. 티아민은 무색 결정 형태로 물에 잘 녹으며, 산에 안정적이나 열과 알칼리에 약하다. 티아민은 조효소인 티아민 피로인산(thiamin pyrophosphate, TPP)의 형태로 탄수화물 대사에 관여한다.

(1) 흡수 및 대사

티아민은 소장에서 단순확산과 능동수송에 의해 흡수된다. 흡수된 티아민은 소장 점막 세포에서 인산기와 결합하여 활성형인 티아민 피로인산(TPP)로 전환되며, 간문맥을 통해 간으로 이동한 후 일반 순환계로 들어간다. 티아민은 주로 근육을 비롯해 심장, 간, 뇌 등의 조직 내에 주로 피로인산 형태로 저장되며, 체내 필요량 이상은 소변으로 배설된다.

(2) 기능

① 에너지 대사 : 탄수화물 대사 조절

티아민은 탄수화물, 지질, 단백질로부터 에너지를 생성하는 과정에서 중요한 역할을 한다. 티아민 피로인산(TPP)은 탄수화물의 대사 과정 중 α-케토산과 같은 기질로부터 카르복실기를 제거하는 과정에서 조효소로 작용하는데, 포도당의 대사산물인 피루브산이 아세틸 CoA로 전환되는 과정과 TCA 회로의 α-케토글루타르산(α-ketoglutarate)이 숙시닐-CoA로 전환되는 과정에서 조효소로 작용한다. 티아민이 부족하면 전환되지 못한 피루브산이 축적되어 신경계와 순환기계의 장애가 나타날 수 있으며, 대사 과정이 지연되어 에너지 생성에도 문제가 생길 수 있다.

② 오탄당 인산 경로의 조효소

체내의 DNA와 RNA를 합성하기 위해서는 리보오스(ribose)와 같은 오탄당이 필요하며, 체내에서는 오탄당 인산 경로(pentose phosphate pathway)를 통해 리보오스를 합성한다. 티아민은 오탄당 인산회로에 작용하는 케톨기 전이효소(transketolase)의 조효소로 작용한다.

③ 정상적인 신경 자극 전달

티아민은 신경세포와 신경세포 사이에 신경자극 전달물질인 아세틸콜린(acetylcholine) 합성과정의 조효소로 작용하여 신경전달물질의 합성과 조절을 돕는다.

(3) 결핍증과 과잉증

① 결핍증

티아민이 부족하면 식욕부진, 체중감소와 함께 과민성, 근육 무력증, 심장비대와 같은 심혈관계 증상이 나타난다. 티아민의 대표적인 결핍증은 각기병(beriberi)이다. 각기병은 티아민의 결핍으로 뇌와 신경세포의 주요 에너지원인 포도당이 정상적으로 대사되지 않아 발생하며, 배아 부분이 제거된 백미 위주의 식사를 하는 사람들에게 많이 발생한다. 각기병은 건성각기, 습성각기 형태가 있다. 건성각기는 다리 근육의 소모로 운동과 보행장애 증상이 나타나며, 습성각기는 사지에 부종이 나타나고 심장부종으로 호흡곤란이 나타난다. 티아민 섭취가 부족한 만성 알코올 중독자에게는 알코올성 건망 증후군으로 알려진 베르니케-코르사코프(Wernike-Korsakoff) 증후군이 많이 발생한다.

② 과잉증

티아민은 식품이나 보충제 형태로 과량 섭취해도 독성이 거의 나타나지 않는다.

(4) 섭취기준

티아민은 섭취기준으로 12개월 미만 영아에서 충분 섭취량이 설정되었고, 12개월 이상 유아와 성인에서는 평균필요량과 권장섭취량이 설정되었다. 한국인 영양소 섭취기준(KDRIs, 2020)에서 19세 이상 성인의 1일 평균필요량은 남자 1.0 mg, 여자 0.9 mg이며, 평균필요량의 120%에 해당하는 1일 권장섭취량은 남자 1.2 mg, 여자 1.1 mg이다. 임신기와 수유기에는 에너지 사용이 증가되므로 임신기와 수유기 여성은 티아민 1일 권장섭취량은 0.4 mg씩 추가할 것을 권장한다.

(5) 급원식품

티아민이 풍부한 식품으로는 돼지고기와 닭고기 등의 육류와 간, 해바라기씨, 콩류, 현미, 감자, 건조 효모, 통밀빵 등이 있다. 특히 현미에는 백미의 약 두 배 이상의 티아민이 함유되어 있다[표 5-7].

2) 리보플라빈(비타민 B_2, Riboflavin)

리보플라빈은 3개의 고리 구조로 되어있는 노란색 물질이며, 노란색을 뜻하는 라틴어 flavus에서 유래하였다. 비타민 B군 중에서 상대적으로 열에 안정적이지만, 자외선에는 약하다. 리보플라빈은 체내에서 주로 조효소인 FMN(flavin mononucleotide)과 FAD(flavin adenine dinucleotide)의 형태로 체내에 존재하며, 여러 산화 및 환원 반응에 촉매 역할을 한다.

(1) 흡수 및 대사

리보플라빈은 식품 중에 리보플라빈과 조효소 형태(FMN, FAD)로 존재하며, 우유와 영양강화 곡류식품에는 유리형 리보플라빈 형태로 함유되어 있다. 식사로 섭취한 리보플라빈의 약 70%는 소장 상부에서 흡수되며, 장점막 세포 내에서 FMN을 형성한 후 문맥을 통해 간으로 이동된다. 간에서 FMN은 FAD로 전환되어 저장되고, 일부는 심장, 신장에 저장된다. 리보플라빈은 체내 저장량이 매우 적어 매일 섭취해야 하며, 여분의 리보플라빈은 대부분 소변으로 배설되고 소량이 담즙과 땀을 통해 배설된다.

표 5-7 한국인의 티아민 주요 급원식품(100 g당 함량)[1)]

급원식품 순위	급원식품	함량(mg/100 g)	급원식품 순위	급원식품	함량(mg/100 g)
1	돼지고기(살코기)	0.66	16	간장	0.19
2	백미	0.08	17	라면(건면, 스프포함)	0.11
3	닭고기	0.20	18	우유	0.02
4	배추김치	0.08	19	보리	0.23
5	햄/소시지/베이컨	0.49	20	순대	0.57
6	고추장	0.53	21	고구마	0.09
7	빵	0.17	22	장어	0.66
8	된장	0.59	23	다시마 육수	0.05
9	시리얼	1.85	24	소고기(살코기)	0.05
10	만두	0.45	25	돼지 부산물(간)	0.26
11	현미	0.26	26	밀가루	0.16
12	샌드위치/햄버거/피자	0.30	27	과자	0.14
13	달걀	0.08	28	시금치	0.16
14	옥수수	0.48	29	양파	0.04
15	무	0.06	30	국수	0.06

[1)] 2017년 국민건강영양조사의 식품별 섭취량과 식품별 티아민 함량(국가표준식품성분표 DB 9.1 [39]) 자료를 활용하여 티아민 주요 급원식품 상위 30위 산출

자료출처: 보건복지부 · 한국영양학회, 2020 한국인 영양소 섭취기준, 2020.

(2) 기능

① 에너지 생성에 관여

리보플라빈은 수소 이온을 쉽게 받아들이고 내어주는 성질을 가지고 있어, 수소운반체로서 세포 내에서 일어나고 있는 산화, 환원 반응에 관여한다. 조효소인 FAD와 FMN의 형태로 탄수화물, 지방, 단백질 대사에 관여하며, 이 과정에서 에너지가 방출되어 세포 활동에 사용된다. FAD는 주로 TCA회로와 지방산 분해과정에서 조효소로 작용하며, FMN은 미토콘드리아의 전자전달계에 조효소로 사용된다.

② 니아신의 합성

리보플라빈은 아미노산인 트립토판으로부터 니아신(비타민 B_3, Niacin)의 합성반응에 관여한다.

③ 기타 기능

리보플라빈은 비타민 B_6와 엽산을 활성화시켜 조효소와 저장 형태로 전환시키는 과정에 필요하며, 이외에도 부신피질에서 호르몬의 합성, 골수에서의 적혈구 형성, 글리코겐의 합성과 분해, 갑상선의 기능을 원활하게 돕는 기능을 한다.

(3) 결핍증

리보플라빈 결핍증의 초기 증상은 입술과 혀의 염증으로 나타나며, 구순염, 구각염, 설염, 구내염이 있다. 리보플라빈은 탄수화물, 지방, 단백질 대사에 영향을 미치므로 부족할 경우 신체 전반에 걸쳐 증상이 나타날 수 있으며, 피부 및 조직의 손상과 성장지연, 각막 충혈, 빛에 대한 과민증(photophobia)이 발생할 수 있다.

(4) 섭취기준

리보플라빈은 섭취기준으로 12개월 미만 영아에서 충분섭취량이, 12개월 이상 유아와 성인에서는 평균필요량과 권장섭취량이 설정되었다. 한국인 영양소 섭취기준(KDRIs, 2020)에서 19세 이상 성인의 1일 평균필요량은 남자 1.3 mg, 여자 1.0 mg이며, 1일 권장섭취량은 평균필요량의 120% 수준인 남자 1.5 mg, 여자 1.2 mg이다. 임신기에는 모체조직 증가와 태아성장을 위해 권장섭취량을 0.4 mg 추가하며, 수유기에는 모유로 분비되는 양을 고려하여 권장섭취량을 0.5 mg을 부가할 것을 권장한다.

(5) 급원식품

리보플라빈은 일반적으로 흰색 유제품과 적색육류와 간, 녹색 채소에 풍부하다. 우유, 요구르트, 치즈, 돼지고기, 닭고기, 생선, 달걀, 강화 곡류 등에 함유되어 있다. 리보플라빈은 자외선에 쉽게 파괴되므로, 불투명한 포장 용기를 사용하는 것이 좋다[표 5-8].

표 5-8 한국인의 리보플라빈 주요 급원식품(100 g당 함량)[1)]

급원식품 순위	급원식품	함량(mg/100 g)	급원식품 순위	급원식품	함량(mg/100 g)
1	달걀	0.47	16	백미	0.02
2	우유	0.16	17	요구르트(호상)	0.15
3	라면(건면, 스프포함)	0.72	18	설탕	0.59
4	돼지 부산물(간)	2.20	19	다시마 육수	0.09
5	닭고기	0.21	20	대두	0.70
6	빵	0.33	21	고등어	0.46
7	소 부산물(간)	3.43	22	과일음료	0.07
8	배추김치	0.07	23	깨	2.93
9	고춧가루	2.16	24	커피(믹스)	0.19
10	돼지고기(살코기)	0.09	25	맥주	0.02
11	간장	0.54	26	시금치	0.24
12	시리얼	3.07	27	김	1.34
13	두부	0.18	28	고추장	0.22
14	소고기(살코기)	0.15	29	열무김치	0.18
15	된장	0.84	30	깻잎	0.51

1) 2017년 국민건강영양조사의 식품별 섭취량과 식품별 리보플라빈 함량(국가표준식품성분표 DB 9.1 [51]) 자료를 활용하여 리보플라빈 주요 급원식품 상위 30위 산출

자료출처: 보건복지부 · 한국영양학회, 2020 한국인 영양소 섭취기준, 2020.

3) 니아신(비타민 B_3, Niacin)

니아신은 식품에서 니코틴산(nicotinic acid)과 니코틴아미드(nicotinamide)의 형태로 존재하며, 수용성 비타민 중에서 빛, 열, 산화, 산, 알칼리 등에 가장 안정한 화합물이다. 니아신은 체내에서 조효소 형태인 NAD(nicotinamide adenine dinucleotide)와 NADP(nicotinamide adenine dinucleotide phosphate)로 존재하며 산화 및 환원 반응의 조효소로 작용한다.

(1) 흡수 및 대사

식품에 함유된 니코틴산과 니코틴아미드는 위와 소장 상부에서 쉽게 흡수되며, 세포 내에서 NAD와 NADP로 전환되어 활성화된다. 니아신은 신장, 간 및 뇌에 소량만 저장되며 여분의 니아신은 최종 대사산물로 전환되어 소변으로 배설된다. 니아신은 필수아미노산인 트립토판(tryptophan)으로부터 일부 생성된다. 트립토판 60 mg은 니아신 1 mg으로 전환될 수 있으며, 이 과정에서 리보플라빈과 비타민 B_6가 조효소로 관여한다[그림 5-6].

(2) 기능

① 산화-환원 반응의 조효소 작용

니아신은 조효소인 NAD와 NADP의 형태로 체내의 산화 및 환원 반응에 관여하며, 전자전달계에 수소 운반체로 작용한다. NAD는 해당과정, TCA 회로, 지방의 산화과정, 아미노산의 분해와 합성 등의 조효소로 작용하여 열량 영양소의 에너지 생성 과정에 관여한다. NADP는 오탄당 인산 경로(pentosephosphate pathway), 지방산과 스테로이드의 합성 등에 조효소로 작용한다.

② 약리작용

니아신은 혈청 콜레스테롤을 낮추고 혈관을 확장시키는 약리작용을 하여 질병 치료를 위해 사용된다. 니아신은 고용량 투여하면 LDL-콜레스테롤이 감소되고, HDL-콜레스테롤이 증가되어 고지혈증 치료제로 사용되며 혈관 확장 기능이 있어 혈관 확장제로도 사용되나, 고용량 투여로 인한 부작용이 나타날 수 있다.

(3) 결핍증과 과잉증

① 결핍증

니아신이 결핍되면 초기에는 허약감, 피로, 식욕 상실, 소화 불량 등이 나타나며, 혀와 입, 위장에 염증과 빈혈, 구토 등이 발생한다. 니아신의 결핍이 계속되면 대표적인 결핍증인 펠라그라(pellagra)가 생긴다. 펠라그라는 '4D병'이라고도 하며, 피부염(dermatitis), 설사(diarrhea), 치매(dementia), 죽음(death) 증상으로 진행되는 질병이다. 펠라그라는 과거 옥수수를 주식으로 하는 인구 집단에서 많이 발생했으며, 단백질과 니아신 섭취가 부족한 지역과 알코올 중독자, 당뇨 환자, 만성 설사 및 흡수 불량 환자에게서 나타날 수 있다.

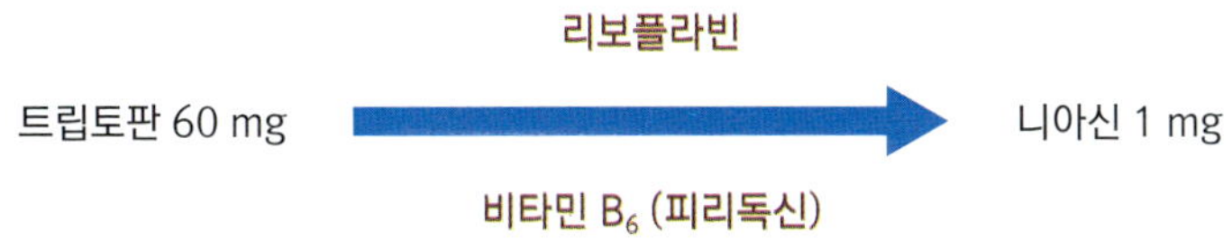

그림 5-6 트립토판에서 니아신 합성

② 과잉증

식품 형태로 섭취한 니아신은 부작용이 없으나, 고지혈증과 같은 질병 치료를 목적으로 보충제 형태로 과량 복용하면 다른 수용성 비타민과 달리 독성작용이 나타난다. 니아신 과잉증상으로는 혈관 확장, 니아신 홍조(niacin flush), 피부가려움증, 오심, 구토 등의 증상이 있으며, 심한 경우 간 손상을 일으킬 수 있다.

(4) 섭취기준

니아신의 섭취량은 식품에 함유된 니아신과 트립토판에서 전환된 니아신의 양을 합쳐서 계산하기 때문에 니아신 당량(mg NE, Niacin Equivalent)이라는 측정단위를 사용한다. 한국인 영양소 섭취기준(KDRIs, 2020)에서 1 mg NE는 니아신 1 mg이나 트립토판 60 mg에 해당된다. 니아신은 섭취기준으로 12개월 미만 영아에서 충분섭취량이, 12개월 이상 유아와 성인에서는 평균필요량과 권장섭취량 및 상한섭취량이 설정되었다. 19세 이상 성인의 1일 평균필요량은 남자 12 mg NE, 여자 11 mg NE이며, 1일 권장섭취량은 평균필요량의 130% 수준인 남자 16 mg NE, 여자 14 mg NE이다. 임신기와 수유기에는 권장섭취량을 각각 4 mg NE, 3 mg NE를 추가할 것을 권장한다. 니아신 독성을 예방하기 위한 1일 상한섭취량은 성인 남녀 모두 니코틴산으로 35 mg NE, 니코틴아미드로 1,000 mg NE이다.

(5) 급원식품

니아신이 풍부한 식품으로는 소고기, 돼지고기, 닭고기, 간, 생선(고등어, 참치), 밀가루, 견과류, 버섯, 맥주(효모) 등이 있으며, 채소나 과일에는 니아신이 거의 함유되어 있지 않다. 우유와 달걀은 니아신이 거의 들어있지 않지만, 니아신의 전구체인 트립토판을 다량 함유하고 있으므로 니아신의 좋은 급원이 될 수 있다[표 5-9].

4) 판토텐산(비타민 B_5, Pantothenic acid)

판투텐산은 모든 곳(everywhere)을 의미하는 그리스어 pantos에서 유래되었으며, 자연에 널리 분포하고 있어 식품 급원이 다양하고 장내 세균에 의해 합성되는 비타민이다. 판토텐산은 판토산과 베타 알라닌(β-alanine)이 결합한 구조이며, 비교적 안정적이어서 조리 과정에서 파괴가 적다. 판토텐산은 조효소인 코엔자임 A (coenzyme A, Co A)와 아실기 운반단백질(acyl carrier protein, ACP)의 구성 성분이 되며, 에너지 대사와 지방산 합성 등의 과정에 관여한다.

(1) 흡수 및 대사

판토텐산은 식품에서 코엔자임 A (CoA)형태로 섭취하며, 판토텐산과 인산 에스터로 분리되어 소장에서 흡수된다. 흡수된 판토텐산은 적혈구와 결합하여 혈액을 통해 조직으로 운반되고, 조직의 세포 내에서 코엔자임 A를 형성한다. 판토텐산은 적혈구, 간, 신장, 뇌, 심장에 코엔자임 A형태로 존재하며, 혈장에서는 유리형인 판토텐산으로 존재한다. 장내 세균에 의해 합성되며, 과잉 섭취된 분량은 소변으로 배설된다.

(2) 기능

① 에너지 생성에 관여

판토텐산은 코엔자임 A의 구성성분이 되어 탄수화물, 지질, 단백질의 중간 대사 과정에서 에너지 생성을 돕는다. 코엔자임 A는 아세테이트와 결합하여 아세틸 CoA를 형성하며, TCA 회로를 통해 에너지(ATP) 생성에 관여한다.

표 5-9 한국인의 니아신 주요 급원식품(100 g당 함량)[1)]

급원식품 순위	급원식품	함량(mg/100 g)	급원식품 순위	급원식품	함량(mg/100 g)
1	닭고기	10.82	16	어류육수	0.40
2	돼지고기(살코기)	4.90	17	고춧가루	8.43
3	백미	1.20	18	맥주	0.26
4	소고기(살코기)	2.38	19	과자	2.06
5	배추김치	0.71	20	라면(건면, 스프포함)	1.03
6	햄/소시지/베이컨	5.16	21	현미	1.68
7	돼지 부산물(간)	8.44	22	새우	4.50
8	고등어	8.20	23	보리	2.02
9	빵	1.61	24	다시마 육수	0.50
10	소 부산물(간)	17.53	25	샌드위치/햄버거/피자	1.68
11	시리얼	21.01	26	고구마	0.76
12	간장	3.13	27	명태	2.30
13	가다랑어	11.00	28	꽁치	9.80
14	우유	0.30	29	새송이버섯	4.66
15	사과	0.39	30	멸치	2.49

1) 2017년 국민건강영양조사의 식품별 섭취량과 식품별 니아신 함량(국가표준식품성분표 DB 9.1 [42]) 자료를 활용하여 니아신 주요 급원식품 상위 30위 산출

자료출처: 보건복지부 · 한국영양학회, 2020 한국인 영양소 섭취기준, 2020.

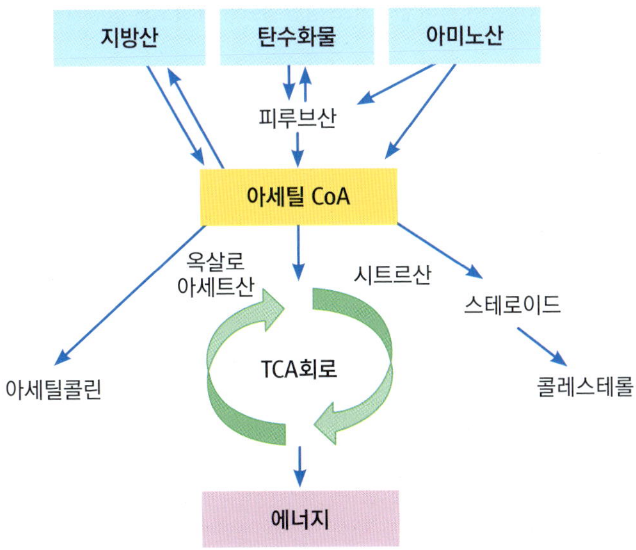

그림 5-7 아세틸 CoA의 체내 대사 기능

② 지방산, 콜레스테롤, 스테로이드 호르몬의 합성

판토텐산은 아실 운반 단백질(ACP)의 구성성분으로 지방산 합성, 콜레스테롤 및 스테로이드 호르몬 합성에 관여한다.

③ 아세틸콜린 합성

판토텐산은 코엔자임 A의 형태로 아세틸기를 운반하여, 신경자극전달물질인 아세틸콜린(acetylcholine)의 합성에 관여한다.

④ 헴(heme)의 합성

판토텐산은 헤모글로빈의 헴 구조에서 포르피린 생성에 관여한다. 포르피린은 숙시닐 코엔자임 A와 글리신의 결합으로 생성되며, 판토텐산 결핍 시 코엔자임 A 부족으로 헴이 형성되지 못해 빈혈이 나타날 수 있다.

⑤ 기타 기능

판토텐산은 피부염을 방지하고 스트레스를 완화시키는 기능을 한다. 여드름과 손상된 머리카락 회복을 위해 판토텐산이 사용되기도 하며, 부신피질 호르몬 합성과 분비 촉진에 관여하여 스트레스를 완화시킨다.

(3) 결핍증

판토텐산은 자연계의 동물성과 식물성 식품 모두에 널리 함유되어 있으며, 장내 세균에 의해서도 합성이 이루어지므로 결핍증이 거의 발생하지 않는다. 실험적으로 결핍 증세를 유도한 결핍증상으로는 권태감, 피로, 식욕부진, 복통, 두통, 수면 장애, 과민증, 손의 따끔거림, 감염에 대한 면역력 감소 등이 있다.

(4) 섭취기준

판토텐산은 섭취기준으로 충분섭취량만 제시되어 있으며, 한국인 영양소 섭취기준(KDRIs, 2020)에서 19세 이상 성인 남녀의 1일 충분섭취량은 5 mg이다. 임신기와 수유기에는 각각 1 mg과 2 mg을 추가하도록 권장한다. 판토텐산은 과량 섭취로 인한 독성작용이 거의 없으므로 상한섭취량이 별도로 설정되어 있지 않다.

(5) 급원식품

판토텐산은 과일과 유제품을 제외한 거의 모든 식품에 상당량 함유되어 있으며, 특히 육류(돼지고기, 닭고기), 곡류(현미, 호밀, 수수, 귀리), 채소류(버섯, 브로콜리), 콩류, 난황, 효모 등에 풍부하다. 냉동식품이나 통조림 등의 가공식품에는 판토텐산의 함량이 적다[표 5-10].

5) 비타민 B_6 (Pyridoxine)

비타민 B_6는 피리독신(pyridoxine, PN), 피리독살(pyridoxal, PL), 피리독사민(pyridoxamine, PM) 3가지 종류가 있으며, 체내에서는 인산 결합체의 형태인 피리독신 인산(pyridoxine 5′phosphate, PNP), 피리독살 인산(pyridoxal 5′phosphate, PLP), 피리독사민 인산(pyridoxamine 5′phosphate, PMP)으로 존재한다. 비타민 B_6는 아미노산 대사에 관여하는 조효소로서 인체의 다양한 대사에 관여하며, 열과 산에 안정적이지만 광선과 알칼리에서는 쉽게 분해된다.

(1) 흡수 및 대사

식품 중의 비타민 B_6는 인산과 결합된 형태인 피리독신 인산(PNP), 피리독살 인산(PLP), 피리독사민 인산(PMP)

표 5-10 한국인의 판토텐산의 주요 급원식품(100 g당 함량)[1)]

급원식품 순위	급원식품	함량(mg/100 g)	급원식품 순위	급원식품	함량(mg/100 g)
1	백미	0.66	16	청국장	11.50
2	맥주	0.89	17	콩나물	0.78
3	배추김치	0.83	18	열무김치	0.92
4	돼지고기(살코기)	0.86	19	수박	0.54
5	소고기(살코기)	1.63	20	오징어	1.13
6	닭고기	0.80	21	오이	0.34
7	달걀	0.91	22	애호박	0.52
8	우유	0.30	23	넙치(광어)	2.59
9	돼지 부산물(간)	4.77	24	양배추	0.49
10	소 부산물(간)	7.11	25	간장	0.59
11	시금치	1.53	26	고구마	0.31
12	과일음료	0.37	27	토마토	0.30
13	파	0.84	28	된장	1.11
14	콜라	0.32	29	오리고기	1.84
15	참외	0.82	30	메밀 국수	0.65

[1)] 2017년 국민건강영양조사의 식품별 섭취량과 식품별 판토텐산 함량(국가표준식품성분표 DB 9.1 [51]) 자료를 활용하여 판토텐산 주요 급원식품 상위 30위 산출

자료출처: 보건복지부 · 한국영양학회, 2020 한국인 영양소 섭취기준, 2020.

으로 존재하며, 소화 과정에서 인산분해효소에 의해 인산기가 분리된 후 소장에서 흡수되어 간으로 운반된다. 비타민 B_6는 간에서 다시 인산화되어 활성형 조효소 형태인 피리독살 인산(PLP)과 피리독사민 인산(PMP)으로 전환되며, 혈장 단백질인 알부민과 결합하여 혈류를 통해 조직으로 운반된다. 체내에서 피리독살 인산(PLP)의 활성이 가장 높으므로, 혈장 내 피리독살 인산(PLP)의 함량은 비타민 B_6 영양 상태를 평가하는 일반적인 지표로 사용된다. 비타민 B_6는 장내 세균에 의해서 소량 합성되며, 주로 근육에 저장되고 과량 흡수된 분량은 피리독신산으로 산화되어 소변으로 배설된다.

(2) 기능

① 아미노산 대사 관여 및 신경전달물질 합성

비타민 B_6는 아미노산 대사에 필수적이며, 조효소인 피리독살 인산(PLP)은 아미노기 전이반응, 탈아미노반응, 탈탄산반응에 관여한다.

- **아미노기 전이반응:** 아미노산에서 아미노기를 제거하여 다른 화합물에 첨가하는 아미노기 전이 반응에 조효소로 관여하여 비필수아미노산을 합성한다.
- **탈아미노 반응:** 세린, 호모세린, 트레오닌과 같은 아미노산에서 아미노기를 떼어내는 탈아미노반응에 조효소로 관여한다.

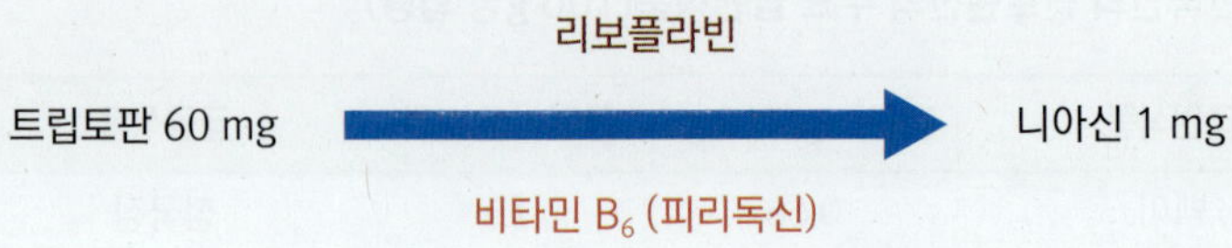

그림 5-8 트립토판에서 니아신 합성

- **탈탄산반응**: 카르복실기를 떼어내는 탈탄산반응에 조효소로 관여하여 노르에피네프린, 에피네프린, 세로토닌 등의 신경전달물질의 합성과정을 돕는다. 트립토판으로부터 세로토닌을, 티로신으로부터 도파민과 노르에피네프린, 히스티딘으로부터 히스타민을 합성하는 과정에 관여한다.

② 니아신의 형성

비타민 B_6는 필수아미노산인 트립토판이 니아신으로 전환되는 과정에서 리보플라빈과 함께 조효소로 작용한다.

③ 탄수화물 대사 관여

비타민 B_6는 글리코겐의 분해과정과 아미노산으로부터 포도당을 형성하는 포도당 신생과정에 조효소로 작용한다.

④ 적혈구의 생성

비타민 B_6는 항빈혈인자로서 헤모글로빈의 포르피린 고리 구조 형성에 관여한다. 비타민 B_6가 결핍되면 헤모글로빈 함량이 부족하고 적혈구 크기가 작은 소구성 저혈색소성 빈혈(microcytic hypochoromic anemia)이 발생한다.

(3) 결핍증과 과잉증

① 결핍증

비타민 B_6는 대부분의 식품에 함유되어 있으므로 결핍증상이 드물지만, 결핍되면 단백질 대사 이상을 초래하며 소구성 적혈색소성 빈혈, 식욕감소, 구토, 구내염, 구순염, 피부염, 근육경련, 우울증, 신경불안, 불면증, 면역력 저하 등이 나타난다. 비타민 B_6 결핍은 만성 알코올 중독자, 고단백식이, 경구피임약이나 특정한 약물(결핵치료제(INH), 류마티스 관절염 치료제 등)을 장기간 복용하는 사람 등에서 나타날 수 있다.

② 과잉증

식품으로부터 섭취한 비타민 B_6의 과잉증은 거의 없으나, 보충제의 형태로 과다 섭취하며 신경계 손상으로 손발이 무감각해지거나 떨림 증상, 관절의 경직 및 보행장애와 같은 감각성 신경병증이나 피부병변이 발생할 수 있다. 월경전증후군(premenstrual syndrome, PMS) 완화를 위해 비타민 B_6를 약의 형태로 장기간 과다 섭취하는 경우에 발생할 수 있다.

(4) 섭취기준

비타민 B_6는 섭취기준은 12개월 미만 영아에서 충분섭취량이, 12개월 이상 유아와 성인에서는 평균필요량과 권장섭취량 및 상한섭취량이 설정되었다. 한국인 영양소 섭취기준(KDRIs, 2020)에서 19세 이상 성인의 1일 평균필요량은 남자 1.3 mg, 여자 1.2 mg이며, 1일 권장섭취량은 평균필요량의 120% 수준인 남자 1.5 mg, 여자 1.4 mg이다. 임신기와 수유기에는 권장섭취량을 0.8 mg을 추가할 것을 권장하며, 신경 장애와 같은 비타민 B_6의 독성을 예방하기 위한 1일 상한섭취량은 성인 남녀 모두 100 mg이다.

(5) 급원식품

비타민 B_6는 동물성 및 식물성 식품에 널리 함유되어 있다. 동물에서는 근육조직에 저장되므로 단백질이 풍부한 육류, 간, 생선류, 가금류, 난류에 많이 포함되어 있고, 현미, 감자, 콩류, 견과류, 바나나, 시금치, 양파, 마늘 등도 좋은 급원식품이다. 현미, 귀리와 같은 통곡물에 많이 함유되어 있으나 도정되는 과정에서 비타민 B_6가 손실되기 쉽다. 비타민 B_6의 생체이용률은 대부분 동물성 식품이 식물성 식품보다 높다[표 5-11].

표 5-11 한국인의 비타민 B_6 주요 급원식품(100 g당 함량)[1)]

급원식품 순위	급원식품	함량(mg/100 g)	급원식품 순위	급원식품	함량(mg/100 g)
1	백미	0.12	16	해바라기씨	1.18
2	돼지 부산물(간)	0.57	17	문어	0.07
3	소 부산물(간)	1.02	18	삼씨	0.39
4	꽁치	0.42	19	무화과	0.07
5	연어	0.41	20	아이스밀크	0.02
6	닭 부산물(간)	0.76	21	팽창제, 효모	1.28
7	칠면조고기	0.60	22	아보카도	0.32
8	새우	0.08	23	캐슈넛	0.36
9	돔	0.32	24	송어	0.35
10	방어	0.38	25	토마토소스	0.12
11	미꾸라지	0.08	26	임연수어	0.21
12	쉐이크	0.06	27	코코넛	0.30
13	초콜릿	0.05	28	아마씨	0.41
14	숭어	0.49	29	구아바	0.06
15	닭 육수	0.03	30	리치	0.09

[1)] 2017년 국민건강영양조사의 식품별 섭취량과 식품별 비타민 B_6 함량(국가표준식품성분표 DB 9.1 [79]) 자료를 활용하여 비타민 B_6 주요 급원식품 상위 30위 산출

자료출처: 보건복지부 · 한국영양학회, 2020 한국인 영양소 섭취기준, 2020.

6) 비오틴(비타민 B_7, Biotin)

비오틴은 황(S)을 함유하는 비타민으로 유리형 비오틴(biotin)과 비오시틴(biocytin) 두 가지 형태가 있다. 비오시틴은 비오틴에 단백질이 결합된 활성형으로, 비오틴의 카르복실기에 필수아미노산인 리신(lysine)이 결합된 형태이다. 비오틴과 비오시틴 모두 공기, 빛, 열, 산에 비교적 안정적이나 알칼리에 불안정하다.

(1) 흡수 및 대사

유리형 비오틴은 소장에서 바로 흡수되며, 단백질과 결합된 비오시틴은 소장 내 비오틴분해효소(biotinidase)에 의해 리신과 분리되어 유리형 비오틴으로 흡수된다. 흡수된 비오틴은 혈액 내에서 알부민과 글로불린에 결합된 형태로 운반되며, 카르복실화 효소가 많은 조직에 주로 분포한다. 식품에 함유된 비오틴의 생체이용률은 50% 미만이며, 섭취량이 증가할수록 체내이용률은 감소된다. 비오틴은 소변과 대변을 통해 배설되며, 대변 배설량은 섭취량의 3~5배로 장내 세균에 의해서 상당량이 합성된다.

(2) 기능

비오틴은 카르복실기 운반체로서, 카르복실화효소(carboxylase)의 조효소로 포도당과 지방산을 합성하고 아미노산 대사에 관여한다.

- **포도당 신생합성 과정 관여:** 비오틴은 피루브산 카르복실화효소(pyruvate carboxylase)의 조효소로 작용하여, 피루브산을 옥살로아세트산으로 전환시켜 포도당 신생과정을 돕는다.
- **지방산 합성 과정 관여:** 비오틴은 아세틸 CoA 카르복실화효소(acetyl CoA carboxylase)의 조효소로 작용하여, 아세틸 CoA를 말로닐 CoA(malonyl CoA)로 전환시켜 지방산 합성과정을 돕는다.

(3) 결핍증

비오틴은 식품에 널리 함유되어 있고 장내 세균에 의해 체내 합성이 되므로 결핍증이 거의 나타나지 않으나 결핍된 경우 발진, 피부염, 결막염, 탈모증, 식욕 상실, 무기력증, 우울증, 성장지연 등의 증상이 나타난다. 비오틴 결핍은 선천적으로 비오틴분해효소(biotinidase)가 부족하거나, 장기간 정맥주사나 위관을 통해 영양지원을 받는 경우에 나타날 수 있으며, 드물게 생난백을 다량 섭취하면 결핍증상이 나타날 수 있다. 생달걀의 흰자에 들어있는 당단백질인 아비딘(avidin)은 장내에서 비오틴과 결합하여 비오틴의 흡수를 방해하는데, 아비딘은 가열하면 불활성화되므로 달걀을 익혀 먹으면 비오틴 결핍증이 발생하지 않는다.

(4) 섭취기준

비오틴은 일부 장내 세균에 의해 합성되며 사람의 경우 결핍증이 드물어 섭취기준으로 충분섭취량이 설정되었다. 한국인 영양소 섭취기준(KDRIs, 2020)에서 19세 이상 성인 남녀의 1일 충분섭취량을 30 ㎍이며, 수유기에는 5 ㎍을 추가할 것을 권장하고 있다.

(5) 급원식품

비오틴은 거의 모든 식품에 널리 포함되어 있다. 간, 달걀 난황, 닭고기, 대두(콩류), 시금치, 견과류, 효모, 버섯, 밀 등에 많이 들어있다. 생체이용률은 식품에 따라 차이가 있는데, 옥수수와 대두는 생체이용률이 약 100%로 생체이용률이 높으나 밀은 약 5%로 매우 낮다[표 5-12].

표 5-12 한국인의 비오틴 주요 급원식품(100 g당 함량)[1)]

급원식품 순위	급원식품	함량(μg/100 g)	급원식품 순위	급원식품	함량(μg/100 g)
1	달걀	21.0	16	감	1.9
2	맥주	4.1	17	된장	6.5
3	우유	2.3	18	오이	1.6
4	고춧가루	75.2	19	햄/소시지/베이컨	2.9
5	게	98.2	20	땅콩	28.9
6	고추장	19.2	21	두유	2.6
7	닭고기	3.8	22	느타리버섯	15.4
8	돼지고기(살코기)	2.3	23	간장	2.6
9	세발나물	537.1	24	아몬드	27.9
10	케이크	12.4	25	양파	0.6
11	불고기양념	18.9	26	굴	12.2
12	토마토	2.4	27	마요네즈	5.3
13	소고기(살코기)	1.4	28	삼치	17.6
14	마늘	6.5	29	부추	3.7
15	현미	3.2	30	새송이버섯	5.1

[1)] 2017년 국민건강영양조사의 식품별 섭취량과 식품별 비오틴 함량(국가표준식품성분표 DB 9.1 [73]) 자료를 활용하여 비오틴 주요 급원식품 상위 30위 산출

자료출처: 보건복지부 · 한국영양학회, 2020 한국인 영양소 섭취기준, 2020.

7) 엽산(비타민 B_9, Folate)

엽산은 잎을 의미하는 라틴어 folium에서 유래되었으며, 시금치 등 녹엽 채소에 널리 분포되어 있다. 엽산은 황갈색의 결정체로, 프테리딘(pteridine), 파라아미노벤조산(para aminobenzoic acid), 글루탐산(glutamate) 세 가지 화합물이 결합된 구조이다. 엽산의 가장 단순형(모노글루탐산)인 'folic acid'는 비타민 보충제로 이용되는 인공합성 형태이며, 대부분의 식품에 폴리글루탐산인 folate (folacin) 형태로 존재한다. 체내에서는 수소가 첨가되어 활성형 조효소 형태인 테트라하이드로엽산(tetrahydrofolic acid, THF)으로 전환된다. 엽산은 열, 빛, 산화에 쉽게 파괴되며, 수용성이므로 조리수를 통한 손실량이 많아 가공 및 조리 과정에서 약 50~90%까지 손실될 수 있다.

(1) 흡수 및 대사

식품을 통해 섭취한 폴리글루탐산형의 엽산은 소장에서 분비되는 엽산 접합효소(folate conjugase, γ-글루타밀 카르복실펩티다아제)에 의해 모노글루탐산형인 folic acid로 가수분해되어 소장에서 흡수된다. 흡수된 엽산은 혈액을 통해 각 조직으로 운반되며, 약 50%는 간에 저장된다. 엽산은 체내에서 조효소 형태인 테트라하이드로엽산(THF)으로 환원되며, 메틸기(methyl, $-CH_3$)와 같은 단일기가 결합된 폴리글루탐산 형태로 저장된다. 식품에 함유된 엽산의 평균 흡수율은 약 50% (10~90%)이며, 함께 섭취한 식품에 따라 흡수율이 달라진다. 알코올은 엽산 접합

효소의 작용을 억제하여 엽산의 흡수를 방해하며, 경구 피임제, 항경련제 등의 과다 복용도 엽산의 흡수를 억제한다. 과잉의 엽산은 대부분 담즙을 통해 대변으로 배설되며, 소변으로 일부 배설된다.

(2) 기능

엽산은 핵산 합성과 아미노산 대사에서 단일 탄소체를 전달해주는 조효소 역할을 하며, 적혈구 형성에 필요한 조혈 비타민으로도 작용한다. 엽산의 조효소 형태인 테트라하이드로엽산(THF)은 단일 탄소들이 새로운 물질의 합성에 쓰이도록 단일 탄소 운반체(one carbon transfer)로 작용한다. 엽산은 비타민 B_{12}와 함께 DNA의 염기인 퓨린과 피리미딘 합성을 도와, DNA가 정상적으로 합성되고 세포분열이 일어나도록 한다. 엽산의 조효소 형태인 메틸-THF는 비타민 B_{12}와 함께 호모시스테인으로부터 메티오닌(methionine)을 합성한다.

(3) 결핍증과 과잉증

① 결핍증

엽산 결핍의 대표적인 증상은 거대적아구성 빈혈(megaloblastic anemia)과 태아의 신경관 결함(neutral tube defects, NTD)이며, 피로감, 위장장애, 설염, 두통심혈관계 질환 등이 나타난다. 엽산이 결핍되면 적혈구가 DNA를 합성하지 못해 비정상적으로 크고 미성숙한 거대적아구세포를 생성하게 되어 거대적아구성 빈혈이 나타난다. 임신 초기에는 태아의 세포분열과 증식이 가장 빠르게 일어나며, 임산부가 엽산이 부족하면 신경관 폐쇄가 제대로 일어나지 않아 신경관 손상, 이분척추, 척추파열, 무뇌증 등을 초래한다. 엽산의 결핍증은 엽산의 섭취 부족 및 흡수 불량, 알코올 중독, 다태아 임신, 암, 위장관 내막의 손상, 장기간의 약물 복용(경구피임약, 항경련제, 설폰아마이드 항생제) 시 결핍증상들이 나타날 수 있다.

② 과잉증

식품 형태로 엽산을 섭취하는 경우 독성이 거의 나타나지 않으나, 보충제나 강화 식품의 형태로 과량 섭취한 경우 신경계 손상을 촉진하거나 악화시킬 수 있다.

(4) 섭취기준

엽산의 섭취량 단위는 식이엽산당량(μg DFE, dietary folate equivalent)으로 표시되며, 식품 중 체내 이용 가능한 엽산의 양을 표현하는 단위이다. 엽산은 섭취기준으로 12개월 미만 영아에서 충분섭취량이, 12개월 이상 유아와 성인에서는 평균필요량과 권장섭취량 및 상한섭취량이 설정되었다. 한국인 영양소 섭취기준(KDRIs, 2020)에서 19세 이상 성인 남녀의 1일 평균필요량은 320μg DFE이며, 1일 권장섭취량은 400μg DFE이다. 임신기와 수유기에는 1일 권장섭취량을 각각 220μg DFE, 150μg DFE를 추가하도록 권장한다. 엽산을 보충제나 강화식품의 형태로 섭취할 경우 1일 상한섭취량인 1,000μg DFE를 초과하지 않도록 해야 한다.

(5) 급원식품

엽산은 간과 조리하지 않은 채소 및 과일에 풍부하다. 특히 푸른 잎 채소(시금치, 쑥갓), 브로콜리, 아스파라거스, 콩류(대두, 녹두), 해조류(김, 다시마), 과일(딸기, 참외), 강화식품(시리얼) 등에 많이 들어있으며, 식품 중의 비타민 C는 엽산의 파괴를 방지하는 역할을 한다[표 5-13].

표 5-13 한국인의 엽산 주요 급원식품(100 g당 함량)[1)]

급원식품 순위	급원식품	함량(㎍ DFE/100 g)	급원식품 순위	급원식품	함량(㎍ DFE/100 g)
1	대두	755	16	소 부산물(간)	253
2	달걀	81	17	현미	49
3	시금치	272	18	김	346
4	백미	12	19	들깻잎	150
5	총각김치	257	20	감	26
6	배추김치	15	21	애호박	33
7	파 김치	449	22	양파	11
8	오이 소박이	584	23	옥수수	88
9	돼지 부산물(간)	163	24	딸기	54
10	빵	35	25	무	11
11	고구마	43	26	배추	43
12	상추	84	27	가당음료	22
13	된장	139	28	과일음료	10
14	마늘	125	29	맥주	4
15	두부	21	30	콩나물	28

[1)] 2017년 국민건강영양조사의 식품별 섭취량과 식품별 엽산 함량(국가표준식품성분표 DB 9.1 [91]) 자료를 활용하여 엽산 주요 급원식품 상위 30위 산출

자료출처: 보건복지부 · 한국영양학회, 2020 한국인 영양소 섭취기준, 2020.

8) 비타민 B_{12} (Cobalamin)

비타민 B_{12}는 비타민 중 가장 복잡한 구조로 되어있으며, 헤모글로빈과 유사한 코린 고리(corin ring) 구조가 있고 중앙에 금속 원소인 코발트(Co)를 함유하고 있어 코발아민(cobalamin)이라고 한다. 비타민 B_{12}는 암적색의 결정체로 산과 알칼리에 안정적이므로 조리 과정에서 크게 손실되지 않는다. 비타민 B_{12}는 세균이나 곰팡이 같은 미생물에 의해 합성되며, 먹이사슬을 통하여 동물의 근육이나 내장에 축적되어 동물성 식품에만 함유된 것으로 알려져 있다. 비타민 B_{12}는 체내에서 활성형 조효소인 메틸코발아민(methylcobalamin)과 5-디옥시아데노실코발아민(deoxyadenocobalamin)의 형태로 혈장과 조직에 존재하며, 적혈구 형성을 포함하여 다양한 대사과정에 관여한다. 비타민 B_{12}는 엽산과 생화학적으로 상호 관련이 있어 두 비타민 모두 DNA 합성과정과 세포분열에 필수적이며, 결핍 증상도 매우 유사하다.

(1) 흡수 및 대사

비타민 B_{12}는 복잡한 구조를 가지고 있어, 소화 및 흡수과정도 다소 복잡하다. 식품 중의 비타민 B_{12}는 다른 단백질과 결합한 상태로 존재하며, 위에서 위산과 펩신에 의해 단백질과 분리된다. 유리형 비타민 B_{12}는 침샘에서 분비된 R-단백질과 결합한 '비타민 B_{12}-R단백질 복합체'를 형성하여 소장으로 이동한다. 소장에서 췌장의 단백질분해효소인 트립신에 의해 R-단백질과 분리된 후, 유리형 비타민 B_{12}는 위벽에서 생성된 당단백질인 내적인자(intrinsic factor, IF)와 결합하여 '비타민 B_{12}-IF 복합체'를 형성하여 소장 말단으로 이동한다. 소장 말단의 회장 융모에서 내적인자(IF)가 제거된 상태로 비타민 B_{12}만 흡수가 되며, 흡수된 비타민 B_{12}는 혈중 운반 단백질인 트랜스코발아민(transcobalamin)과 결합하여 간과 조직으로 운반된다. 비타민 B_{12}는 대부분 간에 저장되는데, 다른 수용성 비타민과 달리 수년 이상의 체내 요구량에 해당하는 많은 양을 저장할 수 있다(약 1.5 mg). 담즙을 통해 분비된 비타민 B_{12}의 70%를 재흡수하여 사용하므로, 비타민 B_{12}는 저장량이 많고 재흡수율이 높아 결핍증이 드물게 나타난다. 대장 내 세균에 의해서도 비타민 B_{12}가 합성되나 체내로 흡수되지 않고 대부분 배설되므로 식품을 통해서 섭취해야 한다.

(2) 기능

① 메티오닌의 합성

비타민 B_{12}가 조효소로서 작용하는 가장 중요한 반응으로, 엽산과 함께 호모시스테인이 메티오닌으로 전환하는 과정에 관여한다. 비타민 B_{12}는 엽산(5-메틸-THF)에서 메틸기를 받아 호모시스테인에 전달하여 메티오닌을 합성한다. 비타민 B_{12}와 엽산은 혈액 내 호모시스테인의 수준을 감소시켜 심장질환의 위험성을 낮춰준다.

② 세포의 분열과 성장에 관여

비타민 B_{12}는 엽산과 함께 DNA의 염기인 퓨린과 피리미딘을 합성하여 DNA가 정상적으로 합성되고 세포분열이 이루어지도록 돕는다. 비타민 B_{12}가 부족하면 엽산은 메틸기와 결합한 상태(5-메틸-THF)로 머무르게 되어 활성형 엽산(THF)이 부족하게 된다. 이로 인해 엽산과 관련된 여러 대사에 장애를 가져오며, 정상적인 DNA 합성과 세포분열이 이루어지지 않아 거대적아구성 빈혈이 나타날 수 있다.

③ 신경세포 정상유지

비타민 B_{12}는 신경세포의 축삭돌기를 감싸고 있는 수초(myelin)를 형성하고 신경계를 정상적으로 유지시키는 데 관여한다. 비타민 B_{12}가 부족하면 신경세포의 수초가 손실되어 신경과 근육이 마비될 수 있다.

(3) 결핍증

비타민 B_{12} 결핍증은 섭취가 부족할 때보다 부적절한 흡수로 인해 발생하는 경우가 많다. 건강한 성인의 비타민 B_{12} 흡수율은 약 50%이지만, 흡수과정에 문제가 있는 경우 약 2%만 흡수된다. 위 절제 수술로 내적 인자가 분비되지 않는 경우, 선천적으로 R-단백질, 트립신, 내적 인자 등의 합성과 분비가 어려운 경우, 제산제를 복용하여 위산분비를 억제한 경우에는 비타민 B_{12} 흡수에 문제가 될 수 있다. 비타민 B_{12} 결핍증으로는 거대적아구성 빈혈, 악성빈혈, 신경계 이상(운동능력 감소, 손발의 따끔거림, 무감각, 신경과 근육의 마비), 소화기계 증상(위염, 위궤양, 식욕부진, 변비, 설사) 등이 있다.

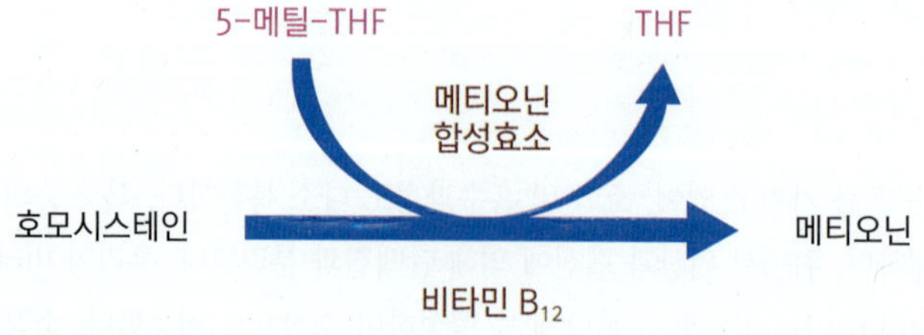

그림 5-9 메티오닌의 합성과정

(4) 섭취기준

한국인 영양소 섭취기준(KDRIs, 2020)에서 비타민 B_{12}은 섭취기준으로 12개월 미만 영아에서 충분섭취량이, 12개월 이상 유아와 성인에서는 평균필요량과 권장섭취량이 설정되었다. 19세 이상 성인 남녀의 1일 평균필요량은 2 ㎍이며, 1일 권장섭취량은 남녀 모두 2.4 ㎍이다. 임신기와 수유기에는 권장섭취량을 각각 0.2 ㎍, 0.4 ㎍을 추가할 것을 권장한다.

(5) 급원식품

비타민 B_{12}는 동물성 식품에만 들어있으며, 육류(소고기, 돼지고기, 특히 간과 내장육), 어류(꽁치, 멸치, 오징어), 조개류, 해조류(김, 파래), 달걀, 우유에 많이 함유되어 있다. 비타민 B_{12}는 장내 세균에 의해 일부 합성되며, 미생물에 의해 합성되기 때문에 대두 발효식품에도 함유되어 있다. 동물성 식품을 섭취하지 않고 채식 위주의 식사를 하는 경우, 비타민 B_{12}가 결핍되기 쉬우므로 강화식품 등을 통해 보충해야 한다[표 5-14].

표 5-14 한국인의 비타민 B_{12} 주요 급원식품(100 g당 함량)[1)]

급원식품 순위	급원식품	함량(㎍/100 g)	급원식품 순위	급원식품	함량(㎍/100 g)
1	소 부산물(간)	70.6	16	꼬막	45.9
2	바지락	74.0	17	가리비	22.9
3	멸치	24.2	18	조기	4.8
4	돼지 부산물(간)	18.7	19	닭고기	0.3
5	김	66.2	20	연어	9.4
6	소고기(살코기)	2.0	21	국수	0.5
7	고등어	11.0	22	오리고기	3.3
8	빵	2.0	23	닭 부산물(간)	16.9
9	굴	28.4	24	미꾸라지	6.3
10	라면(건면, 스프포함)	2.0	25	새우	2.0
11	돼지고기(살코기)	0.5	26	게	4.3
12	우유	0.3	27	요구르트(호상)	0.3
13	달걀	0.8	28	햄/소시지/베이컨	0.4
14	오징어	4.4	29	어묵	0.6
15	꽁치	16.3	30	매생이	10.3

[1)] 2017년 국민건강영양조사의 식품별 섭취량과 식품별 비타민 B_{12} 함량(국가표준식품성분표 DB 9.1 [85]) 자료를 활용하여 비타민 B_{12} 주요 급원식품 상위 30위 산출

자료출처: 보건복지부 · 한국영양학회, 2020 한국인 영양소 섭취기준, 2020.

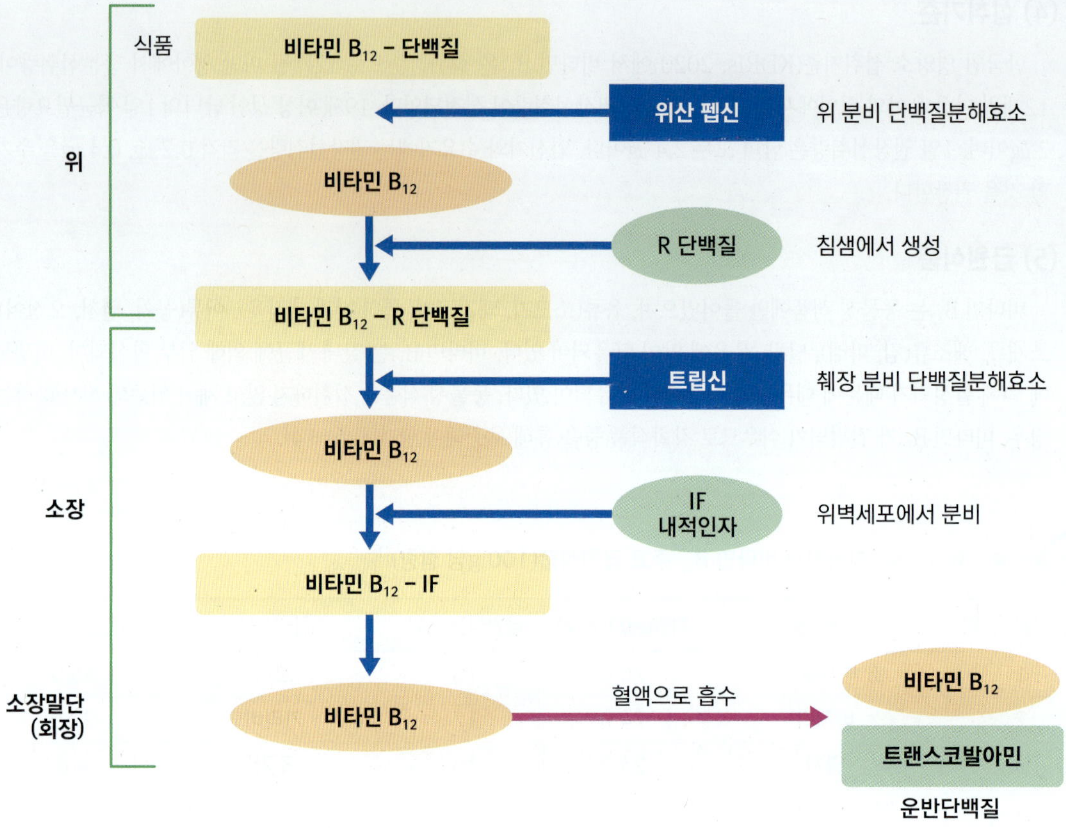

그림 5-10 비타민 B_{12}의 흡수과정

9) 비타민 C (Ascorbic acid)

비타민 C는 항산화제로 작용하며, 다양한 물질 대사의 보조 인자로 작용한다. 비타민 C는 아스코르브산이라고 하며, 항괴혈성인자(anti-scorbutic factor)라는 의미를 가지고 있다. 비타민 C는 단당류인 포도당과 유사한 구조의 간단한 화합물로 대부분의 동물들은 포도당으로부터 비타민 C를 합성하지만 사람을 포함한 영장류, 기니피그, 조류, 박쥐, 생선류 등 일부는 포도당에서 비타민 C로 전환되는 최종단계의 효소(굴로노락톤 산화효소, gulonolactone oxidate)가 결핍되어 비타민 C를 합성하지 못한다. 비타민 C는 일반적으로 산에 안정하나, 산화, 빛, 알칼리와 열에 쉽게 파괴되며 특히 철이나 구리와 함께 있으면 쉽게 파괴된다.

(1) 흡수 및 대사

아스코르브산은 능동수송과 단순확산에 의해 공장에서 흡수된다. 하루 비타민 C의 흡수율은 섭취량에 따라 달라지며 약 80~90% 정도이지만, 과도하게 섭취하면 흡수율이 감소하고 신장을 통한 배설량이 증가한다. 흡수된 아스코르브산은 혈액을 통해 조직으로 운반되고 초과량은 대사되지 않고 소변으로 배설된다. 조직 중에 비타민 C의 농도가 높은 곳은 뇌하수체와 부신, 수정체로 혈청 농도의 50배 정도가 되며, 뇌, 신장, 폐, 간에 혈청 농도의 5~30배 정도가 존재한다. 산화형인 디하이드로아스코르브산은 더 산화되면 다이케토글론산을 거쳐 옥살산과 트레오산으로 대사되고, 대사되지 않은 비타민 C와 함께 소변으로 배설된다.

(2) 기능

① 항산화 작용

비타민 C는 비타민 E, 베타카로틴과 같이 항산화 기능을 가지고 있어 유리기(free radical)에 의한 세포 손상을 막아준다. 비타민 C는 산화된 비타민 E를 환원시켜 재활용하여 비타민 E의 항산화 기능을 강화시킨다. 비타민 C는 식도암, 구강암, 위암 등을 예방하고 심장 질환 및 기타 만성질환의 발병을 억제한다.

② 콜라겐의 합성

비타민 C는 콜라겐의 합성에 필수적이며, 콜라겐은 뼈, 연골, 치아, 결체조직, 피부, 혈관벽 등에 많이 존재한다. 콜라겐은 다른 단백질에 비해 하이드록시 프롤린과 하이드록시 리신이 많은 데, 이들은 아미노산인 프롤린과 리신의 수산화 반응(hydroxylation)에 의해 형성되며 안정된 콜라겐 구조를 형성하는 데 중요한 역할을 한다. 비타민 C는 수산화 반응의 조효소로 작용한다.

③ 철과 칼슘의 흡수

식품내 존재하는 철의 대부분 제 2철(Fe^{3+})의 형태로 소장에서 흡수되기 위해서는 제 1철(Fe^{2+})의 형태로 환원되어야 한다. 비타민 C는 Fe^{3+}를 Fe^{2+}로 환원시켜 철의 흡수를 돕는다. 장내에서 칼슘(Ca)이 불용성염을 형성하는 것을 방지하여 칼슘의 흡수를 돕는다.

④ 카르니틴의 생합성

비타민 C는 카르니틴의 생합성에 필요하다. 카르니틴은 지방산이 세포질로부터 미토콘드리아로 이동하는 데 필요한 수송화합물로, 지방산이 산화되어 에너지를 생성하는 데 반드시 필요하다. 카르니틴은 아미노산인 리신과 메티오닌으로부터 합성되는 데 이때 비타민 C와 철이 필요하다.

⑤ 신경전달물질의 합성

콜라겐 합성을 위한 수산화 반응 이외에 또 다른 수산화 반응으로 신경자극전달물질 합성에 관여한다. 중추신경계에서 도파민으로부터 노르에피네프린이 생성되거나 트립토판으로부터 세로토닌이 생성될 때 진행되는 수산화 반응에 비타민 C가 필요하다.

⑥ 기타 기능

비타민 C는 엽산의 활성화 및 유지, 갑상선호르몬, 스테로이드 호르몬의 합성, 담즙산 생성에 관여, 피부에 멜라닌 색소 생성 억제, 면역력을 강화시켜 질병을 예방한다.

(3) 결핍증과 과잉증

① 결핍증

비타민 C가 결핍되면 콜라겐 합성이 방해되어 잇몸 출혈, 피하 모세혈관의 출혈, 동맥 내 동맥경화성 플라크 침착 등의 증상이 나타난다. 비타민 C 결핍이 장기간 지속되면 괴혈병(심한 피하출혈, 점상출혈), 심장근육 등의 근육 변형, 거칠고 건조한 피부, 상처치유 지연, 뼈의 재형성 억제, 치아탈락, 빈혈, 감염증, 우울증 등이 발생할 수 있다.

② 과잉증

비타민 C 과잉증상으로는 메스꺼움, 복부 경련, 설사와 같은 위장장애가 있으며, 혈액 응고 방지제의 약효를 감소시키며, 유전적으로 비타민 C 분해가 안 되는 환자나 통풍환자에게서 신장결석(수산결석)이 나타날 수 있다.

(4) 섭취기준

한국인 영양소 섭취기준(KDRIs, 2020)에서 비타민 C는 섭취기준으로 12개월 미만 영아에서 충분섭취량이, 12개월 이상 유아와 성인에서는 평균필요량과 권장섭취량 및 상한섭취량이 설정되었다. 19세 이상 성인 남녀의 1일 평균필요량은 75 mg이며, 1일 권장섭취량은 100 mg이다. 임신기와 수유기에는 각각 10 mg과 40 mg을 추가하도록 권장하고 있으며, 흡연자는 흡연으로 인한 산화스트레스를 고려하여 35 mg을 추가 섭취가 필요하다. 이외에도 비타민 C가 결핍되기 쉬운 대상자(알코올 중독자, 약물중독, 노년층, 스트레스, 수술환자 등)는 충분한 양을 섭취하도록 노력해야 한다. 비타민 C의 독성을 예방하기 위한 1일 상한섭취량은 성인 남녀 모두 2,000 mg이다.

(5) 급원식품

비타민 C는 과일과 채소 같은 식물성 식품에만 함유되어 있으며, 오렌지, 레몬, 귤 등의 감귤류와 키위, 딸기 등의 과일과 풋고추, 브로콜리, 양배추, 피망, 시금치, 고춧잎 등의 녹색 잎채소, 토마토 등에 많이 함유되어 있다. 비타민 C의 충분한 섭취를 위해 하루 5회 이상 과일과 채소를 먹는 것을 권장한다[표 5-15].

표 5-15 한국인의 비타민 C 주요 급원식품(100 g당 함량)[1)]

급원식품 순위	급원식품	함량(mg/100 g)	급원식품 순위	급원식품	함량(mg/100 g)
1	가당음료(오렌지주스)	44.1	16	오이	11.3
2	귤	29.1	17	양파	5.9
3	딸기	67.1	18	키위	86.5
4	시금치	50.4	19	파프리카	91.8
5	시리얼	190.9	20	유산균음료	24.4
6	오렌지	43.0	21	돼지 부산물(간)	23.6
7	햄/소시지/베이컨	28.1	22	과일음료	3.4
8	배추김치	3.2	23	김	78.1
9	토마토	14.2	24	감자	4.5
10	고구마	14.5	25	바나나	5.9
11	무	7.3	26	파인애플	45.4
12	감	14.0	27	사과	1.4
13	양배추	19.6	28	우유	0.8
14	풋고추	44.0	29	구아바	220.0
15	배추	24.4	30	돼지고기(살코기)	1.1

1) 2017년 국민건강영양조사의 식품별 섭취량과 식품별 비타민 C 함량(국가표준식품성분표 DB 9.1 [76]) 자료를 활용하여 비타민 C 주요 급원식품 상위 30위 산출

자료출처: 보건복지부 · 한국영양학회, 2020 한국인 영양소 섭취기준, 2020.

쉬어가기

비타민 C 지키기

식품 속 비타민 C를 보존하기 위해서는 자른 단면을 장기간 노출시키지 않도록 하고, 조리액에 담가두거나 장시간 가열하는 것을 피해야 한다.

흡연과 비타민

담배에 함유된 니코틴은 혈액 내에서 비타민 C를 소비하기 때문에 흡연자는 비흡연자보다 비타민 C의 필요량이 증가한다. 흡연자는 비타민 C와 더불어 비타민 A와 베타카로틴을 충분히 섭취하는 것이 좋은데, 비타민 A와 베타카로틴은 폐의 상피조직을 보호하고 폐암을 예방하는 효과가 있다.

표 5-16 수용성 비타민 요약

비타민(조효소)	생리적 기능	결핍증	과잉증	급원식품
티아민 비타민 B_1 Thiamin (TPP)	- 에너지대사 조효소 - 오탄당 인산 경로 - 신경전달물질 합성·조절	- 각기병	- 보고된 바 없음	- 돼지고기, 닭고기, 콩류, 현미, 통곡류
리보플라빈 비타민 B_2 Riboflavin (FMN, FAD)	- 에너지대사 조효소 - 산화·환원반응 - 니아신 합성	- 구순구각염, 설염, 구내염, 피부염, 광선과민증	- 보고된 바 없음	- 우유, 유제품, 육류, 생선, 달걀, 녹색채소
니아신 비타민 B_3 Niacin (NAD, NADP)	- 에너지대사 조효소 - 산화·환원반응 - 오탄당 인산 경로 - 지방산·스테로이드합성 - 약리작용(콜레스테롤 감소, 혈관확장)	- 펠라그라(피부염, 설사, 치매, 사망)	- 니아신홍조, 피부발진, 오심, 간 손상	- 소고기, 돼지고기, 생선, 견과류, 곡류
판토텐산 비타민 B_5 Pantothenic acid (CoA)	- 에너지대사 조효소 - 지방산, 스테로이드, 아세틸콜린, 헴 구조 합성	- 피로, 두통, 소화기장애, 근육장애	- 보고된 바 없음	- 대부분의 식품(육류, 곡류, 채소류, 곡류, 콩류, 난황) - 장내세균 합성
비타민 B_6 피리독신 Pyridoxine (PNP, PLP, PMP)	- 아미노산대사 조효소 - 신경전달물질 합성 - 니아신 합성 - 글리코겐 분해 및 포도당신생과정 - 헤모글로빈 합성	- 빈혈, 식욕감소, 구내염, 피부염, 우울, 신경장애	- 신경장애, 감각이상, 보행장애	- 육류, 생선, 가금류, 난류, 시금치, 바나나, 통곡물 - 장내세균 합성
비오틴 비타민 B_7 Biotin (비오시틴)	- 카르복실화효소의 조효소(포도당신생, 지방산합성)	- 피부염, 탈모, 식욕부진, 우울	- 보고된 바 없음	- 난황, 간, 닭고기, 콩류, 시금치, 견과류, 버섯 - 장내세균 합성

(계속)

표 5-16 수용성 비타민 요약

비타민(조효소)	생리적 기능	결핍증	과잉증	급원식품
엽산 비타민 B_9 Folate (THF)	- DNA 합성 및 세포분열 관여 - 메티오닌 합성	- 거대적아구성 빈혈, 설염, 위장장애, 태아 신경관 손상	- 거의 나타나지 않음 (신경계 손상)	- 간, 과일, 녹색채소
비타민 B_{12} 코발아민 Cobalamin (메틸코발아민)	- 메티오닌 합성 - DNA 합성 및 세포분열 관여 - 신경세포 정상유지	- 거대적아구성 빈혈, 악성빈혈, 신경계장애, 소화기장애	- 보고된 바 없음	- 보고된 바 없음 - 동물성식품(간과 내장, 생선, 조개, 해조류, 달걀, 우유)
비타민 C 아스코르브산 Ascrobic acid	- 항산화작용 - 콜라겐 합성 - 철과 칼슘 흡수 - 신경전달물질 합성	- 괴혈병, 근육 및 뼈 건강 악화, 빈혈	- 위장장애(설사, 복부경련), 신장결석	- 식물성 식품(과일, 채소)

단원평가

[1~4] 각 문항에서 설명하는 영양소를 보기에서 찾아 **번호를** 쓰시오.

① 비타민 A	② 비타민 C	③ 비타민 D	④ 비타민 E	⑤ 엽산
⑥ 티아민	⑦ 리보플라빈	⑧ 니아신	⑨ 비타민 K	

01 수용성 비타민을 **모두** 쓰시오. (   )

02 대표적인 항산화제로 중요한 역할을 하는 비타민 2가지는? (,   )

03 비타민 B_9의 다른 이름으로, 부족 시 태아의 신경관결함에 의한 이분척추증과 무뇌증이 발생할 가능성이 높은 비타민은? (   )

04 혈액응고인자 생성에 중요한 기능을 하여, 출생 직후 신생아의 출혈예방을 위해 투여하는 비타민은?
(   )

05 지용성 비타민에 대한 설명으로 **틀린** 것은? (   )

① 유기용매에 용해된다.
② 간에 저장된다.
③ 소변을 통해 배출된다.
④ 매일 공급할 필요는 없다.
⑤ 과량섭취 시 독성이 나타난다.

06 **비타민 A에 대한 설명으로 맞는 것은? (　　　　　)**

① 공기나 열에 노출 시 쉽게 산화된다.

② 베타카로틴은 간에 많이 들어있다.

③ 독성 증후군이 보고되지 않는 비타민이다.

④ 시력유지와 뼈 성장에 도움을 준다.

⑤ 부족한 경우 각기병이 생긴다.

07 **비타민 B의 종류와 화학명이 올바로 연결된 것은? (　　　　　)**

① B_7 - 비오틴

② B_1 - 니아신

③ B_5 - 엽산

④ B_2 - 판토텐산

⑤ B_3 - 리보플라빈

08 **비타민과 결핍시 발생하는 질환이 바르게 연결된 것은? (　　　　　)**

① 비타민 E - 불임증

② 비타민 D - 과칼슘혈증

③ 비타민 K - 구루병

④ 비타민 A - 출혈

⑤ 비타민 C - 야맹증

정답 01 ②, ⑤, ⑥, ⑦, ⑧ 02 ②, ④ 03 ⑤ 04 ⑨ 05 ③ 06 ④ 07 ① 08 ①

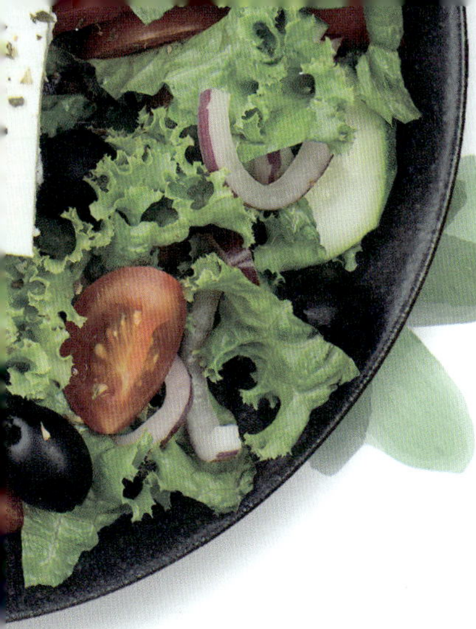

6

무기질

1. 무기질의 분류
2. 다량 무기질
   1) 칼슘(calcium, Ca)
   2) 인(phosphorus, P)
   3) 칼륨(potassium, K)
   4) 나트륨(sodium, Na)
   5) 염소(chloride, Cl)
   6) 마그네슘(magnesium, Mg)
   7) 황(sulfur, S)
3. 미량 무기질
   1) 철(iron, Fe)
   2) 아연(zinc, Zn)
   3) 구리(copper, Cu)
   4) 불소(fluorine, F)
   5) 망간(manganese, Mn)
   6) 요오드(iodine, I)
   7) 셀레늄(selenium, Se)
   8) 몰리브덴(molybdenum, Mo)
   9) 크롬(chromium, Cr)
   10) 코발트(cobalt, Co)

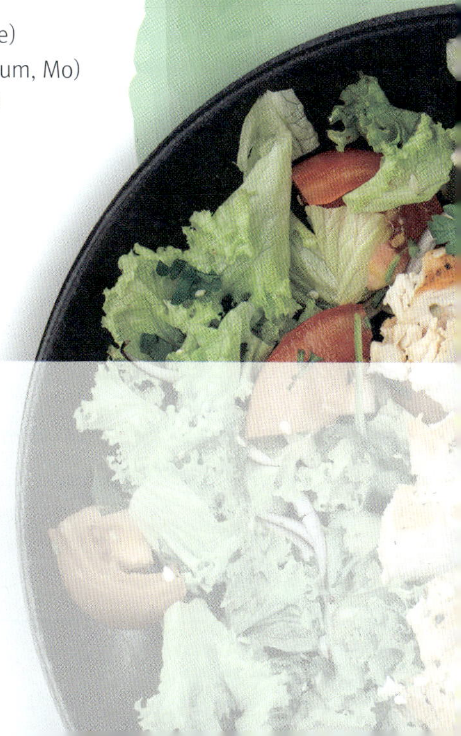

학습목표

1. 무기질의 종류와 기능을 설명할 수 있다.
2. 무기질의 결핍증과 과잉증을 설명할 수 있다.
3. 무기질의 급원식품을 설명할 수 있다.

1 무기질의 분류

무기질(mineral)은 에너지를 생성하지 않으나 몸을 구성하는 성분으로 체내 다양한 생리기능을 조절하고 유지하는 중요한 영양소이다. 무기질은 유기물의 구성 원소인 탄소(C), 수소(H), 산소(O), 질소(N)를 제외한 원소를 말하며, 단일 원소로 존재하는 금속 물질이다. 무기질은 체중의 약 4%를 차지하며, 체내에서 합성되지 않으므로 반드시 음식을 통해 섭취해야 한다.

무기질은 열량을 내지 않고 체내 다양한 신진대사를 도우며, 하나의 무기질의 역할을 다른 무기질이 대신할 수 없고 음식을 통해 섭취해야 한다는 부분에서 비타민과 유사하다. 그러나 무기질은 하나의 유기 원소로 되어있고 인체를 구성하는 것이 주요 기능이며 조리 과정에서 손실이 거의 없다는 부분에서 비타민과 차이가 있다[표 6-1].

1) 무기질의 분류

인체를 구성하는 무기질은 약 20종류이며, 체내 분포량이나 하루 필요량을 기준으로 다량 무기질(major minerals)과 미량 무기질(trace minerals)로 분류한다[표 6-2]. 다량 무기질은 하루 필요량이 100 mg 이상인 무기질로 칼슘, 인, 마그네슘, 나트륨, 칼륨, 염소 및 황이 포함된다. 미량 무기질은 하루 필요량이 100 mg 미만인 무기질로 철, 아연, 구리, 요오드, 셀레늄, 불소, 망간, 몰리브덴, 크롬, 코발트 등이 속한다.

표 6-1 무기질과 비타민과 비교

특성	무기질	비타민
구조	단일원소(C, H, O, N 제외)	복잡한 유기물 구조
분류	인체 필요량 기준(다량/미량)	용해성 기준(수용성/지용성)
기능	구조적 기능(우선) + 대사적 기능	대사적 기능
안정성	조리 시 거의 손실되지 않음	조리 시 쉽게 손실됨

표 6-2 다량 무기질과 미량 무기질

다량 무기질			미량 무기질		
한글명	영문명	원소기호	한글명	영문명	원소기호
칼슘	calcium	Ca	철	iron	Fe
인	phosphorus	P	아연	zinc	Zn
칼륨	potassium	K	구리	copper	Cu
나트륨	sodium	Na	요오드	iodine	I
염소	chloride	Cl	셀레늄	selenium	Se
마그네슘	magnesium	Mg	불소	fluorine	F
황	sulfur	S	망간	manganese	Mn
			몰리브덴	molybdenum	Mo
			크롬	chromium	Cr
			코발트	cobalt	Co

2) 무기질의 특성

(1) 무기질의 기능

① 신체 구성성분

칼슘과 인은 뼈와 치아를 구성하며, 철은 헤모글로빈, 코발트는 비타민 B_{12}, 요오드는 갑상선호르몬, 염소는 위산을 구성하는 성분이 된다.

② 대사 반응 조절 및 유지

무기질은 체내 전해질 균형을 통해 수분 균형 및 산·알칼리 평형을 유지하고, 여러 대사 반응의 보조 인자로 작용한다. 나트륨, 칼륨, 염소 등의 전해질은 삼투압을 조절하여 수분 균형을 유지하고, 나트륨과 칼슘은 신경 자극전달에 관여하며 칼슘은 근육의 수축 및 이완에 관여한다. 또한 칼륨, 칼슘, 망간, 코발트, 아연 등은 체내 대사에서 보조 인자로서 촉매 역할을 하며, 호르몬과 조효소의 합성에도 관여한다.

(2) 생체이용률

생체이용률(bioavailability)이란 섭취한 영양소가 실제로 체내로 흡수되어 이용될 수 있는 정도를 의미하며, 무기질은 식품에 포함된 양뿐만 아니라 생체이용률에 따라 실제 체내에서 사용되는 정도가 달라진다. 무기질의 생체 이용률은 인체의 생리적 요구, 무기질 간의 상호작용, 비타민과의 상호작용, 식이섬유와의 상호작용에 영향을 받는다.

① 무기질에 대한 생리적 요구

생리적 요구는 생체이용률에 가장 큰 영향을 미치며, 생리적 요구에 따라 흡수율이 변화한다. 성인의 칼슘 흡수율은 30% 정도이지만, 생리적 요구가 증가하는 성장기 어린이의 칼슘 흡수율은 75%까지 증가하며, 임신 기간에도 60%까지 증가한다.

② 무기질과 무기질 간의 상호작용

마그네슘, 칼슘, 철분, 구리 등의 2가 이온은 크기나 전하가 비슷하여 함께 섭취하면 서로 경쟁하여 흡수를 방해하고 생체이용률에 영향을 준다. 식품 형태로 섭취할 때는 무기질 간의 상호작용 위험이 적으나, 보충제 형태로 하나의 무기질을 다량 섭취할 경우 다른 무기질의 흡수와 대사를 방해하므로 의학적으로 꼭 필요한 경우에만 무기질 보충제를 복용하는 것이 좋다.

③ 무기질과 비타민의 상호작용

비타민은 구조와 기능을 유지하기 위해 특정 무기질이 필요하며, 일부 비타민은 무기질의 흡수를 증진시킨다. 티아민은 마그네슘이나 망간이 있어야 조효소로서 기능을 원활하게 할 수 있으며, 비타민 C는 철과 칼슘의 흡수를 증진시키고 비타민 D는 칼슘 흡수를 돕는다.

④ 무기질과 식이섬유와의 상호작용

식이섬유는 무기질과 결합하여 무기질의 흡수를 감소시킨다. 곡류에 함유된 피틴산(phytate)과 채소의 옥살산(oxalate, 수산)은 무기질과 결합하여 흡수를 방해한다. 지나치게 많은 식이섬유를 섭취할 경우(35 g 이상) 무기질 흡수와 관련된 문제가 발생할 수 있다.

2 다량 무기질

1) 칼슘

칼슘(calcium, Ca)은 체내에 가장 많이 함유된 무기질이며, 체중의 약 1~2%를 차지하고 있다. 체내에 존재하는 칼슘의 99%는 뼈와 치아의 구성성분으로 존재하며, 나머지 1%는 신경과 혈액과 연조직에 존재하며 신경흥분전달, 근육 수축, 효소 및 호르몬 대사과정 관여 등 생리적 기능을 조절하는 역할을 한다. 건강한 성인의 혈중 칼슘 정상 범위는 9~11 mg/dL이다.

(1) 흡수 및 대사

칼슘은 대부분 소장 상부에서 흡수되며, 십이지장에서는 칼슘결합단백질(calbindin) 운반체의 도움을 받아 능동수송으로 흡수되고, 공장과 회장에서는 수동적 확산으로 흡수된다. 소장에서 흡수된 칼슘은 혈액으로 이동되어 각 조직에 전달되며, 칼슘의 배설은 대변, 소변 및 피부를 통해 이루어진다.

칼슘의 흡수율은 약 10~30%이며, 체내 칼슘 보유량, 나이, 성별 등 여러 요인에 의해 영향을 받는다.

① 칼슘 흡수 증가 요인

- **생리적 요구증가**: 칼슘에 대한 생리적 요구는 성장기와 임신 및 수유 기간에 증가하는데, 건강한 성인의 칼슘 흡수율은 30% 정도이지만 성장기 어린이의 칼슘 흡수율은 75%, 임신 기간에는 60%까지 증가한다.
- **장내의 산도**: 칼슘은 산성일 때 용해도가 증가하므로 산성이 많은 소장의 상부에서 대부분 흡수된다.
- **유당(lactose)**: 유산균의 작용으로 젖산(lactic acid)을 생성하여 장내 산도는 낮추어 칼슘 흡수를 돕는다.
- **비타민 D와 비타민 C**: 활성형 비타민 D인 칼시트리올은 소장에서 칼슘결합단백질(calbindin)을 합성하여 칼슘의 흡수를 증가시키며, 비타민 C는 칼슘의 이온화를 촉진하여 칼슘 흡수를 증가시킨다.
- **부갑상선 호르몬 분비**: 부갑상선 호르몬(parathyriod hormone, PTH)은 비타민 D를 활성화하여 소장에서의 칼슘 흡수를 증가시킨다.
- **식이 중 칼슘과 인의 비율(1:1)**: 식사 내 칼슘과 인의 비율이 1:1일 때 흡수가 최대가 되며, 인의 비율이 1:2 이상으로 많아지면 불용성인 인산칼슘을 형성하여 칼슘이 흡수되지 않고 대변으로 배설된다. 우유와 유제품에는 칼슘과 인의 비율이 흡수에 좋은 비율로 함유되어 있다.

② 칼슘 흡수 방해 요인

- **수산(옥살산, oxalate acid)**: 소화관에서 칼슘과 결합하여 불용성인 수산칼슘염(calcium oxalate)을 형성하여 칼슘의 흡수를 방해한다. 수산은 시금치, 무청, 근대와 같은 녹색 채소와 과일에 다량 함유되어 있다.
- **피틴산(phytic acid)**: 소화관에서 칼슘과 결합하여 불용성인 피틴산칼슘염(calcium phytate)을 형성하여 칼슘의 흡수를 방해한다. 피틴산은 밀기울, 밀, 콩류 등의 곡류의 외피에 다량 함유되어 있다.
- **다량의 지질 함유 식품**: 많은 양의 지질을 섭취하면 장내 유리 지방산이 많아지고, 유리 지방산이 칼슘과 결합하여 불용성 화합물을 형성하여 대변으로 배설되므로 칼슘의 흡수를 방해한다.
- **다량의 식이섬유**: 다량의 식이섬유는 칼슘과 결합하여 불용성 화합물을 형성하여 대변으로 배설되므로 칼슘의 흡수를 방해한다.
- **폐경(에스트로겐 감소)**: 에스트로겐은 비타민 D를 활성화하고 칼슘의 재흡수를 도우며, 뼈 조직 손실을 억제한다. 폐경기에는 에스트로겐이 감소하여 폐경 초기에 약 3~5%의 골 손실이 일어난다.

표 6-3 칼슘 흡수에 영향을 미치는 요인

칼슘 흡수 증가 요인	칼슘 흡수 방해 요인
생리적 요구증가	수산
장내 산성 환경	피틴산
유당	다량의 지질 및 식이섬유
비타민 D, 비타민 C	폐경(에스트로겐 감소)
부갑상선 호르몬 분비	탄닌, 카페인, 음주, 흡연
식이 중 칼슘과 인의 비율(1:1)	운동부족, 심리적 요인

표 6-4 칼슘의 항상성 유지

혈중 칼슘 농도 감소	혈중 칼슘 농도 증가
부갑상선 호르몬 분비(부갑상선)	칼시토닌 분비(갑상선)
→ 칼시트리올 합성 촉진	→ 부갑상선 호르몬 억제
• 소장 칼슘 흡수 증가(칼시트리올) • 신장 칼슘 재흡수 증가(PTH+칼시트리올) • 뼈의 칼슘 용출(PTH+칼시트리올)	• 뼈에 칼슘 침착
⇒ 혈중 칼슘 농도 증가	⇒ 혈중 칼슘 농도 감소
혈중 칼슘 농도 정상유지	

- **기타:** 탄닌, 카페인, 운동 부족, 심리적 불안, 음주, 흡연 등은 칼슘의 흡수를 억제한다. 탄닌(tannin)은 식품에 함유된 폴리페놀의 일종으로 떫은맛이 나며 녹차, 감, 레드와인 등에 함유되어 있다. 알코올은 장내 칼슘 흡수를 방해하고, 담배 속의 카드뮴은 에스트로겐 재생산을 억제한다.

③ 칼슘의 항상성

혈액 중 칼슘 농도는 9~11 mg/dL의 일정한 농도를 유지하도록 조절되는데 이를 칼슘의 항상성이라고 한다. 칼슘의 항상성은 부갑상선 호르몬(PTH), 비타민 D, 칼시토닌(calcitonin)에 의해 조절된다. 혈중 칼슘 농도가 정상보다 감소하면 부갑상선에서 부갑상선 호르몬이 분비된다. 부갑상선 호르몬은 비타민 D 활성화를 촉진하여 활성형 비타민 D인 칼시트리올(calcitriol)이 형성되며, 칼시트리올은 소장에서 칼슘결합단백질을 합성하여 칼슘의 흡수를 촉진한다. 부갑상선 호르몬은 칼시트리올과 함께 신장에서 칼슘의 재흡수를 촉진하고, 뼈의 칼슘을 용출시켜 혈중 칼슘 농도를 증가시켜 정상 수준을 유지한다. 이와 반대로 혈중 칼슘 농도가 증가하면, 갑상선에서 칼시토닌이 분비된다. 칼시토닌은 부갑상선 호르몬의 분비를 억제하고, 혈중 칼슘이 뼈에 침착되도록 도와 혈중 칼슘 농도를 낮추어 정상이 되게 한다.

(2) 기능

① 골격과 치아 구성성분

체내 칼슘의 99%는 골격과 치아 형성에 사용되며, 골격을 생성하고 유지하는 것은 칼슘의 주요 기능이다. 골격은 새로운 뼈를 형성하는 조골세포(osteoblast)와 뼈를 분해하는 파골세포(osteoclast)에 의해 뼈의 형태를 그대로 유지되면서 뼈의 형성과 분해가 계속해서 일어난다. 성장기에는 뼈의 형성이 용출보다 활발히 일어나며, 성인기에는 뼈의 생성량과 용출량이 평형상태를 이루다가 노년기와 폐경기에는 뼈의 용출이 더 활발히 일어나 골질량이 감소된다. 뼈의 말단 부분에 있는 해면골은 콜라겐과 점성 다당류가 그물망 구조로 이루어져 있고, 칼슘과 인 등으로 형성된 수산화인회석(hydroxyapatite, $Ca_{10}(PO_4)_6(OH)_2$)이 안쪽에 침착된 구조로 되어있다. 해면골은 칼슘의 체내 저장소로서 모세혈관을 통해 칼슘을 쉽게 공급받을 수 있으며, 혈중 칼슘이 부족하면 저장된 칼슘을 용출시켜 혈중 칼슘 농도가 일정하게 유지된다. 치아 조직은 칼슘으로 형성된 수산화인회석의 형태로 되어있으며, 치아의 제일 바깥쪽의 에나멜(enamel, 법랑질)층은 97%의 무기질로 이루어져 체내에서 가장 단단한 조직이다. 치아는 다른 뼈 조직과 달리 무기질의 교체가 일어나지 않으므로 손상되지 않도록 주의해야 한다.

② 신경 자극의 전달

칼슘은 아세틸콜린과 같은 신경전달물질의 방출을 촉진시켜 신경자극의 전달을 돕는다. 신경세포에 자극이 도달하면 세포외액에 있는 칼슘이온이 신경세포 내로 유입되며, 신경세포 내의 칼슘이온 농도가 높아지면서 신경전달물질이 방출되어 신경자극이 전달된다.

③ 근육의 수축과 이완

근육이 수축하기 위해서는 근육 단백질인 액틴(actin)과 미오신(myosin)이 화학적 결합반응(액토미오신, actomyosin)이 일어나야 하며, 칼슘은 결합반응이 일어나도록 돕는다. 신경자극이 전달되어 근육이 흥분되면 세포 내 저장소에 있는 칼슘이 방출되어 액틴과 미오신이 결합하여 근육 수축이 일어나고, 방출된 칼슘이 세포 안으로 되돌아가면 결합했던 액틴과 미오신이 분리되면서 근육이 이완된다.

④ 혈액 응고 작용

칼슘은 트롬보플라스틴(thromboplastin)과 트롬빈(thrombin)의 합성과정에 관여하여 혈액 응고 작용을 돕는다. 불활성형인 프로트롬빈이 트롬빈으로 활성화되기 위해서는 트롬보플라스틴과 칼슘이 필요하며, 활성화된 트롬빈은 수용성 단백질인 피브리노겐(fibrinogen)을 불용성의 피브린(fibrin)으로 전환시켜 혈액을 응고시킨다[그림 6-1].

⑤ 세포막의 투과성 조절

세포막에는 작은 구멍이 많이 있어 수분과 영양소가 이동하게 되는데, 이러한 세포막의 투과성은 세포간질액에 존재하는 칼슘이온의 농도에 영향을 받는다. 세포간질액에 칼슘이온이 많으면 세포막 투과성이 감소하고,

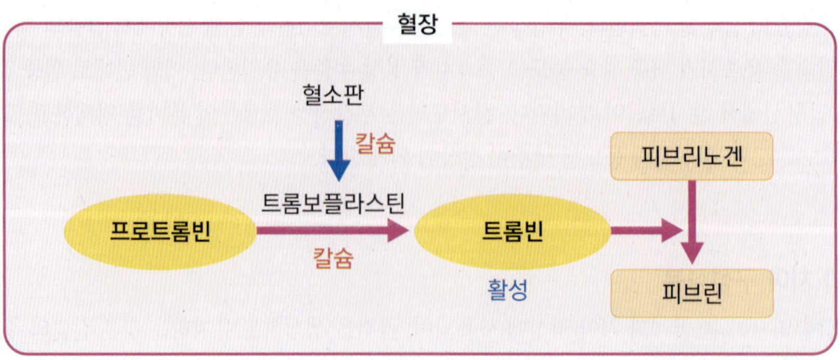

그림 6-1 칼슘의 혈액 응고 작용

반대로 칼슘이온이 적으면 세포막 투과성이 증가한다.

이외에도 칼슘은 체내 조절 단백질과 결합하여 호르몬 분비과정과 세포분열 및 분화 과정 등 다양한 대사과정을 도우며, 대장암과 고혈압의 위험을 낮추고 혈청 LDL 콜레스테롤을 낮추는 것으로 알려졌다.

(3) 결핍증과 과잉증

① 결핍증

칼슘이 결핍되면 성장기 어린이에서 구루병(rickets), 성인에서 골연화증(osteomalacia)과 골다공증(osteoporosis)이 나타날 수 있다. 구루병은 성장기 어린이가 뼈의 석회화가 충분히 이루어지지 못해서 뼈가 약해지고 쉽게 구부러지는 질병이며, 골연화증은 성인에게서 발생하는 구루병이다. 골다공증은 체내 칼슘 평형이 깨지면서 골격의 손실로 골질량과 골밀도가 감소되는 상태이며, 노화와 폐경기 이후 에스트로겐이 감소되어 많이 발생한다. 또한 혈중 칼슘 농도 저하로 말초신경에서의 흥분성이 높아져 가벼운 자극에도 비자발적인 근육의 수축 및 경련이 일어나는 테타니(tetany)가 발생할 수 있다.

② 과잉증

칼슘을 과다섭취하면 철분, 아연 등 다른 무기질의 흡수를 방해하며, 변비, 신장 결석, 신장기능 손상 등이 나타난다. 건강한 성인은 보충제의 형태로 섭취해도 섭취량이 증가하면 칼슘 흡수율이 감소하여 큰 문제가 나타나지 않으나, 신장기능에 이상이 있어 칼슘이 과도하게 흡수되거나 고칼슘뇨증이 나타나는 경우, 고부갑상선 호르몬혈증 환자에서는 주의할 필요가 있다.

(4) 섭취기준

칼슘은 흡수율에 영향을 미치는 인자가 다양하므로 체내 칼슘의 필요량을 정확히 정하기 어려움이 있다. 한국인 영양소 섭취기준(KDRIs, 2020)에서는 칼슘의 평균필요량과 권장섭취량 및 상한섭취량을 제시하였으며, 영아의 경우 충분섭취량을 제시하였다. 19~49세 이상 성인 남자의 하루 권장섭취량은 800 mg이며, 19~49세 이상 성인 여자는 700 mg/일, 칼슘 흡수율이 감소하는 50세 이상 성인 여자는 800 mg/일이다. 칼슘의 과잉증을 예방하기 위한 상한섭취량은 19~49세 이상 성인 남녀 모두 2,500 mg/일이다.

(5) 급원식품

칼슘은 우유와 유제품, 뼈째 먹는 생선, 녹색 채소와 해조류, 칼슘 강화식품(시리얼, 주스 등)에 많이 함유되어 있다. 우유는 칼슘의 흡수를 돕는 유당을 함유하고 있으며, 칼슘과 인의 비율이 1.1:1로 흡수율과 생체이용률이 좋은 식품이다. 녹색 채소에는 칼슘이 많이 있으나 흡수를 방해하는 수산이 함유되어 있고 흡수가 어려운 형태로 존재하여 체내에서 이용되는 양이 적다. 육류는 칼슘 함량이 낮고 인의 비율이 높아 칼슘의 좋은 급원식품이 아니다[표 6-5].

2) 인

인(phosphorus, P)은 체중의 약 1%를 차지하며, 칼슘 다음으로 체내에 가장 많은 무기질이다. 체내에 존재하는 인의 85%는 칼슘과 결합하여 골격과 치아에 존재하고, 나머지 15%는 세포 내와 세포외액에 존재한다. 세포막의 구성성분으로 신체 모든 조직에 존재한다. 건강한 성인의 혈중 인의 정상 범위는 2.5~4.5 mg/dL이다.

(1) 흡수 및 대사

식품 속의 인은 유기화합물인 인산염의 형태로 존재하며 유기인은 소화 과정에서 가수분해되어 무기인으로 유리

표 6-5 한국인의 칼슘 주요 급원식품(100 g당 함량)[1)]

급원식품 순위	급원식품	함량 (mg/100 g)	급원식품 순위	급원식품	함량 (mg/100 g)
1	멸치	2,486	16	채소음료	95
2	우유	113	17	무	23
3	배추김치	50	18	깨	854
4	요구르트	141	19	과일음료	20
5	달걀	52	20	빵	26
6	두부	64	21	명태	109
7	미꾸라지	1,200	22	콩나물	53
8	치즈	626	23	대두	158
9	과자	137	24	굴	428
10	열무김치	134	25	어패류젓	592
11	건미역	1,109	26	아이스크림	80
12	상추	122	27	양배추	45
13	들깻잎	296	28	양파	15
14	백미	5	29	가당음료	32
15	라면(건면, 스프포함)	48	30	홍어	305

[1)] 2017년 국민건강영양조사의 식품별 섭취량과 식품별 칼슘 함량(국가표준식품성분표 DB 9.1 [87]) 자료를 활용하여 칼슘 주요 급원식품 상위 30위 산출

자료출처: 보건복지부 · 한국영양학회, 2020 한국인 영양소 섭취기준, 2020.

되어 소장에서 흡수된다. 인은 흡수율이 약 70% 정도로 높으며, 칼슘과 달리 체내 필요량에 따라 흡수율이 영향을 받지 않는다. 체내 인의 양은 주로 신장에서의 배설과 재흡수를 통해 조절되는데 혈중 인의 농도가 재흡수를 조절하는 주요 요소가 된다. 부갑상선 호르몬(PTH)은 신장에서 인의 배설을 증가시키며, 활성형 비타민 D (칼시트리올)는 인의 재흡수를 촉진한다. 혈중 인의 농도가 감소하면 뼈와 체조직에 존재하는 인이 혈액으로 방출되어 혈중 농도를 유지한다.

(2) 기능

① 골격과 치아의 구성

체내 존재하는 인의 85%는 칼슘과 함께 수산화인회석(hydroxyapatite, $Ca_{10}(PO_4)_6(OH)_2$)을 형성하여 골격을 형성한다.

② 에너지 대사 관여

인은 탄수화물, 지질, 단백질과 같은 열량 영양소가 에너지를 방출하는 과정에 관여하며, 방출된 에너지를 저장하고 사용할 수 있도록 돕는다. 포도당은 인과 결합하여 완전연소하게 되며, 지질과 단백질의 연소 과정에 인산염이 관여한다. ATP (adenosine triphosphate)는 인산이 3개 결합되어 있는 물질로, 에너지가 필요할

때 인산이 떨어져 나와 에너지를 방출한다.

③ 산과 알칼리 평형 유지

인은 체액의 산과 알칼리 평형을 조절하는 완충작용을 한다. 인은 혈액과 세포 내에서 인산과 인산염의 형태로 존재하며, 체액이 산성화되면 수소 이온과 결합하고 알칼리화되면 수소 이온을 방출함으로써 체액의 산도를 일정하게 유지한다.

④ 핵산과 세포막 및 지단백질의 구성성분

인은 DNA와 RNA의 구성성분으로 세포 성장에 필수적이다. 인지질은 1개의 인산기와 지방산 2개 및 콜린 등의 유기물이 결합된 물질로서, 인은 인지질의 성분으로 세포막을 구성한다. 또한 인은 단백질과 결합하여 지단백질을 형성한다.

⑤ 비타민 및 효소의 활성화

인은 티아민, 니아신, 티아신, 비타민 B_6와 등 여러 비타민이 활성화되기 위해서는 인산화(PO_4^{3-}, phosphorylation) 과정이 필요하며, 인은 비타민이 조효소 형태로 활성화되는 과정에 관여한다.

(3) 결핍증과 과잉증

① 결핍증

인은 여러 식품에 널리 함유되어 있어 결핍증이 거의 나타나지 않으나, 장기간 기아 상태, 미숙아, 채식주의자, 알코올 중독자, 제산제를 장기 복용하거나 위산분비가 저하된 노인에서는 결핍증이 나타날 수 있다. 인이 결핍되면 ATP를 사용하는 체내 대사에 문제가 생겨 식욕부진, 쇠약, 근육 및 뼈의 통증, 호흡부전, 신경계 및 신장기능에 문제가 생길 수 있다.

② 과잉증

인의 섭취량이 칼슘에 비해 너무 높으면 칼슘 흡수를 방해하여 저칼슘혈증이 나타나고, 저칼슘혈증으로 인해 부갑상선 호르몬(PTH)이 증가하여 뼈에서 칼슘 용출이 증가하여 골질량이 감소될 수 있다. 또한 인의 과다섭취는 마그네슘과 납과 같은 다른 무기질의 흡수를 억제할 수 있으며, 최근에는 가공식품과 탄산음료를 통한 인의 과잉섭취가 우려되고 있다.

(4) 섭취기준

인은 한국인 영양소 섭취기준(KDRIs, 2020)에서 평균필요량과 권장섭취량 및 상한섭취량을 제시하였으며, 영아의 경우 충분섭취량을 제시하였다. 19세 이상 성인 남녀의 하루 권장섭취량은 700 mg이다. 인의 과잉증을 예방하기 위한 상한섭취량은 19세 이상 성인 남녀 모두 3,500 mg/일(75세 이상 3,000 mg/일)이다.

(5) 급원식품

인은 자연계에 널리 함유되어 있어 결핍증이 드물다. 인은 육류, 생선류, 달걀, 우유, 견과류, 채소, 곡류, 두부 등에 많이 함유되어 있으며, 육류와 같은 동물성 식품이 좋은 급원이 된다. 가공식품의 제조과정 중에 인이 첨가되어 가공식품과 탄산음료에도 인이 많이 함유되어 있다. 현미나 전곡과 같은 곡류에는 인을 많이 함유하고 있으나 피틴산 형태로 존재하여 흡수율이 낮으며, 발효된 곡류 제품은 효모에 의해 피틴산이 분해되어 인의 흡수율이 높아진다 [표 6-6].

표 6-6 한국인의 인 주요 급원식품(100 g당 함량)[1)]

급원식품 순위	급원식품	함량(mg/100 g)	급원식품 순위	급원식품	함량(mg/100 g)
1	백미	95	16	새우	390
2	돼지고기(살코기)	183	17	오징어	270
3	닭고기	251	18	고등어	290
4	멸치	1,867	19	감자	62
5	우유	84	20	보리	161
6	달걀	191	21	돼지 부산물(간)	241
7	배추김치	50	22	무	37
8	두부	158	23	간장	127
9	소고기(살코기)	131	24	명태	202
10	현미	275	25	맥주	14
11	햄/소시지/베이컨	266	26	된장	218
12	요구르트(호상)	105	27	소 부산물(간)	497
13	치즈	857	28	찹쌀	151
14	대두	570	29	고구마	55
15	빵	78	30	국수	49

1) 2017년 국민건강영양조사의 식품별 섭취량과 식품별 인 함량(국가표준식품성분표 DB 9.1 [81]) 자료를 활용하여 인 주요 급원식품 상위 30위 산출

자료출처: 보건복지부 · 한국영양학회, 2020 한국인 영양소 섭취기준, 2020.

3) 칼륨

칼륨(potassium, K)은 칼슘과 인 다음으로 체내에 많이 존재하는 무기질로 체중의 약 0.35%를 차지하며, 나트륨의 두 배 정도 존재한다. 칼륨은 세포내액의 주된 양이온(K^+)으로 체내에 존재하는 칼륨의 95%가 세포 내에 있다. 혈중 칼륨 농도는 일정하게 유지되며, 건강한 성인의 혈중 칼륨 정상 범위는 3.5~5.0 mmol/L이다.

(1) 흡수 및 대사

섭취한 칼륨의 90%는 소장에서 쉽게 흡수되며, 나트륨-칼륨 펌프 작용으로 나트륨이 세포외액으로 이동될 때, 칼륨은 세포 내로 유입되어 주로 세포내액에 존재하게 된다. 칼륨의 배설은 주로 소변을 통해 이루어지며, 부신피질의 알도스테론은 신장에서 칼륨 배설을 증가시켜 체내 칼륨양을 조절한다.

(2) 기능

① 삼투압 유지 및 수분 균형

칼륨은 세포내액의 주된 양이온(K^+)으로 세포외액에 주된 양이온인 나트륨(Na^+)과 함께 체액의 삼투압과 수분 평형 유지에 관여한다. 혈장과 세포의 삼투압 유지에는 나트륨과 칼륨이온의 비율이 중요하며, 세포외액은 나트륨이온과 칼륨이온의 비율이 28:1일 때, 세포내액은 나트륨이온과 칼륨이온의 비율이 1:10일 때 정상으

로 유지된다.

② 산과 알칼리 평형 유지

칼륨은 세포내액에 가장 많이 존재하는 양이온으로 나트륨, 수소 이온과 함께 산과 알칼리 평형을 조절하고 유지한다.

③ 신경자극전달

칼륨은 나트륨, 칼슘과 함께 신경과 신경자극을 전달하며 근육의 이완을 조절한다. 칼륨은 정상 범위가 좁아 세포외액의 칼륨 농도가 약간만 변화해도 신경전달과 근육 수축에 영향을 미치며, 특히 심장근육은 칼륨 농도에 영향을 많이 받아 부정맥과 심장마비를 일으킬 수 있다.

④ 글리코겐과 단백질 합성 관여

칼륨은 포도당이 글리코겐으로 저장될 때 필요하며, 글리코겐 1 g당 칼륨 0.36 mmol이 함께 저장된다. 질소가 근육 단백질이나 세포 단백질에 저장될 때도 칼륨이 사용되며, 조직이 파괴되면 질소와 칼륨이 함께 소실된다.

⑤ 혈압 조절

칼륨은 나트륨의 혈압상승작용을 상쇄시켜 혈압을 조절한다. 충분한 칼륨의 섭취는 혈압을 낮추며, 뇌졸중과 심근경색을 예방하는 효과가 있다.

(3) 결핍증과 과잉증

① 결핍증

칼륨은 동·식물성 식품에 널리 분포되어 있어 결핍증이 거의 나타나지 않으나, 과도한 구토와 설사, 장기간의 칼륨 제한 식이, 알코올 중독증, 이뇨제 사용, 수술 등으로 칼륨이 부족하면 결핍증이 나타날 수 있다. 저칼륨혈증(hypokalemia)은 혈중 칼륨 농도가 정상 이하로 낮아진 상태를 말하며, 칼륨이 결핍되면 근육의 이완에 문제가 생겨 근육통과 근육 마비, 변비 및 마비성 장폐색, 부정맥 및 심장의 혈액 펌프 능력 감소, 무기력 등이 발생할 수 있다.

② 과잉증

일상 식사를 통한 칼륨의 과잉증은 거의 나타나지 않으나, 신장 질환이 있는 경우 소변으로 칼륨을 배설하지 못해 혈중 칼륨 농도가 상승하는 고칼륨혈증(hyperkalemia)이 나타난다. 칼륨의 과잉증상으로 근육의 무기력함, 반사 저하, 구토 및 설사가 있으며, 심한 고칼륨혈증은 서맥과 심정지를 유발할 수 있으므로 위험하다.

(4) 섭취기준

칼륨은 한국인 영양소 섭취기준(KDRIs, 2020)에서 충분섭취량을 제시하였다. 19세 이상 성인 남녀의 칼륨 충분섭취량은 3,500 mg/일이며, 수유부는 모유를 통해 분비되는 칼륨의 함량을 고려하여 400 mg을 추가하였다. 칼륨 섭취는 나트륨 과잉섭취로 인한 혈압상승을 억제하여, 칼륨과 나트륨을 1:1의 비율로 섭취하는 것이 가장 좋다. 칼륨의 충분섭취량(3,500 mg)은 나트륨의 목표섭취량(2,000 mg)과 실제 한국인의 나트륨 섭취량(4,000 mg 초과), 칼륨과 나트륨의 바람직한 섭취비율을 고려하여 설정되었다.

표 6-7 칼륨의 주요 급원식품(100 g당 함량)[1)]

급원식품 순위	급원식품	함량 (mg/100 g)	급원식품 순위	급원식품	함량 (mg/100 g)
1	배추김치	313	16	바나나	346
2	돼지고기(살코기)	325	17	양파	145
3	백미	89	18	라면(건면, 스프포함)	272
4	닭고기	371	19	토마토	250
5	우유	143	20	간장	422
6	과일음료	330	21	달걀	131
7	무	268	22	오이	196
8	감자	335	23	요구르트(호상)	174
9	소고기(살코기)	248	24	멸치	770
10	고구마	379	25	고추장	422
11	사과	107	26	두부	132
12	고춧가루	2,541	27	열무김치	349
13	대두	1,804	28	복숭아	188
14	시금치	790	29	양배추	241
15	참외	450	30	배추	331

[1)] 2017년 국민건강영양조사의 식품별 섭취량과 식품별 칼륨 함량(국가표준식품성분표 DB 9.1 [38]) 자료를 활용하여 칼륨 주요 급원식품 상위 30위 산출

자료출처: 보건복지부 · 한국영양학회, 2020 한국인 영양소 섭취기준, 2020.

(5) 급원식품

칼륨은 살아있는 세포의 필수 성분이므로 동·식물성 식품에 널리 함유되어 있다. 칼륨의 주요 급원식품으로는 가공하지 않은 곡류, 채소, 과일이며, 특히 고구마, 감자, 토마토, 오이, 바나나, 수박, 오렌지, 우유 등에 많이 포함되어 있다. 육류 중에서는 돼지고기가 좋은 급원이며, 김치류는 칼륨이 많이 함유되어 있으나 나트륨 함량도 상대적으로 높아 바람직한 급원은 아니다[표 6-7].

4) 나트륨

나트륨(sodium, Na)은 체중의 약 0.15%를 차지하며, 세포외액에 가장 많이 존재하는 양이온(Na^+)이다. 체내에 존재하는 나트륨의 50%는 세포외액에 존재하며, 40%는 골격에 나머지 10%는 세포 내에 존재한다. 혈중 나트륨 농도는 일정하게 유지되며, 건강한 성인의 혈중 나트륨 정상 범위는 135~145 mmol/L이다.

(1) 흡수 및 대사

나트륨은 염소와 결합하여 염화나트륨(NaCl)의 형태로 섭취되며 위에서 소량 흡수되고 대부분은 소장에서 흡수된다. 여분의 나트륨은 대부분 소변으로 배설되며 땀이나 대변으로 소량 배출된다. 나트륨은 섭취량이 많으면 소

변으로 배설량이 증가하고, 섭취량이 감소하거나 과도한 땀 배출 등으로 손실량이 증가하면 배설량이 감소하여 나트륨의 항상성이 유지된다. 이러한 기전은 신장에서 레닌-안지오텐신-알도스테론 시스템(renin-angiotensin-aldosterone system)에 의해 조절된다. 나트륨이 부족하거나 혈압이 감소하면 신장에서 레닌을 분비하고, 레닌은 안지오텐신을 활성화시켜 부신피질의 알도스테론 분비를 촉진한다. 알도스테론은 세뇨관에서 나트륨과 수분의 재흡수를 촉진하여 체내 보유 나트륨이 증가하고 혈압이 상승한다. 반대로 나트륨을 과잉섭취하거나 혈압이 상승하면 레닌이 감소되고, 안지오텐신과 알도스테론에 의한 나트륨 재흡수 기전이 억제되어 소변으로 나트륨 배설이 증가하여 항상성이 유지된다.

(2) 기능

① 삼투압 유지 및 수분 균형

세포외액은 나트륨이온과 칼륨이온의 비율이 28:1로 유지되고, 세포내액은 나트륨이온과 칼륨이온의 비율이 1:10으로 유지될 때 혈장과 세포 내의 삼투압이 정상으로 유지된다.

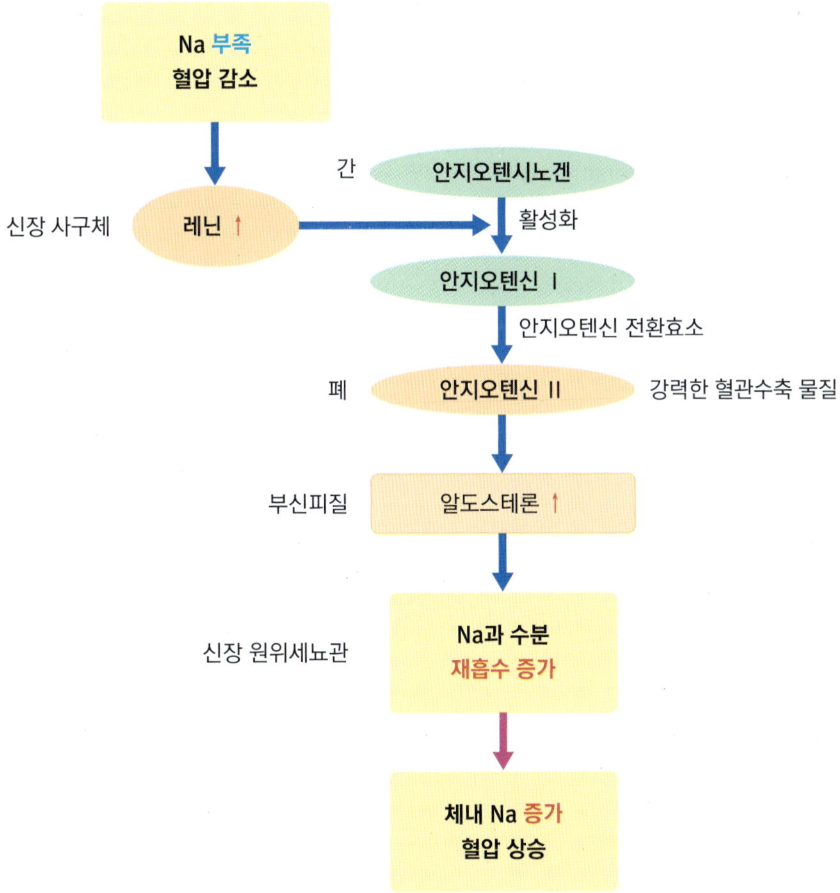

그림 6-2 나트륨 항상성 조절 기전

② 산과 알칼리 평형 유지

나트륨(Na^+)은 세포외액에 가장 많이 존재하는 양이온으로 염소이온(Cl^-)과 중탄산이온(HCO_3^-)과 같은 음이온과 함께 산과 알칼리 평형을 조절하고 유지한다.

③ 포도당과 아미노산의 흡수와 이동

나트륨은 포도당과 아미노산이 능동수송으로 세포막을 통과하여 흡수되는 과정을 돕는다. 포도당과 아미노산은 소장 점막 세포를 통과하기 위해 나트륨과 함께 세포막의 운반체에 결합하며, 나트륨의 농도 차이에 의해 세포 안으로 함께 들어가게 된다.

④ 신경자극전달

근육의 수축과 신경자극전달은 나트륨이온(Na^+)과 칼륨이온(K^+)이 나트륨-칼륨펌프를 통해 세포막을 통과하면서 생기는 전위차에 의해 일어난다.

(3) 결핍증과 과잉증

① 결핍증

나트륨은 섭취량이 많고 신장에서 재흡수가 되므로 결핍증의 거의 나타나지 않으나, 과도한 발한 및 설사로 인해 다량의 나트륨 손실이 생기거나, 이뇨제 사용, 부신피질 기능 부전이 있는 경우 나트륨 결핍증이 나타날 수 있다. 체내 나트륨이 감소하면 세포외액의 나트륨 농도 감소로 인해 세포외액이 세포 내로 이동하고 혈액량이 감소하여 혈압이 감소한다. 나트륨 결핍증상은 무기력, 메스꺼움, 구토, 설사, 근육경련, 어지러움 등이 있으며 저나트륨혈증(hyponatremia)이 지속되면 혼수와 사망을 초래할 수 있다.

② 과잉증

나트륨 농도가 145 mmol/L 이상을 고나트륨혈증(hypernatremia)이라고 하며, 나트륨의 과다섭취는 혈압 상승, 뇌졸중, 관상동맥질환, 심혈관질환을 일으킬 수 있다. 또한 고혈압으로 인해 신장 질환 및 신부전이 나타날 수 있으며, 나트륨이 배출될 때 칼슘이 함께 배출되어 골다공증, 염분이 위 점막을 자극해 나타나는 위염과 위암, 천식, 비만의 발병률을 증가시킬 수 있다.

(4) 섭취기준

한국인 영양소 섭취기준(KDRIs, 2020)에서는 나트륨의 충분섭취량과 만성질환위험감소섭취량을 제시하였다 [표 6-8]. 건강한 성인의 나트륨 충분섭취량은 하루 1,500 mg이며, 만성질환위험감소섭취량은 2,300 mg이다. 나트륨의 목표섭취량은 과잉섭취의 유해성에 대한 근거가 충분하지 않더라도 과잉섭취로 인한 위험이 우려되어 설정한 값으로 권장섭취량과는 다른 개념이다.

소금은 일반적으로 나트륨(Na)과 염소(Cl)가 약 4:6의 비율로 이루어져 있어 나트륨 400 mg은 소금 1 g과 같으며, 목표섭취량인 나트륨 2,000 mg은 소금 약 5 g에 해당한다.

표 6-8 식품 속의 나트륨 함량

음식(1그릇)	나트륨 함량	음식(1그릇)	나트륨 함량
갈비탕	1,700 mg	라면	1,800 mg
김치찌개	2,000 mg	우동	2,400 mg
육개장	2,900 mg	칼국수	2,900 mg
김밥(1줄)	650 mg	배추김치(5조각)	500 mg

자료출처: 식품의약품안전처, 식품안전나라 www.foodsafetykorea.go.kr

【나트륨과 소금 환산】

$$소금량(g) = 나트륨(g) \times \frac{10}{4} = 나트륨(g) \times 2.5$$

$$나트륨(mg) = 소금량(mg) \times \frac{4}{10} = 소금량(mg) \times 0.4$$

한국인의 나트륨 하루 섭취량은 4,000 mg을 훨씬 초과하고 있으며, 이는 WHO 권고량의 2배 이상이다. 대부분 양념류, 국과 찌개류, 면류, 김치류 등을 통해 나트륨을 섭취하고 있으며, 최근 가공식품 섭취가 증가하고 나트륨 섭취량이 함께 증가하고 있어 주의가 요구된다. 나트륨 섭취를 줄이기 위해서는 다음과 같은 지침을 따르도록 한다.

- 영양정보에서 나트륨이 적은 식품을 선택한다.
- 소금 대신 천연 향신료(마늘, 레몬즙 등)를 사용한다.
- 국, 탕, 찌개의 국물을 적게 먹는다.
- 신선한 채소와 우유를 충분히 먹는다.
- 외식 시 싱겁게 해달라고 하거나 소스를 따로 달라고 요청한다.

(5) 급원식품

나트륨의 주요 급원식품은 소금이며, 육류에는 과일과 채소보다 나트륨 함량이 상대적으로 높다. 자연식품을 통하여 섭취하는 나트륨은 전체 섭취량의 10% 정도이며, 약 15%는 짠맛을 내기 위해 조리 과정에 첨가하는 나트륨이며, 75% 정도는 식품의 가공과정 중에 첨가되는 나트륨으로 실제 나트륨 섭취량의 많은 부분을 차지하고 있다. 베이킹파우더, 햄과 소시지 등의 발색제로 사용되는 아질산나트륨, 글루탐산나트륨(MSG)과 같은 화학조미료, 보존제로 사용되는 벤조산나트륨 등에는 많은 양의 나트륨이 포함되어 있어, 이들을 사용된 가공식품의 섭취 시 주의가 필요하다[표 6-9].

표 6-9 한국인의 나트륨의 주요 급원식품(100 g당 함량)[1)]

급원식품 순위	급원식품	함량 (mg/100 g)	급원식품 순위	급원식품	함량 (mg/100 g)
1	소금	33,417	16	과자	577
2	간장	5,476	17	깍두기	501
3	배추김치	548	18	불고기양념	1,964
4	라면(건면, 스프포함)	1,338	19	열무김치	510
5	된장	4,339	20	어묵	699
6	고추장	2,486	21	달걀	131
7	빵	516	22	총각김치	692
8	어패류젓	11,826	23	메밀 국수	455
9	멸치	2,377	24	샌드위치/햄버거/피자	378
10	국수	395	25	우유	36
11	건미역	7,535	26	돼지고기(살코기)	49
12	햄/소시지/베이컨	759	27	청국장	3,083
13	쌈장	2,619	28	짜장	3,227
14	분말조미료	15,836	29	치즈	928
15	떡	261	30	동치미	533

1) 2017년 국민건강영양조사의 식품별 섭취량과 식품별 나트륨 함량(국가표준식품성분표 DB 9.1 [55]) 자료를 활용하여 나트륨 주요 급원식품 상위 30위 산출

자료출처: 보건복지부 · 한국영양학회, 2020 한국인 영양소 섭취기준, 2020.

쉬어가기

소금

소금은 짠맛이 나는 백색의 결정체를 이르는 우리말 고유어이다. '소금'의 옛말은 '소곰'이며, 15세기 문헌에서 '소곰'의 형태로 나타나다가 20세기 이후 '소금'으로 정착하여 현재에 이르렀다. 지역 방언으로는 소굼, 소곰, 솜, 쏘곰, 쏘금, 쏘굼, 쐬금 등이 있으며, 함경도에서는 싹사기, 탑수이 등이 있다. 소금의 어원은 소(牛)나 금(金)처럼 귀한 물건 또는 작은 금(小金)이라는 말에서 유래되었다는 설이 있다.

【소금(salt)과 관련된 단어】

- **salary:** 소금으로 지급되던 급여
- **soldier:** 소금으로 급여를 받던 병사
- **salade:** 채소에 소금을 뿌린 음식의 어원
- **Salus:** 그리스신화의 건강의 여신, 소금이 건강에 꼭 필요한 것이라는 점에서 'salt'에서 유래되었으며, 이후 salute로 연원되어 이탈리아인들이 건배를 할 때 살루떼! (건강을 위하여!)라고 외친다고 한다.
- **마을 이름:** 마을 이름에 포함된 'Zal, Hal, Sal, 염'은 소금을 의미한다. 잘츠부르크(Salzburg), 할슈타트(Hallstatt), 솔트레이크시트(Salt Lake City), 염창동, 염리동

자료출처: 국립국어원, 태평염전 소금박물관

5) 염소

염소(chloride, Cl)는 체중의 약 0.15%를 차지하며, 체내에 존재하는 염소의 70%는 혈장과 세포외액에 염소이온(Cl^-)의 형태로 존재한다. 세포외액의 상당량은 척수액과 소화액에서 위산(HCl)의 구성성분으로 존재한다.

(1) 흡수 및 대사

염소는 나트륨과 함께 염화나트륨의 형태로 섭취되며 대부분 소장에서 흡수되고, 주로 신장을 통해 소변으로 배설된다. 염소는 알도스테론 작용으로 신장에서 나트륨이 재흡수될 때 함께 재흡수된다.

(2) 기능

염소는 세포외액에 존재하는 주요 음이온(Cl^-)으로 나트륨(Na^+)과 함께 삼투압 유지와 수분균형 및 산과 알칼리 평형 유지에 관여한다. 염소는 수소이온과 결합하여 위산(HCl)을 형성하여 소화에 필요한 산성 환경을 제공하며 펩시노겐을 활성형 단백질분해효소인 펩신(pepsin)으로 전환시킨다.

(3) 결핍증과 과잉증

① 결핍증

염소는 주로 소금의 형태로 섭취하며, 한국인의 소금 섭취량이 많아 결핍증이 흔하게 나타나지 않는다. 장기간의 구토로 인해 위액이 손실되거나 극도로 소금섭취를 제한하는 경우, 이뇨제의 사용으로 염소 배출이 증가된 경우 결핍증이 나타날 수 있으며, 결핍증상으로는 경련, 식욕부진, 성장지연, 무기력, 쇠약 등이 있다.

② 과잉증

염소를 과잉섭취할 경우 염소이온은 나트륨이온의 작용을 상승시켜 고혈압을 유발할 수 있다.

(4) 섭취기준

염소는 한국인 영양소 섭취기준(KDRIs, 2020)에서 충분섭취량을 제시하였으며, 19세 이상 성인 남녀의 하루 충분섭취량은 2,300 mg/일이다. 염소의 충분섭취량은 나트륨의 충분섭취량(1,500mg/일)을 고려하여 동일한 몰당량으로 설정되었다. 즉, 소금(NaCl) 3.8 g에는 나트륨의 충분섭취량에 해당하는 나트륨 1,500 mg과 염소 2,300 mg이 함유되어 있다.

【염소의 충분섭취량 구하기】

소금(NaCl)에 나트륨과 염소가 4:6의 비율로 함유되어 있으므로,

① 나트륨 충분섭취량 1,500 mg에 해당하는 소금(NaCl)량 구하기

$$\text{나트륨 } 1{,}500\text{ mg} \times \frac{10}{4} = \text{나트륨 } 1.5\text{ g} \times 2.5 = 3.75\text{ g} \fallingdotseq 3.8\text{ g}$$

② 소금(NaCl) 3.8 g에 함유된 염소량 구하기

$$\text{소금 } 3.8\text{ g} \times \frac{6}{10} = \text{소금 } 3{,}800\text{ mg} \times 0.6 = 2{,}280\text{ mg} \fallingdotseq 2{,}300\text{ mg}$$

또는 나트륨의 충분섭취량에서 나트륨과 염소의 함유비율을 적용해 염소의 충분섭취량을 바로 구할 수 있다.

$$\text{나트륨 } 1{,}500\text{ mg} \times \frac{6}{4} = \text{나트륨 } 1{,}500\text{ mg} \times 1.5 = 2{,}250\text{ mg} \fallingdotseq 2{,}300\text{ mg}$$

---

(5) 급원식품

염소는 소금(NaCl)의 형태로 주로 섭취하므로, 나트륨을 적절히 섭취하면 염소도 충분히 공급된다. 염소는 육류, 해조류, 채소류에도 함유되어 있으며, 육류, 달걀, 치즈에는 과일과 채소보다 상대적으로 많은 양이 포함되어 있다.

6) 마그네슘

마그네슘(magnesium, Mg)은 칼슘, 인, 칼륨, 나트륨, 염소 다음으로 여섯 번째로 많이 함유되어 있다. 체내에 존재하는 마그네슘의 약 60%는 칼슘 및 인과 함께 골격과 치아의 구성요소로 존재하며, 나머지는 근육과 간의 연조직(약 39%)과 세포외액(약 1%)에 존재한다.

(1) 흡수 및 대사

마그네슘은 대부분 소장에서 흡수되며, 마그네슘의 흡수율은 섭취량에 반비례한다. 일상적인 식사에서의 마그네슘 흡수율은 40~60%이나 마그네슘 섭취가 부족하면 흡수율이 약 75%까지 증가하고 마그네슘 섭취량이 증가하면 흡수율은 25%까지 감소한다. 비타민 D는 마그네슘의 흡수를 촉진하며, 피틴산, 셀룰로오스 같은 식이섬유와 칼슘과 인의 과다섭취는 마그네슘의 흡수를 방해한다. 혈중 마그네슘은 1.8~2.3 mg/dL의 일정한 농도로 유지되며, 신장의 재흡수와 배설되는 양에 따라 조절된다. 마그네슘의 배설은 주로 담즙을 통해 일어나며 소변과 땀으로 소량 배설된다.

(2) 기능

① 골격과 치아의 구성성분

체내 마그네슘의 60%는 골격과 치아에 존재하며, 칼슘 및 인과 함께 복합체를 형성하여 골격과 치아를 구성한다.

② 신경자극전달 및 근육 이완

마그네슘은 신경전달물질인 아세틸콜린의 분비를 감소시키고 분해를 촉진하여 신경을 안정시킨다. 마그네슘은 근육을 이완시켜 마취제나 항경련제의 성분으로 사용된다.

③ 에너지 대사 관여

마그네슘은 ATP와 1:1 비율로 복합체를 형성하여 ATP를 구조적으로 안정시키며, 안정된 ATP-Mg 복합체는 에너지 대사반응에 관여한다. 또한 마그네슘은 다양한 효소의 보조 인자로서 지방산의 합성과 아미노산의 활성화 및 포도당의 인산화 반응을 도와 에너지 생성에 관여한다.

④ 조효소 역할

마그네슘은 인체 내 300여 종 효소의 조효소 역할을 하며, 다양한 효소의 보조 인자나 활성제로 작용한다. 그 외에도 마그네슘은 세포막을 안정시키며, 핵산의 합성에 관여한다.

(3) 결핍증과 과잉증

① 결핍증

마그네슘의 결핍은 흔하지 않으나, 장기간의 구토와 설사로 인한 체액 손실, 알코올 중독(알코올이 마그네슘의 배설을 촉진함), 이뇨제 사용, 신장 질환, 흰쌀과 가공식품 섭취 시 결핍증상이 나타날 수 있다. 결핍증상은 마그네슘 테타니(magnesium tetany), 불규칙한 심장박동, 근육통, 허약, 혼미 등이 있으며, 마그네슘 결핍

상태가 지속되면 저칼슘혈증을 초래한다. 또한 폐경 후 골다공증의 발생 요인이 될 수 있다.

② **과잉증**

식사를 통한 과잉증은 거의 나타나지 않으며, 보충제의 형태로 섭취하는 경우 설사, 구토, 복부 경련 증상이 나타날 수 있다. 마그네슘 섭취가 증가하면 신장을 통해 소변으로 배설되므로 건강한 사람은 문제가 되지 않지만, 신장 질환으로 마그네슘을 배설하는 신장기능에 이상이 생기면 혈중 마그네슘 농도가 급상승하여 혼수 및 사망을 초래할 수 있다.

(4) 섭취기준

마그네슘은 한국인 영양소 섭취기준(KDRIs, 2020)에서 평균필요량과 권장섭취량 및 상한섭취량을 제시하였으며, 영아의 경우 충분섭취량을 제시하였다. 19~29세 이상 성인 남자의 하루 권장섭취량은 360 mg이며, 30세 이상 성인 남자는 370 mg/일, 19세 이상 성인 여자는 280 mg/일이다. 임신기에는 혈청 마그네슘 농도가 감소하므로 40 mg/을 추가하며, 수유기에는 모유로 분비되는 마그네슘은 수유부의 마그네슘 섭취에 영향을 받지 않으므로 수유기에는 비수유 성인 여자와 동일하다. 마그네슘의 과잉증을 예방하기 위한 식품 이외의 급원을 통한 상한섭취량은 19세 이상 성인 남녀 모두 350 mg/일이다.

(5) 급원식품

마그네슘은 녹색 잎채소, 정제되지 않은 곡류, 두류, 견과류, 종실류 등 식물성 식품에 다량 함유되어 있다. 마그네슘 함량이 높은 전곡과 시금치의 경우 흡수를 저해하는 피틴산이 함유되어 있으며, 유제품, 육류, 난류 및 과일류에도 마그네슘이 소량 함유되어 있으므로 다양한 식품군과 함께 식물성 식품을 충분히 섭취하면 마그네슘 결핍이 나타나지 않는다. 마그네슘은 식품의 조리 및 가공과정에서 손실되며, 곡류 정제 시에는 마그네슘의 80%가 손실되며, 채소 조리에는 50% 정도가 손실된다[표 6-10].

7) 황

황(sulfur, S)은 체중의 0.25% 정도를 차지하며, 세포 단백질의 구성성분으로 신체 모든 세포 안에 존재한다. 대부분의 무기질이 체내에서 이온의 형태로 존재하며 작용하는 것과 다르게 황은 비타민과 아미노산과 비타민의 구성성분으로 존재한다.

(1) 흡수 및 대사

식품 중의 황은 대부분 황을 함유한 아미노산과 같은 유기물 상태로 섭취하며, 소장에서 흡수된다. 황함유 아미노산은 대사되어 세포 내에서 황산이온을 생성하며, 황산이온은 알칼리를 중화시켜 중성의 황산염의 형태로 소변으로 배설된다. 또한 황산 이온은 신장에서 칼슘의 재흡수를 억제하여, 고단백 식사를 하면 소변으로 칼슘 배설이 증가된다. 황의 배설량은 단백질 섭취량과 관련이 있으며, 저단백 식사를 하면 황의 배설량이 감소한다.

(2) 기능

황은 티아민과 비오틴과 같은 비타민, 메티오인과 시스테인 등의 아미노산의 구성성분이며, 인슐린, 헤파린, 코엔자임 A, 글루타치온과 같은 다양한 호르몬과 조효소의 구성성분으로 체내 다양한 반응에 관여한다. 황은 결체조직, 피부, 손톱, 모발에 다량 함유되어 있으며(아미노산), 산화 및 환원반응에 관여(글루타치온), 산과 염기 평형 유지(황산염), 페놀과 중금속과 같은 독성물질과 결합하여 소변으로 배설시키는 해독작용(황산염, 글루타치온) 등의 기능을 한다.

표 6-10 한국인의 마그네슘 주요 급원식품(100 g당 함량)[1)]

급원식품 순위	급원식품	함량 (mg/100 g)	급원식품 순위	급원식품	함량 (mg/100 g)
1	백미	23	16	맥주	6
2	소금	1,150	17	간장	47
3	배추김치	26	18	빵	19
4	두부	80	19	감자	20
5	멸치	304	20	바나나	28
6	닭고기	32	21	고추장	53
7	돼지고기(살코기)	21	22	보리	54
8	현미	100	23	고춧가루	155
9	건미역	901	24	소고기(살코기)	13
10	우유	10	25	된장	74
11	대두	209	26	라면(건면, 스프포함)	20
12	시금치	84	27	달걀	11
13	과일음료	15	28	열무김치	36
14	고구마	27	29	깍두기	30
15	들깻잎	151	30	콩나물	27

[1)] 2017년 국민건강영양조사의 식품별 섭취량과 식품별 마그네슘 함량(국가표준식품성분표 DB 9.1 [75]) 자료를 활용하여 마그네슘 주요 급원식품 상위 30위 산출

자료출처: 보건복지부 · 한국영양학회, 2020 한국인 영양소 섭취기준, 2020.

(3) 결핍증과 과잉증

황의 결핍증과 과잉증은 보고되지 않았으며, 단백질을 충분히 섭취하면 결핍증이 나타나지 않는다. 단백질 섭취가 부족할 경우 황의 섭취가 감소하여 손발톱과 모발의 발육이 늦어지거나 빈혈과 저단백혈증과 같은 증상이 나타날 수 있다.

(4) 섭취기준

황은 섭취기준이 설정되지 않은 영양소이다.

(5) 급원식품

황의 급원식품은 황을 함유한 아미노산이 포함된 단백질 식품이며, 육류, 가금류, 생선류, 콩류, 우유, 달걀 등이 있다.

표 6-11 다량 무기질 요약

무기질	생리적 기능	결핍증	과잉증	급원식품
칼슘 calcium (Ca)	• 골격과 치아 구성 • 신경자극전달 • 근육 수축 • 혈액응고 작용	• 구루병, 골다공증, 골연화증, 근육경련	• 신장결석, 변비	• 유제품, 뼈째 먹는 생선, 녹색채소, 칼슘강화식품
인 phosphorus (P)	• 골격과 치아 구성 • 에너지 대사 관여 • 산·알칼리 평형 • 핵산·세포막 구성 • 비타민·효소 활성	• 골격 건강 약화, 식욕부진, 쇠약	• 칼슘·마그네슘 흡수 억제, 골질량 감소	• 육류, 생선류, 유제품, 달걀, 가공식품
칼륨 potassium (K)	• 삼투압·수분균형 • 산·알칼리 평형 • 신경자극전달 • 혈압조절	• 근육마비, 변비, 부정맥	• 반사저하, 구토, 설사, 서맥	• 곡류, 채소, 과일, 육류, 우유
나트륨 sodium (Na)	• 삼투압·수분균형 • 산·알칼리 평형 • 신경자극전달	• 근육경련, 오심, 구토	• 고혈압, 소변으로 칼슘 배설 증가	• 소금, 가공식품, 양념류, 육류
염소 chloride (Cl)	• 삼투압·수분균형 • 산·알칼리 평형 • 위산 구성성분	• 경련, 식욕부진	• 고혈압(나트륨 작용 상승)	• 소금, 육류, 가공식품
마그네슘 magnesium (Mg)	• 골격과 치아 구성 • 신경전달·근육이완 • 에너지 대사 관여	• 허약, 근육경련, 심장이상	• 설사, 구토, 허약	• 녹색채소, 전곡, 콩류, 견과류
황 sulfur (S)	• 비타민·아미노산 구성 성분 • 산화·환원 반응 • 산·알칼리 균형 • 해독작용	• 보고된 바 없음	• 보고된 바 없음	• 단백질 식품

3 미량 무기질

1) 철

철(iron, Fe)은 효소, 시토크롬, 헤모글로빈, 미오글로빈 등의 구성요소이며, 체내에 존재하는 철의 60%는 혈액(헤모글로빈)에 30%는 간, 비장, 골수 등에 단백질과 결합되어 페리틴(ferritin)과 헤모시데린(hemosiderin)과 같은 저장철의 형태로 존재한다.

(1) 흡수 및 대사

식품 중의 철은 생체이용률이 높은 헴철(heme iron)과 생체이용률이 낮은 비헴철(nonheme iron)의 형태로 존재한다. 헴철은 주로 동물성 식품에 존재하며, 흡수율이 10~30%로 헴철 수용체를 통해 쉽게 흡수된다. 식물성 식품과 유제품에 함유된 비헴철(Fe^{2+}, Fe^{3+})은 흡수율이 2~10%로 낮으며, 비헴철의 흡수율은 체내 다양한 요인에 의해 영향을 받는다. 소장에서 흡수된 철(Fe^{2+})은 페리틴 형태로 저장되거나, Fe^{3+}로 산화되어 혈액으로 운반된다. Fe^{3+}은 혈액에서 철 운반 단백질인 트랜스페린(transferrin)과 결합하여 필요한 조직으로 이동되어 사용되거나 페리틴의 형태로 저장된다. 사용된 철은 90% 이상 다시 재사용되며, 소량이 담즙으로 배설된다.

① 철 흡수 증가 요인

- **인체 요구량 증가:** 성장기 어린이와 청소년, 임신기, 수유기에는 철의 인체 요구량이 증가하며, 인체 요구량이 증가하면 흡수율이 50% 이상 증가한다.
- **비타민 C와 위산:** 비타민 C는 철을 환원시키고($Fe^{3+} \rightarrow Fe^{2+}$), 위산은 철의 용해성을 높여 철의 흡수율이 높아진다.

② 철 흡수 방해 요인

- **철과 결합물질 섭취:** 콩과 곡류에 함유된 피틴산, 시금치에 함유된 수산, 차에 함유된 탄닌 등은 철과 결합하여 불용성 복합체를 만들어 철의 흡수를 방해한다.
- **다량의 무기질 섭취:** 칼슘, 아연, 망간 등의 2가 양이온들을 다량 섭취하면 철과 경쟁적으로 흡수되어 철의 흡수가 억제된다.
- **위액 분비 감소:** 위절제수술, 제산제 사용, 노화로 인해 위산분비가 감소되면 철의 흡수율이 감소한다.

(2) 기능

① 산소운반 및 저장

철은 적혈구의 헤모글로빈과 근육조직의 미오글로빈 구성성분으로, 산소를 운반하고 저장하는 역할을 한다. 헤모글로빈은 폐에서 세포로 산소를 운반하고, 세포에서 폐로 이산화탄소를 운반하는 역할을 한다. 미오글로빈은 근육 활동에 필요한 산소를 근육에 일시적으로 저장한다.

② 다양한 효소의 구성성분

철은 미토콘드리아의 전자전달계에 관여하는 효소인 시토크롬의 구성성분으로 에너지 생성에 관여하며, 여러 대사에 관여하는 효소의 조효소로 작용하여 지질대사와 콜라겐 합성 등에 관여한다. 또한 도파민과 세로토닌과 같은 신경전달물질 합성에 관여하는 효소의 조효소로 작용한다.

③ 기타 기능

철은 면역계 세포 합성을 도와 정상적인 면역기능을 유지하는 데 관여하며, 간에서 약물 해독작용과 골수의 조혈작용을 돕는다.

(3) 결핍증과 과잉증

① 결핍증

철이 부족하면 철결핍성 빈혈, 피로, 식욕부진, 발달장애, 인지능력 손상이 나타나며, 임신부에서 조산, 사산 및 미숙아 출산이 발생할 수 있다. 철 요구량이 증가하는 성장기와 월경으로 인한 손실이 있는 가임기 여성, 출혈성 질환이 있는 경우 결핍증이 발생하기 쉽다. 철 결핍 증상은 초기에는 나타나지 않고 철 결핍이 상당히 진행된 후에 나타나므로 조기 진단이 필요하며, 보충제를 섭취해서 철의 체내 저장량이 정상으로 돌아오는데 약 6개월~1년이 걸린다.

② 과잉증

철 과잉증은 다량의 수혈을 받거나 혈색소증과 같은 유전질환이 있는 경우, 보충제 형태로 철을 과잉 섭취할 때 발생할 수 있으며, 위장 장애, 아연 흡수 감소, 혈액 질환, 간 손상, 심부전 등이 나타난다.

(4) 섭취기준

철은 한국인 영양소 섭취기준(KDRIs, 2020)에서 평균필요량과 권장섭취량 및 상한섭취량을 제시하였다. 19~64세 성인 남자의 권장섭취량은 10 mg/일이며, 19~49세 성인 여자는 14 mg/일이다. 임신기에는 10 mg이 추가되며, 수유기에는 추가분이 없이 가임기 여성과 동일하다. 철의 필요량은 성장기, 월경으로 인한 손실량, 임신 중 태아에 필요한 양, 모유를 통한 분비량 등을 고려하여 설정되었다. 철의 상한섭취량은 성인 남녀 모두 45 mg/일이다.

(5) 급원식품

생체이용률이 높은 헴철은 육류, 가금류, 생선에 많고, 생체이용률이 낮은 비헴철은 곡류, 과일, 채소, 두부와 같은 식물성 식품과 유제품, 달걀에 주로 존재한다[표 6-12].

2) 아연

아연(zinc, Zn)은 인체에 약 1.5~2.5 g이 함유되어 있으며, 인체 모든 기관과 조직 및 체액에 미량 존재한다. 아연은 100종 이상 효소의 구성성분으로 체내 많은 대사과정에 관여하며, 특히 핵산의 합성에 관여하므로 성장기에 중요한 무기질이다.

(1) 흡수 및 대사

아연은 대부분 소장에서 흡수되며, 흡수율은 약 20%로 섭취량과 체내 요구량에 따라 흡수율이 달라진다. 동물성 식품은 아연의 흡수율이 높으며, 아연 섭취가 증가하거나 식이섬유가 많은 식사를 하는 경우 아연의 흡수율이 감소한다. 칼슘, 구리, 철 등의 무기질을 다량 섭취하면 아연의 흡수가 저해된다. 흡수된 아연은 알부민과 결합하여 1/3은 간으로 이동되며, 나머지는 신체의 각 조직으로 이동되어 사용된다. 흡수되지 못하거나 과다 섭취한 아연은 주로 대변으로 배설된다.

(2) 기능

① 여러 효소의 구성성분

아연은 100종 이상 효소의 구성성분으로 체내 많은 대사과정에서 아연이 필요하다. 아연은 DNA와 RNA의 합성, 단백질 대사, 성장 발달, 정자생성 및 생식기관 발달, 항산화 기능, 산·염기 평형 유지 등에 관여한다.

② 면역기능 유지

아연은 면역기능을 증진시키고 상처 회복을 도우며, 아연이 결핍되면 상처치유가 지연된다.

③ 기타 기능

아연은 인슐린과 복합체를 형성하여 인슐린 합성에 관여하며, 세포막의 구조를 안정하게 유지시키고, 미각과 후각 유지를 돕는다.

(3) 결핍증과 과잉증

① 결핍증

아연의 결핍되면 성장지연, 설사, 식욕감퇴, 탈모, 상처치유 지연, 면역기능 감소, 야맹증, 미각과 후각 감소, 신경장애가 나타날 수 있다. 아연의 결핍증은 섬유소와 피틴산 함량이 높은 무발효빵을 주식으로 하는 이란과

표 6-12 한국인의 철 주요 급원식품(100 g당 함량)[1)]

급원식품 순위	급원식품	함량 (mg/100 g)	급원식품 순위	급원식품	함량 (mg/100 g)
1	백미	0.80	16	빵	0.60
2	돼지 부산물(간)	17.92	17	소 부산물(간)	6.54
3	소고기(살코기)	2.12	18	고춧가루	4.89
4	달걀	1.80	19	굴	8.72
5	멸치	12.00	20	파	0.82
6	배추김치	0.51	21	닭고기	0.28
7	두부	1.54	22	과자	1.14
8	돼지고기(살코기)	0.65	23	간장	1.09
9	대두	7.68	24	된장	2.07
10	시금치	2.73	25	과일음료	0.31
11	순대	7.10	26	라면(건면, 스프포함)	0.54
12	만두	3.10	27	고구마	0.52
13	보리	2.40	28	당면	4.69
14	시리얼	11.95	29	샌드위치/햄버거/피자	1.09
15	찹쌀	2.20	30	감자	0.40

[1)] 2017년 국민건강영양조사의 식품별 섭취량과 식품별 철 함량(국가표준식품성분표 DB 9.1 [59]) 자료를 활용하여 철 주요 급원식품 상위 30위 산출

자료출처: 보건복지부 · 한국영양학회, 2020 한국인 영양소 섭취기준, 2020.

이집트에서 나타났으며, 장기간 정맥영양 투여 환자, 유전성 피부질환으로 아연 흡수에 장애가 있거나, 채식주의나 다이어트로 동물성 식품을 섭취하지 않는 경우에도 아연 결핍증이 발생할 수 있다.

② **과잉증**

식사를 통한 아연의 과잉섭취는 드물며, 장기간 보충제 형태로 과잉 섭취하면 독성 증상이 나타날 수 있다. 아연의 과잉증상으로는 피로, 구토, 설사, 경련, 발열, 구리 등 다른 무기질의 흡수 저해 등이 있다.

(4) 섭취기준

아연은 한국인 영양소 섭취기준(KDRIs, 2020)에서 평균필요량과 권장섭취량 및 상한섭취량을 제시하였다. 19~49세 성인 남자의 권장섭취량은 10 mg/일이며, 19~49세 성인 여자는 8 mg/일이다. 임신기와 수유기에는 각각 2.5 mg과 5.0 mg을 추가하였다. 아연의 상한섭취량은 성인 남녀 모두 35 mg/일이다.

(5) 급원식품

아연은 해산물(굴, 조개), 육류(붉은 살코기), 달걀, 견과류, 전곡류, 콩류, 유제품에 많이 함유되어 있으며, 동물성 식품이 식물성 식품보다 아연의 체내 흡수율이 높다[표 6-13].

표 6-13 한국인의 아연 주요 급원식품(100 g당 함량)[1)]

급원식품 순위	급원식품	함량 (mg/100 g)	급원식품 순위	급원식품	함량 (mg/100 g)
1	백미	1.40	16	시금치	2.01
2	소고기(살코기)	4.40	17	보리	2.05
3	돼지고기(살코기)	2.13	18	시리얼	9.72
4	배추김치	0.56	19	샌드위치/햄버거/피자	1.51
5	달걀	1.16	20	빵	0.54
6	돼지 부산물(간)	6.72	21	콩나물	1.02
7	우유	0.36	22	햄/소시지/베이컨	1.14
8	두부	1.17	23	소 부산물(간)	5.30
9	닭고기	0.61	24	파	0.79
10	현미	2.05	25	요구르트(호상)	0.43
11	굴	15.90	26	감자	0.38
12	멸치	4.64	27	라면(건면, 스프포함)	0.46
13	떡	0.86	28	오징어	1.40
14	무	0.53	29	된장	1.46
15	대두	4.49	30	새우	1.80

[1)] 2017년 국민건강영양조사의 식품별 섭취량과 식품별 아연 함량(국가표준식품성분표 DB 9.1 [100]) 자료를 활용하여 아연 주요 급원식품 상위 30위 산출

자료출처: 보건복지부 · 한국영양학회, 2020 한국인 영양소 섭취기준, 2020.

3) 구리

구리(copper, Cu)는 인체에 약 100~150 mg이 존재하며, 다양한 효소의 구성성분과 촉매제로서 체내 대사에 관여한다. 체내에 존재하는 구리의 약 2/3는 골격과 근육에 존재하며, 간, 뇌, 심장, 신장, 모발 등의 조직에 함량이 높다.

(1) 흡수 및 대사

구리는 주로 소장에서 흡수되며, 구리의 흡수율은 20~50%로 구리 섭취량이 증가하면 흡수율은 감소한다. 칼슘, 철, 아연, 비타민 C의 다량 섭취는 구리의 흡수를 방해한다. 흡수된 구리는 간으로 운반되어 저장되고, 각 조직으로 이동된다. 여분의 구리는 대부분 담즙을 통해 대변으로 배설되며, 소량이 소변으로 배설된다. 구리의 항상성은 소장의 흡수율과 담즙의 배설량으로 유지된다.

(2) 기능

① 철 흡수·이동 및 헤모글로빈 합성 관여

구리를 함유한 세룰로플라스민(ceruloplasmin)은 철을 2가(Fe^{2+})에서 3가 이온(Fe^{3+})으로 산화시켜 철의 흡수를 도우며, 간에서 저장된 철(페리틴)을 이동시켜 헤모글로빈의 합성을 돕는다.

② 다양한 효소의 구성성분

구리는 다양한 효소의 구성성분이며, 구리 함유 효소는 산화·환원 반응, 에너지 생성, 혈중 지단백질 대사에 관여한다. 구리는 2가나 1가로 전환될 수 있어 전자를 줄 수도 있고 받을 수도 있으므로 구리가 함유된 효소는 산화효소로 작용한다. 구리는 미토콘드리아 내 시토크롬 C 산화효소(cytochrome C oxidase)의 조효소로 ATP 생성에 관여한다.

③ 결합조직 형성

구리는 결합조직을 구성하는 콜라겐(collagen)과 엘라스틴(elastin)의 합성에 필수적인 리실 산화효소(lysyl oxidase)를 활성화시켜 결합조직을 형성하고 유지하는 데 관여한다.

(3) 결핍증과 과잉증

① 결핍증

구리는 대부분의 식품에 함유되어 있어 결핍증이 거의 나타나지 않으나, 미숙아, 위절제수술 환자, 흡수불량증 환자에서 결핍증이 나타날 수 있다. 구리가 결핍되면 효소의 활성이 저하되어 빈혈, 백혈구 감소증, 저색소증, 모발탈색, 성장지연, 심장 질환, 신경학적 이상이 나타난다.

② 과잉증

구리를 과잉증은 일반적인 식사를 통해서는 나타나지 않으며, 보충제를 다량 복용하거나 농업용 구리를 다량으로 복용하면 독성이 나타날 수 있다. 구리의 과잉증으로는 간 손상, 위장 장애, 오심, 설사, 조직 손상이 있다. 윌슨씨병(Wilson's disease)은 구리가 담즙을 통해 배설되지 못해 간, 뇌, 각막 등에 축적되어 장기가 녹색·갈색으로 착색되고 손상이 나타나는 유전질환이다.

(4) 섭취기준

구리는 한국인 영양소 섭취기준(KDRIs, 2020)에서 평균필요량과 권장섭취량 및 상한섭취량을 제시하였다. 19~64세 성인 남자의 권장섭취량은 850 μg/일이며, 19~64세 성인 여자는 500 μg/일이며, 임신기와 수유기에는 각각 130 μg과 480 μg을 추가하였다. 요오드의 간 독성을 예방하기 위한 상한섭취량은 성인 남녀 모두 10 mg/일이다.

(5) 급원식품

구리는 간, 어패류, 전곡류, 코코아, 견과류, 콩류에 많이 함유되어 있으며, 차, 감자, 우유, 생선, 닭고기에는 구리의 함량이 낮으나 섭취량이 많아 주요 급원이 된다[표 6-14].

표 6-14 한국인의 구리의 주요 급원식품(100 g당 함량)[1)]

급원식품 순위	급원식품	함량 (μg/100 g)	급원식품 순위	급원식품	함량 (μg/100 g)
1	백미	220	16	돼지고기(살코기)	32
2	소 부산물(간)	14,283	17	과일음료	56
3	대두	1,147	18	떡	83
4	배추김치	40	19	고춧가루	694
5	돼지 부산물(간)	634	20	굴	1,300
6	두부	126	21	낙지	1,000
7	오징어	530	22	된장	328
8	감자	134	23	바나나	85
9	빵	117	24	소고기(살코기)	43
10	새우	620	25	고사리	399
11	현미	229	26	두유	114
12	보리	306	27	멸치	252
13	열무김치	241	28	콩나물	103
14	고구마	111	29	라면(건면, 스프포함)	63
15	게	1,080	30	달걀	35

[1)] 2017년 국민건강영양조사의 식품별 섭취량과 식품별 구리 함량(국가표준식품성분표 DB 9.1 [59]) 자료를 활용하여 구리 주요 급원식품 상위 30위 산출

자료출처: 보건복지부 · 한국영양학회, 2020 한국인 영양소 섭취기준, 2020.

4) 불소

불소(fluorine, F)는 충치 예방과 골 손실을 예방하는 역할을 하며, 칼슘과 친화력이 높아 주로 석회화된 조직에 축적되어 체내 존재하는 불소의 95% 이상이 뼈와 치아에 있다. 자연적으로 불소함량이 높은 지역에서 충치 발생률이 낮다는 연구결과를 바탕으로 여러 국가에서 상수도에 불소이온을 첨가하고 있다. 우리나라에서는 수돗물 내 불소농도를 0.8 ppm (0.8 mg/L)로 유지하는 '수돗물 불소농도 조정사업'을 지역별로 시행하고 있다.

(1) 흡수 및 대사

불소의 급원은 대부분 상수도(수돗물)이며, 섭취한 불소는 대부분 소장에서 흡수된다. 불소의 배설은 주로 소변을 통해 이루어진다.

(2) 기능

① 충치 예방

불소의 가장 큰 기능은 충치 예방이다. 불소는 치아의 에나멜층을 보호하고, 충치 원인균의 대사와 성장을 억제하여 충치를 예방하는 효과가 있다.

② 골다공증 예방

불소는 노년기의 골 손실을 지연시키고 골합성을 촉진하여, 뼈속의 칼슘과 같은 무기질 양을 증가시켜 골다공증 치료제로 사용된다.

(3) 결핍증과 과잉증

① 결핍증

불소가 결핍되면 충치 발생률이 증가하고 노년기에 골다공증 위험이 높아진다.

② 과잉증

불소를 과다섭취하면 치아의 에나멜질이 반점모양으로 변색되는 반상치(mottled enamel)가 나타난다. 반상치는 치아 발달기 동안 일어나며 불소가 권장량 4배 이상 함유된 물을 사용하거나 불소가 첨가된 치약 또는 불소 도포제에 의해 발생한다. 이 외에도 불소의 과다섭취로 설사, 복통 증상과 관절이 석회화되는 골격 불소증, 골절 등이 나타날 수 있다. 불소는 적정한 농도(1 mg/L)에서는 골격 무기질화를 촉진하여 골밀도를 증가시키지만, 높은 농도에서는 오히려 골절률이 증가하는 U자형 곡선을 나타내므로 주의가 필요하다.

(4) 섭취기준

불소는 한국인 영양소 섭취기준(KDRIs, 2020)에서 충분섭취량과 상한섭취량을 제시하였으며, 충분섭취량은 다른 부작용 없이 충치 발생을 최소화할 수 있는 섭취량을 추정하여 설정되었다. 19~29세 성인 남자의 불소 충분섭취량은 3.4 mg/일이며, 19~29세 성인 여자는 2.8 mg/일이다. 불소의 상한섭취량은 10 mg/일이다.

(5) 급원식품

불소의 급원은 대부분 상수도(수돗물)이며, 생선류, 해조류, 차 등의 음료, 곡류, 콩류에 함유되어 있다. 불소가 함유된 치약도 불소의 급원이 되며, 유아의 경우 치약을 삼키는 경우가 많아 주의가 필요하다.

5) 망간

망간(manganese, Mn)은 인체에 약 10~20 mg 미량 존재하는 무기질로 체내 존재하는 망간의 25~40%는 뼈에 있으며, 나머지는 간, 신장, 췌장, 뇌하수체 등 대사적으로 활발한 조직에 분포되어 있다.

(1) 흡수 및 대사

망간은 주로 소장에서 흡수되며, 흡수율은 약 1~5% 정도로 낮다. 망간의 섭취량이 많거나 칼슘, 인, 피틴산의 섭취는 망간의 흡수율을 감소시킨다. 흡수된 망간은 이동 단백질과 결합하여 각 조직으로 이동된다. 망간은 대부분 담즙을 통해 대변으로 배설되고 소량이 소변으로 배설되며, 담즙 배설량을 조절하여 체내 망간의 항상성을 유지한다.

(2) 기능

망간은 탄수화물, 지질, 단백질 대사에 사용되는 다양한 효소들의 구성성분이 되거나 효소를 활성화시켜 대사를 돕는다. 망간은 골격과 결합조직 형성을 돕고, 혈액응고인자와 DNA·RNA 합성을 도우며, 항산화효소(과산화 디스뮤타아제, superoxide dismutase)의 작용을 돕는다. 망간은 뇌에서 신경전달물질의 합성과 대사에 필요한 효소의 보조 인자로 작용하여 뇌와 신경기능 유지에도 필수적이다.

(3) 결핍증과 과잉증

① 결핍증

인체의 망간 인체 요구량이 낮고 식품에 충분히 함유되어 있어 사람에게 망간 결핍증은 거의 나타나지 않는다. 망간이 결핍되면 성장지연, 비정상적 골격형성, 피부염, 혈액응고지연, 신경독성, 경련 등을 유발할 수 있다.

② 과잉증

식품섭취로 인한 망간 과잉증은 알려지지 않았으며, 탄광 및 용광로 생산 공장에서 망간 먼지에 장기간 노출되거나 자동차 배기가스 흡입에 의한 독성이 나타날 수 있다. 망간이 간과 중추신경계에 과도하게 축적되면 정신증상, 파킨슨 병과 같은 신경근육 증상이 나타난다.

(4) 섭취기준

망간은 한국인 영양소 섭취기준(KDRIs, 2020)에서 충분섭취량과 상한섭취량을 제시하였다. 19세 이상 성인 남자의 망간 충분섭취량은 4.0 mg/일이며, 19세 이상 성인 여자는 3.5 mg/일이다. 망간의 상한섭취량은 11 mg/일이다.

(5) 급원식품

망간은 식물성 식품에 많이 함유되어 있어 곡류, 콩류, 견과류, 녹색 채소 등이 좋은 급원이며, 육류와 유제품에는 소량이 함유되어 있다[표 6-15].

표 6-15 한국인의 망간 주요 급원식품(100 g당 함량)[1)]

급원식품 순위	급원식품	함량 (mg/100 g)	급원식품 순위	급원식품	함량 (mg/100 g)
1	백미	0.59	16	국수	0.35
2	배추김치	0.33	17	무	0.21
3	현미	2.53	18	라면(건면, 스프포함)	0.37
4	두부	0.77	19	된장	1.26
5	멸치	3.04	20	간장	0.64
6	감	0.69	21	밤	4.45
7	미숫가루	17.98	22	양파	0.18
8	보리	1.36	23	밀가루	0.62
9	오이	0.58	24	빵	0.21
10	파	0.75	25	과자	0.49
11	떡	0.45	26	만두	0.66
12	대두	2.69	27	콩나물	0.36
13	고구마	0.47	28	고춧가루	1.47
14	시금치	0.92	29	메밀 국수	0.44
15	파인애플	3.63	30	고사리	1.05

[1)] 2017년 국민건강영양조사의 식품별 섭취량과 식품별 망간 함량(국가표준식품성분표 DB 9.1 [95]) 자료를 활용하여 망간 주요 급원식품 상위 30위 산출

자료출처: 보건복지부 · 한국영양학회, 2020 한국인 영양소 섭취기준, 2020.

6) 요오드

요오드(iodine, I)는 인체에 약 15~20 mg 존재하며, 갑상선호르몬의 주성분으로 체내 존재하는 요오드의 70~80%는 갑상선에 존재한다.

(1) 흡수 및 대사

요오드는 식품에서 이온(iodide, I^-)의 형태로 섭취되어 소장에서 흡수되며, 흡수된 요오드의 70~80%는 갑상선으로 이동되어 갑상선호르몬 합성에 사용된다. 요오드 주로 소변으로 배설되며, 소량이 담즙을 통해 대변으로 배설된다.

(2) 기능

요오드는 갑상선호르몬인 트리요오드티로닌(triiodothyronine, T_3)과 티록신(thyroxine, T_4)의 구성성분으로, 체내 신진대사를 촉진하고, 체온을 높이며, 단백질 합성을 촉진하여 뇌와 신체의 정상적인 성장과 발달을 돕는다.

(3) 결핍증과 과잉증

① 결핍증

요오드가 결핍되면 갑상선 기능 저하증(hypothroidism), 갑상선종(goiter), 크레틴병(cretinism)이 발생한다. 갑상선 기능 저하증은 갑상선호르몬이 저하된 상태로 무기력, 체중증가, 거친 피부, 월경불순, 추위를 많이 타는 등의 증상이 나타나며, 성인 여성에서 많이 발생한다. 갑상선종은 혈액에서 더욱 많은 요오드를 흡수하기 위해 갑상선이 비대해지는 질환으로, 토양에 요오드가 부족한 지역과 바다에서 멀리 떨어져 해조류 섭취가 어려운 지역에서 많이 발생한다. 크레틴병은 임신 초기에 모체의 요오드 결핍으로 태아의 성장과 뇌발달이 지연되어 출생 후 성장 및 정신발달장애, 왜소증 등의 증상이 나타나는 질환이다.

② 과잉증

요오드 하루 섭취량이 3 mg 이상이면 과잉증이 나타날 수 있다. 인체에는 갑상선의 자동조절 능력이 있어 식사로 섭취한 요오드의 독성 증상은 매우 드물다. 그러나 보충제 형태로 과도하게 섭취한 경우 갑상선 기능 항진증(hyperthroidism)이나 바세도우씨병(Basedow's disease) 같은 갑상선 중독증상이 나타날 수 있다. 갑상선 기능 항진증은 갑상선호르몬 기능이 과도해져 기초대사율 상승, 발한, 체중감소, 자율신경계 장애 등의 증상이 나타나며, 바세도우씨병(그레이브스병과 동일, Graves' disease)은 갑상선 기능 항진증을 나타내는 대표적인 질환으로, 안구돌출, 갑상선종, 심계항진 증상이 나타난다.

(4) 섭취기준

요오드는 한국인 영양소 섭취기준(KDRIs, 2020)에서 평균필요량과 권장섭취량 및 상한섭취량을 제시하였다. 19세 이상 성인 남녀의 권장섭취량은 150 ㎍/일이며, 임신기와 수유기에는 각각 90 ㎍과 190 ㎍을 추가하였다. 요오드의 상한섭취량은 성인 남녀 모두 2,400 ㎍/일이다.

(5) 급원식품

요오드는 미역, 김, 다시마, 파래와 같은 해조류와 해산물에 다량 함유되어 있으며, 요오드 강화 소금, 유제품, 곡류에도 함유되어 있다[표 6-16].

7) 셀레늄

셀레늄(selenium, Se)은 인체에 약 10 mg 이내 미량 존재하는 무기질로 간, 심장, 신장, 비장에 분포되어 있다. 셀레늄은 항산화 작용 및 암 예방 효과가 있는 것으로 알려졌으며, 비타민 E와 상호보완적인 항산화 작용을 하여 셀레늄을 충분히 섭취하면 비타민 E의 필요량을 절약해준다.

(1) 흡수 및 대사

셀레늄은 식품에 메티오닌 및 시스테인 같은 아미노산과 결합한 형태로 존재하며, 섭취량의 80% 정도 소장에서 흡수된다. 식품에 함유된 유기형태의 셀레늄은 흡수율이 높으나, 강화식품과 보충제로 섭취하는 무기형태의 셀레늄은 흡수율이 낮다. 흡수된 셀레늄은 운반단백질과 결합되어(셀레노프로테인) 간, 신장, 비장, 췌장, 근육, 갑상선 등에 존재한다. 셀레늄은 주로 소변으로 배설되며, 섭취량에 따라 소변 배설량이 조절된다.

표 6-16 한국인의 요오드의 주요 급원식품(100 g당 함량)[1)]

급원식품 순위	급원식품	함량 (㎍/100 g)	급원식품 순위	급원식품	함량 (㎍/100 g)
1	건미역	29,098	16	콜라	1
2	김	1,700	17	케이크	9
3	달걀	65	18	분유	123
4	우유	6	19	핫도그	24
5	멸치	89	20	고구마	2
6	배추김치	5	21	돼지고기(살코기)	0.67
7	과자	36	22	배추	5
8	메추리알	240	23	쥐치포	123
9	아이스크림	22	24	소금	14
10	파	9	25	열무김치	4
11	빵	4	26	라면(건면, 스프포함)	1.68
12	요구르트(호상)	4	27	꽁치	25
13	보리	6	28	메밀 국수	4
14	분말조미료	128	29	치즈	11
15	어묵	7	30	고춧가루	10

1) 2017년 국민건강영양조사의 식품별 섭취량과 식품별 요오드 함량(국가표준식품성분표 DB 9.1 [43]) 자료를 활용하여 요오드 주요 급원식품 상위 30위 산출

자료출처: 보건복지부 · 한국영양학회, 2020 한국인 영양소 섭취기준, 2020.

(2) 기능

① 항산화 기능

셀레늄은 글루타치온 과산화효소(glutathione peroxidase)의 구성요소로 항산화 작용을 한다. 글루타치온 과산화효소는 유리기(free radical)를 만드는 과산화물을 제거하여 유리기에 의한 세포막과 세포 손상을 방지하는 역할을 하며, 과산화물이 제거되면 항산화 역할을 하는 비타민 E의 필요량이 감소되어 비타민 E를 절약할 수 있다.

② 기타 기능

셀레늄은 갑상선호르몬을 활성화시켜 갑상선 대사에 관여하며, T-cell 면역반응과 염증반응 조절에 관여한다. 또한 유리기 생성을 억제하여 암 예방에 효과가 있는 것으로 알려졌다.

(3) 결핍증과 과잉증

① 결핍증

셀레늄의 결핍증상은 근육통, 근육 소모, 심근 장애 등이 있다. 중국 서부 케샨 지역은 토양 중 셀레늄 함량이

낮아 셀레늄 결핍으로 인해 심장근육질환인 케샨병(Keshan disease)이 발생한다. 셀레늄이 부족할 때 일부 암 발생 위험이 증가하나, 체내 셀레늄 수준과 사망률은 U자 곡선을 보여 셀레늄 수준이 과도하게 높은 경우에도 암의 발생 위험을 높이는 것으로 나타났다.

② 과잉증

셀레늄의 과잉증은 보충제를 과다 복용하거나 토양의 셀레늄 함량이 높은 지역에서 나타나며, 구토, 설사, 피부발진, 탈모, 머리카락과 손톱의 변화, 신경계 손상, 치아 손상, 부종 등이 있다.

(4) 섭취기준

셀레늄은 한국인 영양소 섭취기준(KDRIs, 2020)에서 평균필요량과 권장섭취량 및 상한섭취량을 제시하였다. 19세 이상 성인 남녀의 권장섭취량은 60 μg/일이며, 임신기와 수유기에는 각각 4 μg과 10 μg을 추가한다. 셀레늄의 과잉증을 예방하기 위한 19세 이상 성인 남녀의 상한 섭취량은 400 μg/일이다.

(5) 급원식품

셀레늄은 육류(내장, 살코기), 생선류, 난류에 많이 함유되어 있다. 식물성 식품에는 통밀, 마늘, 브로콜리에 들어 있으며, 채소와 과일류는 셀레늄 함량이 상대적으로 낮다. 식품에 포함된 셀레늄의 양은 재배된 토양의 셀레늄 함량에 따라 차이가 있다. 한편 모유에는 생체이용률이 높은 셀레늄이 풍부하게 들어있어 셀레늄이 신생아기에 필요한 무기질임을 알 수 있다.

8) 몰리브덴

몰리브덴(molybdenum, Mo)은 다른 미량 원소에 비해 소량이 함유되어 있으나 인체의 정상적인 성장에 필요하며, 결핍 시 대사 이상이 발생하는 것으로 밝혀서 필수 무기질로 인식되었다.

(1) 흡수 및 대사

식사로 섭취한 몰리브덴은 일반적으로 약 70~90% 정도가 체내로 흡수되며, 흡수율은 몰리브덴의 섭취량과 함께 섭취하는 무기질의 상호작용에 영향을 받는다. 몰리브덴은 철분과 구리와 상호작용이 크며, 구리와 경쟁적으로 흡수된다. 몰리브덴은 주로 소변으로 배출되며, 몰리브덴의 섭취량에 따라 배출량이 조절된다. 몰리브덴의 섭취량이 감소하면 약 60%만 소변으로 배출되고, 섭취량이 증가하면 약 90% 이상이 배출된다.

(2) 기능

몰리브덴은 잔틴을 요산으로 전환시키는 잔틴 산화효소를 보조하여 체내 요산(uric acid) 생성에 관여하며, 잔틴 산화효소(xanthine oxidase)와 알데히드 산화효소(aldehyde oxidase) 같은 항산화효소의 보조 인자로 산화·환원 반응에 관여한다.

(3) 결핍증과 과잉증

① 결핍증

몰리브덴 결핍증은 흔하지 않으나 장기간 완전정맥영양(total parenteral nutrition, TPN)을 공급받은 환자에서 나타날 수 있다. 몰리브덴이 결핍되면 심박동 증가, 호흡곤란, 야맹증, 부종, 허약 및 혼수가 나타날 수 있다.

② 과잉증

몰리브덴 과잉증으로 혈중 요산 증가 및 통풍이 있으나 인체에서는 보고된 바가 없으며, 동물 실험에서 구리 결핍, 성장지연, 신장질환 등이 나타났다.

(4) 섭취기준

몰리브덴은 한국인 영양소 섭취기준(KDRIs, 2020)에서 평균필요량과 권장섭취량 및 상한섭취량을 제시하였다. 19~64세 성인 남자의 권장섭취량은 30 ㎍/일, 19~64세 성인 여자의 권장섭취량은 25 ㎍/일이다. 상한섭취량은 19~49세 성인 남자 600 ㎍/일, 50세 성인 남자 550 ㎍/일, 19세 이상 성인 여자는 450 ㎍/일이다.

(5) 급원식품

몰리브덴은 주로 콩류, 밀배아, 전곡류, 견과류에 많이 함유되어 있으며, 몰리브덴이 토양에 많이 함유되어 있어 식품이 자라난 토양 환경에 따라 차이가 있다. 몰리브덴은 동물성 식품이나 과일 및 채소류에는 거의 함유되어 있지 않다.

9) 크롬

(1) 흡수 및 대사

식이로 섭취하는 크롬(chromium, Cr; Cr^{3+})의 흡수율은 약 2% 이하이며, 식이로 섭취하는 크롬양이 적거나 옥살산이 존재하거나 철분이 결핍된 경우에는 흡수율이 증가된다. 크롬은 소장에서 흡수되어 체내에 고루 분포하며, 흡수된 크롬은 대부분 소변으로 배설된다.

(2) 기능

① 인슐린 작용 강화

크롬은 당내성인자(glucose tolerance factor, GTF)의 주요 활성 성분으로 인슐린의 작용을 촉진시켜 포도당이 세포 내로 유입되는 것을 도와 혈당을 조절한다.

② 지질대사에 관여

크롬은 지질대사에 관여하여 혈중 중성지방 수치를 감소시킨다.

③ 핵산 구조 안정화

크롬은 아연 등과 함께 DNA와 RNA 같은 핵산의 구조를 안정화시키는 데 기여한다.

(3) 결핍증과 과잉증

① 결핍증

크롬 결핍증은 흔하지 않으나 장기간 완전정맥영양(total parenteral nutrition, TPN)을 공급받은 환자나 영양이 불량한 어린이에서 나타날 수 있다. 크롬이 결핍되면 당내성이 감소하여 혈당증가 및 당뇨가 나타나거나, 혈중 콜레스테롤과 중성지방 농도가 증가할 수 있다.

② 과잉증

크롬 과잉증은 식이 섭취로는 거의 발생하지 않으며, 산업체에서 과도하게 크롬(Cr^{6+})에 노출되는 근로자에게 나타날 수 있다. 과잉증은 알레르기성 피부염, 피부 궤양증, 기관지 암, 폐암 등이 있다.

(4) 섭취기준

크롬은 한국인 영양소 섭취기준(KDRIs, 2020)에서 충분섭취량을 제시하였으며, 19세 이상 성인 남자의 충분섭취량은 30 ㎍/일, 19세 이상 성인 여자는 20 ㎍/일이다. 임신기와 수유기에는 각각 5 ㎍/일, 20 ㎍/일을 추가하였다.

(5) 급원식품

크롬은 간, 달걀노른자, 전곡류, 밀배아, 육류, 버섯, 효모에 함유되어 있다.

10) 코발트

코발트(cobalt, Co)는 악성빈혈 예방에 중요한 비타민 B_{12}의 구성성분이다. 인체는 코발트로부터 비타민 B_{12}를 합성하지 못하며, 염소와 소같이 되새김질하는 반추동물이 코발트를 섭취하여 비타민 B_{12}를 합성하면 사람이 동물성 식품을 섭취하여 비타민 B_{12}를 공급받는다.

(1) 흡수 및 대사

인체는 코발트를 비타민 B_{12}의 형태로 섭취하며, 코발트는 철과 유사한 흡수 기전으로 소장에서 흡수된다. 섭취한 코발트는 대부분 변으로 배설되고 적은 양이 흡수된다.

(2) 기능

코발트는 비타민 B_{12}의 구성성분으로 적혈구 생성과 신경세포의 수초 형성에 관여한다.

(3) 결핍증과 과잉증

사람에게서 나타나는 코발트의 결핍증과 과잉증은 알려지지 않았으며, 염소와 소같이 되새김질하는 반추동물에서는 빈혈증, 근육위축 등이 나타난다.

(4) 섭취기준

코발트는 섭취기준이 설정되지 않은 영양소이다.

(5) 급원식품

코발트는 간, 무청에 많이 함유되어 있으며, 다양한 식품에 소량 함유되어 있다.

표 6-17 미량 무기질 요약

무기질	생리적 기능	결핍증	과잉증	급원식품
철 iron (Fe)	• 산소운반(헤모글로빈 성분) • 효소의 구성성분 • 면역기능 유지	• 빈혈, 피로, 식욕부진, 성장장애	• 혈색소증, 위장장애, 간손상, 심장손상	• 육류(소간), 어패류, 가금류, 콩류, 무청, 현미
아연 zinc (Zn)	• 100여 가지 효소의 구성요소 • 면역기능 유지	• 성장지연, 식욕 부진, 설사, 탈모, 면역기능 감소	• 철·구리 흡수 억제, 피로, 설사, 경련	• 해산물(굴, 조개), 육류, 전곡류, 유제품
구리 copper (Cu)	• 철 대사 관여, 헤모글로빈 합성 • 여러 효소의 구성성분 및 촉매	• 빈혈, 성장지연, 심장질환	• 구토, 복통, 간질환, 윌슨씨병, 신경계 이상	• 육류(간), 어패류, 코코아, 콩류, 견과류, 전곡류
불소 fluorine (F)	• 충치예방 • 골다공증예방	• 충치, 골다공증	• 구토, 설사, 반상치, 골격 불소증, 골절	• 불소함유 음용수, 생선, 해조류, 치약
망간 manganese (Mn)	• 여러 효소의 구성 성분 및 촉매작용 • 골격·결합조직 형성	• 실험동물: 성장 지연, 피부염, 신경독성	• 심리적 장애, 신경계 이상	• 전곡류, 콩류, 견과류, 녹색채소
요오드 iodine (I)	• 갑상선호르몬의 구성 성분	• 갑상선기능저하증, 갑상선종, 크레틴병	• 갑상선기능 항진증, 바세도우씨병	• 해조류, 해산물
셀레늄 selenium (Se)	• 항산화 작용	• 근육통, 심근장애, 케샨병	• 구토, 탈모, 피부발진, 신경손상	• 육류, 생선, 달걀, 전곡류
몰리브덴 molybdenum (Mo)	• 항산화효소의 보조인자	• 심박동 증가, 호흡곤란, 야맹증, 허약	• 통풍(요산증가) • 동물: 성장지연	• 콩류, 전곡류, 견과류
크롬 chromium (Cr)	• 당내성인자 성분, 혈당조절 • 지질대사 관여	• 고혈당, 당뇨	• 피부손상, 폐암	• 간, 난황, 전곡류, 버섯, 효모
코발트 cobalt (Co)	• 비타민 B_{12}의 구성성분	• 보고된 바 없음	• 보고된 바 없음	• 간, 무청

단원평가

[1~3] 각 문항에서 설명하는 영양소를 보기에서 찾아 **번호를** 쓰시오.

① 요오드	② 마그네슘	③ 철	④ 나트륨	⑤ 칼슘
⑥ 아연	⑦ 칼륨	⑧ 구리		

01 보기 중 다량 무기질을 **모두** 쓰시오. (   )

02 수분균형 유지, 신경자극을 전달하여 근육수축과 이완 조절, 혈압조절의 기능이 있으며, 수박, 바나나, 오렌지에 많이 들어있는 무기질은? (   )

03 해산물에 많이 들어있으며 부족 시 갑상선종과 크레틴병을 유발하는 무기질은? (   )

04 무기질에 대한 설명으로 맞는 것은? (   )

① 체내에 쉽게 흡수된다.
② 인체 필요량을 기준으로 분류한다.
③ 요리로 쉽게 손실된다.
④ 탄소, 수소, 산소, 질소를 포함하는 금속원소이다.
⑤ 복잡한 유기적 구조로 되어 있다.

05 칼슘 흡수를 증시키는 요인이 **아닌** 것은? (   )

① 유당
② 부갑상선 호르몬 분비
③ 칼슘과 인의 비율 1:1
④ 비타민 C와 D
⑤ 수산과 식이섬유

06 철에 대한 설명 중 맞는 것은? (　　　　)

① 미역, 김, 다시마 같은 해산물에 풍부하다.

② 차의 탄닌 성분은 철의 흡수를 돕는다.

③ 위산은 철분의 흡수를 방해한다.

④ 헤모글로빈의 성분으로 산소운반 및 저장 기능을 한다.

⑤ 갑상선호르몬의 구성성분이다.

07 다음 중 철분의 권장섭취량이 <u>가장</u> 높은 대상자는? (　　　　)

① 29세 수유중인 여성

② 24세 임산부

③ 20세 남성

④ 60세 폐경인 여성

⑤ 20세 월경 중인 여성

정답 01 ②, ④, ⑤, ⑦ 02 ⑦ 03 ① 04 ② 05 ⑤ 06 ④ 07 ②

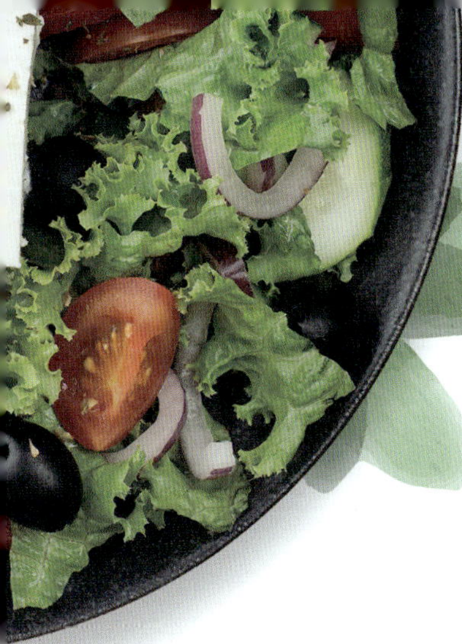

7

수분

1. 수분의 양과 분포
2. 수분 균형
3. 수분의 기능
4. 수분의 섭취기준
5. 수분의 급원

학습목표

1. 수분의 체내 분포와 수분 균형에 대하여 설명할 수 있다.
2. 수분의 기능을 설명할 수 있다.
3. 수분과 관련된 건강문제를 설명할 수 있다.

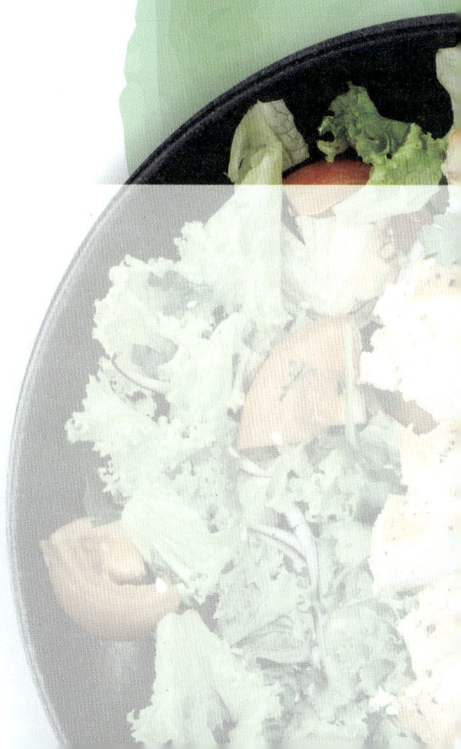

1 수분의 양과 분포

물(수분)은 탄수화물, 단백질, 지질, 비타민, 무기질과 함께 6대 영양소 중 하나로서 생명을 유지하기 위해 필수적인 영양소이며, 인체의 구성성분 중 가장 많은 부분을 차지하고 있다. 사람은 음식을 섭취하지 않고 몇 주일을 살 수 있으나, 수분을 섭취하지 않으면 며칠도 생존하기 어렵다. 사람은 체내 존재하는 수분의 2%가 손실되면 갈증을 느끼고, 20%를 잃게 되면 사망할 수 있다. 수분은 신체의 약 60%를 차지하고 있으며, 체내 수분 함량은 성별, 나이, 신체 부위에 따라 다르다. 성인 남성은 체중의 55~65%를, 성인 여성은 남성보다 상대적으로 근육량이 적고 지방이 많아 50~55%의 수분을 가지고 있다. 신생아는 체중의 75%가 수분으로 구성되어 있으며, 성장하면서 비율이 감소하여 노인이 되면 평균 50%를 차지한다. 신체조직별 수분 함량은 혈액은 약 90%, 근육조직 70~75%, 지방조직 25~30%, 뼈 조직 10~20%, 치아는 2%로 가장 낮다.

체내 수분은 세포막을 기준으로 세포 안에 존재하는 세포내액(intracellular fluid)과 세포외액(extracellular fluid)으로 나뉘며, 전체 수분의 2/3 정도가 세포내액에 존재하고, 1/3은 세포외액에 존재한다. 세포외액에 존재하는 수분의 80%는 세포간질액으로 존재하며, 20%는 혈액에 존재한다. 체중이 70 kg인 성인 남성에서 수분이 차지하는 비율이 65%라고 가정할 때, 체내 수분분포에 대한 예시는 다음과 같다.

표 7-1 70 kg 성인 남성의 체내 수분분포 예시

<table>
<tr><th colspan="3">총 체액량: 약 45 L</th></tr>
<tr><td rowspan="2">세포내액 30 L</td><td colspan="2">세포외액 15 L</td></tr>
<tr><td>혈액 3 L</td><td>세포간질액 12 L</td></tr>
</table>

2 수분 균형

인체는 수분을 섭취하고 배설하면서 체내 수분량을 일정하게 유지한다. 수분 섭취량(intake)과 배설량(output)이 일정하게 유지되는 수분 균형(water balance)이라고 한다. 체내 수분이 부족하면 뇌의 시상하부는 갈증을 느끼게 하여 수분을 섭취하게 되고, 뇌하수체 후엽에서 항이뇨 호르몬(anti-diuretic hormone, ADH)을 분비하여 소변량을 감소시켜 체액의 균형을 유지한다. 반대로 수분이 과잉 공급되면 항이뇨 호르몬 분비를 억제하여 소변량을 증가시키므로 수분 균형을 유지한다. 체내수분 균형이 이루어지지 않으면 탈수와 부종 같은 건강문제가 발생한다. 탈수는 수분섭취량보다 배설량이 많을 때, 즉 체내 수분이 부족한 상태로 심한 운동, 출혈, 화상, 심한 설사와 구토 등으로 발생한다. 부종은 세포 사이의 공간에 수분이 과도하게 쌓여 세포간질액이 증가된 상태이며, 단백질이 결핍되었거나 나트륨(Na)의 과다섭취, 간이나 신장 질환이 있을 때 나타난다.

1) 수분 섭취량

사람은 하루에 평균 2~3 L 정도의 수분을 섭취하며, 대부분이 음료수를 통한 섭취이고 음식물에 포함된 수분과 체내 대사과정에서 생성되는 소량의 수분이 있다. 물, 음료, 국 종류에 포함된 수분의 하루 섭취량은 약 1,200 mL 정도이며, 음식물에 포함된 수분의 하루 섭취량은 약 1,000 mL 정도이다. 과일과 채소는 수분을 많이 함유하고 있으며, 곡류와 육류 같은 고형식에도 상당량의 수분이 포함되어 있다. 체내에서 열량 영양소의 에너지 산화 과정에서 생성되는 수분을 대사수(metabilic water)라고 하며, 하루 평균 200~300 mL 정도 생성된다.

2) 수분 배설량

체내 수분 균형을 위해서는 섭취량과 거의 같은 양이 배설된다. 수분이 체외로 배설되는 경로는 소변, 피부 증발, 호흡을 통한 폐 증발, 대변이 있다. 체내 수분은 매일 소변을 통해 50~60% 정도가 배설되는데, 성인은 약 1,000~1,500 mL 정도의 수분을 소변으로 배설한다. 피부를 통해 증발되는 수분은 하루 400~700 mL이고, 호흡과정에서 수증기로 증발되는 폐 증발량은 하루 평균 200~ 400 mL, 정상적인 대변을 통한 배설량은 하루에 100 mL 이다.

표 7-2 인체의 수분 섭취와 배설 균형 예시 (1컵 = 200 ml)

1일 수분 섭취	1일 수분 배설량
액체 음료 1,200 ml (6컵) 음식물 내 수분 1,000 ml (5컵) 대사수 300 ml (1.5컵)	소변 1,500 ml (7.5컵) 피부증발(땀) 500 ml (2.5컵) 폐 증발(호흡) 400 ml (2컵) 대변 100 ml (0.5컵)
1일 수분 섭취 총량: 2,500 ml (12.5컵)	1일 수분 배설 총량: 2,500 ml (12.5컵)

3 수분의 기능

1) 신체 구성성분

수분은 인체 구성성분 중 가장 많은 부분을 차지하고 있으며, 근육조직, 지방조직, 뼈조직 등에도 수분이 함유되어 있다.

2) 영양소와 노폐물 운반

수분은 체내에 영양소와 노폐물을 운반하는 기능을 한다. 혈액으로 흡수된 영양소들을 간과 필요한 각 조직으로 운반하며, 신진대사를 통해 생성된 노폐물을 폐, 피부, 신장, 대장으로 이동시켜 체외로 배출한다.

3) 용매와 대사 반응 관여

수분은 여러 물질을 용해하는 기능이 있으며, 체내 성분들은 수분에 용해되었을 때 활성을 나타낸다. 가수분해와 같은 여러 화학반응은 수분이 있어야 일어난다.

4) 체온조절

수분은 체온을 일정하게 유지시키는 역할을 한다. 수분은 순환계를 통해 신체에 열을 전달하여 체온이 36.5℃를 유지하도록 하며, 체온이 상승하면 땀의 형태로 수분을 증발시켜 열을 발산한다. 수분은 체내의 대사열을 흡수하는 특성이 있어 땀을 통해 효과적으로 체열을 배출한다.

5) 충격 보호 및 윤활제 역할

안구액, 뇌척수액, 관절액, 양수와 같은 세포외액은 외부 충격으로부터 중요한 신체 기관을 보호하며, 조직 간의 마찰을 방지하고 운동을 원활하게 돕는 윤활제 역할을 한다.

6) 전해질 균형 유지

수분 균형을 통해 체액의 pH와 삼투압을 항상 일정하게 유지한다. 수분은 세포내액과 세포외액의 전해질 농도에 따라 삼투작용으로 세포 안과 밖을 이동하면서 전해질 평형을 유지한다.

4 수분의 섭취기준

한국인 영양소 섭취기준(KDRIs, 2020)에서 충분섭취량을 설정하였으며, 충분섭취량은 물과 음료로 섭취하는 액체 섭취량과 음식과 액체를 포함한 총수분 섭취량으로 나누어 각각의 충분섭취량을 설정하였다. 총수분의 충분섭취량은 19~29세 성인 남자 2,600 mL/일, 19~29세 성인 여자 2,100 mL/일이고, 액체 충분섭취량은 성인 남자 1,200 mL/일, 성인 여자 1,000 mL/일이다. 임신기와 수유기에는 각각 200 mL, 700 mL을 추가하여 섭취한다.

수분의 필요량은 체온, 계절, 나이, 체표면적, 건강상태, 신체 활동량에 따라 달라진다. 기온이 높고 땀을 많이 흘리는 여름에는 필요량이 증가하며, 신체 활동량이 많고 체표면적이 클수록 수분 필요량이 증가한다.

표 7-3 한국인의 1일 수분 섭취기준

성별	연령	수분(ml/일)				
		음식	물	음료	충분섭취량	
					액체	총수분
영아	0~5 (개월)				700	700
	6~11	300			500	800
유아	1~2 (세)	300	362	0	700	1,000
	3~5	400	491	0	1,100	1,500
남자	6~8 (세)	900	589	0	800	1,700
	9~11	1,100	686	1.2	900	2,000
	12~14	1,300	911	1.9	1,100	2,400
	15~18	1,400	920	6.4	1,200	2,600
	19~29	1,400	981	262	1,200	2,600
	30~49	1,300	957	289	1,200	2,500
	50~64	1,200	940	75	1,000	2,200
	65~74	1,100	904	20	1,000	2,100
	75 이상	1,000	662	12	1,100	2,100
여자	6~8 (세)	800	514	0	800	1,600
	9~11	1,000	643	0	900	1,900
	12~14	1,100	610	0	900	2,000
	15~18	1,100	659	7.3	900	2,000
	19~29	1,100	709	126	1,000	2,100
	30~49	1,000	772	124	1,000	2,000
	50~64	900	784	27	1,000	1,900
	65~74	900	624	9	900	1,800
	75 이상	800	552	5	1,000	1,800
임신부						+200
수유부					+500	+700

자료출처: 보건복지부 · 한국영양학회, 2020 한국인 영양소 섭취기준, 2020.

5 수분의 급원

인체는 대부분 식품과 음료의 형태로 수분을 섭취한다. 과일과 채소는 많은 수분을 함유하고 있으며, 육류와 곡식류에도 상당량의 수분이 함유되어 있다. 예를 들어 오이는 100 g당 96.3 mL의 수분이 포함되어 있으며, 수박은 100 g당 90.8 mL, 감자 100 g당 82.7 mL, 쌀밥 100 g에는 58.5 g의 수분이 함유되어 있다. 19~29세 남자의 액체 충분섭취량 1,200 mL를 충족하기 위해서는, 하루에 물 6컵(1,200 mL)을 나누어서 섭취하는 것이 좋다.

표 7-4 급식 1인분에 포함된 수분량

식품	수분량(어림치)	식품	수분량(어림치)
밥 1그릇	180 ml	국 1그릇	250 ml
죽 1그릇	300 ml	맑은미음 1그릇	260 ml
물김치	95 ml	일반 반찬 3가지	250 ml
사과	대 150 ml/소 70 ml	배	대 250 ml/소 150 ml
귤	대 100 ml/ 소 50 ml	토마토	중간 150 ml

쉬어가기

한국인의 수분 섭취

주류, 음료류, 우유 등의 액상 식품 섭취가 크게 늘면서 우리나라 국민들의 수분 섭취는 증가하고 있다. 남성은 여성보다 주류와 탄산음료의 섭취량이 많은데, 주류의 경우 남성이 여성보다 4배 이상 높고, 탄산음료는 2배가 높다.
전체적으로 커피 섭취는 주당 12.2회로 다른 음료보다 월등히 높다. 커피는 건강상 이점(제2형 당뇨병 예방, 파킨슨병 예방, 우울증 감소 등)과 위험성(심혈관계 질환 발생, 골다공증 발생 등)에 관한 연구가 엇갈리고 있으므로 과도한 섭취는 주의할 필요가 있다.
운동선수들은 일반인보다 수분 섭취를 많이 하지만 탄산음료를 특히 많이 섭취한다는 연구도 있어, 건강한 음료를 선택하고 바른 수분 섭취 습관을 실천하는 것이 필요하다.

자료출처: 2015 한국인 영양소 섭취기준, 2015.

단원평가

01 **수분의 기능에 대한 설명으로 틀린 것은? (　　　　)**

① 체온을 일정하게 유지시킨다.
② 윤활제 역할을 한다.
③ 영양소와 노폐물을 운반한다.
④ 신체를 구성하는 성분이다.
⑤ 에너지를 생산한다.

02 **수분의 섭취기준에 대한 설명으로 맞는 것은? (　　　　)**

① 액체와 총수분의 상한섭취량이 설정되었다.
② 임신부와 수유부는 임신전과 동일한 양의 수분을 섭취한다.
③ 19~29세 성인 남자의 총수분 섭취량 기준은 1,000 mL/일이다.
④ 신체활동이 많을수록 수분 필요량이 증가한다.
⑤ 수분섭취는 나눠서 하는 것보다 한꺼번에 섭취하는 것이 더 좋다.

03 **[○, × 퀴즈] 탈수는 수분배설량보다 수분섭취량이 더 많을 때 발생한다. (○, ×)**

04 **[○, × 퀴즈] 수분은 인체 구성성분 중 가장 많은 부분을 차지하고 있으며, 지방조직과 뼈조직에도 수분이 함유되어 있다. (○, ×)**

정답 01 ⑤ 02 ④ 03 × 04 ○

PART II

생애주기별 영양

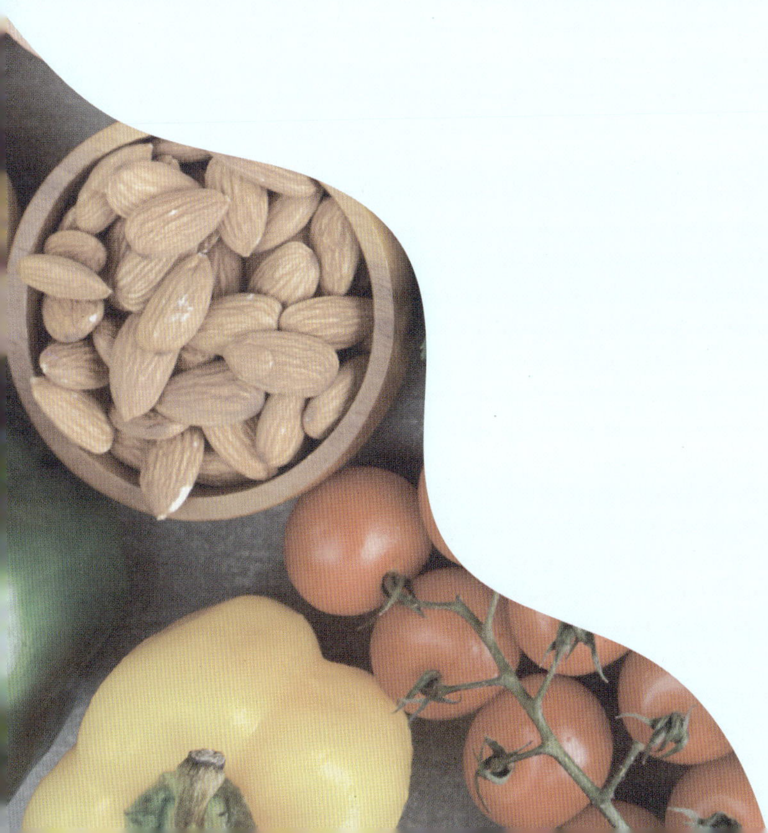

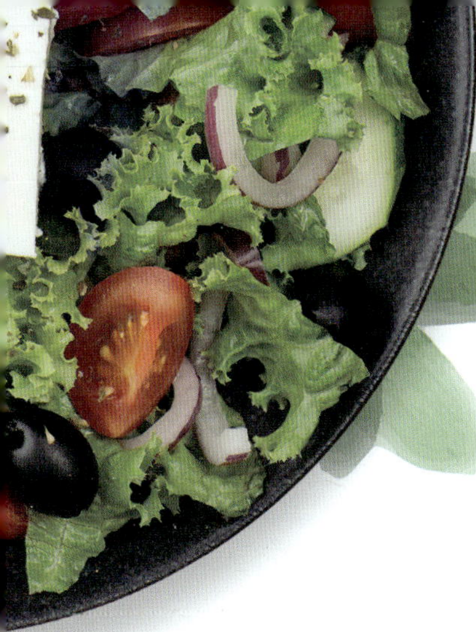

8

임신기 및 수유기 영양

1. 임신기 영양관리의 중요성
2. 임신기의 영양섭취기준
3. 임신기의 영양 관련 문제
4. 임신기의 올바른 영양관리
5. 수유기 영양관리의 중요성
6. 수유기의 영양섭취기준
7. 수유기의 영양 관련 문제
8. 수유기의 올바른 영양관리

학습목표

1. 임신기 영양관리의 중요성을 설명할 수 있다.
2. 임신기의 영양섭취기준을 설명할 수 있다.
3. 임신기의 영양 관련 문제를 설명할 수 있다.
4. 임신기의 올바른 영양관리를 설명할 수 있다.
5. 수유기 영양관리의 중요성을 설명할 수 있다.
6. 수유기의 영양섭취기준을 설명할 수 있다.
7. 수유기의 영양 관련 문제를 설명할 수 있다.
8. 수유기의 올바른 영양관리를 설명할 수 있다.

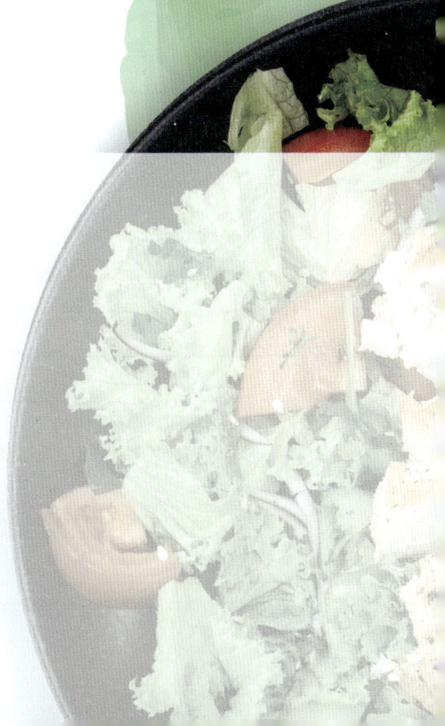

1 임신기 영양관리의 중요성

임신기의 영양은 산모와 아기의 건강에 영향을 미치는 조절가능한 요인으로서 태아의 성장발달뿐만 아니라 아기의 장기적 건강상태에도 영향을 미치므로 중요하다. 임신기 영양관리는 임부와 태아에게 적절한 열량과 영양소를 공급하여 임신 관련 건강문제를 예방 또는 최소화하며 건강한 아기를 출산하는 데 도움이 된다. 임신기에 영양이 부족하면 모체의 허약, 빈혈, 태반형성저해, 태아의 성장지연, 저체중아, 조산, 유산, 사산 등의 위험이 증가한다. 반면 영양이 과다하면 임신성 당뇨, 임신성 고혈압, 자간전증, 거대아, 난산 등의 위험이 증가한다.

쉬어가기

자간전증이란?

자간전증은 임신성 고혈압에 단백뇨가 검출되는 경우를 의미하며 흔히들 임신중독증이라고 칭하나 정확한 의학용어로는 자간전증이라고 한다. 조기진단하여 조기치료되면 특별한 합병증 없이 치료될 수 있다. 초기에는 별다른 증상이 없으나 중증으로 진행하면 두통, 상복부 통증, 시각장애 등이 올 수 있다. 빠르게 진행하는 특성이 있어서 조기치료가 안 되면 태아와 임부에게 합병증을 야기할 수 있다. 빨리 치료되지 않으면 발작(자간증)으로 진행하여 자궁에 산소공급이 안 되고 태아곤란증이 발생하여 신생아 중환자 치료가 필요하고 즉각 치료가 이뤄지지 않으면 태아가 사망할 수도 있다. 임부는 간 손상, 신장 손상, 뇌출혈 등이 발생할 수 있다.

자료출처: 국가건강정보포털

2 임신기의 영양섭취기준

1) 에너지

임신기에는 기초대사량이 증가하며 모체조직 및 태아성장에 필요한 에너지 요구량이 증가한다. 임신 초기의 에너지 필요량은 임신 전 여성의 에너지 필요량과 동일하며 중기에는 1일 340 kcal, 후기에는 1일 450 kcal를 추가하여 섭취하도록 권장한다.

표 8-1 임신여성의 에너지 섭취기준

구분	에너지 필요추정량(kcal/일)
19~29세 여성	2,000
30~49세 여성	1,900
임신 초기 여성	+0
임신 중기 여성	+340
임신 후기 여성	+450

자료출처: 보건복지부 · 한국영양학회, 2020 한국인 영양소 섭취기준, 2020.

2) 탄수화물

임신 시에도 비임신 시와 동일하게 총 에너지 섭취량의 55~65%를 탄수화물로 섭취한다. 임신기에 발생하기 쉬운 고혈당과 변비의 예방 및 완화를 위하여 과도한 단순당 섭취를 제한하고 섬유소가 풍부한 잡곡, 채소, 해조류, 과일 등을 세끼 식사와 간식으로 나누어 섭취하도록 한다.

3) 단백질

임신기에는 모체와 태반 조직 및 태아 성장을 위해 추가 단백질 섭취가 필요하다. 임신 중기에는 하루 15 g, 후기에는 하루 30 g의 단백질 추가 섭취를 권장하고 있다. 임신 중기와 후기의 단백질 보충은 우유 1컵과 고기, 생선, 달걀, 두류 등의 식품을 1~2회 추가하여 충족할 수 있다.

표 8-2 임신여성의 단백질 섭취기준

구분	단백질 권장섭취량(g/일)
19~29세 여성	55
30~49세 여성	50
임신 초기 여성	+0
임신 중기 여성	+15
임신 후기 여성	+30

자료출처: 보건복지부 · 한국영양학회, 2020 한국인 영양소 섭취기준, 2020.

4) 지방

비임신기의 권장섭취량인 총 열량 섭취량의 15~30% 범위에서 지방을 섭취하도록 한다. 과도한 동물성 지방섭취를 제한하고 필수지방산이 풍부한 식물성 지방으로 섭취하도록 한다. 또한 태아 두뇌와 망막조직 발달을 위하여 n-3지방산이 많은 등푸른 생선으로 섭취하여 EPA와 DHA를 섭취한다.

5) 비타민

비타민 A는 태아의 성장에 필수적인 영양소로 상피조직의 형성, 시력유지, 세포 분화 등에 관계되는 비타민이다. 임부가 일반적인 식사를 하면 충분히 공급할 수 있으나 부족 시에는 저체중아 위험이 있다. 비임신부의 권장섭취량은 650 ㎍ RAE/일, 임산부의 권장섭취량은 720 ㎍ RAE/일이다. 과량 섭취 시에는 태아기형을 유발하므로 임부는 비타민 A 보충제 섭취를 하지 않도록 한다.

비타민 D는 모체의 칼슘 흡수와 태아 골격 형성에 필수적인 영양소로 규칙적으로 햇빛에 노출되면 피부에서 합성되며 말린 버섯, 생선, 달걀, 간 등의 식품으로 섭취할 수 있다. 비임신부와 임신부의 권장섭취량은 동일하게 10 ㎍/일이다. 한국인은 대체적으로 비타민 D가 부족한 것으로 조사되었다. 오전 10시에서 오후 2시 사이 하루 30분 정도 팔다리를 노출시켜 햇빛을 쬐어주고 비타민 D가 풍부한 생선을 섭취하도록 한다. 최근에는 비타민 D 강화우유가 시판되고 있다. 채식 위주의 식생활이나 실내생활을 주로 하는 경우에는 보충제로 섭취할 것을 권장한다. 부족 시에는 출생 후 아기의 구루병, 골감소증 등이 유발될 수 있다.

비타민 C는 항산화 작용과 태아의 결합조직 형성에 관여하며 태아 괴혈병을 예방하고 철의 흡수를 돕는다. 비임신부의 권장섭취량은 100 mg/일, 임산부의 권장섭취량은 110 mg/일이다. 비타민 C는 딸기, 멜론 등 신선한 과일과 토마토, 양배추 등 채소에 풍부하며 하루 1~2개의 감귤류 섭취로 권장섭취량을 충족할 수 있다. 비타민 C를 과량섭취하면 출생 후 아기의 비타민 C 필요량이 증가하여 결핍증이 유발될 수 있다. 임신 중 모체의 비타민 섭취가 하루 400 mg 정도로 과량이었던 신생아에게서 괴혈증이 나타났는데 임신 중 과량의 비타민 C에 적응하여 비타민 C 대사가 증가된 태아가 출산 후 공급이 현저히 감소되자 금단증후로 결핍증을 나타내었다고 볼 수 있다.

엽산은 DNA 합성과 아미노산 대사에 필수적인 영양소로 세포분열에 관여하고 태아의 척추, 뇌, 두뇌의 정상적 성장에 필요한 영양소이다. 비임신부의 권장섭취량은 400 μg DFE/일, 임산부의 권장섭취량은 620 μg DFE/일이다. 엽산은 오렌지주스, 푸른잎 채소(시금치, 깻잎, 쑥갓 등), 시리얼 등에 풍부하다. 임신초기 빠른 세포분열이 일어나는 것을 감안하여 임신 전부터 임신 3개월까지 보충제 섭취를 권장한다. 우리나라는 보건소에서 모든 임부에게 엽산제를 무료로 제공하고 있다. 엽산 부족 시 임부 빈혈과 태아 신경관 결손증(neural tube defect, NTD)을 초래할 수 있다.

6) 무기질

칼슘은 주로 뼈를 구성하는 무기질로 건강한 태아의 뼈와 조직을 형성하기 위해 필수적인 영양소이다. 따라서 임신기에 요구량이 증가하는데 생리적인 적응현상으로 흡수율 또한 증가하게 된다. 칼슘은 신경자극의 전달 및 혈관근육의 수축과 이완에도 관여하므로 임부 고혈압을 예방하기도 한다. 여러 실험결과에서 칼슘 보충제가 임신부의 혈압을 약 20%까지 감소시켰다. 한국인 영양소 섭취기준(KDRIs, 2020)에서 비임신부와 임신부의 권장섭취량은 동일하게 700 mg/일로 설정되었다. 임신기간 동안에는 증가된 모체의 칼슘 필요량을 충족할 수 있도록 흡수율이 증가하는 등 생리적인 적응현상이 나타나는 것으로 보고되었으며 임신기 추가 칼슘섭취가 모체의 골밀도에 긍정적 영향을 줄 수 있다는 문헌적 근거도 부족하므로 한국인 영양소 섭취기준(2020)에는 임신부의 칼슘섭취 추가량이 설정되지는 않았다.

칼슘은 임신부에게 꼭 필요하지만 우리나라 임신부의 칼슘섭취량은 권장섭취량의 80% 정도에 불과하다. 임신부에게 칼슘이 부족하면 모체의 골밀도가 저하되어 골다공증을 초래하게 되며 출산 이후 수유에 대비해서도 여분의 칼슘을 모체 골격 내에 저장해야 한다. 따라서 임신기 칼슘 섭취에 특히 주의가 필요하다. 칼슘은 일반적인 식사에 우유 2컵 정도를 추가하여 충족할 수 있으며, 비타민 D를 추가 섭취하거나 햇빛을 쬐어주면 흡수율을 높일 수 있다. 칼슘흡수를 저해하는 대두의 피틴산, 전곡류, 차류의 탄닌 등을 동시에 섭취하지 않도록 한다.

철은 태아와 태반 성장, 모체의 혈액량 증가, 태아의 헤모글로빈 생성, 임신 후반기 태아의 간 내 철 비축 등으로 임신 중 요구량이 증가한다. 임신 초기에는 월경으로 인한 철 손실이 없어 200~300 mg의 철을 저장하고 철분흡수율도 증가하여 체내 철 보유를 도와주지만 대부분 가임기 여성들은 철 저장량이 충분치 못해 철 결핍 상태가 되기 쉽다. 철이 부족하면 빈혈, 피로, 저체중아 출산, 사산 위험이 높아진다. 임신부의 철 권장섭취량은 성인여자 권장량인 14 mg에 10 mg을 추가한 24 mg인데, 우리나라 임신부의 철 섭취량은 권장섭취량의 60%에 불과한 것으로 나타났다.

철은 해물(바지락, 굴, 새우), 육류(돼지 간, 쇠간), 콩류(대두, 아몬드, 두부), 녹색채소(무청, 상추, 시금치) 등으로 섭취할 수 있으며, 동물성 식품(헴철: 흡수가 잘 됨)과 식물성 식품을 함께 섭취하는 것이 좋다. 임신부의 철 권장섭취량은 식사만으로는 충족시키기 어려우므로 보충제 섭취를 권장하고 있다. 일반적인 철 보충제는 공복에 복용하는 것이 흡수율이 좋으나 속쓰림 등 위장장애 증상이 있을 경우 식후에 복용하도록 한다. 또한 비타민 C(감귤류, 과일, 토마토, 멜론, 딸기)와 함께 복용하면 흡수율이 높아지며, 커피, 유제품이나 칼슘제는 흡수를 방해하므로 간격을 두고 복용하도록 한다. 철분제를 복용하더라도 철분 급원 식품을 골고루 섭취하는 것 또한 중요하다. 철의 상한섭취량은 45 mg/일이다. 지나친 철 섭취는 장점막 손상, 아연의 장내 흡수 저하, 변비, 설사, 복통 등 부작용이 있다. 모든 임부는 임신 중기 이후 하루 30 mg의 철분제를 복용하면 적절한 철분섭취에 도움이 된다. 임신 1기에는 오심으로 철분제 복용이 어렵고 이 시기를 지나서 복용하는 것이 도움이 된다. 철분결핍성 빈혈이 확인되면 60~120 mg으로 늘려서 보충하는 것이 권장된다.

7) 수분

임신 중에는 모체의 혈액량이 증가하며 태아와 양수 등의 형성으로 수분필요량이 증가하여 적절한 수분섭취가 요구된다. 임신부의 수분 충분섭취량은 성인여성의 총 수분 충분섭취량의 약 10%를 추가량으로 산정하여 하루 200 mL를 추가섭취하도록 한다.

3 임신기의 영양 관련 문제

1) 입덧

임신초기에 일부 여성은 메스꺼움과 오심, 구토 증상을 경험하는데 이것을 입덧이라고 한다. 입덧의 발생기전은 확실하게 알려져 있지 않지만 최근 연구들은 에스트로겐, 프로게스테론, 그리고 인간 융모막성선자극호르몬(human chorionic goradotropin, hCG) 수준 증가로 인한 생리적인 현상이라는 의견이 일반적이다. 또는 임신에 대한 긴장과 불안으로 인한 심리적 현상일 수도 있다. 오심, 구토 징후는 일반적으로 가볍지만 주로 이른 아침에 심하게 나타나기 때문에 morning sickness라고 불린다. 입덧은 임신 약 4~9주경 나타나서 12~15주 사이에 가장 심하고 20주 정도에는 대부분 증상이 완화되지만 일부 임신부는 임신 기간 내내 지속되기도 한다. 임신 중 오심, 구토는 태아나 임부에게 나쁜 영향을 거의 미치지 않지만, 상당한 불편감이 있다. 그러나 심하게 계속되는 악성 구토상태인 임신오조증은 체중감소, 탈수 전해질 불균형을 초래하며 임부의 약 1%가 경험하는데 구토가 심하거나 체중감소 현상이 동반되는 경우 등은 반드시 의학적 평가가 필요하다.

비타민 B_6, 생강, 지압 등은 입덧 증상 완화에 도움이 될 수 있다. 비타민 B_6가 많이 함유된 고기, 바나나, 생선, 초록색 채소, 땅콩, 건포도, 호두, 통밀 등과 같은 음식섭취를 늘리거나 비타민 보충제로 충분히 섭취하는 것도 좋은 방법이다. 생강의 경우 검증된 1일 섭취량은 1 g이며(Holst et al.), 생강가루 약 1/3 티스푼을 섭취 권장한다. 약용으로 고농도 농축된 분말형태나 약은 부작용 위험이 있으므로 과잉섭취 주의가 필요하다. 입덧을 완화하기 위한 방법은 위를 완전히 비우는 것을 피하고 과식하는 것을 피한다. 아침에 침대에서 천천히 일어나며 갑작스러운 움직임은 피한다. 아침 침대에서 일어나기 전 토스트나 크래커 같은 마른 탄수화물이나 치즈 같은 저지방 단백질 식품을 섭취하면 도움이 된다. 조금씩 여러 번 나누어 먹도록 하며 2~3시간마다 하루에 5~6회 소량씩 나누어 식사한다. 튀기거나 기름진 음식을 피하고 신선한 과일이나 과일주스, 화채 등이 도움이 된다. 메스꺼울 때는 감자칩이나 레모네이드 같은 소금기가 있거나 시큼한 음식을 먹어본다. 식사 직후에는 양치질을 피한다.

2) 복부팽만, 가슴앓이, 변비

임신 중에는 프로게스테론과 에스트로겐 수치 증가로 위 괄약근이 이완되어 위에서 음식물 배출이 지연되고 소화기능 저하로 장내 가스발생이 많아져 복부팽만이 발생한다. 임부는 답답함과 식욕저하를 호소할 수 있다. 또한 임신 후반기 여성들은 가슴답답함을 많이 호소하며 식도 하부 괄약근이 이완되고 커진 자궁이 위장을 압박하여 위의 음식물과 소화액이 위에서 식도로 역류되어 식도 내벽의 염증이 속이 쓰리고 타는 듯한 느낌을 가슴앓이(heartburn)라고 한다. 완화방법은 과식을 피하고 음식을 소량씩 자주 섭취하도록 하며 수분은 식간에 섭취하도록 한다. 식후 1~3시간은 눕지 않고 적절한 자세를 유지하여 위산이 식도로 역류되지 않도록 한다. 복부는 조이지 않도록 옷을 입으며 운동 직전에는 음식을 섭취하지 않는다. 가스를 많이 발생하는 강한 향미 음식은 삼간다. 편안한 마음으로 천천히 먹어서 불필요한 공기흡입을 막는다. 잠자기 3시간 이내에는 음식섭취를 피한다.

임신 시 위장관 평활근 이완과 확대된 자궁의 압박으로 인해 장의 활동이 제한되고 위장계 수축성이 감소되어 음식물 이동이 느려지고 물이 빠르게 흡수되어 변비가 발생한다. 또한 임신 시 복용하는 철분과 칼슘이 임신 첫 3개월과 마지막 3개월 동안에 변비를 촉진시킬 수 있다. 수분섭취를 증가시키면 섬유질을 수화시키고 변의 부피를 늘리는데 도움이 되므로 매일 9~10컵 정도의 물을 마신다. 전곡류, 야채, 과일, 해조류, 마른과일, 특히 자두, 자두주스, 익히지 않거나 살짝 익힌 채소들 같은 식이섬유를 섭취하면 대변량을 늘려 장의 연동운동이 촉진된다. 정제된 탄수화물 식품의 섭취를 줄이고 장운동을 자극하기 위해 따뜻한 음료를 마시며 치즈를 많이 먹지 않도록 한다. 걷기, 수영, 수중에어로빅 등 큰 근육을 사용하는 신체활동도 장운동 자극에 도움이 되므로 매일 걷기 운동을 하도록 한다.

3) 임신성 고혈압

임신성 고혈압은 임신부의 5~10%가 경험하는 흔한 증상으로 임신 20주 이후 고혈압(수축기 140 mmHg 또는 확장기 90 mmHg 이상)이 발생한 것으로 단백뇨가 없는 경우를 말한다. 임신성 고혈압을 관리하지 않으면 자간전증(전자간증), 자간증으로 발전할 수 있고 저체중아 출산, 조산의 위험이 있다. 경증의 임신성 고혈압 임부는 대부분 산후 6주 안에 정상으로 돌아오나, 그중 일부는 만성 고혈압이 되기도 한다. 고혈압 임산부의 경우 나트륨 섭취의 제한, 적절한 운동, 균형식사의 섭취, 카페인 섭취 제한, 금주, 금연, 임신 전 과체중이라면 체중감량 등 생활습관 변화가 임신 전반에 걸쳐 이루어져야 한다. 또한 칼륨과 식이섬유가 풍부한 과일과 채소, 잡곡류, 해조류 등을 충분히 섭취하고, 유제품 등 칼슘을 충분히 섭취하는 것도 혈압관리에 도움이 된다. 과거에는 단백질을 제한해야 한다고 하였으나 최근에는 단백질 부족이 임신성 고혈압 발생과 관련이 있을 수 있으므로 양질의 단백질을 충분히 섭취하도록 권장하고 있다. 나트륨은 과잉섭취하면 혈압을 상승시키기 쉬우므로 임신성 고혈압이 있을 경우 증상에 따라 저나트륨식을 실천하도록 한다. 한편 많은 임상실험 자료에 의하면 임신성 고혈압은 영양결핍, 단백질, 칼슘, 마그네슘, 칼륨, 식이섬유 부족과 관련이 있다. 따라서 임신 시작부터 철저한 영양관리와 산전관리로 필요하며 임신성 고혈압을 조기에 예방할 수 있는 확실한 방법은 없으므로 규칙적인 산전 진찰을 받아 조기에 발견하는 것이 중요하다.

임신성 고혈압의 약 반 정도에서 단백뇨가 발생하거나 자간전증의 증상인 두통, 상복부 통증, 혈소판 감소증이 발생하면서 자간전증으로 이행할 수 있다. 자간전증은 모체의 고혈압과 발작으로 자궁태반 관류에 영향을 주어 태아에게 위험을 초래할 수 있다. 자간전증을 예방하기 위하여 아스피린, 항산화제, 칼슘, 마그네슘, 아연, 나트륨 섭취제한, 어류기름 보충제를 이용한 중재연구가 시도되었지만 현재까지 어떤 것도 자간전증 예방이나 중증도 감소에 뚜렷한 효과는 제시하지 못했다. 자간전증 위험요인을 갖고 있는 여성들에게 칼슘, 비타민 C와 비타민 E, 엽산, n-3지방산을 보충하는 것이 자간전증을 예방하는 효과가 뚜렷하지 않지만 임신 중 상한섭취량 이하로 섭취하는 것은 안전하다고 본다. 특히 영양상태가 좋지 못한 여성에게 비타민과 무기질 보충제는 자궁 내 태아성장지연을 예방할 수도 있다. 또한 임신 전부터 적정체중을 유지하고 균형 잡힌 영양을 섭취하면 위험성이 줄어들 것으로 본다.

4) 임신성 당뇨

당뇨병은 인슐린의 저항이나 결핍이 있는 상태이다. 임신 중 에스트로젠, 프로게스테론, 태반락토젠, 프롤락틴, 코티솔 등의 태반호르몬의 상승으로 인해 인슐린 민감성이 저하되고 혈당이 증가하여 태아의 포도당 이용이 수월해진다. 대부분의 임신부는 인슐린 저항성을 극복하기 위해 췌장에서 인슐린 분비가 증가하지만, 약 3~5%의 임신부는 인슐린 저항성을 극복할만큼 충분한 인슐린이 분비되지 않아 혈당 조절이 어렵게 된다. 임신 중 혈당조절이 되지 않으면 4 kg 이상의 거대아가 되어 분만 중 산모와 신생아의 합병증 위험이 높아진다. 또한 임신성 당뇨를 가진 산모에게서 태어난 아기는 성인이 되면서 비만, 대사증후군 위험이 증가하는 것으로 보고되었다.

임신성 당뇨는 식사와 운동요법으로 혈당조절 목표치에 도달하도록 하며 어려울 경우 인슐린 치료를 시작한다. 적절한 영양과 운동이 필수적이다. 미국당뇨병협회(ADA, 2007)는 임신성 당뇨로 진단받은 임부들에게 등록된 영양사로부터 영양상담을 받도록 권고하고 있다. 정상혈당수준을 유지할 수 있도록 규칙적인 식사계획을 한다. 특히 아침 식사 시 탄수화물 섭취를 30~45 g 정도로 제한하고 식사를 소량씩 자주 섭취하는 것이 혈당조절에 효과적일 수 있다. 3회의 식사와 2~3회의 간식으로 열량을 배분하며 아침식사는 전체 필요량의 10% 정도로 섭취한다. 임신성 당뇨 임신부의 경우에도 체중증가는 동일하게 이루어져야 한다. 새벽의 저혈당 발생 및 공복 시 케톤증 발생을 예방하기 위해 야식섭취를 권장한다.

임신성 당뉴는 대부분 출산 후 정상으로 회복되지만 15%는 내당능장애로 23%는 당뇨병으로 진행할 수 있으므로 출산 후 적절 체중을 유지하고 균형 잡힌 식사, 규칙적 운동을 하도록 한다. 혈당을 조절하기 위해 당류 섭취는 줄여야 하고 혈당을 천천히 올려주는 잡곡, 해조류 등의 식이섬유는 섭취량을 늘리는 것이 좋다.

쉬어가기

임신성 당뇨병 진단 방법

임신성 당뇨병은 췌장이 충분한 인슐린을 만들어내지 못하거나 인슐린을 효과적으로 사용하지 못할 때 발생한다. 산전검사에서 당뇨병이 없는 임산부에게 임신 24~28주 사이에 경구당부하검사를 실시하여 임신성 당뇨 여부를 진단한다. 경구 당부하 검사는 1단계 접근법과 2단계 접근법이 있다.

① 1단계 접근법

임산부가 75g의 포도당과 물 300 ml를 섭취한 후 혈당의 변화를 확인하며, 다음 기준 중 하나 이상을 만족할 경우 임신성 당뇨병으로 진단한다.

- 공복혈장혈당이 92 mg/dL 이상인 경우
- 당부하 1시간 후 혈장혈당이 180 mg/dL 이상인 경우
- 당부하 2시간 후 혈장혈당이 153 mg/dL 이상인 경우

② 2단계 접근법

- 1차 선별검사: 임산부가 50 g의 포도당을 섭취하고 1시간 후 혈당이 140 mg/dL 이상인 경우에 2차 검사를 실시한다.
- 2차 검사: 임산부가 100 g의 포도당을 섭취하고, 다음 기준 중 2가지 이상을 만족할 경우 임신성 당뇨병으로 진단한다.
  - 공복혈장혈당이 95 mg/dL 이상인 경우
  - 당부하 1시간 후 혈장혈당이 180 mg/dL 이상인 경우
  - 당부하 2시간 후 혈장혈당이 155 mg/dL 이상인 경우
  - 당부하 3시간 후 혈장혈당이 140 mg/dL 이상인 경우

자료출처: 대한당뇨병학회. 당뇨병, 습관을 바꾸면 극복할 수 있다

4 임신기의 올바른 영양관리

1) 체중관리

임신 중 체중증가는 임신의 결과에 영향을 미치는 주요 인자이다. 임신 전 저체중이거나 과체중인 경우, 임신 중 체중증가가 너무 적거나 과도할 경우 조산, 저체중아, 자궁 내 성장지연의 가능성이 높다. 특히 임신 중 과도한 체중증가는 신경관 결손 등의 태아기형과 과체중으로 인한 난산, 태아사망률 증가, 장기적으로는 소아비만, 성인비만으로 인한 심혈관질환 발생 위험도 증가가 이어질 수 있다.

임신 중 이상적인 체중 증가량은 개인에 따라 다르다. 임신 전 키와 몸무게를 이용한 체질량지수(body mass index, BMI)를 기반으로 체중증가목표를 설정하면 도움이 된다. 단태 임신의 경우 임신초기(1~3개월)의 체중증가량은 0.5~2 kg이며, 총 체중증가량은 11.5~16 kg이다.

임신 중·후기의 체중증가량은 임신 전 체중이 저체중/정상체중/과체중/비만인지에 따라 각각 주당 0.5/0.4/0.3/0.2 kg 증가하는 것을 권고한다. 쌍태아의 경우 정상체중여성의 총 권장체중증가량은 17~25 kg이다.

가급적 임신 전 식이와 운동을 병행하여 정상체중범위에 들어가도록 해야 하며 임신 후 체중감소는 바람직하지 않다. 저체중 출생아와 연관된다. 과체중이나 비만인 임부라도 임신 중 최소한 태아, 태반, 양수의 무게만큼은 체중이 증가해야 한다.

2) 흡연, 음주, 카페인

카페인은 쉽게 흡수되며 태반을 통과한다. 임신 중에는 고농도의 에스트로겐으로 인하여 카페인분해효소의 활성이 감소하게 되고 반감기가 2~6시간에서 7~11시간으로 증가한다. 카페인은 태반을 통과하여 태아에게 전달되며 태아의 카페인분해효소는 활성이 미약하여 장시간 카페인의 영향을 받게 되어 저체중아 출산 등으로 이어질 수 있다. 혈액 카페인 농도가 낮아도 태반 혈관을 수축시켜 태아에게 이동되는 산소와 영양소의 양을 감소시킨다. 한 연구에서 임신부가 카페인이 600 mg 함유된 커피를 1일 4잔 이상 마실 경우 저체중아, 소두증, 유산, 사산, 조산 등을 초래한다고 하였다. 식품의약품안전청은 임산부의 카페인 일일 섭취기준을 300 mg 이하로 설정하였다. 최근의 연구는 임신기간 중 커피 3잔, 청량음료 4잔을 초과하지 않으면 문제가 없다고도 하였다. 적당량의 카페인 섭취는 문제가 되지 않는다. 따라서 임신부는 식품별 함유 카페인 함량을 살펴보고 주의하도록 한다. 콜라 등 탄산음료에 함유된 인공색소와 카페인은 양수와 태아로 흡수되어 면역결핍이나 아토피 질환을 일으킬 확률을 높인다.

표 8-3 임신 전 체중에 따른 임신기 권장 체중증가량

분류	임신 전 체질량지수(BMI: kg/㎡)	임신 중 체중증가량(kg)	임신 중/후기 주별 증가(kg)
저체중	18.5 미만	12.5~18	0.5
정상 체중	18.5~24.9	11.5~16	0.4
과체중	25~29.9	7~11.5	0.3
비만	30 이상	5~9	0.2

자료출처: 대한산부인과학회, 2016.

임신 중 흡연은 저체중아출산, 조산, 신생아사망, 유산의 위험이 높다. 또한 임신 중 흡연에 노출되었던 아이들의 경우 지적 능력과 언어발달이 현저히 떨어진다는 보고도 있다. 흡연으로 인한 일산화탄소, 니코틴은 모체의 혈관을 수축시켜 태아에게 가는 산소와 영양소 공급이 줄어들게 되어 미숙아 출산위험이 높아진다. 또한 4,000여 종 이상 되는 담배의 성분 중 여러 독성물질이 태아에게 직간접적으로 성장 장애를 일으킬 수 있다. 임신 직후 금연을 한다고 해도 그간 누적된 위해성분이 태반을 통과하여 태아에게 해로운 영향을 미칠 수 있으므로 임신을 원하는 여성은 장기간 금연 후 임신을 하는 것이 좋다.

임신 중 음주는 유산, 저체중아, 기형 등 태아발달에 심각한 영향을 초래한다. 알코올과 대사산물인 아세트알데히드는 태반을 쉽게 통과하므로 태아에게 직접적으로 기형을 유발한다. 특히 임신초기에 영향이 더 클 수 있다. 태아는 알코올분해효소가 발달되어 있지 않다. 임신 중 만성적으로 알코올을 섭취하는 경우 태아알코올증후군(fetal alcohol syndrome, FAS)이 나타난다. 태아알코올증후군은 태아에게 신체기형과 정신장애가 나타나는 선천성 증후군으로 뇌기형, 심장기형, 척추기형, 안면기형 등과 주의집중 이상, 행동장애, 과잉행동, 충동성 등이 나타나게 된다. 따라서 임신 중 알코올 섭취는 금하도록 한다.

3) 저체중 임신부, 비만 임신부

체질량지수 18.5 미만인 저체중 임신부의 경우 태아 성장이 부진할 수 있으므로 식사 외에 간식을 2~3회 섭취하여 총 300~500 kcal의 에너지를 추가 섭취하도록 한다. 고구마 1/2개를 두유 200 mL 1컵과 함께 하루 2회 간식으로 먹으면 총 400 kcal를 추가로 섭취할 수 있다. 또는 달걀 1개를 바나나 1/2개와 함께 하루 3회 간식으로 먹으면 총 450 kcal을 추가로 섭취할 수 있다.

비만 임신부의 경우 체중을 줄이기보다는 체중증가량을 11 kg 이하로 관리하도록 한다. 임신 중 체중감량은 철, 칼슘, 엽산 같은 중요한 미량 영양소 부족을 초래하여 태아의 신경정신학적 이상 또는 저체중아 출산의 위험을 높인다. 또한 모체가 임신 중 굶거나 열량 섭취를 크게 제한하면 혈액 내 케톤체 농도가 높아져 태아에게 유해한 영향을 미치게 된다. 비만 임산부일지라도 적절한 체중증가가 이루어져야 한다.

4) 임신 초기, 중기, 후기별 식사관리

임신 초기는 태아의 기관이 형성되는 시기이므로 총 섭취량은 증가시키지 않고 영양소를 균형있게 섭취할 수 있도록 식사의 양보다 질에 신경을 쓴다. 태아의 원활한 세포 분열과 기관형성을 돕기 위하여 양질의 단백질 섭취가 중요하다. 고기, 생선, 달걀, 콩류 등을 매끼 1~2가지 반드시 포함시키도록 한다. 또한 임신 3개월까지는 엽산을 풍부하게 섭취하도록 한다. 임신 전부터 3개월까지는 보충제를 복용하며 콩류, 시금치, 쑥갓 등 채소와 마른 김, 다시마 등 해조류, 오렌지 주스 등이 엽산의 좋은 급원식품이다. 다양한 채소류를 매끼 2~3가지 이상 충분히 섭취하고 과일을 하루 1회 정도 섭취한다.

중기는 1일 340 kcal 추가 열량 섭취가 권장되므로 섭취량을 증가시킨다. 초기와 마찬가지로 매끼 고기, 생선, 달걀, 콩류 등의 반찬 1~2가지와 다양한 채소반찬을 2~3가지 포함하여 규칙적으로 식사한다. 정규 식사 외에 1~2회 간식을 추가하는 것도 좋다. 중기 이후부터는 칼슘과 철분 섭취가 중요하므로 1일 2컵 정도의 우유나 유제품을 섭취한다. 또한 철분섭취를 증가시키기 위해서 붉은 살 육류, 간, 계란 등의 철분급원식품을 섭취하고 보충제 섭취를 권장한다.

후기는 임신 전에 비해 1일 450 kcal 추가 열량섭취가 권장된다. 임신후기는 자궁의 증대로 한 번에 많이 섭취하기 어려우므로 식사 외에 간식으로 소량씩 자주 섭취하도록 한다. 임신후기 임신성 고혈압이나 자간전증이 나타나는 경우 지나친 염분 섭취에 주의한다.

5) 한국인 임신수유부를 위한 식생활 지침(보건복지부, 2009)

- 우유 제품을 매일 3회 이상 먹자
  ① 우유를 매일 3컵 이상 마십니다.
  ② 요구르트, 치즈, 뼈째 먹는 생선 등을 자주 먹습니다.
- 고기나 생선, 채소, 과일을 매일 먹자
  ① 다양한 채소와 과일을 매일 먹습니다.
  ② 생선, 살코기, 콩제품, 달걀 등 단백질 식품을 매일 1회 이상 먹습니다.
- 청결한 음식을 알맞은 양으로 먹자
  ① 끼니를 거르지 않고 식사를 규칙적으로 합니다.
  ② 음식을 만들 때는 식품을 위생적으로 다루고, 먹을 만큼만 준비합니다.
  ③ 살코기, 생선 등은 충분히 익혀 먹습니다.
  ④ 보관했던 음식은 충분히 가열한 후 먹습니다.
  ⑤ 식품을 구매하거나 외식할 때 청결한 것을 선택합니다.
- 짠 음식을 피하고, 싱겁게 먹자
  ① 음식을 만들거나 먹을 때는 소금, 간장, 된장 등의 양념을 보다 적게 사용합니다.
  ② 나트륨 섭취량을 줄이기 위해 국물은 싱겁게 만들어 적게 먹습니다.
  ③ 김치는 싱겁게 만들어 먹습니다.
- 술은 절대로 마시지 말자
  ① 술은 절대로 마시지 않습니다.
  ② 커피, 콜라, 녹차, 홍차, 초콜릿 등 카페인 함유식품을 적게 먹습니다.
  ③ 물을 충분히 마십니다.
- 활발한 신체활동을 유지하자
  ① 임신부는 적절한 체중증가를 위해 알맞게 먹고, 활발한 신체 활동을 규칙적으로 합니다.
  ② 산후 체중조절을 위해 가벼운 운동으로 시작하여 점차 운동량을 늘려 갑니다.
  ③ 모유수유는 산후 체중 조절에도 도움이 됩니다.

5 수유기 영양관리의 중요성

수유기의 적절한 영양관리는 모체의 산후회복과 아기의 바람직한 성장을 위해 중요하다. 수유기에는 모체의 영양요구량과 모유로 분비되는 영양요구량을 충족시켜야 하므로 에너지와 영양소 요구량이 증가한다. 수유기에 에너지 과잉섭취나 균형 잡히지 않은 식사는 산후 비만, 골다공증 등 건강문제를 유발할 수 있다. 따라서 수유기의 영양 필요량과 영양 관련 문제를 알고 올바른 영양관리를 실천하는 것이 중요하다.

6 수유기의 영양섭취기준

수유기의 영양 필요량은 모유로 분비되는 영양소의 양만큼을 비임신여성의 영양 필요량에 추가한 것이다. 비타민 D, 인, 나트륨, 염소, 마그네슘, 철, 불소, 망간, 몰리브덴을 제외한 모든 영양소와 에너지에 추가량이 설정되었으며, 특히 수분, 비타민 A, 비타민 C, 아연, 구리, 요오드, 셀레늄의 추가량이 상당히 많다.

1) 에너지

수유부의 에너지 소비량은 일반 여성과 별다른 차이가 없는 것으로 간주하고 모유수유에 필요한 에너지를 추가하여 섭취한다. 모유수유에 필요한 에너지는 일일 모유 분비량을 780 mL로 기준하여 모유의 에너지 밀도인 65 kcal/mL를 곱한 모유방출에너지 510 kcal/일에서 임신 중 모체에 저장된 지방조직으로부터 동원되는 에너지 170 kcal를 차감한 340 kcal/일이 필요추정량이다.

2) 탄수화물과 식이섬유

수유부도 일반성인과 탄수화물의 에너지 적정비율이 동일하다. 총 에너지 섭취량의 55~65%를 탄수화물로 섭취한다. 한편, 식이섬유는 수유부의 에너지가 추가된 것을 고려하여 성인여성의 식이섬유 충분섭취량 20 g/일에 5 g/일을 추가하여 25 g/일이 수유부의 식이섬유 충분섭취량이다.

3) 단백질

수유부에게 필요한 단백질은 모유로 분비되는 양을 고려하여 성인여성의 단백질 권장섭취량에 25 g/일을 추가하여 섭취할 것을 권장하고 있다.

4) 지방

수유부의 총 지방 에너지 적정비율, 필수지방산, 포화지방산, 콜레스테롤의 영양섭취기준이 따로 정해져 있지 않다. 수유부의 에너지 섭취량 증가에 따라 지방섭취가 증가될 것이므로 지방의 추가섭취량을 따로 정하지 않았다. 수유부의 식이 중 지방산은 유즙의 지방산 조성에 직접적인 영향을 미치는데 필수지방산이 부족하면 유즙 분비에 지장을 주어 영아의 성장발육에 영향을 미치게 된다. 필수지방산은 대두유, 옥수수유, 참기름, 들기름, 올리브유 등 식물성 기름에 풍부하다. 필수지방산 중 리놀레산(linoleic acid)은 전체 열량 중 1~2% 정도로 섭취하며, 지방섭취량은 전체 열량 섭취량의 15~25% 정도로 섭취한다.

표 8-4 수유부의 단백질 섭취기준

구분	단백질 권장섭취량(g/일)	구분	단백질 권장섭취량(g/일)
19~29세 여성	55	임신 중기 여성	+15
30~49세 여성	50	임신 후기 여성	+30
임신 초기 여성	+0	수유부	+25

자료출처: 보건복지부 · 한국영양학회, 2020 한국인 영양소 섭취기준, 2020.

5) 비타민

수유여성은 모유를 생성하므로 비임신 비수유 여성보다 대부분 비타민의 필요량이 높다.

비타민 D와 K 두 종류를 제외한 지용성 비타민 A와 E를 비롯해 수용성 비타민 아홉 종류 모두에 추가량이 설정되었다. 이 중 비타민 A와 C, 비타민 B_6 및 엽산의 추가량이 상당히 많은 편이다. 비타민 A는 시각과 성장, 세포분열과 증식, 세균의 저항력에 중요한 역할을 한다. 비타민 C는 여러 반응의 조효소이며 콜라겐을 형성하고 신경전달물질을 합성하며 스테로이드 합성, 철분 흡수, 면역기능, 상처회복 및 엽산, 아미노산, 핵산, 콜레스테롤, 포도당 대사에도 관여한다. 비타민 B_6는 지질 및 핵산 대사와 헴 및 여러 신경전달물질의 합성에 조효소로 작용한다. 단백질 요구량이 증가하는 수유기에는 비타민 B_6 섭취량도 증가해야 한다. 엽산은 체내에서 흡수된 후 활성형으로 전환되어 여러 가지 반응에 조효소 역할을 하고 아미노산과 핵산 대사에 필수적인 영양소이며 세포의 분열과 성장에 특히 중요하다. 또한 비타민 A의 흡수를 조절하는 작용이 있다.

6) 무기질

수유여성은 비임신 비수유 여성보다 대부분 무기질의 필요량이 높다. 모체는 증가된 요구량을 충족하려는 방향으로 대사를 변화시키는 보상기전을 나타내기도 한다. 예를 들면 칼슘의 경우 흡수율을 증가시키고 철의 경우 수유 기간 동안 무월경이 되어 손실을 줄인다. 모유 중 주요한 무기질인 칼슘, 마그네슘, 인, 철, 구리, 망간, 아연 등의 모유 내 함량은 개인 간 변이가 거의 없고 일정하게 유지된다. 그러나 수유기간이 경과하면서 칼슘, 마그네슘, 아연 등 주요 무기질 함량이 모두 감소하는 추세를 보인다. 한편 요오드와 셀레늄 같은 일부 무기질의 경우 수유부의 섭취량이나 영양상태가 모유의 함량에 영향을 미친다.

수유부의 다량 무기질 추가 섭취량은 칼륨만 추가 충분섭취량이 설정되었고, 칼슘, 인, 나트륨, 염소, 마그네슘에는 추가량이 없다[표 8-7].

미량 무기질 중에서는 아연, 구리, 요오드, 셀레늄, 크롬의 권장섭취량이 추가되었으나, 철, 불소, 망간에는 추가량이 설정되지 않았다. 체내에서 아연은 60여 가지 효소의 작용 및 구조에 관여하며, 단백질과 핵산 대사에 중요한 역할을 한다. 많은 호르몬의 활성과 면역기능 수행 및 성장과 생식, 미각과 시각 기능도 아연의 영향을 받는다. 요오드는 갑상선 호르몬의 필수구성 성분으로 단백질 대사와 효소활성을 조절한다. 가장 좋은 급원은 해조류나 어패류이다. 우리나라는 어패류나 해조류 이용률이 높은 편이므로 요오드 결핍 위험성이 적은 편이다[표 8-8].

7) 수분

수유여성에게 부가되는 수분의 충분섭취량은 모유의 수분 함량을 87%로 보아 780 mL/일의 모유로 방출되는 수분이 700 mL/일이라고 추정했고 이 값을 그대로 추가량으로 설정하였다.

7 수유기의 영양 관련 문제

1) 모유수유의 장점

영아의 성장에 가장 알맞은 양과 영양소를 함유하고 있으며 각종 항감염인자를 갖고 있다. 또 모유수유를 하면 배란이 억제되어 자연피임효과가 있다. 옥시토신 작용으로 자궁이 수축하여 산후 회복이 빠르며 체중감소효과와 유방암 및 난소암 예방효과가 있다.

표 8-5 수유부의 지용성 비타민 섭취기준

구분	비타민 A (㎍ RAE)	비타민 D (㎍)	비타민 E (mg α-TE)	비타민 K (㎍)
	권장섭취량	충분섭취량	충분섭취량	충분섭취량
19~29세 여성	650	10	12	65
30~49세 여성	650	10	12	65
수유부	+490	+0	+3	+0

자료출처: 보건복지부 · 한국영양학회, 2020 한국인 영양소 섭취기준, 2020.

표 8-6 수유부의 수용성 비타민 섭취기준

구분	비타민 C (mg)	티아민 (mg)	리보플라빈 (mg)	니아신 (mg NE)	비타민 B_6 (mg)	엽산 (㎍ DFE)	비타민 B_{12} (㎍)	판토텐산 (mg)	비오틴 (㎍)
	권장 섭취량	권장 섭취량	권장 섭취량	권장 섭취량	권장 섭취량	권장 섭취량	권장 섭취량	충분 섭취량	충분 섭취량
19~29세 여성	100	1.1	1.2	14	1.4	400	2.4	5	30
30~49세 여성	100	1.1	1.2	14	1.4	400	2.4	5	30
수유부	+40	+0.4	+0.5	+3	+0.8	+150	+0.4	+2	+5

자료출처: 보건복지부 · 한국영양학회, 2020 한국인 영양소 섭취기준, 2020.

표 8-7 수유부의 영양소섭취기준(다량 무기질)

구분	칼슘(mg)	인(mg)	나트륨(g)	염소(mg)	칼륨(mg)	마그네슘(mg)
	권장섭취량	권장섭취량	충분섭취량	충분섭취량	충분섭취량	권장섭취량
19~29세 여성	700	700	1,500	2,300	3,500	280
30~49세 여성	700	700	1,500	2,300	3,500	280
수유부	+0	+0	+0	+0	+400	+0

자료출처: 보건복지부 · 한국영양학회, 2020 한국인 영양소 섭취기준, 2020.

표 8-8 수유부의 영양소섭취기준(미량 무기질)

구분	철 (mg)	아연 (mg)	구리 (㎍)	불소 (mg)	망간 (mg)	요오드 (㎍)	셀레늄 (㎍)	몰리브덴 (㎍)	크롬 (㎍)
	권장 섭취량	권장 섭취량	권장 섭취량	충분 섭취량	충분 섭취량	권장 섭취량	권장 섭취량	권장 섭취량	충분 섭취량
19~29세 여성	14	8	650	2.8	3.5	150	60	25	20
30~49세 여성	14	8	650	2.7	3.5	150	60	25	20
수유부	+0	+5.0	+480	+0	+0	+190	+10	+3	+20

자료출처: 보건복지부 · 한국영양학회, 2020 한국인 영양소 섭취기준, 2020.

(1) 영아의 이득

① 최상의 영양공급원

- 모유의 에너지, 지방, 유당 함유량은 영아의 성장에 최적화된 상태로 존재한다.
- 모유는 단백질은 영아에게 필요한 아미노산 조성이 우수하고 시스틴과 타우린이 풍부하여 뇌발달을 촉진한다.
- 모유는 우유에 비해 유청 단백질의 함량이 높아서 소화가 잘 된다.
- 무기질이 대부분 단백질에 결합되어 있어 생체흡수율이 높다.
- 모유에는 유당 함량이 높아 뇌발달 및 장내 유익균의 성장을 촉진한다.
- 모유의 성분은 신생아의 변화하는 요구를 충족시켜준다.
- 신생아의 락토오스와 미네랄 섭취를 증가시킨다.

② 면역증진 및 질병예방

모유의 면역성분이 영아를 감염으로부터 보호한다. 엄마 몸에서 분비된 항체가 모유로 분비되어 엄마의 면역력을 영아에게 전달한다. 모유의 면역 성분은 중이염 및 상부호흡기 감염으로부터 영아를 보호한다. 아토피 피부염, 식품 알레르기, 알레르기성 호흡기 질환 등 각종 알레르기성 질환의 발생가능성이 낮아진다. 또한 모유수유한 아기는 구토를 할 가능성이 작으며 과식할 가능성이 적어 성인 비만의 위험성이 낮다.

③ 인지기능 및 발달

- 모유는 블포화지방산이 풍부하며 필수지방산인 리놀레산, DHA, 콜레스테롤이 풍부하여 영아의 두뇌발달을 촉진한다.
- 빨기는 신생아의 턱근육을 발달시킨다.
- 모아 애착이 증진된다.

(2) 모체의 이득

① 심리적인 면

- 모유수유 동안 신체 접촉은 영아와 엄마 간 애착 형성을 도와준다. 이를 통해 엄마는 영아의 요구나 행동의 작은 변화에도 민감하게 대처할 수 있다. 또한 엄마는 영아와 신체적, 심리적 교감을 통해 만족과 기쁨을 느끼며 정서적 안정감을 얻는다. 모유수유 산모는 인공수유 산모에 비해 산후우울증이나 불안을 덜 느끼고 영아와의 친근감이 더 높다.

② 건강적인 면

- 모유수유 시 분비되는 옥시토신은 산후출혈을 줄이고 자궁이 더 빨리 원래 크기로 복귀하도록 도우므로 산후회복이 빠르다. 모유수유에 많은 양의 에너지가 소비되므로 따로 다이어트를 하지 않아도 체중감량을 할 수 있다. 모유수유는 난소암과 폐경 전기 유방암 발생가능성을 줄인다. 장기적으로는 유방암과 난소암 발병 위험이 낮아진다. 또한 모유수유는 배란을 지연시켜 다음 임신을 늦추는 효과가 있다. 그러나 모유수유 의존 정도, 횟수, 시간에 따라 배란 억제 효과가 달라지므로 신뢰할만한 터울조절방법은 아니다.

③ 경제적인 면

- 모유수유는 우유병, 젖꼭지 소독장비, 분유 등이 필요하지 않아 경제적이다.

2) 모유수유의 장애

분만 전 유두와 유방을 마사지하는 등 모유수유에 대비하여도 유두통증, 유선염, 유방충혈(젖몸살)이나 유관 막힘 등 여러 가지 유방 관련 문제가 생길 수 있다. 또한 모유사출 과다나 모유분비 과다 또는 모유분비 부족현상도 발생할 수 있다. 젖분비와 모유수유는 자연스러운 현상이지만 모유수유를 배우는 것은 연습과 배우자의 지지가 필요하며 엄마로서의 헌신과 인내심이 요구되고 수유전문가와의 밀접한 협력으로 성공적으로 해낼 수 있다.

쉬어가기

초유의 기적, 미숙아의 생명을 구하다

임신 25주차에 800 g의 몸무게로 쌍둥이 아기가 태어났지만 한 명은 사망하였고, 남은 아기도 면역력이 약해 괴사성 장염 및 패혈증(세균이 혈액에까지 퍼져있는 상태)으로 위급한 상황이었다. 의료진은 아기가 직접 먹을 수 없는 상태에서 엄마의 초유를 선택했다. 초유는 출산 후 일주일 동안 나오는 모유를 말하며, 초유에는 면역 성분이 풍부하여 아기 건강에 유익하다. 의료진은 엄마의 초유를 아기의 잇몸에 발라주는 방법으로 초유의 면역 성분이 잇몸에 직접 흡수되도록 하였다. 흡수된 면역 성분은 아기 구강 내에 있는 림프조직, 면역조직을 자극해서 림프조직에서 다시 면역물질을 생성하도록 유도하였다. 그 결과 아기는 한 달 만에 몸무게가 2.5kg으로 늘었고 퇴원을 앞두게 되었다.
이처럼 0.1cc씩 하루 세 차례, 3일간 초유를 발라주었던 미숙아는 다른 미숙아보다 혈액 속 면역 성분이 3배 더 많았고 패혈증 위험이 50% 감소하였다. 이러한 연구 결과는 미국 소아과학회에 주요 논문으로 채택되었다.

자료출처: SBS 뉴스, 2015. 04. 02. 생사기로에 선 800g 미숙아…'엄마 초유'로 살렸다

8 수유기의 올바른 영양관리

수유기에는 산후 건강회복과 모유 분비를 위하여 양질의 단백질 식품과 비타민, 무기질, 섬유소, 수분을 풍부하게 함유한 채소와 과일을 다양하게 매일 적당량 섭취하도록 한다. 열량은 적절하게 섭취하여 산후비만이 되지 않도록 한다. 간식으로 우유, 유제품 및 과일을 섭취하는 것이 좋다. 수유여성에게 추가되는 에너지 340 kcal와 단백질 25 g은 비수유 성인 여성의 균형잡힌 식단 구성에 우유나 유제품을 2~3단위 더 먹거나 어육류 2~3단위를 더 섭취하여 충족할 수 있다. 비타민 C와 엽산필요량을 충족하기 위해 과일, 녹색채소, 식물성 유지, 콩, 견과류 섭취도 증가시키도록 한다. 수분 추가량 700 mL를 충족하려면 매일 2~3컵의 우유나 과일주스 및 물의 섭취를 권장한다. 수유여성에게 비타민과 무기질 보충제의 사용은 일반적으로 권장하지 않는다. 비타민과 무기질 필요량은 다양한 식품을 균형 있게 섭취하는 식사를 통해 충족될 수 있다.

지나치게 짜거나 단 음식, 향이 강하고 매운 음식을 많이 먹으면 모유로 전달될 수 있으므로 소량씩 섭취한다. 또한 모체가 중금속, 약물, 환경공해물질 등 오염물질에 노출되면 이들 성분의 일부가 모유로 전달될 수 있다. 모유를 통해 아기에게 오염물질이 전달되지 않도록 오염된 환경의 생선 섭취를 피하고 채소나 과일은 충분히 씻고 껍질을 제거하며, 육류의 지방조직은 제거하고 먹는다. 또한 카페인, 알코올, 니코틴 성분도 모유로 분비되므로 가능한 한 피하도록 한다.

쉬어가기

모유수유와 모자동실

병원은 모유수유를 권장하고 지원할 수 있는 가장 중요한 매개체 중의 하나이다. 출산 전후 병원의 모유수유에 대한 태도와 지원은 초기 모유수유 결정과 경험과 퇴원 후 모유수유의 지속기간에 매우 큰 영향을 미친다. 영아에게 친근한 병원 선정사업(Baby Friendly Hospital Initiative, BFHI)은 세계보건기구와 유니세프에서 주도하는 세계적인 프로그램으로 병원을 통한 모유수유 권장사업의 대표적인 예이다. 세계보건기구에서는 모유수유 실천을 높이기 위한 방안으로 성공적인 모유 먹이기 10단계라는 국제적 기준을 제시하였다. 내용으로는 출산 후 30분 이내에 모유수유를 시작하는 것이 모유수유 성공 여부를 결정하고 이를 위해 모자동실이 매우 중요함을 강조한다.
산후조리원은 산후조리와 요양 등에 필요한 인력과 시설을 갖춘 곳으로 분만 전후 임산부나 신생아에게 급식·요양과 그밖의 일상생활에 필요한 편의를 제공하는 시설이다.
1997년부터 개설되어 영업 중이며 2014년에는 공공 산후조리원도 설립되었다. 정부는 모자보건법(법률 제11441호)을 제정해 산후조리원의 인력·시설의 기준, 임신부와 영유아의 건강·위생관리와 위해방지, 시장·군수·구청장에 의한 관리·감독과 시정 정지 또는 폐쇄 명령권, 산후조리원의 평가 지표 등에 관한 사항 등을 정하고 있다. 또한 산후조리원에서 모유수유를 권장하도록 하고 있다. 2016년부터 공공 산후조리원에는 모자동실 설치를 의무화했으며 사설 산후조리원에도 이를 적극 권유하고 있다. 그러나 모자동실은 휴식하고 싶은 산모들에게 인기가 없기도 하였으나 점점 확대되고 있다.
보건복지부에서 시행한 2018 산후조리실태조사에서 모자동실이 필요하다고 응답한 비율은 52.4%였다.
모자동실을 왜 해야 하는지 유익이 무엇인지 홍보하는 것이 필요하겠다. 모자동실은 모유수유 실천을 증가시키고 퇴원 후 모유수유 관련 문제를 감소시키는 것으로 알려져 있다. 또한 분만직후 엄마와 아기가 밀접하게 접촉하여 모아 상호작용에도 긍정적 효과를 보이는 것으로 보고되고 있다. 모자동실에 관한 국내 연구들을 살펴보면 김은숙, 박영숙(2001)은 모자동실이 모자별실에 비하여 초산모의 영아에 대한 태도가 긍정적이었고 영아돌보기 자신감도 높았으며, 모유수유율도 더 높아서 모자동실을 추천하였다. 이후 김영미, 조성희, 조갑출(2010)은 모자동실 유형에 따라 산모의 피로도와 모유수유율의 차이를 확인하였는데 전일 모자동실군이 부분 모자동실군보다 산모의 피로도가 높았고 군간 모유수유율에는 차이가 없었으므로 전일 모자동실보다는 산모와 신생아 상태를 고려하여 개별화된 부분 모자동실제로 운영하는 것을 제안하였다. 김은영 등(2010)은 모자동실체계에 대한 간호사의 인식과 태도를 확인하였는데 대체로 긍정적이며 인식도도 높은 편이지만 근무지 특성에 따라 차이가 있어서 인식의 격차를 줄이기 위한 정보제공프로그램을 개발하는 것이 필요하며 정책적으로 모자동실체계를 활성화할 수 있도록 의료기관에 동기를 부여하는 제도적 방안이 필요하다는 것을 제언하였다.

성공적인 모유 먹이기 10단계: 영아에게 친근한 병원의 국제적 기준

1단계: 병원은 의료요원을 위한 모유슈유 정책을 문서화한다.
2단계: 이 정책을 실행하기 위하여 모든 의료요원에게 모유수유 기술을 훈련시킨다.
3단계: 모유의 장점과 모유수유 방법을 임산부에게 교육시킨다.
4단계: 출생 후 30분 이내에 모유를 물리기 시작한다.
5단계: 임산부에게 모유를 먹이는 방법과 영아와 떨어져 있을 때 모유 분비를 유지하는 방법을 자세히 가르친다.
6단계: 갓난 영아에게 모유 이외의 다른 음식물을 주지 않는다.
7단계: 엄마와 영아는 하루 24시간 같은 방을 쓴다.
8단계: 모유는 영아가 원할 때마다 먹인다.
9단계: 영아에게 인공 젖꼭지나 노리개 젖꼭지를 물리지 않는다.
10단계: 모유수유 모임을 만들도록 도와주고 퇴원 후 모임에 참여하도록 한다.

자료출처: 유니세프 www.unicef.or.kr

단원평가

01 임신기 영양에 대한 설명 중 틀린 것은? (　　　　)

① 임신 초기의 에너지 필요량은 임신 전 여성과 동일한다.
② 태아의 두뇌발달을 위해 EPA와 DHA를 섭취한다.
③ 임신 전보다 수분필요량이 증가한다.
④ 비만인 임산부는 체중감량을 통해 임신합병증을 예방한다.
⑤ 비타민 A는 과량섭취 시 태아기형을 유발한다.

02 철의 권장섭취량이 높은 순서대로 이루어진 것은? (　　　　)

① 월경 중인 여성 > 성인 남성 > 임신 중인 여성
② 임신 중인 여성 > 성인 남성 > 월경 중인 여성
③ 임신 중인 여성 > 수유 중인 여성 > 월경 중인 여성
④ 임신 중인 여성 > 수유 중인 여성 > 성인 남성
⑤ 수유 중인 여성 > 임신 중인 여성 > 성인 남성

03 임신기간의 과도한 알콜 섭취로 인해 태아의 뇌기형, 심장기형, 안면기형, 정신장애 등의 증상이 나타나는 것을 무엇이라고 하는가? (　　　　　　)

04 섭취 부족 시 임산부의 빈혈과 태아 신경관 결손증이 나타날 수 있으며, 보건소에서 무료로 제공하고 있는 영양소는? (　　　　　　)

05 **임신수유부의 식생활 지침에 대한 설명으로 <u>틀린</u> 것은? (　　　　)**

① 우유 제품을 매일 3회 이상 마신다.

② 짠 음식을 피하고 싱겁게 먹는다.

③ 술은 1잔 이하로 마신다.

④ 엽산과 철분 보충제를 섭취한다.

⑤ 카페인은 300 mg 이하로 제한한다.

06 **모유수유의 장점에 속하는 것을 <u>모두</u> 고르시오. (　　　　)**

가. 항체전달로 인해 면역학적 이점
나. 모체의 자궁수축과 체중회복에 도움을 줌
다. 영아의 식품 알레르기 감소
라. 영양소의 생체이용률이 높음

① 가, 나, 다　　② 가, 다　　③ 나, 라　　④ 라　　⑤ 가, 나, 다, 라

정답 01 ④ 02 ④ 03 태아알코올증후군 04 엽산 05 ③ 06 ⑤

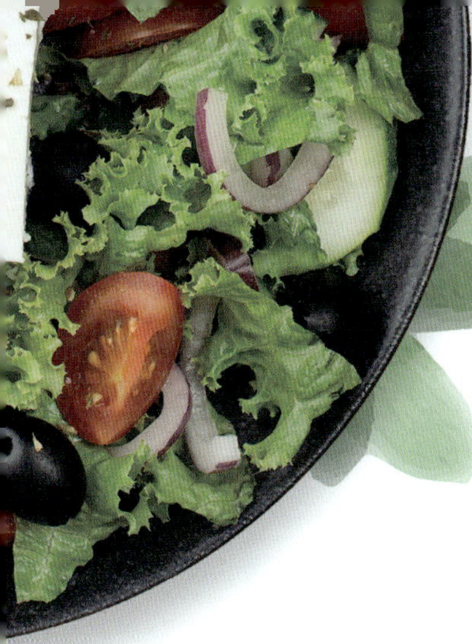

9

영아기 및 유아기 영양

1. 영아기 영양관리의 중요성
2. 영아기의 영양섭취기준
3. 영아기의 영양 관련 문제
4. 영아기의 올바른 영양관리
5. 유아기 영양관리의 중요성
6. 유아기의 영양섭취기준
7. 유아기의 영양 관련 문제
8. 유아기의 올바른 영양관리

학습목표

1. 영아기 영양관리의 중요성을 설명할 수 있다.
2. 영아기의 영양섭취기준을 설명할 수 있다.
3. 영아기의 영양 관련 문제를 설명할 수 있다.
4. 영아기의 올바른 영양관리를 설명할 수 있다.
5. 유아기 영양관리의 중요성을 설명할 수 있다.
6. 유아기의 영양섭취기준을 설명할 수 있다.
7. 유아기의 영양 관련 문제를 설명할 수 있다.
8. 유아기의 올바른 영양관리를 설명할 수 있다.

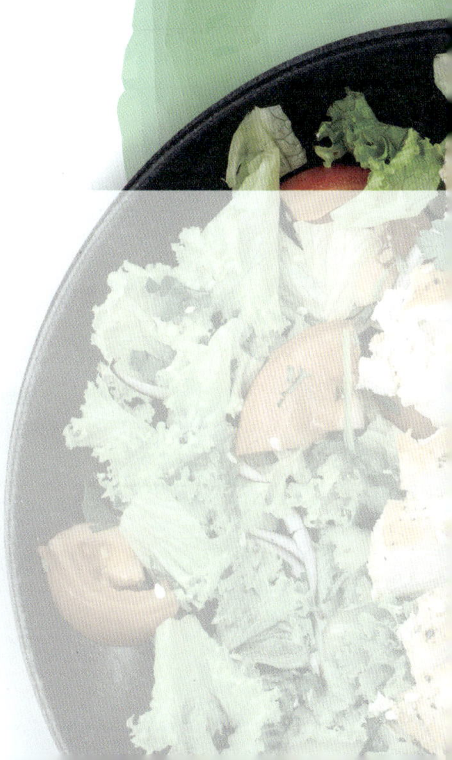

1 영아기 영양관리의 중요성

영아기는 생후 1년까지의 기간을 말한다. 이 시기는 소화흡수에 관여하는 효소의 종류와 양이 미숙하고 영양소 대사는 아직 불완전하지만 신장과 체중은 급격히 증가하며 일생 중 성장이 가장 활발하게 이루어지는 시기이므로 단위 체중당 영양소 요구량이 매우 높다.

영아기는 영양공급의 형태에도 변화가 많은 시기로 영아기 전반에는 유즙의 형태로 필요한 에너지와 영양소를 공급받으며 이후에는 이유식과 함께 유동식을 거쳐 점차 성인식으로 이행하게 된다.

영아기에는 뇌세포, 신경세포의 분열이 활발하고 골격 및 근육이 발달하므로 이 시기의 영양부족은 심각한 영양장애를 일으킬 수 있으며 반대로 영양과잉은 지방세포 수의 증가를 동반한 비만을 유발할 수 있다. 영아의 영양 상태는 신체적 발달뿐만 아니라 심리·정서적 발달에도 영향을 미치므로 영아기 영양관리는 평생 건강의 기초가 된다는 중요한 의미를 지니고 있다.

2 영아기의 영양섭취기준

영아기 영양섭취기준은 모유 중 영양소 농도와 건강한 영아의 모유섭취량을 고려하여 충분섭취량을 산정하는 방식으로 산출되었다. 생후 5개월까지 평균 1일 모유섭취량은 780 mL, 생후 6~11개월 영아의 1일 모유섭취량은 600 mL로 간주하여 산정되었다[표 9-1].

1) 에너지

체중당 에너지 필요량은 생애주기 중 영아기가 가장 높다. 체표면적 비율이 상대적으로 높아 열손실이 크고 성장률이 높으며 어른에 비해 활동량이 많고 대사율이 높기 때문이다.

2) 단백질

단위체중당 단백질 필요량이 생애주기 중 영아기가 가장 높다. 새로운 체조직 합성, 체단백 축적, 효소와 호르몬 생성, 면역기능 증가 등이 이루어지기 때문이다.

표 9-1 영아의 1일 에너지 필요추정량, 단백질, 탄수화물, 지질, 수분 충분섭취량

	체중 (kg)	열량 (kcal/일)	단백질 (g/일)	탄수화물 (g/일)	지질 (g/일)	n-6 불포화 지방산 (g/일)	n-3 불포화 지방산 (g/일)	수분 (mL/일)
0~5개월	6.2	550	10	60	25	2.0	0.3	700
6~11개월	8.9	700	15*	90	25	4.5	0.8	800

*권장섭취량

3) 탄수화물

생후 1년간 모유로 섭취하는 양이 가장 바람직한 탄수화물 수준으로 간주되고 있으며 모유 내 탄수화물은 주로 유당이다. 모유의 유당 함량은 모체의 영양 상태와 음식 섭취에 큰 영향을 받지 않고 일정한 수준을 유지한다. 유당은 에너지원으로 이용되는 것 이외에도 장내 유익균을 증식시켜 유해균의 증식을 억제하고 칼슘 흡수를 도우며 갈락토오스를 공급하여 신경조직 합성에 도움을 준다.

4) 지질

지질은 농축된 에너지 급원으로서 영아기 성장에 필요한 에너지를 공급하는 데 유용하며 섭취 에너지의 40~50%를 차지한다. 지질은 영아의 뇌와 신경계 발달에 중요하다. 특히 필수지방산인 리놀레산과 리놀렌산의 공급이 중요하다. n-6계 지방산은 성인의 경우 총 에너지 섭취량의 1%가 최적의 섭취량이지만 영아는 최소 필요량이 총 에너지 섭취량의 1% 정도이며 적정 섭취량은 4~5%이다. 리놀레산은 정상적인 성장과 피부염 예방에 필수적인 물질이다. n-3계 지방산은 태아기와 영아기에 뇌와 망막의 성장발달에 필수적인 DHA(docosahexaenoic acid)를 공급한다.

5) 수분

영아의 충분 수분섭취량은 0~5개월에는 700 mL이고 영아후기에는 모유와 이유식을 통한 수분섭취량을 합하여 800 mL이다. 영아는 체표면적이 넓어 불감성 수분 손실이 많고 신장의 소변 농축능력도 낮아 열, 구토, 설사 시에는 수분 불균형과 탈수에 유의하여야 한다. 영아는 수분섭취를 모유나 조제유, 이유식에서 얻게 되므로 고형음식을 먹을 경우는 추가로 물을 더 공급해주도록 한다.

6) 비타민

비타민 A는 영아의 성장과 면역기능에 중요한 역할을 하지만 건강한 어머니의 모유를 섭취한 영아에게서는 결핍이 나타나지 않는다.

비타민 D는 칼슘흡수를 촉진시키고 구루병을 예방하며 햇볕을 쬐면 체내 합성이 가능하다. 영아의 경우 햇볕을 자주 쬐지 못하고 모유의 비타민 D 함량이 낮으므로 6~11개월 영아는 달걀이나 버섯 등 비타민 D가 풍부하게 들어있는 음식을 공급하여 주고 햇볕을 쬐어주도록 한다.

비타민 C는 모유에 풍부하여 모유 섭취를 정상적으로 한다면 괴혈병을 예방할 수 있다.

비타민 B_6는 단백질 대사에 관여하므로 충분한 섭취가 중요하다.

쉬어가기

일광욕

아기에게 일광욕을 하면서 바깥 공기를 쐬어주면 혈액순환이 원활해져 밤에도 깨지 않고 숙면할 수 있게 된다. 일광욕은 바람이 잔잔하고 따뜻한 햇살이 비추는 때가 적당하므로 여름에는 오전 10시 이전이 좋고 여름을 제외한 다른 계절에는 오전 10시부터 오후 3시가 좋다. 일광욕을 할 때에는 챙이 있는 모자를 씌워서 아기 얼굴과 머리에 직사광선이 직접 닿지 않도록 주의하고 무릎 아래 부분에 2~3분 정도 햇볕을 쬐도록 한다. 일광욕이 끝나면 주스나 보리차 등을 주어서 수분을 보충해준다.

7) 무기질

영아의 골격은 빠르게 성장하므로 칼슘 필요량이 상당히 높으며 흡수율도 높다. 모유에 함유된 칼슘의 체내 보유율은 60~70% 정도로 높으나 우유 칼슘의 체내 보유율은 30% 정도로 낮은 편이다. 영아기의 칼슘섭취는 골격 형성뿐만 아니라 최대골질량(peak bone mass) 형성에 중요한 역할을 한다.

건강한 영아는 출생 시 모체로부터 충분한 철을 공급받아 생후 5개월까지는 저장철을 주로 이용하나 그 이후에는 철이 고갈되어 보충이 필요하다. 따라서 이유식을 통해 철을 제대로 공급해주지 못하면 빈혈이 발생하기 쉽다. 철이 풍부한 살코기, 소간, 달걀노른자, 녹색 채소류 등 철 급원식품과 함께 비타민 C가 풍부한 채소나 과일을 공급한다.

아연은 주로 근육과 골격에 존재하여 100여 종 이상의 효소 활성에 필요하다. 특히 세포분열과 증식에 영향을 주는 효소 체계에 필수적이며 부족하면 세포증식이 저해되어 성장지연을 초래한다. 모유 중 아연 함량은 초유 20 mg/L, 1개월 후 4 mg/L, 6개월 후 0.6 mg/L로 감소되지만 체내 이용률은 59% 정도로 높다. 조제유의 아연 함유량은 5mg/L이며 체내 이용률은 26~40% 정도로 모유에 비해 낮은 편이다. 아연은 출생 시 영아의 체내에 저장분이 없고 수유기간이 경과할수록 모유 내 농도가 낮아지므로 영아 후반기에는 모유만으로는 영아의 성장에 필요한 아연을 다 채울 수 없으므로 보충이 필요하다. 이유식으로 아연이 풍부한 육류, 굴, 치즈, 달걀, 전곡류 등을 공급한다.

3 영아기의 영양 관련 문제

1) 빈혈

생후 5개월 정도 되면 영아의 체내 저장철이 거의 고갈되고 생후 6개월부터 3세까지 급속한 성장으로 철 필요량은 급증하므로 이유의 시작과 함께 철의 보충이 이루어져야 한다. 영아의 철 결핍으로 인한 빈혈은 감염 저항력 감소, 집중력 감소, 학습능력 저하 등을 초래하며 장기적으로 성장발달을 심각하게 저해할 수 있다. 살코기, 소간, 달걀노른자 등 철 급원식품과 철의 흡수를 돕는 비타민 C가 풍부한 채소나 과일을 함께 제공한다.

2) 설사

영아는 신장기능이 미숙하여 설사 시 탈수의 위험이 높다. 설사가 심한 경우는 수유횟수를 줄이고 보리차, 끓인 물, 엷은 포도당액을 계속해서 조금씩 먹인다. 주스나 젖산음료는 장내에서 발효를 일으켜 설사를 악화시킬 수 있으므로 피한다. 설사 시 38℃ 이상의 발열이 있거나 구토가 24시간 계속될 경우, 하루 10번 이상의 설사가 일어나면 수분, 나트륨, 칼륨 등을 보충해야 한다. 설사가 멎은 뒤 다시 수유할 때는 수유 전 물을 몇 수저 먼저 먹이고 모유를 주어 모유 섭취량을 줄여주고 조제유의 경우는 1/4로 희석하여 먹인 뒤, 1/2로 희석하여 먹이고 경과를 보며 점차 본래의 농도로 제공한다.

3) 식품알레르기

영아의 미숙한 장점막을 통해 단백질이나 분자량이 큰 펩티드가 흡수되어 체내 면역 체계에서 항원으로 인식되어 비염, 두드러기, 호흡곤란, 천식, 구토, 설사 등의 증상을 나타내는 것을 말한다. 영아기에 가장 흔한 알레르기 유발 식품은 우유이며, 그 밖에 달걀, 땅콩, 밀, 대두, 생선, 토마토, 감귤류, 복숭아 등도 원인식품이 될 수 있다.

영아가 원인식품을 직접 섭취하지 않았더라도 수유부가 섭취한 식품성분이 모유로 분비되어 영아에게 알레르기 반응을 유발할 수 있다. 이유식을 일찍 시작한 경우에도 알레르기가 나타날 수 있으므로 알레르기 가족력이 있는 경우 이유식을 늦추고 모유수유를 충분한 기간 동안 하며 알레르기 유발 가능성이 있는 식품은 가급적 늦게 이유식에 첨가해 주는 것이 좋다. 특정식품에 알레르기 증상이 있는 것으로 진단되면 원인식품은 일단 제한하고 증세가 완화되면 의심 식품을 섭취시킨 후 반응을 관찰하며 이상이 없으면 양을 점차 늘려나간다. 일반적으로 식품 알레르기는 연령이 증가하면서 자연 소실되는 경우가 많다. 한편 알레르기 유발식품을 제한할 경우 단백질 섭취가 부족하지 않도록 대체식품을 제공하도록 한다.

4) 성장장애

영아 성장장애는 신장과 체중이 해당연령의 표준 성장곡선에서 5백분위수 미만인 경우를 말한다. 영양적, 신체적, 사회심리적 요인 등이 영아 성장장애를 일으킬 수 있는데 이 중 영양적 요인이 가장 큰 비중을 차지한다. 대부분 에너지와 단백질 결핍이 주원인이며 철분이나 아연 등 미량 무기질 결핍도 원인이 될 수 있다. 영양결핍은 모유섭취량이 부족한 경우나 이유 시작시기가 너무 늦어진 경우에도 나타날 수 있다.

신체적 요인에 의한 성장장애는 모유를 충분히 빨지 못하거나 구토, 설사 등으로 인한 섭취량 감소, 중추신경계 장애로 인해 에너지 요구량이 증가하는 등의 영아측 요인과 모유분비량 부족, 사출반사 미흡 등 모성측 요인으로 구분된다. 또한 양육환경적인 면에서 가정불화, 부모의 사랑 부족, 무관심 등 사회심리적 요인도 영아성장에 영향을 미칠 수 있다. 성장장애는 정신발달, 행동발달상의 문제를 초래할 수 있으므로 원인을 규명하여 적절한 대처가 이루어져야 할 것이다.

4 영아기의 올바른 영양관리

영아기 전반은 전적으로 유즙에 의존하므로 수유기라고 하며 영아기 후반은 유즙에 의한 영양으로부터 유즙이 아닌 다른 음식으로 이행하는 시기로 이유기라고 한다. 일반 성인식으로 옮겨가는 준비기이다. 모유는 영아에게 필요한 모든 영양소와 면역물질이 적절히 함유되어 있고 성장단계에 맞추어 조성이 변화하므로 영아의 성장발달을 위해 가장 이상적인 영양공급원이라 할 수 있다. 그러나 모유수유가 불가능한 경우 조제유로 대체할 수 있으며 경우에 따라 혼합수유를 하기도 한다. 조제유는 조유 지시에 따라 위생적으로 조제하도록 한다. 영아기의 단계별 섭식목표 및 식사계획은 표와 같다 [표 9-2].

표 9-2 영아기의 단계별 섭식 목표 및 식사 계획

단계	섭식 목표	식사 계획	
0~1개월	모유수유의 성공적 정착	• 아기가 원하는 대로 수시로 주기	
1~3개월	수유리듬 잡기	• 규칙적 수유리듬이 형성되도록 돕기	
이유준비기, 초기(4~6개월)	이유식 시작 준비	• 이유식을 시작해도 수유량은 이전처럼 유지하기	
이유중기(7~8개월)	이유식정착	• 이유식 횟수 늘리기 • 반고형식의 식품 질감 익히기	• 철이 충분한 식품 보충하기 • 아직은 유즙이 주요 급원임
이유후기(9~11개월)	스스로 먹는 연습	• 이유식은 하루 3회 • 이유식 후 모유나 조제유 먹이기	• 다양한 음식 경험하기
이유완료기(12~17개월)	성인식으로 정착 시기	• 모유나 조제유 줄이기 • 젖병 사용 중단	• 간식 섭취하기

자료출처: 정현숙 외. 새로운 생애주기영양학, 2014.

1) 모유

모유는 초유, 이행유, 성숙유로 수유가 진행됨에 따라 영양소 및 생리적 성분 등 조성에 변화가 생긴다. 초유는 출산 후 2~3일부터 1주일간 분비되며 묽고 노란색을 띤다. 성숙유에 비해 단백질 함량이 높고 지방, 유당, 에너지 함량은 낮으며 비타민 A, 비타민 E 등의 지용성 비타민과 나트륨, 칼륨 등의 무기질이 다량 함유되어 있다. 초유는 면역성분을 많이 함유하고 있으므로 영아기에 이환되기 쉬운 호흡기계, 소화기계 감염 예방 효과가 있으며 태변 배설을 도와주고 영아의 장을 튼튼하게 해주는 성분이 들어있다. 출산 후 일주일이 지나면 이행유를 거쳐 점차 성숙유의 조성으로 변하게 된다. 성숙유는 분만 후 15일 이상 경과하면 분비되는데 유즙의 분비량과 조성이 거의 일정하다. 4~6개월 정도가 지나면 일부 영양소의 감소가 나타나므로 이유식을 통한 보충이 필요하다.

2) 조제유

조제유는 우유나 두유 단백질에 유당, 지질, 무기질, 비타민을 첨가하여 영양학적으로 모유성분에 가깝게 만든 것이다. 주로 우유로 제조된 제품을 많이 이용하지만 아이에게 우유 알레르기가 있는 경우 두유로 제조된 제품이나 단백질을 아미노산으로 가수분해해서 제조한 조제유를 이용한다. 선천성 대사 장애아를 위한 특수조제유도 시판되고 있으며 정부 지원을 받을 수 있다.

조유를 하기 전 먼저 손을 깨끗이 씻고 젖병, 젖꼭지 등 기구를 충분히 살균한 후 깨끗한 장소에서 조제한다. 조제유의 농도를 적절히 맞추는 것이 중요하며 제품별 지침에 따르도록 한다. 조제유의 농도가 진하면 영아에게 설사를 초래하거나 신장부담이 될 수 있고 너무 묽게 되면 성장발육이 지연될 수 있다. 조제유의 적절한 온도는 37~40℃이며 팔 안쪽에 두세 방울 떨어뜨려 뜨겁지도 차갑지도 않은 것이 적당한 온도이다. 전자레인지를 사용하여 데우면 영아의 입이나 식도에 화상 위험성이 있으므로 권장하지 않는다. 조제유도 영아가 정서적 안정감을 느낄 수 있도록 모유수유와 같은 자세로 안고 수유하는 것이 바람직하며 젖꼭지가 항상 가득 차도록 기울여 수유하고 수유가 끝난 후에는 똑바로 세워서 등을 쓸어주거나 가볍게 두드려서 공기를 뱉어낼 수 있게 한다.

3) 이유

이유는 액체식에서 고형식으로 옮겨가는 과정으로 영양소 공급, 소화기능 발달, 섭식능력 발달 및 올바른 식습관 확립에 영향을 주며 영아의 지적, 정서적 발달에도 영향을 준다. 이유식은 일반적으로 생후 4~6개월 또는 출생 시 체중의 2배가 되는 시기에 시작할 것을 권장한다. 너무 일찍 시작하면 영아비만이나 알레르기 위험이 있고, 너무 늦게 시작하면 영양결핍으로 성장과 발육에 지장을 줄 수 있다.

이유식은 아기의 건강상태가 양호할 때 시작하도록 한다. 이유식 시작 전 즈음 수유시간과 간격을 규칙적으로 맞추어 놓는다. 이유식은 아기 기분이 좋고 공복일 때 먹이고 수유는 나중에 한다. 하루에 한 가지 식품을 한 숟가락 정도 주고 양을 차츰 늘려가면서 사흘 정도 같은 식품을 주어 식품에 대한 거부나 알레르기 반응을 관찰한다. 한 식품에 익숙해지면 다음 식품을 첨가하며 될 수 있는 한 다양한 식품을 접하게 한다. 영아의 발달단계에 따라 새로운 질감, 색, 맛을 가진 다양한 형태의 식품을 눈으로 보고, 만지고, 씹고, 마시는 행동을 통해 지적, 정서적 발달도 촉진시킬 수 있다.

영아는 성장하면서 점차 섭식에 필요한 신체 구조와 구강 운동능력, 손놀림 등 여러 가지 능력이 발달하여 액체 이외에 새로운 음식을 받아들일 수 있게 된다. 앞니와 혀의 움직임이 발달하여 음식이 입 밖으로 흘러나가지 않고 목으로 넘어가게 도와준다. 따라서 식품은 미음-죽-밥의 형태로 바꾸어주고 젖병 대신 수저나 컵으로 음식을 제공해야 한다. 반드시 숟가락으로 떠먹여야 아기의 섭식운동과 소화기능의 정상적 발달을 도모할 수 있다.

이유는 준비기(4개월), 초기이유식(5~6개월), 중기이유식(7~8개월), 후기이유식(9~11개월), 완료기이유식(12~17개월)으로 단계에 따라 진행되며 영아의 건강상태 및 섭취 정도에 따라 개인차가 있을 수 있다.

- **이유준비기:** 본격적인 이유식을 시작하기 전에 수유시간과 간격을 규칙적으로 하고 액체 음식 등으로 이유를 준비하는 단계이다. 수유를 규칙적으로 4시간 간격으로 하면서 횟수를 5~6회로 조절하고 밤 수유를 하지 않도록 시도해본다. 이러한 시도는 아기의 신체리듬을 규칙적으로 만들어준다. 묽은 과즙이나 채소즙을 조금씩 맛보게 하여 유즙 이외에 다른 음식이 있다는 것을 알게 하면 이유식을 훨씬 수월하게 시작할 수 있다. 과즙을 먹기 시작하면 무, 호박, 감자 등의 채소를 한 가지씩 이용해 수프를 묽게 끓여 먹여본다. 하루에 한 가지 식품을 한 숟가락씩 주면서 양을 차츰 늘려간다.
- **이유초기(생후 5~6개월):** 초기 이유의 목적은 영양보충보다는 유즙 이외에 다양한 맛의 경험과 숟가락으로 떠먹는 것을 훈련시키는 것이 주된 목적이다. 이 시기의 영아는 꿀꺽 그냥 넘기므로 이유식은 부드럽게 넘어가는 미음형태가 적당하다. 쌀은 소화가 잘되므로 첫 선택으로 가장 적합하며 곱게 간 과일, 삶아 으깨어 체에 걸러낸 채소, 흰살 생선, 곱게 다진 고기, 달걀노른자 등을 줄 수 있다. 오전 10시경 공복에 먹이는 것이 적당하다.
- **이유중기(생후 7~8개월):** 유치가 나오고 턱과 혀 운동이 발달되어 작은 덩어리가 있는 형태도 우물우물해서 넘길 수 있으므로 거의 대부분의 식품을 삶아서 으깨어 주면 먹을 수 있고, 순수한 액체보다는 반고형식이 적당하다. 이유식 횟수를 오전, 오후 2회로 늘리고 수유횟수를 줄인다. 묽은 죽, 으깬 생선, 달걀찜, 연두부, 요구르트 등을 줄 수 있다. 그러나 먹는 양이 지나치게 적거나 아기가 잘 삼키지 못하면 하루 1회로 계속하는 것이 좋다. 생후 7~8개월쯤 갑자기 식욕이 떨어지는 때가 있는데 이것은 자연스러운 현상으로 아기가 건강하게 잘 놀고 배변도 정상이면 너무 걱정하지 않아도 된다. 억지로 먹이려고 하면 오히려 이유식에 대한 흥미가 떨어질 수 있으므로 주의한다.
- **이유후기(9~11개월):** 이 시기는 호기심이 강하여 숟가락을 쥐고 음식을 마구 휘젓거나 손으로 음식을 만지려고 하기 때문에 먹는 것 반, 흘리는 것 반이 되기도 하며, 좋고 싫음이 분명해져 이유기 중 가장 어려운 시기이다. 하지만 올바른 식습관의 기초가 결정되는 중요한 시기이므로 신중하게 대처해야 한다. 이 시기의 영아는 잇몸으로 씹어 넘길 수 있으므로 된죽, 진밥, 두부, 달걀, 잘게 썬 채소, 다진 고기 등 다양한 식품의 고형식을 제공한다. 하루 3회 제공하며 혼자 식사할 수 있는 팔운동이 가능하므로 음식을 직접 손에 들고 먹는 연습, 숟가락과 컵을 사용하는 연습을 하도록 해준다.
- **이유완료기(12개월 이후):** 생후 12~24개월이 되면 치아의 뒤 어금니를 제외한 모든 젖니가 씹는데 어려움이 없고 소화효소 활성이 증가하며 손, 팔, 삼킴 운동이 거의 완벽해져 많이 질기거나 딱딱한 것을 제외하고는 먹을 수 있는 음식의 종류가 성인처럼 다양해진다. 과일은 생과일 형태로 얇게 저며서 먹이고 육류는 잘게 다져서 이용한다. 모든 식품을 섭취할 수 있지만 자극성이 강한 식재료와 단 식품은 피하고 소화가 잘되는 조리법을 선택하며 땅콩, 컵젤리와 같이 기도 흡인 가능성이 있는 식품은 그대로 주지 말고 잘게 갈아서 제공해야 한다. 아침, 점심, 저녁 3회의 식사와 오전, 오후 간식을 먹는 식사패턴을 잡아주고 젖병은 18개월 이전에 끊도록 한다. 1세 영아의 1회 식사량은 부드러운 밥 100 g, 달걀 1개, 생선 30 g, 채소 40~50 g이며 생우유는 간식용으로 하루 2컵을 권장한다. 1세 이전에 알레르기 반응 위험이 있던 식품도 서서히 제공하면서 변화를 관찰한다.

쉬어가기

이유식으로 부적절한 음식

- **꿀:** 식중독 우려가 있으므로 1세 미만 영아에게 꿀은 금기이다.
- **짜거나 단음식:** 짠맛과 단맛에 대한 기호도가 형성되므로 설탕과 소금을 과다 섭취하지 않도록 한다.
- **알레르기유발식품:** 가족 중 특정식품에 대하여 알레르기 반응이 있다면 생후 1년 이내에는 주지 않도록 하며 달걀 흰자는 7개월 이후, 고등어나 꽁치 같은 등푸른 생선은 9개월 이후부터 먹이는 것이 좋다.
- **질식 위험 식품:** 딱딱한 음식은 익혀서 먹이고 크기가 큰 것은 갈아서 먹인다. 땅콩 등 견과류는 녹지 않으므로 기도로 흡인되면 질식할 위험성이 있으며 포도알도 씨를 빼고 잘라서 제공한다.
- **과일류:** 딸기, 토마토, 귤, 오렌지 등은 생후 1년 이후부터 주는 것이 좋다. 과일류는 생후 6개월 이후부터 주는 것이 좋으며 주스보다는 과일 자체의 형태로 준다. 과일주스는 적절한 양(1회 60~100 mL, 최대 180 mL/일)을 넘지 않도록 한다. 특히 사과나 배주스는 많은 양을 섭취하면 설사를 일으킬 수 있으므로 주의한다.
- **생우유 저지방이나 탈지유:** 생우유에는 모유에 비해 3배가량 단백질과 다량의 무기질이 있어 아기 신장에 부담을 준다. 특히 저지방우유나 탈지유는 더 많은 단백질과 무기질이 함유되어 있고 영아의 신경계 발달과 에너지 급원으로 중요한 지질섭취가 제한되므로 적어도 생후 2년이 지난 후에 먹이는 것이 바람직하다.

쉬어가기

생우유

생우유(whole milk)에는 단백질, 칼슘, 인, 나트륨, 칼륨, 마그네슘 등이 많이 함유되어 있으나 탄수화물, 구리, 비타민 C, 비타민 D의 함량이 낮고, 특히 철의 함량이 매우 낮다. 생우유를 지나치게 섭취할 경우 철을 많이 함유한 다른 음식 섭취를 저하시켜 철결핍성 빈혈을 초래할 수 있으므로 600 mL/일 이하로 제한해야 한다.
생우유는 고형식 섭취가 가능한 9개월부터 먹일 수 있으나 1세 이후가 안전하다.

4) 영아기 식생활 지침

미국 소아과 협회에서는 다음 사항을 제안하였다.

- 다양한 종류의 식품을 제공한다. 생후 1년간 다양한 식품경험이 일생의 식습관에 영향을 미친다.
- 영아의 식욕에 관심을 가진다. 섭취를 강요하지 않는다.
- 영아는 지방을 필요로 한다. 지방은 영아의 중요한 에너지원이며 신경계 발달에 필수적이다.
- 과일, 채소, 곡류를 선택하되 지나친 고섬유식은 피한다. 섬유소를 특별히 강조할 필요는 없다.
- 영아에게 당은 적절히 제공한다. 모유, 과일, 100% 주스를 통한 자연스러운 당 섭취는 바람직하지만 과일맛 착향음료 등 지나친 당 섭취는 소아비만을 유발할 수 있다.
- 영아에게 나트륨 섭취가 지나치지 않도록 한다. 나트륨은 모든 식품에 천연적으로 포함되어 있으므로 특별히 더 보충할 필요는 없다.
- 철분, 아연, 칼슘이 함유된 식품을 선택한다. 혈액 건강 및 적절한 성장과 튼튼한 골격을 이루는 데 필수적인 무기질이므로 성장기인 영아기에 충분히 공급되어야 한다.

한편, 한국의 보건복지부에서는 영유아를 위한 식생활 지침을 다음과 같이 발표한 바 있다.

표 9-3 영유아 식생활 지침

목표	식생활 지침
생후 6개월까지는 반드시 모유를 먹이자	• 초유는 꼭 먹이도록 합니다. • 생후 2년까지 모유를 먹이면 더욱 좋습니다. • 모유를 먹일 수 없는 경우에만 조제유를 먹입니다. • 조제유는 정해진 양대로 물에 타서 먹입니다. • 수유 시에는 아기를 안고 먹이며, 수휴 후에는 꼭 트림을 시킵니다. • 자는 동안에는 젖병을 물리지 않습니다.
이유 보충식은 성장단계에 맞추어 먹이자	• 이유 보충식은 생후 만 4개월 이후 6개월 사이에 시작합니다. • 이유 보충식은 여러 식품을 섞지 말고 한 가지씩 시작합니다. • 이유 보충식은 신선한 재료를 사용하여 간을 하지 않고 조리해서 먹입니다. • 이유 보충식은 숟가락으로 떠먹입니다. • 과일주스를 먹일 때는 컵에 담아 먹입니다.
유아의 성장과 식욕에 따라 알맞게 먹이자	• 일정한 장소에서 먹입니다. • 쫓아다니며 억지로 먹이지 않습니다. • 한꺼번에 많이 먹이지 않습니다.
곡류, 과일, 채소, 생선, 고기, 유제품 등 다양한 식품을 먹이자	• 과일, 채소, 우유 및 유제품 등의 간식을 매일 2~3회 규칙적으로 먹입니다. • 유아 음식은 싱겁고 담백하게 조리합니다. • 유아 음식은 씹을 수 있는 크기와 형태로 조리합니다.

자료출처: 보건복지부, 2009.

5 유아기 영양관리의 중요성

유아기는 영아기 이후인 만 2세에서 학령기 전까지의 기간을 말한다. 영아기에 비해 성장속도가 다소 완만해지나 여전히 발육이 왕성하며 신체활동량이 증가하여 충분한 에너지와 영양소 공급이 중요하나 신체의 소화나 흡수 능력의 발달이 아직 미숙하여 영양관리가 중요하다. 이 시기는 신체뿐만 아니라 인지·정서가 발달하고 친구를 사귀면서 사회성 발달도 이루어지고 음식에 대한 기호와 식사예절, 식습관 등이 형성되는 시기이다.

유아기는 사지의 성장과 함께 골격과 근육이 발달하여 운동능력이 향상되고 소화기능이 발달하고 유치가 완성되어 섭식기술도 크게 발달하여 독립적인 식생활로 발전하게 된다. 따라서 유아기에 식생활 지도와 충분한 영양관리가 중요하다. 충분한 영양공급을 통해 정상적인 신체적 성장발달과 정신적, 지적 발달을 도모하고 식사의 형태를 갖추어 공급하여 자립심과 심리적 욕구를 충족시키며 다양한 식품선택과 기호를 통해 좋은 식습관을 확립하도록 한다.

6 유아기의 영양섭취기준

한국인 영양섭취기준에서는 남녀 차이 없이 유아전기(1~2세), 유아후기(3~5세)로 구분하여 에너지와 영양소권장량이 설정되었으며 유아 대상 연구 자료가 충분하지 못하여 성인의 자료를 보정하여 설정된 것이 대부분이다. 유아의 활동량과 성장속도에 개인차가 있으므로 개인별 영양필요량도 다를 수 있다.

유아는 작은 신체크기에 비해 에너지 필요량이 많기 때문에 에너지 밀도가 높은 식품을 활용할 것이 권장된다. 유아기에는 위 용량이 작고 식사량도 적으므로 에너지 밀도가 높은 지질의 섭취가 매우 중요하다. 유아는 성인에 비해 지방의 에너지 적정비율이 1~2세는 20~35%, 3~18세의 경우 15~30%로 높은 편이다. n-6 불포화지방산은 4~10%, n-3 불포화지방산은 1% 내외로 포함하도록 권장하고 있다.

2014년 국민건강영양조사 결과 3~5세 유아의 경우 칼슘의 권장섭취량에 대한 섭취비율이 남 70.9%, 여 60.4%로 나타나 칼슘섭취가 크게 부족한 것으로 나타났다. 또한 최근 가공식품과 음료의 소비가 급증하면서 인의 섭취량이 크게 늘어나고 있어 칼슘과 인의 불균형을 초래할 수 있으므로 주의가 필요하다.

성장속도가 빨라지면 혈액량이 증가되어야 하므로 철의 필요량도 증가하게 되는데 유아기 철결핍성 빈혈은 가장 흔한 영양결핍 증상의 하나이며 특히 유아들이 주로 섭취하는 우유 및 유제품이 철을 거의 함유하지 않기 때문에 철 함유식품 보충이 중요하다. 철 결핍은 학습능력, 지적수행능력, 체력, 감정 등에 영향을 미치며 질병 저항력을 떨어뜨리고 회복을 더디게 한다. 한국인 영양소 섭취기준(2020)에서는 유아기 1~2세는 6 mg, 3~5세는 7 mg의 철 섭취량을 권장하고 있다.

아연은 단백질 합성과 성장을 위한 필수원소이며 아연 결핍은 성장저해, 식욕부진, 미각저하, 설사, 상처회복 지연, 면역저하 등의 결과를 초래한다. 유아의 아연권장섭취량은 1~2세에서 3 mg, 3~5세에서 4 mg으로 설정되었다. 육류와 해산물은 아연의 좋은 급원이다.

7 유아기의 영양 관련 문제

유아기에는 성인과 유사한 식품을 섭취할 수 있고 음식 수용의 폭이 확대된다. 이때 편식 또는 식욕부진 등의 문제가 생기기 쉬우므로 좋은 식습관을 확립할 수 있도록 지도한다. 유아기의 편식, 폭식, 거식 등 섭식행동은 대부분 일시적으로 나타났다가 사라지므로 지나치게 걱정하거나 먹는 것을 강요해서는 안 된다.

표 9-4 유아의 1일 에너지 필요추정량, 단백질 권장섭취량

연령(세)	체중(kg)	신장(cm)	에너지 필요추정량(kcal)	단백질 권장섭취량(g)
1~2세	11.7	85.8	1,000	20
3~5세	17.6	105.4	1,400	25

자료출처: 보건복지부 · 한국영양학회, 2020 한국인 영양소 섭취기준, 2020.

1) 편식

편식은 흔히 어떤 종류의 식품만을 좋아하고 다른 것은 거부하는 것을 말한다. 그러나 유아기에 가벼운 정도의 편식은 흔하므로 영양학적으로 크게 문제가 없는 경우 걱정하지 않아도 된다. 음식을 좋아하고 싫어하는 감정이 강하고 식사내용이 항상 영양적으로 불균형하며 성장발육이 상당히 뒤떨어지는 경우는 편식의 교정이 필요하다. 편식에는 어떤 특정 식품을 먹을 수 없는 경우와 하나의 식품군 거의 전체를 먹을 수 없는 경우가 있다. 한 가지 식품을 먹지 않는 것은 수정해야 할 식습관으로 간주하지 않지만 어떤 식품군 전체를 먹지 않거나 싫어하는 경우는 교정을 요한다.

쉬어가기

편식이 문제되는 경우

유아가 일상 식생활에서 설탕이 많이 든 음료, 과자에 대한 기호가 강해서 늘 이러한 음식을 많이 먹을 경우 식사에 영향을 미쳐 영양 섭취의 양적 균형을 잃게 된다. 대개 식품을 싫어하기보다는 생선류는 종류에 관계없이 모두 싫어하고 채소는 모두 싫어하는 등 식품군 단위로 음식을 먹지 않을 경우 영양학적 불균형을 초래한다.

편식의 원인은 입안의 촉감이나 미각 발달과 관련이 있는 경우가 많다. 이유기에 새로운 이유식을 주면 뱉어버리는 행동을 보이나 이것은 혀 근육 발달이 미숙한 것과 관련되는 경우도 있다. 아이가 익숙하지 않은 맛을 본 경우 뱉어버리는 경향을 보이지만 되풀이하여 조금씩 주면서 맛에 대해 적응하도록 훈련시키면 먹게 된다.

유아발달과정에서 어떤 종류의 식품의 맛, 냄새, 혀의 촉각 등에 익숙하지 않기 때문에 익숙하지 않은 감각에 대한 심리적 위축감을 갖게 된다. 보통 유아나 초등학생들에게 나타나는 이러한 현상을 식품에 대한 네오포비아라고도 한다. 이는 생리적, 감각적으로 혀의 점막 및 여러 감각기관의 감수성에 기인한 것이며 연령에 따라 변화한다. 최근 식품을 오감으로 느끼게 하는 미각교육방법은 유아의 이러한 네오포비아 현상을 교정하는 데 도움을 준다.

쉬어가기

네오포비아

미지의 물체에 대해 나타나는 경계적 행동으로 푸드 네오포비아는 새식품 혐오증이라고 볼 수 있다. 익숙하지 않은 식품을 회피하는 것을 뜻하며 어린이의 채소기피현상을 일종의 네오포비아로 보는 견해가 다수이다.

편식의 심리적 요인으로는 식사 중 지나친 간섭이나 섭취 강요, 구토, 복통 등 불쾌한 경험을 들 수 있다. 성장환경이 사회경제적으로 취약할 경우 성장기에 접하는 식품종류가 제한됨으로써 편식이 생길 수 있다. 또한 가정의 식사환경은 편식의 가장 큰 원인이며 부모의 영향, 특히 어머니의 양육태도가 크게 영향을 미친다. 부모와 형제들의 편식, 유아에 대한 무관심이나 과잉보호 등이 될 수 있다.

유아기 편식경향은 자의식이 발달하는 3세 전후하여 많이 나타나며 유아기 편식은 아직 유동적이므로 교정이 가능하다. 편식예방을 위해서 이유기부터 다양한 식품을 선택하여 맛, 냄새, 질감 등에 익숙해지도록 하며, 싫어하는 식품은 강요하지 말고 조리법에 변화를 주거나 조리과정에 유아를 함께 참여시키면서 서서히 익숙해지도록 한다. 식사시간 전에는 적당한 공복상태가 되도록 하고 즐거운 식사분위기를 만들어준다. 가족이나 또래 친구 영향을 많이 받으므로 가족의 편식습관을 없애고 또래 친구가 맛있게 먹은 모습을 보여주는 것도 효과적이다.

2) 식욕부진

유아의 발육과정에서 일시적으로 식욕과 음식의 기호가 불안정해지는 정도와 기간, 식품의 범위 등은 상당히 개인차가 심하다. 식욕부진이 나타나기 쉬운 시기는 이유기와 4세 전후이다. 이유기는 조리법, 주는 방법에 따라서 식욕부진이 일어나기 쉽고 3~4세경에는 자아발달과 독립심 발달로 음식에 대한 좋고 싫음이 뚜렷해지고 싫은 음식은 거부하기도 한다. 이는 유아의 정상 발달과정에서 나타나는 자연스러운 현상이지만 장기화되어 성장저해를 초래할 정도라면 적절한 대책이 필요하다. 과잉 보호나 간식을 빈번히 주는 경우, 운동부족이나 심리적 욕구불만이 있는 경우, 충치나 질병으로 통증이 있는 경우 식욕부진이 발생할 수 있다.

식욕부진을 개선하기 위해 유아 식단을 다양하게 구성하고 식재료와 조리법, 색깔, 그릇 담기 등에 변화를 주어 유아의 관심과 흥미를 이끌어내는 것이 필요하다. 때로는 집 밖에서 식사하거나 또래친구를 불러 함께 식사하는 등 노력을 해야 한다. 그러나 유아 식욕부진에 대해 지나친 관심이나 엄격한 태도, 강요 등은 오히려 역효과를 초래할 수 있다. 유아가 관심을 끌거나 원하는 것을 얻기 위한 수단으로 먹기를 거부하는 경우 과잉 반응하지 않는 것이 최선이며 공복감을 느낄 때까지 기다린다. 간식은 너무 많이 주지 말고 신체활동을 적극 유도하여 공복감을 느끼게 한다. 대부분 아이들은 배가 고프면 먹을 것을 찾으므로 자율적으로 식품섭취를 조절할 수 있다. 별다른 이유 없이 먹기를 거부하는 경우 잠시 식탁에 앉아 기다리게 하고 시간이 지나도 여전히 음식에 흥미를 보이지 않으면 음식을 치우고 다음 식사나 간식 시간까지 기다리는 것이 바람직하다. 필요한 식품을 먹이기 위해 다른 음식을 뇌물이나 보상으로 사용하는 것은 바람직하지 않다. 유아의 식욕이나 식사량은 식사 환경에 따라 쉽게 변하므로 즐겁고 편안하게 식사할 수 있도록 분위기를 조성한다.

쉬어가기

유아 식생활 지도의 기본 원칙

- 식생활지도는 가능한 한 일찍부터 시작하고 연령별 발달수준에 적합하게 이루어져야 한다.
- 편안하고 안정되게 즐겁게 음식을 먹는 분위기 속에서 이루어져야 한다.
- 간식 먹는 시간과 점심식사 시간은 일정한 시간 내로 제한한다.
- 부모와 주변인물과 교사는 항상 바른 식사태도로 모범을 보인다.
- 식생활 지도는 가정과 연계하여 일관성을 유지한다.

쉬어가기

유아의 채소섭취

유아들은 과일은 잘 섭취하지만 채소류는 싫어하고 섭취도 부족한 편이다. 배고플 때 채소를 먼저 먹게 하는 것도 좋은 방법이며 4~5세 유아의 경우 생채소를 질식 위험 없이 먹을 수 있으므로 당근, 브로콜리, 양배추 등을 생으로 또는 살짝 익혀서 친구들과 함께 간식으로 먹게 한다. 채소 향과 맛에 민감하게 반응할 수 있으므로 적당한 드레싱이나 소스를 이용하면 효과적이다. 또한 채소를 씻고 조리하는 과정에 함께 참여시키면 관심을 갖게 되어 섭취를 시도할 수 있다. 새로운 식품을 좋아하기까지는 시간이 걸릴 수 있지만 인내심을 가지고 계속 노력하는 것이 필요하며 적당한 역할 모델을 이용하는 것도 효과적이다.

8 유아기의 올바른 영양관리

1) 식습관

유아기에는 완만한 성장으로 식욕이 감소하여 식사량이 저하되기 쉬우므로 영양 밀도가 높은 음식을 제공하고 양질의 단백질과 충분한 비타민, 무기질, 수분을 공급해야 한다. 특히 철 함유 식품을 많이 섭취하여 철결핍성 빈혈을 예방하도록 한다.

다양한 식품선택을 통해 유아가 편식하지 않고 좋은 식습관을 형성하도록 한다. 유아는 성인보다 미각이 더 예민하여 새로운 식품을 수용하기까지 시간이 걸리므로 인내를 가지고 지속적으로 섭취를 시도하는 것이 필요하다. 유아가 좋은 식습관을 개발하는데 가족이 중요한 영향을 미치며 특히 부모와 손위 형제자매는 유아의 중요한 모델이 된다.

식사시간을 영양적으로 교육적으로 즐거운 경험으로 만들기 위해서는 식사시간에 지나치게 엄격한 통제나 강요는 바람직하지 않다. 이와 함께 올바른 식사태도와 식사예절에 대해 지속적인 지도가 필요하다.

2) 식사끼니별 영양배분과 제공량의 관리

유아가 되면 하루 3회의 식사만으로는 충분한 영양 섭취가 어려우므로 간식을 섭취한다. 유아간식의 내용과 양은 식간에 가볍게 정규식사에 영향을 주지 않는 음식 공급으로 구성되어야 한다. 유아기의 간식 횟수는 오전, 오후 1회씩이 적당하나 운동량과 식사 섭취 정도에 따라 조절할 수 있다. 간식은 오전, 오후 각각 1일 총 열량의 10~15%를 넘지 않게 공급하는 것이 바람직하다.

간식으로 적당한 식품은 유아의 1일 영양요구량의 일부를 보충하면서 포만도가 높지 않아야 한다. 유제품, 과일, 미니샌드위치 등이 적절하다. 탄산음료, 사탕, 단과자, 스낵 등은 단순당과 지방이 많아 정규 식사 섭취를 방해하여 비타민 및 무기질 등 섭취가 제한되므로 적절하지 않다. 설탕이나 지방 함량이 높거나 짭짤한 식품은 균형 있는 식품 섭취를 저해한다.

간식은 영양학적으로 열량, 단백질, 비타민, 무기질, 수분을 공급하는 동시에 소화가 잘 되며 맛이 있고 시각적으로 유아가 충분히 끌리는 것이어야 한다.

표 9-5 끼니별 이상적 열량 및 영양소 배분 비율

(단위: %)

식사	1~2세	3~5세
아침	30	25
간식	5	5~10
점심	30	30
간식	10	15
저녁	25	30

3) 식단

유아식사는 영양권장량, 식품구성안, 식사지침, 1회 분량을 기초로 다양한 식품과 적당한 식사량으로 제공되어야 한다. 유아 식단 구성 시 참고할 사항은 다음과 같다.

- 유아의 영양소 필요량은 많지만 위의 용량은 제한되어 있으므로 세끼 정규식사와 두 번의 간식으로 나누어 적당한 1회 분량을 제공하도록 한다.
- 식단 구성 시 6가지 식품군이 모두 포함되도록 다양하게 구성한다.
- 우유 및 유제품은 골격의 성장발달이 활발한 유아기에 칼슘과 단백질을 효율적으로 공급해 준다. 일반우유 2~3컵에는 400~600 mg의 칼슘과 양질의 단백질 12~18 g이 함유되어 있으므로 1일 칼슘 권장량의 대부분과 단백질 권장량의 1/2 정도를 충당할 수 있다. 또한 유제품은 리보플라빈의 중요한 급원이기도 하다.

표 9-6 1~2세 권장식단(900 kcal, A타입)

메뉴	분량	아침	점심	저녁	간식
		버섯채소죽 돼지고기장조림 숙주나물 오이초무침	차조밥 시금치된장국 삼치구이 감자조림 백김치	쌀밥 미역국 닭고기조림 파프리카볶음 무생채	오렌지 바나나 방울토마토 우유 호상요구르트
곡류	1회	쌀밥 63g (0.3)	차조밥 63g (0.3) 감자 47g (0.1)	쌀밥 63g (0.3)	
고기·생선·달걀·콩류	1.5회	돼지고기 30g (0.5)	삼치 35g (0.5)	닭고기 30g (0.5)	
채소류	4회	표고버섯 9g (0.3) 당근 7g (0.1) 양파 7g (0.1) 숙주나물 35g (0.5) 오이 35g (0.5)	시금치 28g (0.4) 배추김치 20g (0.5)	미역(마른 것) 2g (0.2) 파프리카 28g (0.4) 무 35g (0.5)	방울토마토 35g (0.5)
과일류	1회				오렌지 50g (0.5) 바나나 50g (0.5)
우유·유제품류	2회				우유 200mL (1) 요구르트(호상) 100g (1)
유지·당류	2회	유지 및 당류는 조리 시 가급적 적게 사용할 것을 권장함			

총 에너지(kcal): 897.3kcal; 탄수화물, 단백질, 지방 섭취비율: 탄수화물(52.6%), 단백질(17.3%), 지방(30.2%)
자료출처: 보건복지부 · 한국영양학회, 2020 한국인 영양소 섭취기준, 2020.

- 신선한 채소와 과일은 비타민과 무기질의 가장 좋은 급원이므로 매일 충분히 포함하며 싫어하는 채소는 조리방법에 변화를 주거나 좋아하는 음식에 첨가하여 준다.
- 육류는 철, 아연, 비타민 B_{12}의 좋은 급원이므로 정규적으로 섭취한다.
- 지질과 콜레스테롤의 경우 과도 섭취는 주의가 필요하지만 너무 제한하면 에너지와 필수지방산이 부족할 수 있으며 지용성 비타민 흡수가 저해될 수 있다.
- 치아 건강을 위하여 설탕 섭취는 제한한다.
- 유아는 동일한 조리법에 쉽게 싫증을 느끼며 소식, 식욕부진, 편식 등의 문제가 생기기 쉬우므로 다양한 조리법을 개발하여 활용한다.

표 9-7 3~5세 권장식단(1,400 kcal, A타입)

메뉴	분량	아침	점심	저녁	간식
		감자달걀샌드위치 브로콜리스프 과일채소샐러드 우유	쌀밥 무채된장국 돼지고기버섯카레 오이나물 배추김치	현미밥 배추국 메추리알장조림 콩나물무침 깍두기	구운밤 키위 호상요구르트
곡류	2회	식빵 35g (0.3) 감자 140g (0.3)	쌀밥 126g (0.6)	현미밥 105g (0.5)	밤 60g (0.3)
고기·생선·달걀·콩류	2회	달걀 60g (1)	돼지고기 30g (0.5)	메추리알 30g (0.5)	
채소류	6회	브로콜리 70g (1) 양상추 35g (0.5) 토마토 35g (0.5)	무 28g (0.4) 양송이버섯 24g (0.8) 당근 21g (0.3) 양파 21g (0.3) 오이 35g (0.5) 배추김치 20g (0.5)	배추 21g (0.3) 콩나물 28g (0.4) 깍두기 20g (0.5)	
과일류	1회	사과 30g (0.3) 바나나 20g (0.2)			키위 50g (0.5)
우유·유제품류	2회	우유 200mL (1)			요구르트(호상) 100g (1)
유지·당류	4회	유지 및 당류는 조리 시 가급적 적게 사용할 것을 권장함			

총 에너지(kcal): 1355.2kcal; 탄수화물, 단백질, 지방 섭취비율(%): 탄수화물(57.9%), 단백질(15.3%), 지방(26.8%)
자료출처: 보건복지부 · 한국영양학회, 2020 한국인 영양소 섭취기준, 2020.

단원평가

01 **영아기 영양섭취에 대한 설명 중 틀린 것은? (　　　　)**

① 영아기는 생애주기 중 체중당 에너지 필요량이 가장 높은 시기이다.

② 영아는 모유, 조제유, 이유식을 통해 수분을 섭취한다.

③ 출생 시 모체로부터 철을 공급받아 생후 5개월까지 저장철을 주로 이용한다.

④ 0~5개월 영아의 1일 에너지 필요량은 1,000 kcal이다.

⑤ 건강한 영아의 모유섭취량을 고려하여 영아기 충분섭취량을 산정하였다.

02 **영유아를 위한 식생활 지침으로 맞는 것은? (　　　　)**

① 생후 2년까지 모유를 먹이면 더욱 좋다.

② 이유식은 식품알레르기 예방을 위해 12개월 이후에 시작한다.

③ 과일주스와 꿀은 이유식으로 안전한 식품이다.

④ 영양소균형을 위해 안전한 식품 2~3가지를 섞어 이유식을 시작한다.

⑤ 아이가 원하는 장소에서 정해진 양을 먹도록 한다.

03 **유아기 영양에 대한 설명 중 틀린 것은? (　　　　)**

① 1~2세 유아의 1일 단백질 권장섭취량은 20 g이다.

② 유아가 즐겁고 편안하게 식사할 수 있는 분위기를 조성한다.

③ 편식은 영양불균형을 초래하므로, 음식을 강제로 먹여서라도 교정한다.

④ 유아는 성인보다 미각이 더 예민하여 새로운 식품을 수용하는 데 시간이 필요하다.

⑤ 3~5세 유아의 1일 에너지 필요량은 1,400 kcal이다.

04 유아의 바람직한 식단구성에 대한 설명 중 틀린 것은? (　　　　)

① 유아기 간식 횟수는 오전, 오후 각 1회씩 제공한다.
② 단순당과 지방함량이 많은 음식은 피한다.
③ 유아기 간식은 총 열량의 50% 이내로 제공한다.
④ 식단 구성 시 6가지 식품군이 모두 포함되도록 구성한다.
⑤ 유아의 위 용량이 제한되어 있으므로, 적당한 1회 분량을 제공한다.

정답 01 ④ 02 ① 03 ③ 04 ③

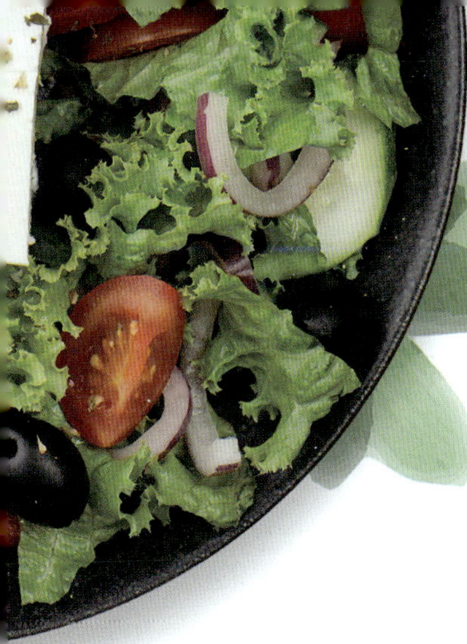

10

아동기 및 청소년기 영양

1. 아동기 영양관리의 중요성
2. 아동기의 영양섭취기준
3. 아동기의 영양 관련 문제
4. 아동기의 올바른 영양관리
5. 청소년기 영양관리의 중요성
6. 청소년기의 영양섭취기준
7. 청소년기의 영양 관련 문제
8. 청소년기의 올바른 영양관리

학습목표

1. 아동기 영양관리의 중요성을 설명할 수 있다.
2. 아동기의 영양섭취기준을 설명할 수 있다.
3. 아동기의 영양 관련 문제를 설명할 수 있다.
4. 아동기의 올바른 영양관리를 설명할 수 있다.
5. 청소년기 영양관리의 중요성을 설명할 수 있다.
6. 청소년기의 영양섭취기준을 설명할 수 있다.
7. 청소년기의 영양 관련 문제를 설명할 수 있다.
8. 청소년기의 올바른 영양관리를 설명할 수 있다.

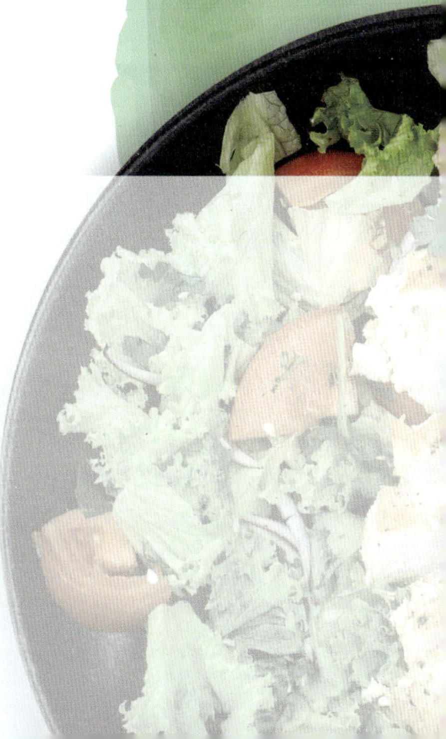

1 아동기 영양관리의 중요성

우리나라 학령기 아동의 체위는 향상되었지만 운동부족으로 체력은 저하되고 비만아동은 증가하는 추세이다. 불규칙한 식사와 과식, 패스트푸드, 가공식품의 지나친 섭취 등 잘못된 식행동은 영양섭취 불균형을 초래하여 여러 가지 건강문제를 일으킨다.

학령기는 신체의 완만한 성장이 지속되면서 인지적, 정서적, 사회적 발달이 이루어지며 청소년기 급성장을 신체적, 정서적으로 준비하는 시기이다. 학령기 아동은 집 밖에서 보내는 시간이 많아지면서 스스로 음식을 선택해야 하는 기회가 많아지므로 자기 스스로 식생활을 올바르게 관리할 수 있는 능력을 키워야 하는 시기이기도 하다. 아동의 신체성장 및 발달과 건강에 영향을 주는 요인에는 여러 가지가 있지만 영양은 유전적인 잠재력을 최대로 발휘하기 위해 중요한 요소이다. 따라서 아동에게 적절한 영양 공급과 스스로 올바른 식품을 선택할 수 있게 하는 영양관리는 학령기 아동의 성장발달에 중요한 요소이다.

2 아동기의 영양섭취기준

1) 에너지

표 10-1 아동기 에너지 필요추정량과 에너지 적정비율

연령	에너지 필요추정량(kcal/일)		에너지 적정비율(%)		
	남자	여자	탄수화물	단백질	지방
6~8세	1,700	1,500	55~65	7~20	15~30
9~11세	2,000	1,800			

자료출처: 보건복지부 · 한국영양학회, 2020 한국인 영양소 섭취기준, 2020.

2) 단백질

단백질은 양과 질이 모두 중요하다. 단백질을 구성하는 모든 필수아미노산이 골고루 적절하게 함유되어야 단백질 합성이 진행될 수 있다. 대체로 동물성 단백질이 곡류 등 식물성 단백질보다 질적으로 우수하지만 곡류도 여러 식품을 서로 잘 배합하면 아미노산 보강효과를 통해 단백질의 질을 높일 수 있다. 성장기 아동의 식사는 충분한 동물성 단백질이 포함되는 것이 바람직하다.

3) 탄수화물과 식이섬유

탄수화물은 학령기 아동의 주요 급원으로 중요하며 우리나라 영양 섭취기준에서는 탄수화물 섭취기준을 따로 제시하지 않고 에너지 적정비율로 권장하고 있다. 탄수화물은 전곡, 두류, 과일 및 채소류를 통해 다양한 형태의 복합당질로 섭취할 것을 권장한다. 단순당의 섭취는 과일, 채소, 유제품 등을 통해서 에너지의 10% 수준으로 섭취하도록 권장하며 설탕과 같은 첨가당은 제한하도록 한다. 우리나라 아동의 경우 총 열량의 14% 정도를 설탕에서 섭취하는 것으로 보고되어 균형있는 식사와 함께 설탕 섭취를 줄이는 노력이 필요하다.

식이섬유 섭취는 정상 배변을 돕고 비만, 당뇨병, 이상지혈증 등 예방에 도움이 되므로 충분하게 섭취하도록 한다. 국민건강영양조사 결과 우리나라 6~11세 아동의 섬유소 섭취량은 2013년 15.9 g에서 2017년 18.0g으로 조사되어 증가추세이나 충분섭취량 20 g에 비하면 아직 부족하므로 섬유소 섭취를 증가시킬 필요가 있다. 그러나 섬유소가 많은 식품은 에너지 밀도가 낮고 미량영양소의 흡수를 방해하므로 성장기 어린이에게 지나친 고섬유소 저에너지 식사는 피하는 것이 좋다.

4) 지방

지방은 효율적인 에너지의 급원이며 체세포의 구성 성분으로서 중요하고 지용성 비타민의 흡수에 필수적인 영양소이다. 학령기 아동의 경우 지방은 총 열량의 15~30% 범위를 권장한다. 지방 중 필수지방산은 반드시 식품으로 공급해야 하는데 n-6계 지방산은 총 열량의 4~8%, n-3계 지방산은 총열량의 1% 내외로 섭취하도록 한다. 국민건강영양조사 결과 6~11세 아동의 지방의 에너지 섭취분율은 1998년 22.3%에서 2017년 24.2%였으며 20.1~24.2% 수준으로 에너지 적정비율을 유지하였다. 우리나라 6~11세 아동의 포화지방산 섭취는 2013년 17.01 g에서 2017년 18.21 g으로 조사되었다. 포화지방산 섭취는 소득수준이 높을수록 많이 섭취하는 것으로 나타나 간식류 섭취에 유의할 필요가 있다.

5) 비타민

비타민 A는 세포분화와 증식에 중요하며 부족하면 성장지연과 각·결막의 이상을 초래한다. 우유, 버터, 난황, 간유, 당근, 호박, 시금치 같은 녹황색 채소가 좋은 급원이다.

비타민 D는 골격성장을 위해 중요하며 실외활동이 저조한 어린이의 경우는 부족할 수 있으므로 보충이 필요하다. 자외선에 의해 피부에서 합성된다.

리보플라빈은 에너지 대사에 관여하며 성장기에 결핍되기 쉬운 영양소 중 하나이다. 단백질 대사에 필수적인 비타민 B_6, 세포분열과 성장에 관여하는 엽산, 콜라겐 합성에 필요한 비타민 C 등 에너지 및 주요 영양소 대사와 아동의 정상 발육을 위해 각종 비타민의 적절한 섭취는 중요하다. 일반적으로 과일이나 채소를 적게 섭취하는 아동은 비타민 A와 C의 섭취가 부족하기 쉬우며 우유의 섭취가 적은 아동은 리보플라빈이 부족하기 쉽다. 2017년 국민건강통계에 따르면 우리나라 6~11세 아동의 식이보충제 섭취율은 48.7%였다. 비타민은 균형 잡힌 식생활을 통해 권장량만큼 섭취할 수 있으나 경제적 빈곤이나 식욕부진, 편식 등 나쁜 식습관으로 인해 체중부족인 아동, 채식주의 아동, 과보호나 극단적 편식으로 인한 비만아의 경우에는 비타민 보충을 고려할 수 있다.

우리나라 학령기 아동의 비타민 섭취기준은 표와 같다[표 10-2].

표 10-2 아동의 비타민 섭취기준

연령 (세)	성별	비타민 A (μg RAE)	비타민 D (μg)	비타민 E (mg α-TE)	비타민 K (μg)	비타민 C (mg)	티아민 (mg)	리보플라빈 (mg)	니아신 (mg NE)	비타민 B_6 (mg)	엽산 (μg DFE)	비타민 B_{12} (μg)
		RI*	AI	AI	AI	RI	RI	RI	RI	RI	RI	RI
6~8	남	450	5	7	40	50	0.7	0.9	9	0.9	220	1.3
	여	400	5	7	40	50	0.7	0.8	9	0.9	220	1.3
9~11	남	600	5	9	55	70	0.9	1.1	11	1.1	300	1.7
	여	550	5	9	55	70	0.9	1.0	12	1.1	300	1.7

*권장섭취량(RI), 충분섭취량(AI)
자료출처: 보건복지부 · 한국영양학회, 2020 한국인 영양소 섭취기준, 2020.

6) 무기질

무기질 섭취가 부족하면 성장이 저하되고 골격 석회화가 지연되며 철결핍성 빈혈이 나타날 수 있다.

칼슘은 특히 주의가 필요한 영양소로 2017년 국민건강영양조사 결과 우리나라 6~11세 아동의 칼슘 권장섭취량에 대한 섭취 비율은 남아 71.5%, 여아 62.4%로 매우 낮아 칼슘 섭취를 증가시킬 필요가 있다. 칼슘의 체내 흡수율은 20~40%이며 함께 섭취하는 음식의 배합에 따라 다르다. 유당, 단백질, 비타민 D 등은 칼슘 흡수를 촉진하지만 피틴산과 수산은 흡수를 저해한다.

철은 성장기 아동의 혈액량 증가로 헤모글로빈 합성, 골격근 증가로 인한 미오글로빈 합성으로 필요량이 증가한다. 철 흡수율은 성인에서 10~15% 정도인데 성장기 아동의 경우는 30~50%까지 증가하기도 한다. 식품에 함유된 철 중 헴철은 육류, 간, 콩팥 등의 내장과 생선류에 다량 함유되어 있고, 비 헴철은 곡류, 채소류, 난황, 과일에 함유되어 있다. 헴철이 비 헴철보다 체내 이용률이 높고 비타민 C 함유식품과 같이 섭취하면 흡수율이 증가한다.

아연은 여러 효소의 구성성분으로 체내 단백질과 핵산 대사에 중요한 역할을 할 뿐만 아니라 성 성숙을 위해서도 필수적인 영양소이다. 성장기에 아연이 결핍되면 성장부진, 생식기 부전증, 면역기능 저하, 식욕감퇴 등이 나타날 수 있다. 아연은 주로 육류, 간, 굴, 게, 새우 등 동물성 식품에 다량 함유되어 있고 전곡류와 콩류도 비교적 좋은 급원식품이다.

우리나라 아동의 무기질 섭취기준은 표와 같다[표 10-3].

7) 수분

학령기 아동의 수분 섭취기준은 표와 같다. 수분 과다 섭취 시 체내에서 유해한 작용을 한다는 보고가 없어서 상한섭취량은 설정되지 않았다.

표 10-3 아동의 무기질 권장섭취량

연령(세)	성별	칼슘(mg)	인(mg)	철(mg)	아연(mg)
6~8	남	700	600	9	5
	여	700	550	9	5
9~11	남	800	1,200	11	8
	여	800	1,200	10	8

자료출처: 보건복지부 · 한국영양학회, 2020 한국인 영양소 섭취기준, 2020.

표 10-4 아동의 수분 섭취기준

연령(세)	성별	충분섭취량(mL)	
		액체	총수분
6~8	남	800	1,700
	여	800	1,600
9~11	남	900	2,000
	여	800	1,900

자료출처: 보건복지부 · 한국영양학회, 2020 한국인 영양소 섭취기준, 2020.

3 아동기의 영양 관련 문제

1) 아침결식

2017 국민건강영양통계에 따르면 6~11세 학령기아동의 아침식사 결식률은 남아 9.3%, 여아 14.6%로 나타났다. 아침식사는 밤 동안 고갈된 글리코겐을 재충전하고 오전 활동을 위한 에너지를 공급한다. 아침식사를 거르면 주의집중력이 감소하고 학습능력이 저하되므로 규칙적인 식사를 할 수 있도록 학교와 가정에서 관심이 필요하다.

2) 열량 위주 간식과 외식의 증가

학령기 아동은 식품을 선택하여 구매할 수 있으나 아동들이 주로 선호하는 간식은 주로 패스트푸드나 길거리 음식의 형태로 맛, 가격, 신속성, 편리함 등의 장점이 있어 널리 이용되고 있다. 이들 음식은 식품지식이 부족한 아동에게 건강위험과 영양불균형을 초래할 수 있다. 패스트푸드는 에너지 밀도가 높고 포화지방산과 나트륨 함량이 높으며 칼슘, 티아민, 리보플라빈, 철 등이 부족하여 과다 섭취 시 비만과 영양불균형을 초래할 수 있다. 패스트푸드와 함께 마시는 탄산음료 섭취량의 증가는 칼슘 급원식품인 우유 섭취량의 감소와 당류의 과다 섭취 증가로 인한 문제를 야기한다.

3) 비만

2017 국민건강통계에 따르면 6~11세 소아비만율은 남아 11.6%, 여아 8.5%였다. 비만아는 성인비만으로 이행할 가능성이 높으며 고혈압, 당뇨병, 고지혈증 같은 대사성 질환이 조기에 나타날 수 있다. 아동 비만 교정을 위해서는 무리한 체중감량보다는 부적당한 식행동과 생활양식을 바로 잡아주는 것이 중요하므로 식사요법, 운동요법, 행동수정요법을 병행하여 지속적으로 실행하도록 한다.

4) 충치

아동기는 유치가 빠지고 영구치가 나오기 시작하므로 치아관리가 매우 중요하다. 충치는 아동기에 흔한 질환으로 사탕, 초콜릿, 과자 등 당류 과다섭취와 치아관리 소홀로 인하여 발생한다. 충치는 당류 섭취량보다는 섭취 빈도와 관련이 있다. 엿, 캐러멜, 젤리, 잼, 비스킷, 사탕 등은 충치 유발지수가 높은 식품이며 각종 채소류, 해조류, 견과류, 육류 및 어패류, 달걀 등은 충치 유발지수가 낮은 식품이다. 충치예방을 위해서는 설탕 섭취를 줄이고 섬유소가 많은 식품을 섭취하고 식후와 잠자기 전 반드시 양치질을 하도록 지도한다. 또 건강한 치아 형성을 위해 단백질, 칼슘, 인, 비타민 D 등의 영양소를 충분히 섭취하도록 한다.

5) 철결핍성 빈혈

아동에게 철결핍성 빈혈이 나타나는 이유는 성장을 위해 철이 신속하게 이용되고 식사로부터 적당량의 철을 섭취하기 어렵기 때문이다. 철결핍성 빈혈이 있는 경우 체력과 학습능력이 저하된다. 철은 간, 달걀, 육류, 녹색 채소류 등에 풍부하며 동물성 식품의 헴철이 식물성 식품의 비 헴철보다 체내 흡수율이 높다. 또한 철분 급원식품은 흡수율 증가를 위해 비타민 C 급원식품과 함께 먹도록 한다.

6) 식품 알레르기

식품 알레르기는 아동에게 흔하게 발생하며 연령이 증가할수록 점차 감소하는 경향을 보인다. 알레르기 반응은 비염, 설사, 구토, 복통, 호흡곤란, 두드러기, 피부발진 등 다양하며 심한 경우 쇼크까지 갈 수 있다. 아동에게는 우유 알레르기가 가장 흔하고 다음이 계란 흰자, 감귤류, 초콜릿, 해산물, 밀가루, 견과류 순이다. 그 밖에도 식품 알레르기는 콩류, 땅콩, 닭고기, 생선에 의해서도 발생하며 향신료나 색소 등 식품첨가물이 알레르기 반응을 일으키기도 한다. 식품 알레르기의 가장 일반적인 치료방법은 원인 식품을 찾아내어 제거하는 것인데 식품이나 음식 속 재료도 주의가 필요하다. 예를 들어 계란 알레르기가 심하면 식품표시 성분을 확인하여 계란이 들어간 마요네즈, 케이크, 과자류 섭취도 제한해야 한다. 기본적으로 식품을 위생적으로 다루고 신선한 재료를 사용하는 것도 중요하다.

4 아동기의 올바른 영양관리

1) 식생활구성

하루 에너지 필요량의 1/4~1/3 정도를 아침식사, 1/3 정도를 점심식사로 제공하도록 한다. 아동에게 음식을 다량 섭취하는 것을 권장하지 않으며 콜레스테롤이나 지방 등을 지나치게 제한하지 않는다. 식사시간을 지키고 아동의 식

표 10-5 6~11세 남아 권장식단(1,900 kcal, A타입)

메뉴	분량	아침	점심	저녁	간식
		쌀밥 감자국 소불고기 버섯파프리카볶음 치커리새콤무침 깍두기	채소볶음밥 두부된장국 달걀후라이 브로콜리데침 배추김치 액상요구르트	현미밥 콩나물국 닭조림 시금치나물 무생채 백김치	바나나 우유
곡류	3회	쌀밥 189 g (0.9) 감자 140 g (0.3)	쌀밥 189 g (0.9)	현미밥 189 g (0.9)	
고기·생선·달걀·콩류	3.5회	소고기 60 g (1)	두부 40 g (0.5) 달걀 60 g (1)	닭고기 60 g (1)	
채소류	7회	표고버섯 15 g (0.5) 파프리카 28 g (0.4) 치커리 35 g (0.5) 깍두기 40 g (1)	당근 21 g (0.3) 양파 21 g (0.3) 브로콜리 35 g (0.5) 배추김치 40 g (1)	콩나물 35 g (0.5) 시금치 35 g (0.5) 무 35 g (0.5) 백김치 40 g (1)	
과일류	1회				바나나 100 g (1)
우유·유제품류	2회		요구르트(액상) 150 g (1)		우유 200 mL (1)
유지·당류	5회	유지 및 당류는 조리 시 가급적 적게 사용할 것을 권장함			

( ) : 섭취횟수
총 에너지(kcal): 1869.9kcal; 탄수화물, 단백질, 지방 섭취비율(%): 탄수화물(55.3%), 단백질(15.4%), 지방(29.2%)
자료출처: 보건복지부 · 한국영양학회, 2020 한국인 영양소 섭취기준, 2020.

사 기호를 고려한다. 아동은 매일 적어도 2컵 이상 우유를 섭취해야 칼슘 요구량을 충족시킬 수 있다. 단백질은 2컵의 우유와 육류 60~90 g, 달걀, 콩 등으로부터 공급받을 수 있다.

감귤류와 같은 비타민 C 급원식품은 매일 일정량씩 포함되어야 하며 녹황색 채소류도 1주일에 3~4회 섭취하도록 한다. 가끔은 육류나 우유 대신 대두식품과 두유로 대치해도 좋다. 표는 학령기 아동의 권장식사패턴과 이를 적용한 식단의 예이다[표 10-5], [표 10-6].

2) 아동의 식생활 지침

한국 보건복지부에서는 아동을 위한 식생활 지침을 발표한 바 있다[표 10-7].

표 10-6 6~11세 여아 권장식단(1,700 kcal, A타입)

메뉴	분량	아침	점심	저녁	간식
		달걀샌드위치 당근스프 키위 우유	흑미밥 무채양파국 가자미구이 감자멸치조림 김구이 배추김치	쌀밥 시금치된장국 돼지목살구이 상추무침 깍두기	방울토마토 호상요구르트
곡류	2.5회	식빵 70 g (0.6)	흑미밥 168 g (0.8) 감자 140 g (0.3)	쌀밥 168 g (0.8)	
고기·생선·달걀·콩류	3회	달걀 60 g (1)	가자미 49 g (0.7) 멸치 5 g (0.3)	돼지고기 60 g (1)	
채소류	6회	양상추 21 g (0.3) 당근 35 g (0.5)	무 14 g (0.2) 양파 14 g (0.2) 김 2 g (1) 배추김치 40 g (1)	시금치 21 g (0.3) 상추 35 g (0.5) 깍두기 40 g (1)	방울토마토 70 g (1)
과일류	1회	키위 100 g (1)			
우유·유제품류	2회	우유 200 mL (1)			요구르트(호상) 100 g (1)
유지·당류	5회	유지 및 당류는 조리 시 가급적 적게 사용할 것을 권장함			

( ) : 섭취횟수

총 에너지(kcal): 1660.9kcal; 탄수화물, 단백질, 지방 섭취비율(%): 탄수화물(55.3%), 단백질(16.5%), 지방(28.1%)

자료출처: 보건복지부 · 한국영양학회, 2020 한국인 영양소 섭취기준, 2020.

표 10-7 어린이를 위한 식생활 지침

목표	식생활 지침
음식은 다양하게 골고루	• 편식하지 않고 골고루 먹습니다. • 끼니마다 다양한 채소 반찬을 먹습니다. • 생선, 살코기, 콩 제품, 달걀 등 단백질 식품을 매일 한 번 이상 먹습니다. • 우유를 매일 두 컵 정도 마십니다.
많이 움직이고, 먹는 양은 알맞게	• 매일 한 시간 이상 적극적으로 신체활동을 합니다. • 나이에 맞는 키와 몸무게를 알아서, 표준체형을 유지합니다. • TV시청과 컴퓨터게임을 모두 합해서 하루에 두 시간 이내로 제한합니다. • 식사와 간식은 적당한 양을 규칙적으로 먹습니다.
식사는 제때에, 싱겁게	• 아침식사는 꼭 먹습니다. • 음식은 천천히 꼭꼭 씹어 먹습니다. • 짠 음식, 단 음식, 기름진 음식을 적게 먹습니다.
간식은 안전하고, 슬기롭게	• 간식으로는 신선한 과일과 우유 등을 먹습니다. • 과자나 탄산음료·패스트푸드를 자주 먹지 않습니다. • 불량식품을 구별할 줄 알고 먹지 않으려고 노력합니다. • 식품의 영양표시와 유통기한을 확인하고 선택합니다.
식사는 가족과 함께 예의바르게	• 가족과 함께 식사하도록 노력합니다. • 음식을 먹기 전에 반드시 손을 씻습니다. • 음식은 바른 자세로 앉아서 감사한 마음으로 먹습니다. • 음식은 먹을 만큼 담아서 먹고 남기지 않습니다.

자료출처: 보건복지부, 2009.

5 청소년기 영양관리의 중요성

청소년기는 영아기 이후 제2의 성장기로 신체적, 정신적, 성적 성숙이 활발하게 이루어지는 시기이다. 사춘기 시작과 함께 이차성징의 발현으로 성적 성숙이 이루어지고 체조성이 변화되며 심리적으로 성숙하게 된다. 우리나라 청소년들은 학업으로 바빠 간단하고 서구화된 식사를 선호하고 이로 인하여 야기되는 영양소 편중이나 불규칙한 식생활 등의 문제는 청소년기 영양에 있어서 고려해야 한다. 청소년과 관련된 생물학적, 사회심리적, 인지적 변화는 영양상태에 직접 영향을 미친다. 청소년들의 급격한 신체 성장 발달은 에너지, 단백질, 비타민, 무기질의 증가를 요구한다.

사회심리적 발달의 특징인 독립심이나 갈등 등은 과도한 다이어트, 결식, 기능성식품이나 영양보충제 섭취, 유행성 있고 중독성 있는 식품 섭취 등의 특징적인 식행동을 야기할 수 있다. 그러나 청소년의 정체성과 독립심은 건강한 식행동을 확립하고 신체활동 증가와 건강한 삶을 확립시키는 기반이 되기도 한다. 그러므로 청소년기에 필요한 영양필요량을 알고 청소년기의 식행동 특징과 영향요인에 관한 이해를 바탕으로 청소년 영양관리가 수행되어야 한다.

6 청소년기의 영양섭취기준

한국인 영양섭취기준은 한국인 건강유지와 질병예방에 도움이 될 수 있도록 영양소와 연령별 섭취수준을 제시하여 실질적으로 청소년기 학교현장에서 교육 및 실천에 활용되고 있다.

1) 에너지와 당질 및 지질

청소년기는 기초 대사량과 활동량이 매우 높고 신체가 빠르게 성장하는 시기이므로 에너지 요구량이 가장 높은 시기이다. 당질과 지질 섭취량은 전체 에너지 섭취량 중 탄수화물 55~65%, 지질 15~30%, 단백질 7~30%의 비율로 이루어질 것을 권장한다. 청소년은 불규칙한 식습관과 가정 밖에서 식사의 증가로 자극적인 맛의 다양한 가공식품을 접하게 되고 바쁜 학업일정에서 간단하고 빠르게 식사할 수 있는 패스트푸드나 인스턴트 식품을 선호하게 되었다. 이에 따라 전곡류나 채소류 섭취는 줄어들면서 단순당의 섭취는 증가하고 복합당과 식이섬유 섭취량은 감소하였다. 지질은 포화지방산의 높은 섭취에 비해 불포화지방산은 적게 섭취하여 지질의 영양적 비율이 적정치 못하며 더욱이 가공식품 속 트랜스지방의 섭취량이 증가하면서 청소년 비만이 증가하고 있다. 식사 중 지질섭취를 지나치게 제한하면 필수지방산을 비롯한 지용산 비타민의 섭취가 제한되어 성장이 저해될 수 있다. 고지방 식품의 섭취는 일부 제한하지만 지방 함량을 우려하여 동물성 식품을 피할 필요는 없다.

2) 단백질

청소년기는 급격한 골격 성장과 내장기관 발달, 활발한 호르몬 활동 등으로 인하여 단백질 필요량이 증가한다. 청소년기의 단백질 부족은 신체성장이나 성 성숙을 지연시킬 수 있다. 여자의 경우 초경 이후 월경에 의한 혈액손실이 있으므로 단백질 필요량이 증가한다. 우리나라 청소년의 하루 단백질 권장섭취량은 남자 12~14세는 55 g/일, 15~18세는 65 g/일이며, 여자는 50g/일로 설정하고 있다. 우리나라 청소년의 단백질 섭취량은 충분한 것으로 보고되고 있다.

3) 비타민

비타민은 체내 주요 영양소 대사과정에 관여하므로 에너지 및 주요 영양소들의 섭취량은 비타민 권장섭취량에 영향을 미친다. 청소년기 급성장에 필요한 비타민이 제대로 공급되어야 원활한 성장과 성숙이 이루어질 수 있다.

비타민 A는 성장촉진 및 피부점막 상피세포 기능과 시력유지에 관여하며 비타민 D는 칼슘과 인의 흡수와 대사조절 작용을 도모하므로 골격성장이 급격한 청소년기에 요구량이 증가한다.

비타민 C는 콜라겐 합성에 관여하므로 청소년 성장에 꼭 필요하며 흡연을 하는 경우 혈액의 비타민 C 함량이 저하되는 것으로 보고되므로 흡연 청소년의 경우 더 많이 섭취해야 한다.

표 10-8 청소년기 섭취 에너지 적정비율과 에너지 필요추정량

연령	체중(Kg)		에너지 적정비율(%)			에너지 필요추정량(kcal/일)	
	남자	여자	탄수화물	단백질	지방	남자	여자
12~14세	52.7	48.7	55~65	7~20	15~30	2,500	2,000
15~18세	64.5	53.8				2,700	

자료출처: 보건복지부 · 한국영양학회, 2020 한국인 영양소 섭취기준, 2020.

표 10-9 청소년 1일 비타민 영양소 섭취기준(권장섭취량 또는 충분섭취량)

	12~14세		15~18세	
	남	여	남	여
비타민 A (㎍ RAE)	750	650	850	650
비타민 D (㎍)*	10	10	10	10
비타민 E (mg α-TE)*	11	11	12	12
비타민 K (㎍)*	70	65	80	65
비타민 C (mg)	90	90	100	100
티아민(mg)	1.1	1.1	1.3	1.1
리보플라빈(mg)	1.5	1.2	1.7	1.2
니아신(mg NE)	15	15	17	14
비타민 B_6 (mg)	1.5	1.4	1.5	1.4
엽산(㎍ DFE)	360	360	400	400
비타민 B_{12} (㎍)	2.3	2.3	2.4	2.4
판토텐산(mg)*	5	5	5	5
비오틴(㎍)	25	25	30	30

*충분섭취량
자료출처: 보건복지부 · 한국영양학회, 2020 한국인 영양소 섭취기준, 2020.

청소년기는 에너지 대사를 돕는 비타민 B군의 필요량이 증가하여 생애주기 중 10대에 비타민 B군 필요량이 가장 많다. 청소년은 성장하면서 체내에 새로운 단백질이 합성되므로 많은 양의 비타민 B_6가 필요하다. 아미노산과 핵산의 합성에 필수적인 엽산과 비타민 B_{12}는 세포분열과 성장에 중요한 기능을 한다.

4) 무기질

청소년기는 골격성장, 근육증가, 혈액생성 등 조직성장이 매우 활발하여 무기질 필요량이 크게 증가한다.

총 골격성장의 45%가 청소년기에 이루어지므로 충분한 칼슘섭취가 매우 중요하다. 또한 이 시기는 체내 칼슘이 매우 많이 저장되어 여자는 13세에 남자는 14.5세에 최대에 이른다. 우리나라 청소년의 섭취가 가장 부족한 영양소는 칼슘이다. 2015 국민건강통계에 따르면 12~18세의 칼슘 권장 섭취량에 대한 섭취 비율이 54.6%에 불과하였다. 청소년기 칼슘이 부족하면 성인이 되어서 골연화증이나 골다공증 등의 위험성이 높다. 우유와 유제품은 좋은 급원이지만 탄산음료 섭취는 칼슘체내 이용을 저해한다. 또한 충분한 운동은 골격 성장에 도움을 주지만 흡연은 골격 성장을 부정적 영향을 미치므로 피해야 한다.

청소년기에 급속한 성장에 따른 혈액량 증가와 근육 발달로 인해 적혈구와 미오글로빈 함량이 증가하므로 철의 필요량이 증가하고 특히 여자의 경우 월경에 의한 손실로 필요량이 더 많다. 이 시기에 식사만으로 철의 섭취가 부족한 경우가 대부분이다. 철 결핍은 피로 증가와 집중력 감소를 초래하므로 학업에 지장을 줄 수 있다.

표 10-10 청소년 무기질 영양섭취기준(권장섭취량 또는 충분섭취량)

연령(세)	성별	칼슘(mg)	인(mg)	철(mg)	아연(mg)
12~14	남	1,000	1,200	14	8
	여	900	1,200	16	8
15~18	남	900	1,200	14	10
	여	800	1,200	14	9

자료출처: 보건복지부 · 한국영양학회, 2020 한국인 영양소 섭취기준, 2020.

아연은 단백 합성에 관여하므로 청소년 성장과 성 성숙에 필수적이며 근육과 골격에 저장된다. 청소년기 아연이 부족하면 남성의 경우 성장과 성적 성숙이 지연된다는 보고가 있다. 청소년기는 세포가 왕성하게 분열하고 근육조직이 증가하면서 아연 결핍의 위험도 증가하므로 아연 섭취에 주의를 기울여야 한다. 조개, 굴, 간, 육류 등 동물성 식품이 아연의 좋은 급원이다.

7 청소년기의 영양 관련 문제

1) 섭식장애

신경성 식욕부진증(거식증)의 주요특징은 칼로리 제한과 체중감소로 의도적으로 먹기를 거부하며 체중이 많이 감소하고 체중이 늘어나는 것에 대해 강한 공포를 느끼고 신체상에 대한 왜곡이 두드러진다. 극단적으로 영양섭취를 제한하며 신경성 식욕부진증 환자의 40~50%는 정기적으로 폭식을 하거나 토하는 등 탐식증의 증상도 보인다.

신경성 탐식증(폭식증)의 주요특징은 체중을 조절하기 위해 폭식증에 따르는 보상 행동을 하는 것이다. 음식을 갈망하여 폭식하고 먹은 후 음식을 토해내는 악순환이 반복된다. 10대 후반과 20대 젊은 여성의 20% 정도가 폭식증을 가지고 있다고 한다.

섭식장애는 사회적으로 마른 체형에 대한 지나친 강조가 원인이며 체중 조절을 위하여 결식이나 불규칙한 식사를 고집한다. 또는 사춘기의 반항 심리도 올바른 식행동에서 벗어나고 싶은 마음으로 나타날 수 있다. 식행동 장애의 생물학적 원인으로는 우울증을 들 수 있으며 환자 10명 중 7명은 우울증을 앓고 있다. 우울증은 사람의 기분 및 섭식과 관련된 신경전달물질인 세로토닌 분비가 저하되어 충동적 행동으로 이어질 수 있다. 또 다른 이유로는 시상하부 이상으로 호르몬의 불균형이 초래되는 것을 들고 있다. 사회문화적 원인으로는 마른체형에 대한 지나친 집착과 선망을 들 수 있고, 심리적 원인으로는 사고방식과 삶의 가치가 한쪽으로 치우쳐서 완전을 추구함과 동시에 자신을 힘들게 함으로써 만족감을 느끼는 것과 관련이 있다.

신체적 건강뿐만 아니라 정신적, 사회적 건강을 위해서도 바른 지식과 올바른 식습관이 중요하다는 것을 인식하는 것이 식행동 장애를 예방하는 지름길이다. 섭식장애 행동은 신체적, 정신적 측면으로 접근하며 개인치료, 가족역동의 개선, 집단치료, 약물치료 등을 포함한다. 행동수정요법은 폭식증과 구토를 조절하기 위해 사용하며 인지치료는 음식, 체중, 신체상, 자아개념과 관련된 왜곡된 사고와 신념을 교정한다. 자기를 인식하는 능력을 개발하고 신체에 대해 현실적으로 인지하며 자존감과 자아개념을 증진하도록 돕는다.

쉬어가기

어린이, 청소년을 위한 비만과 식사장애 예방가이드

식사장애는 마른 몸매와 체중에 대한 지나친 관심, 내 모습에 대한 불만족, 잘못된 다이어트방법 등으로 생길 수 있다. 따라서 어린이와 청소년기부터 올바른 식습관과 신체활동 등 건강에 좋은 행동을 실천하고 내게 맞는 체중을 유지하는 것이 중요하다. 나의 몸과 모습에 대한 인식을 바르게 하고 나에 대한 자신감을 갖는 것도 식사장애를 예방하는 방법이다.

긍정적인 신체상을 가진다.
신체상은 자신의 몸과 외모에 대해 어떻게 생각하고 느끼는지를 말한다. 신체상을 긍정적으로 갖는 것은 나의 외모에 만족하고 내 몸을 소중하게 생각하며 부족한 부분은 받아들이는 것이다. 내 몸과 모습에 대해 긍정적으로 생각하면 다이어트를 무리하게 하지 않는다. 긍정적인 신체상을 갖게 되면 자신을 가치 있고 중요한 존재로 생각하며 자아존중감을 높일 수 있다.

나를 사랑하는 방법
- 외모, 체중, 체형 등 나의 모습에 관하여 '좋다', '사랑스럽다', '만족스럽다' 표현한다.
- 내 몸이나 나에 대한 부정적인 생각은 '이제 그만!' 한다.
- 내 몸은 나의 고유한 것임을 인정하고 받아들인다.
- 내가 할 수 있는 것과 없는 것을 구분하고, 할 수 없는 것(예: 신장)은 즐긴다.
- 바꿀 수 있는 부분은 목표를 세우고 노력한다. (예: 운동으로 튼튼한 몸 만들기)
- 나의 장점을 찾는다.
- 그림 그리기, 달리기, 노래 부르기 등 내가 잘 하는 것을 찾고 즐긴다.
- 실수했을 때 '나는 항상 그래' 대신 '실수를 해도 더 배울 수 있었어' 라는 긍정적인 생각을 한다.
- 나의 생각과 의견에 자신감을 가진다.

자료출처: 국가건강정보포털

2) 아침결식

청소년기에 가장 불규칙적이고 결식이 잦은 식사는 아침식사이다. 2015 국민건강통계에 따르면 청소년의 아침결식률은 32.6%로 남 29.2%, 여 36.4%였다. 아침결식 원인으로는 시간부족, 식욕부진 등이며 여자 청소년은 체중감량을 위한 결식이 많은 편이다. 아침식사를 거르면 혈당치가 낮아져서 기운이 없고 주의력이 떨어지고 학습의욕이 생기지 않는다.

3) 무절제한 식습관

청소년기는 급속한 성장으로 식욕이 왕성해져 자칫 무절제한 식생활이 되기 쉽다. 즐겨먹는 라면, 햄버거, 튀김, 피자, 스낵류 등에는 지방과 콜레스테롤 및 포화지방산, 식염 함량이 높은 편이다. 이런 식습관이 계속되면 각종 만성질환의 원인이 될 수 있고 청소년기 건강 식습관은 성인기 만성질환 발생 시기를 늦출 수 있다.

간식의 종류로는 쿠키, 사탕, 아이스크림, 감자칩, 콘칩 등 당이나 염분이 많은 것과 에너지 밀도가 지나치게 높은 것을 피하고 생채소나 과일, 튀기지 않은 제품이나 마른 비스킷이 좋으며, 음료는 탄산보다는 과일주스 또는 우유를 선택하는 것이 바람직하다. 대부분 칼로리만 높은 간식이나 패스트푸드를 섭취하면 영양측면에서 단백질, 비타민, 무기질 공급이 어려울 수 있지만 그 종류와 양을 적절히 선택한다면 패스트푸드라도 크게 문제되지는 않을 것이다. 무엇보다 청소년이 바람직한 간식을 선택할 수 있도록 교육이 필요하다.

4) 흡연과 음주

신체 장기 중 폐는 가장 서서히 발달하는 장기로 사춘기에도 폐는 성인의 약 1/2 정도밖에 발달하지 않는다. 그러므로 청소년기 흡연은 폐 세포에 부담이 가해져 폐 성장 저해와 폐기능 약화로 폐결핵, 폐 세포의 섬유질화, 폐암 등 발병 위험이 높아진다. 청소년 흡연비율이 날로 증가하고 있고 연령도 낮아지고 있다.

우리나라 청소년의 음주 경험률은 남자 29%, 여자 21%로 청소년기 음주는 청소년 주요 사망원인으로 작용하며 교통사고, 폭력, 흡연 및 약물복용을 동반하게 된다. 특히 청소년들은 음식을 거의 먹지 않고 음주하는 경우가 많아 영양불균형이나 영양불량의 위험이 높다. 청소년기는 급성장 시기이므로 알코올을 만성적으로 섭취하면 뇌세포에 비타민 같은 필수 영양소 공급에 차질이 생길 수 있으며 간, 심장, 소화기계, 순환계 장애와 암 등이 유발될 수 있다.

8 청소년기의 올바른 영양관리

1) 청소년 영양섭취기준에 맞춘 권장식사패턴

12~18세 청소년의 권장식사패턴은 [표 10-11], [표 10-12]와 같다.

표 10-11 12~18세 남성 권장식단(2,600 kcal, A타입)

메뉴	분량	아침	점심	저녁	간식
		현미밥 참치김치국 돼지고기완자 숙주나물 오이소박이	우동 멸치견과류주먹밥 단호박튀김 토마토케일샐러드 배추김치 파인애플	잡곡밥 소고기무국 낙지볶음 표고버섯잡채 상추사과무침 백김치	포도 배 호상요구르트 우유
곡류	3.5회	현미밥 210g (1)	우동면 200g (1) 쌀밥 63g (0.3)	잡곡밥 189g (0.9) 당면 30g (0.3)	
고기·생선·달걀·콩류	5.5회	참치통조림 30g (0.5) 돼지고기 42g (0.7) 두부 24g (0.3)	어묵 30g (1) 멸치 15g (1) 아몬드 10g (0.3)	소고기 60g (1) 낙지 56g (0.7)	
채소류	8회	배추김치 40g (1) 숙주나물 35g (0.5) 오이소박이 40g (1)	단호박 35g (0.5) 토마토 35g (0.5) 케일 35g (0.5) 배추김치 40g (1)	무 56g (0.8) 표고버섯 15g (0.5) 당근 7g (0.1) 양파 7g (0.1) 시금치7g (0.1) 상추 28g (0.4) 백김치 40g (1)	
과일류	4회		파인애플 100g (1)	사과 100g (1)	포도 100g (1) 배 100g (1)
우유·유제품류	2회				요구르트(호상) 100g (1) 우유 200mL (1)
유지·당류	8회	유지 및 당류는 조리 시 가급적 적게 사용할 것을 권장함			

(   ) : 섭취횟수

총 에너지(kcal): 2533.6kcal; 탄수화물, 단백질, 지방 섭취비율(%): 탄수화물(55.9%), 단백질(14.4%), 지방(29.7%)

자료출처: 보건복지부 · 한국영양학회, 2020 한국인 영양소 섭취기준, 2020.

표 10-12 12~18세 여성 권장식단(2,000 kcal, A타입)

메뉴	분량	아침	점심	저녁	간식
		쌀밥 호박된장국 갈치조림 새송이버섯구이 콩나물무침 배추김치	현미밥 미역국 소불고기 부추치커리무침 배추김치	잡곡밥 순두부국 달걀장조림 마늘종볶음 오이소박이	블루베리 사과 호상요구르트 우유
곡류	3회	쌀밥 210g (1)	현미밥 210g (1)	잡곡밥 210g (1)	
고기·생선· 달걀·콩류	3.5회	갈치 70g (1)	소고기 60g (1)	순두부 100g (0.5) 달걀 60g (1)	
채소류	7회	애호박 21g (0.3) 새송이버섯 30g (1) 콩나물 35g (0.5) 배추김치 40g (1)	미역(마른 것) 5g (0.5) 부추 28g (0.4) 치커리 35g (0.5) 배추김치 40g (1)	양파 21g (0.3) 마늘종 35g (0.5) 오이소박이 40g (1)	
과일류	2회				블루베리 100g (1) 사과 100g (1)
우유·유제품류	2회				요구르트(호상) 100g (1) 우유 200mL (1)
유지·당류	6회	유지 및 당류는 조리 시 가급적 적게 사용할 것을 권장함			

( ) : 섭취횟수

총 에너지(kcal): 1921.0kcal; 탄수화물, 단백질, 지방 섭취비율(%): 탄수화물(54.1%), 단백질(16.6%), 지방(29.2%)

자료출처: 보건복지부 · 한국영양학회, 2020 한국인 영양소 섭취기준, 2020.

2) 청소년의 식생활 지침

한국 보건복지부에서는 청소년을 위한 식생활 지침을 발표한 바 있다[표 10-13].

표 10-13 청소년을 위한 식생활 지침

목표	식생활 지침
각 식품군을 매일 골고루 먹자	• 밥과 다양한 채소, 생선, 육류를 포함 하는 반찬을 골고루 매일 먹습니다. • 간식으로는 신선한 과일을 주로 먹습니다. • 우유를 매일 2컵 이상 마십니다.
짠 음식과 기름진 음식을 적게 먹자	• 짠 음식, 짠 국물을 적게 먹습니다. • 인스턴트 음식을 적게 먹습니다. • 튀긴 음식과 패스트푸드를 적게 먹습니다. 키에 따른 건강 체중을 압니다.
건강체중을 바로 알고, 알맞게 먹자	• 내 키에 따른 건강 체중을 압니다. • 매일 한 시간 이상 적극적으로 신체활동을 합니다. • 무리한 다이어트를 하지 않습니다. • TV시청과 컴퓨터게임을 모두 합해서 하루에 두 시간 이내로 제한합니다.
물이 아닌 음료를 적게 마시자	• 물을 자주 충분히 마십니다. • 탄산음료, 가당 음료를 적게 마십니다. • 술을 절대 마시지 않습니다.
식사를 거르거나 과식하지 말자	• 아침식사를 거르지 않습니다. • 식사는 제 시간에 천천히 먹습니다. • 배가 고프더라도 한꺼번에 많이 먹지 않습니다.
위생적인 음식을 선택하자	• 불량식품을 먹지 않습니다. • 식품의 영양표시와 유통기한을 확인하고 선택합니다.

자료출처: 보건복지부, 2009.

단원평가

01 아동기 영양섭취에 대한 설명 중 틀린 것은? (   )

① 6~8세 여자 아동의 1일 에너지 필요량은 1,500 kcal이다.
② 지방은 효율적인 에너지 급원이므로 포화지방산을 충분히 섭취하도록 교육한다.
③ 성장기 아동은 철의 흡수율이 성인보다 높다.
④ 9~11세 남자 아동의 1일 에너지 필요량은 2,000 kcal이다.
⑤ 실외활동이 부족한 아동은 비타민 D가 부족할 수 있다.

02 아동기에 흔한 영양 관련 문제가 아닌 것은? (   )

① 충치 ② 철결핍성 빈혈 ③ 아침 결식 ④ 거식증과 폭식증 ⑤ 비만

03 청소년기 영양섭취에 대한 설명 중 틀린 것은? (   )

① 여자 청소년의 1일 에너지 필요량은 2,000 kcal이다.
② 청소년기의 칼슘 권장섭취량은 성인보다 높다.
③ 15~18세 남자 청소년의 1일 단백질 권장섭취량은 50 g이다.
④ 청소년기에 아연이 부족하면 성장과 성적 성숙이 지연될 수 있다.
⑤ 15~18세 남자 청소년의 1일 에너지 필요량은 성인남성보다 높다.

04 청소년을 위한 식생활 지침에 대한 설명 중 틀린 것은? (   )

① 짠 음식과 국물을 적게 먹는다.
② 우유를 매일 2컵 이상 마신다.
③ 술을 절대 마시지 않는다.
④ 식품의 영양표시와 유통기한을 확인한다.
⑤ 충분한 수분섭취를 위해 음료를 많이 마신다.

정답 01 ② 02 ④ 03 ③ 04 ⑤

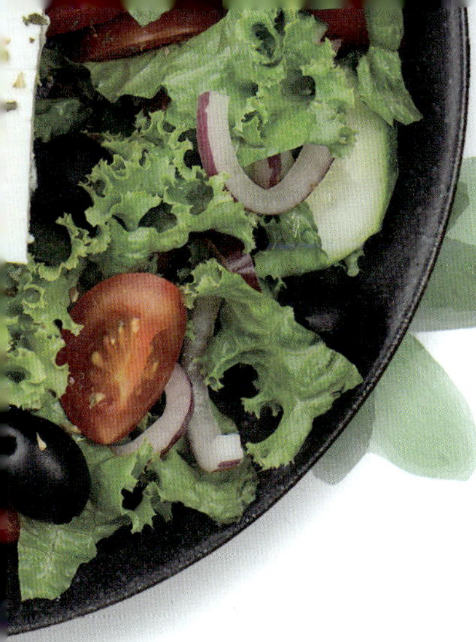

11

성인기 및 노인기 영양

1. 성인기 영양관리의 중요성
2. 성인기의 영양섭취기준
3. 성인기의 영양 관련 문제
4. 성인기의 올바른 영양관리
5. 노인기 영양관리의 중요성
6. 노인기의 영양섭취기준
7. 노인기의 영양 관련 문제
8. 노인기의 올바른 영양관리

학습목표

1. 성인기 영양관리의 중요성을 설명할 수 있다.
2. 성인기의 영양섭취기준을 설명할 수 있다.
3. 성인기의 영양 관련 문제를 설명할 수 있다.
4. 성인기의 올바른 영양관리를 설명할 수 있다.
5. 노인기 영양관리의 중요성을 설명할 수 있다.
6. 노인기의 영양섭취기준을 설명할 수 있다.
7. 노인기의 영양 관련 문제를 설명할 수 있다.
8. 노인기의 올바른 영양관리를 설명할 수 있다.

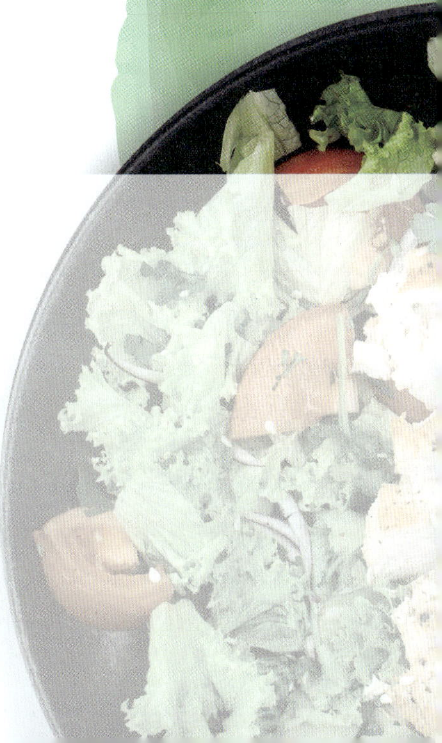

1 성인기 영양관리의 중요성

우리나라 국민건강증진종합계획의 주요 목표 중 하나는 건강수명 연장이다. 성인기가 되면 성장을 위한 영양필요량은 감소하지만 적절한 영양과 신체활동, 체중관리, 음주와 흡연 등의 생활습관은 유전적, 환경적 요인 등과 함께 작용하여 개인의 건강수명과 삶의 질을 결정한다. 성인기의 적절한 영양관리는 신체기능을 최대로 발휘하며 최적의 건강상태를 유지하고 노화를 지연하고 만성질환 발생을 예방한다. 노화를 지연하고 만성질환의 발생을 예방하기 위한 식생활은 방어영양 패러다임으로 불리며 식물성 식품을 위주로 하는 식생활을 핵심으로 하며 이에 더하여 규칙적인 신체활동과 적절한 체중유지가 강조된다. 식물성 식품 위주의 식사는 만성질환에 대한 저항력을 갖추도록 지원한다. 성인기 이후 방어영양을 계속 실천하면 노년기에 이러한 효과가 크게 나타날 것으로 기대된다. 이와 같은 영양관리는 개인의 건강증진뿐만 아니라 국민의료비 절감으로 이어진다.

2 성인기의 영양섭취기준

성인 영양섭취기준의 목표는 이 인구집단이 필요한 영양소를 적정량 섭취하여 만성질환 발병 위험을 낮추는 것이다. 성인은 신장과 체중의 차이에 근거하여 19~29세, 30~49세, 50~64세 3개 연령군으로 구분되었다. 성인기는 에너지, 지질, 나트륨을 과다 섭취하고 있으며, 부족한 영양소로는 비타민 A, 비타민 B_2, 비타민 C, 칼슘 등이 있다.

1) 에너지

성인은 성장을 위한 에너지가 필요하지 않으므로 성인의 에너지 필요추정량은 건강한 사람이 일상 활동을 수행하며 에너지 평형을 유지하는 데 필요한 열량이다. 에너지 필요추정량은 연령층이 높을수록 저하되는데 나이가 들면서 신장과 체중이 줄어들고 대사가 활발한 근육조직 또한 감소하며 신체활동도 줄어들기 때문이다.

2) 단백질

단백질은 신체조직을 구성할 뿐만 아니라 각종 효소, 호르몬, 항체를 만들고 체액의 산·염기 평형유지, 수분대사 조절 등에 기여하며 신체 에너지원으로 사용되기도 한다. 따라서 성장이 끝난 성인기에도 건강유지와 특히 면역기능을 위해 적당량의 단백질을 섭취하는 것이 필요하다.

3) 탄수화물과 식이섬유

케톤증을 예방하고 뇌와 적혈구에 필요한 에너지를 공급하기 위해서는 하루에 최소 50~100 g의 탄수화물을 섭취해야 한다. 성인의 에너지 적정비율은 탄수화물 55~65%, 지방 15~30%, 단백질 7~20%로 설정하고 있다. 복합당질과 섬유소가 풍부한 채소, 과일을 충분히 섭취하여 성인기 대사질환을 예방할 수 있다. 당류를 과도하게 섭취할 경우 식사의 영양밀도를 낮추고 비만, 충치 등 위험을 증가시키므로 식품에 함유되어 있는 당류와 조리 시 첨가하는 설탕 등을 포함한 총당류 섭취량을 10~20%로 제한하고 첨가당은 10% 이내로 섭취하여야 한다.

식이섬유는 에너지를 발생하지 않으므로 에너지 섭취량을 감소시켜 비만 위험을 낮추며 혈당을 개선시키며 혈장 콜레스테롤 농도를 저하시킨다. 변비를 예방하며 장 내용물의 통과시간을 단축하고 대장의 내용물을 희석시켜 대장암 발생 위험을 감소시키는 효과가 있으며 저에너지 식사와 병행하면 특히 효과가 좋다. 성인기는 비만 위험이 높으므로

표 11-1 성인의 체위 및 1일 에너지 필요추정량과 단백질 권장섭취량 및 식이섬유 충분섭취량

성별	연령(세)	신장	체중	에너지	단백질	식이섬유
남자	19~29	174.6	68.9	2,600	65	30
	30~49	173.2	67.8	2,500	65	30
	50~64	168.9	64.5	2,200	60	30
여자	19~29	161.4	55.9	2,100	55	20
	30~49	159.8	54.7	1,900	50	20
	50~64	156.6	52.5	1,800	50	20

에너지 밀도를 낮추는 섬유질을 충분히 섭취하는 것이 바람직하다. 식이섬유는 열량 1,000 kcal당 12 g 섭취하는 것이 적당하며 실제 에너지 섭취량을 감안해 남자는 25 g, 여자는 20 g을 충분섭취량으로 설정하였다.

4) 지방

지방 섭취는 에너지 적정 섭취비율을 따른다. 19세 이상 성인의 에너지 적정비율은 지방을 15~30%로 설정하고 있다. 지방은 에너지 함량이 높아서 소화기 부담이 적고 지용성 비타민의 흡수와 뇌 신경계 유지 등에 필요하다. 그러나 동물성 지방의 섭취량 증가는 비만과 만성질환 발생과 밀접하게 관련되므로 특히 성인기는 지방 섭취의 양적, 질적 조정이 중요하다. 총 지방 섭취는 전체 에너지 섭취의 20% 정도로 유지하고 콜레스테롤 섭취량은 하루 300 mg을 초과하지 않도록 섭취하도록 한다. n-6 지방산은 에너지 섭취의 4~10%를 섭취하며 n-3 지방산은 에너지 섭취의 1% 내외로 섭취하되 n-6:n-3의 적정비율은 4~10:1으로 섭취할 것을 권장한다.

포화지방산은 에너지 섭취의 7% 미만, 트랜스지방산은 1% 미만으로 섭취할 것을 권장하고 있다.

5) 비타민

한국인에게 부족하기 쉬운 비타민은 비타민 A, 비타만 B_2, 비타민 C 등이다[표 11-2].

비타민 A는 세포성장, 상피세포 정상분화 및 증식, 시각과 면역기능 등에 관여하며 카로티노이드는 항산화 작용 및 항암 효과가 뛰어나다고 알려져 있다. 그러나 과잉 섭취하는 경우 지방간, 간손상, 골격 약화, 연골 손상 등이 나타나고, 특히 임산부의 경우 기형아 출산 위험이 높아지는 등 보고가 되어 상한섭취량이 설정되어 있으므로 적절한 섭취가 필요하다.

비타민 D는 칼슘흡수를 촉진하여 골밀도 유지에 중요하다. 골다공증을 예방하는 역할을 하며, 전립선암, 유방암, 고혈압, 심혈관질환 등을 예방하는 효과가 있다고 보고되었다. 50세 이상 성인, 특히 폐경 여성 및 50세 이상 남성은 10 ㎍/일의 비타민 D를 섭취하는 것이 적절하다. 피부의 비타민 D 합성 능력은 연령이 증가함에 따라 감소하여 70대가 되면 젊은이의 1/4로 감소한다. 또한 체지방은 비타민 D를 흡수하므로 비만인은 더 부족하기 쉽다. 보충제를 통한 과잉 섭취는 서서히 혈액과 소변의 칼슘 농도를 높여 여러 기관 특히 신장에 칼슘의 침착이 나타나게 하므로 고칼슘혈증을 독성종말점으로 하여 상한섭취량이 60 ㎍으로 설정되어 있다.

비타민 E는 항산화작용과 노화지연 효과로 성인기에 중요한 영양소이다. 남녀 모두 충분섭취량은 12 mg -TE/일이다. 비타민 E는 자연섭취로 인한 유해 증거는 없으나 보충제로 과량 섭취 시 비타민 K와 길항작용으로 출혈이 증가하고 혈액응고 억제 등의 현상을 보인다고 하는 보고가 있으므로 상한섭취량을 540 mg -TE/일로 설정하였다.

비타민 K는 필요량이 적은 편이고 대부분의 식품에 다량 함유되어 있으며 장내세균으로부터 일부 합성되어 성인에

표 11-2 성인 비타민 영양소 섭취기준(권장섭취량 또는 충분섭취량)

구분		남자			여자		
		19~29세	30~49세	50~64세	19~29세	30~49세	50~64세
비타민 A(μg RAE)	권장섭취량	800	800	750	650	650	600
	상한섭취량	3,000	3,000	3,000	3,000	3,000	3,000
비타민 D(μg)	충분섭취량	10	10	10	10	10	10
	상한섭취량	100	100	100	100	100	100
비타민 E (mg α-TE)	충분섭취량	12	12	12	12	12	12
	상한섭취량	540	540	540	540	540	540
비타민 K (μg)	충분섭취량	75	75	75	65	65	65
	상한섭취량	-	-	-	-	-	-
비타민C (mg)	권장섭취량	100	100	100	100	100	100
	상한섭취량	2,000	2,000	2,000	2,000	2,000	2,000
티아민(mg)	권장섭취량	1.2	1.2	1.2	1.1	1.1	1.1
	상한섭취량	-	-	-	-	-	-
리보플라빈(mg)	권장섭취량	1.5	1.5	1.5	1.2	1.2	1.2
	상한섭취량	-	-	-	-	-	-
니아신(mg NE)	권장섭취량	16	16	16	14	14	14
	상한섭취량*	35	35	35	35	35	35
	상한섭취량*	1,000	1,000	1,000	1,000	1,000	1,000
비타민 B_6 (mg)	권장섭취량	1.5	1.5	1.5	1.4	1.4	1.4
	상한섭취량	100	100	100	100	100	100
엽산(μg DFE)	권장섭취량	400	400	400	400	400	400
	상한섭취량	1,000	1,000	1,000	1,000	1,000	1,000
비타민 B_{12} (μg)	권장섭취량	2.4	2.4	2.4	2.4	2.4	2.4
	상한섭취량	-	-	-	-	-	-
판토텐산(mg)	충분섭취량	5	5	5	5	5	5
	상한섭취량	-	-	-	-	-	-
비오틴(μg)	충분섭취량	30	30	30	30	30	30
	상한섭취량	-	-	-	-	-	-

*니코틴산/니코틴산아미드

자료출처: 보건복지부 · 한국영양학회, 2020 한국인 영양소 섭취기준, 2020.

서 결핍증을 찾기는 어렵다. 혈액응고와 뼈 대사에 연관된 효소 작용에 필수적 역할을 한다.

비타민 C는 강력한 항산화제로 체내에서 생성된 활성산소를 제거하고 철의 흡수를 도우며 콜라겐 등 합성에 관여한다. 비타민 C의 권장섭취량은 100 mg/일이다. 한편 흡연자는 산화적 손상을 많이 받으므로 30 mg/일을 추가 섭취하도록 권장한다. 그러나 과잉섭취의 경우 오심, 구토, 복통, 설사 등 위장관 장애를 나타낼 수 있으며, 소변으로 배설되는 수산의 양이 많아지고 신장결석 형성이 증가한다. 위장관 장애를 독성종말점으로 하여 2,000 mg/일을 상한섭취량으로 설정하였다.

티아민은 탄수화물 대사와 에너지 대사에 관여하며 결핍 시에는 신경계와 심혈관 장애를 동반하는 각기병이 발생한다. 티아민은 과량 섭취 시 흡수율이 저하되고 몇 시간 이내 소변으로 배설되므로 독성이 나타나지 않아 상한섭취량은 설정되지 않았다.

리보플라빈은 여러 산화환원반응의 촉매역할을 하여 탄수화물, 지방, 아미노산 대사에 참여한다. 대부분 소변을 통해 배설된다.

니아신도 생체 내 여러 산화환원반응에 관여한다. 니아신 결핍 시 펠라그라를 유발한다. 오늘날은 펠라그라가 흔하지 않으나 만성 알코올 중독자, 만성설사로 인한 흡수장애와 크론병 환자에서 나타날 수 있다. 니아신은 니코틴산과 니코틴산아미드의 영향과 독성이 다르므로 상한섭취량이 분리되어 설정되었다. 고지혈증 치료, 운동 시 지방이동억제 등을 목적으로 과량의 니아신을 복용하는 경우 홍조, 위장관 장애, 구토, 간독성 등 증상이 나타나기도 한다. 니코틴산은 홍조와 위장장애를 독성종말점으로 하여 상한섭취량은 35 mgNE/일이며, 니코틴산아미드는 니코틴산에 비해 독성이 잘 나타나지 않으며 상한섭취량은 1,000 mgNE/일이다.

엽산은 체내에서 DNA합성과 세포분열에 관여한다. 또한 호모시스테인으로부터 메티오닌을 합성하는 과정에 관여하므로 부족하면 혈장 호모시스테인 농도가 상승하는데 이는 심혈관질환의 위험요인이므로 성인기에 엽산 상태를 양호하게 유지하는 것이 중요하다. 성인의 권장섭취량은 400 μgDFE/일이다. 엽산은 천연식품으로만 섭취하면 유해하지 않으나 보충제나 강화식품으로 다량 복용 시 비타민 B_{12} 결핍으로 오는 신경증상이 감추어질 수 있으므로 1 mg을 상한섭취량으로 정하고 있다.

비타민 B_{12}는 동물성 식품에만 존재하여 채식주의자가 부족하기 쉽다. 위점막 손상으로 인해 내적인자가 저하되면 비타민 B_{12}의 흡수가 줄어들어 악성빈혈이 나타난다. 50세 이후 성인은 위산과 내적인자 분비능력이 저하되는 것을 고려하여 비타민 B_{12} 강화식품이나 보충제를 섭취할 것을 권장한다.

6) 무기질 [표 11-3]

(1) 칼슘

성인기에 골격의 성장속도는 떨어지지만 골밀도는 30대 중반에 최대에 도달하며 그 후로는 점차 골질량의 감소를 보인다. 칼슘의 섭취가 부족하면 골감소증이나 골다공증 위험이 높아진다. 칼슘 흡수는 개인의 칼슘, 비타민 보유 상태, 연령 등의 영향을 받는다. 폐경기 여성의 경우 골 손실 및 골절예방을 위해 권장섭취량에 100 mg이 추가되었다. 그러나 칼슘은 과잉 섭취시 신장결석, 우유-알칼리증후군을 유발할 수 있으며, 상호작용을 하는 아연, 마그네슘, 인 등 무기질의 흡수나 대사를 저해할 수 있어 상한섭취량이 정해져 있다.

(2) 나트륨

나트륨은 세포외액의 주요 양이온으로서 삼투압 유지와 수분 평형에 관여한다. 그밖에 신경자극 전달과 근육의 수축에 필요하며 소장에서 포도당과 아미노산의 흡수에도 관여한다. 건강한 성인의 충분섭취량은 1,500 mg이다. 나트륨을 과잉 섭취할 경우 고혈압, 심혈관질환의 위험이 증가하므로 목표섭취량을 2,000 mg/일로 설정하였으며 이는 소금 5 g에 해당한다.

표 11-3 성인 무기질 영양섭취기준

구분		칼슘(mg)		나트륨(mg)		철(mg)		아연(mg)	
		권장 섭취량	상한 섭취량	충분 섭취량	만성질환위험 감소섭취량	권장 섭취량	상한 섭취량	권장 섭취량	상한 섭취량
남자	19~29세[1)]	800	2,500	1,500	2,300	10	45	10	35
	30~49세	800	2,500	1,500	2,300	10	45	10	35
	50~64세	750	2,000	1,500	2,300	10	45	10	35
여자	19~29세[1)]	700	2,500	1,500	2,300	14	45	8	35
	30~49세	700	2,500	1,500	2,300	14	45	8	35
	50~64세	800	2,000	1,500	2,300	8	45	8	35

1) 칼슘, 나트륨의 기준연령은 20~29세임

자료출처: 보건복지부 · 한국영양학회, 2020 한국인 영양소 섭취기준, 2020.

(3) 철

철은 헤모글로빈, 미오글로빈의 구성성분으로서 산소를 운반하는 기능을 한다. 노화, 제산제 복용 등으로 위산분비가 저하되거나 위 절제술을 받은 환자 등은 철 흡수가 저해되므로 철결핍증 위험이 높아진다. 철을 보충제로 과다 섭취하면 변비와 메스꺼움, 구토, 복통 등의 증세를 일으킨다. 위장장애를 독성종말점으로 하여 설정한 상한섭취량은 45 mg/일이다.

아연은 체내 300여 개 효소 활성에 필요하다. 유전자 발현을 조절하고 T세포 발달 등에 관여하므로 아연 결핍 시 면역반응이 저해된다. 보충제 등을 통해 과량의 아연을 만성적으로 섭취하는 경우 복통, 구토, 메스꺼움, 설사, 두통 등을 증상으로 하는 과잉증이 발생하고 면역반응이 억제된다. 또한 구리의 흡수를 방해한다. 아연의 상한섭취량은 35 mg/일이다.

3 성인기의 영양 관련 문제

1) 비만과 대사증후군

우리나라 19세 이상 성인의 비만 유병률은 2007년 31.7%에서 2017년 34.1%로 증가하였다. 비만한 사람은 정상 체중인 경우에 비해 제2형 당뇨병, 고지혈증 등 위험이 현저히 증가한다. 우리나라 5대 사망 원인 중 자살을 제외한 나머지 요인들은 모두 비만과 밀접한 관련이 있다. 비만의 치료를 위해 하루에 1,000~1,500 kcal의 에너지를 공급하는 저칼로리 식사를 하는 것이 체중감량을 위해 이상적이다. 단기간에 체중 감량을 위하여 지나치게 에너지 섭취를 제한하면 중도에 포기할 가능성이 높고 빈혈이나 골다공증 등 부작용이 생길 수 있다. 너무 적은 양의 식사를 하면 공복감을 유발하여 폭식으로 이어질 가능성이 높으므로 에너지 밀도가 낮은 식품을 양껏 섭취하는 것이 지속적인 체중감량을 위해 좋다. 그 밖에 오랜 시간 동안 만복감을 유지하는 단백질을 충분히 섭취하고 체내에서 지방분해효소의 유전자 발현을 증가시키는 n-3계 지방산도 충분히 섭취하도록 한다. 1주일에 1 kg 이상 감량하는 과격한 다이어트는 인체의 포도당 필요량을 충족시키지 못하여 근육의 단백질 분해를 증가시킨다. 근육이 감소하면 에너지 소비가 감소하여 체중 감량이 어려워지므로 근육을 키우는 저항운동을 하여 근육량과 기초대사량을 유지하도록 해야 한다. 유산소운동은 복부 지방 감소에 도움이 되고 요요현상을 방지하는 데 큰 효과가 있다. 운동을 하면 살이 빠질 뿐만 아니라 운동을 위한 에너지를 공급하기 위해 혈당과 혈청 지질의 소비가 증가하므로 혈당과 혈청 지질 농도 개선에 큰 도움이 된다.

대사증후군은 심혈관질환의 위험요인인 복부비만, 높은 중성지방, 낮은 HDL 콜레스테롤, 높은 혈압, 높은 혈당의 5가지 요인으로 정의되며 우리나라의 대사증후군 판정기준은 ① 허리둘레 남자 90 cm 이상, 여자 85 cm 이상, ② 중성지방 150 mg/dL 이상, ③ HDL-콜레스테롤 남자 40 mg/dL 미만, 여자 50 mg/dL 미만, ④ 수축기 혈압 130 mmHg 이상 또는 이완기혈압 85 mmHg 이상 또는 혈압약 복용, ⑤ 공복 시 혈당 100 mg/dL 이상 또는 인슐린 주사나 당뇨병 약 복용으로서 5가지 지표 중 3가지 이상이 기준치를 넘을 때 대사증후군으로 판정한다.

우리나라의 경우 건강보험관리공단에서 국가건강검진 결과에 대사증후군 대상자에게 판정을 내려주고 생활습관 원인을 교정할 것을 권고하고 있다. 대사증후군 대상자에게 생활습관개선은 매우 효과적인 것으로 보고되어왔다. 생활습관개선과 관련하여 미국 국립보건원의 3차 콜레스테롤관리지침(NCEP-ATP Ⅲ, 2001)은 치료적 생활양식변화를 권고하였는데 주요 내용은 1) 포화지방산 및 콜레스테롤 섭취 제한, 2) 식물성 스테롤/스타놀, 수용성 섬유질 섭취, 3) 체중감소, 4) 신체활동량 증가를 제시하였다. 한국지질동맥경화학회(2015)에서는 국내 실정에 맞는 식사 및 운동요법을 제시하였다. 식사요법의 주요내용은 1) 적정 수준 에너지 섭취, 2) 지방, 콜레스테롤, 탄수화물, 알코올 섭취 제한, 3) 포화지방산을 불포화지방산으로 대체, 트랜스지방산 피하기, 단순당 섭취 줄이기, 4) 식이섬유, 통곡 및 잡곡, 두류, 채소류, 생선류가 풍부한 식사하기이다. 운동요법의 주요내용은 1) 중강도의 유산소 운동 주기적 시행, 2) 신체활동량 증가, 3) 무산소 운동 주기적 시행, 4) 위험인자를 보유한 경우 운동 시작 전 의학적 판단을 제시하였다.

2) 고혈압

고혈압은 수축기혈압이 140 mmHg 이상 또는 이완기혈압 90 mmHg 이상인 경우를 말한다. 고혈압 가족력이 있을 경우 발병 위험이 3배로 높아진다. 나트륨 과다섭취는 고혈압 발병위험을 높일 수 있다. 그 밖에 생활습관 요인은 음주, 운동부족, 스트레스가 있으며 연령 증가에 따라 고혈압 유병률이 높아진다. 고혈압 예방을 위해서는 혈압 강하 효과가 있는 칼륨 함량이 풍부한 채소와 과일을 섭취한다. 또한 절주와 금연을 실천하고 생활에서의 스트레스를 잘 관리하는 것이 필요하다. 규칙적 검사로 고혈압 여부를 확인하고 적정 혈압 유지를 위한 식사요법을 실천하는 것이 중요하다. 미국에서는 DASH(Diet Approaches to Stop Hypertension) 다이어트를 실천함으로써 혈압감소를 이루었다고 한다. 체중감량과 약물요법을 적절히 실시하여 고혈압으로부터 오는 심혈관계 질환 위험을 줄일 수 있다.

고혈압 환자에게 생활습관 수정은 매우 중요하므로 권장사항 실천을 통해 혈압을 저하시키며 식품 자체의 신선한 맛을 활용하고 국이나 찌개의 간은 끓인 후 먹기 직전에 맞추도록 한다. 가공식품 조리 시에는 스프 양을 조절하여 넣는다. 육류는 조림보다 구이로 조리하며 콜레스테롤과 포화지방의 섭취를 줄인다. 또한 포화지방이나 콜레스테롤 함량이 높은 동물성 식품의 섭취를 줄이고 식물성 기름이나 생선에 함유된 불포화지방산은 적당량 섭취하도록 하여 심혈관 위험을 줄이도록 한다.

필수아미노산이 적절히 함유된 단백질은 혈압상승을 예방하며 칼슘을 충분히 섭취하면 나트륨 혈압상승을 억제할 수 있으므로 적절하게 섭취하도록 한다.

해조류, 채소, 과일, 콩에 풍부한 식이섬유를 충분히 섭취하면 변비와 고혈압을 예방하며 칼륨이 다량 함유된 신선한 채소와 과일은 혈압을 낮추는 데 효과적이다.

특히 고혈압 전 단계의 경우는 약물치료의 적응증이 안되고 생활습관 개선을 권고하는데 대한의학회(2014)에서 제시한 생활습관 개선의 구체적인 내용으로는 1) 완전한 금연, 2) 체질량지수 25 미만 및 허리둘레 남성 90 cm 미만, 여자 85 cm 미만 유지, 3) 금주 혹은 절주(남자는 하루 2~3잔, 여자는 하루 1~2잔 이하), 4) 신체활동량 증가(1주에 5~7

회, 30분 이상 유산소 운동), 5) 균형잡힌 식사(탄수화물, 단백질, 지방, 섬유소, 미네랄, 비타민 등 영양소가 적절히 포함, 저염식) 였다.

3) 이상지혈증

혈액 중 콜레스테롤이나 중성지방이 과다하게 증가해 있는 상태를 이상지혈증이라고 한다. 2022 국민건강통계에 따르면 우리나라 고콜레스테롤혈증 유병률이 30~40대에는 남자가 높았으나 50세 이후에는 여자가 더 높아졌다. 이상지혈증 예방을 위해서는 칼륨과 칼슘을 충분히 섭취하고 음주와 흡연을 금지한다. 혈중 지질 농도 항상성 유지를 위해 지방의 과다섭취를 줄이고 에너지 섭취를 제한하며 식이섬유소를 충분히 섭취하여 콜레스테롤을 낮추도록 한다. 한국 지질동맥경화학회에서는 이상지혈증 예방을 위한 생활개선 수칙으로서 1) 만 40세 이상 성인은 연 1회 정기검진을 통한 점검, 2) 건강체중 유지, 3) 저염식, 저지방식 실천, 4) 신선한 과일과 채소의 충분한 섭취, 5) 매일 30분 이상 중강도 신체활동, 6) 금연, 7) 술은 주 1~2회, 1회 음주량 남자 3잔 이하, 여자는 2잔 이하를 지침으로 제시하였다. 이상지혈증의 진단기준은 [표 11-4]를 참고한다.

4) 당뇨병

성인 당뇨병은 주로 인슐린 비의존형이다. 지방조직세포의 인슐린 저항성이 증가되어 내당성 증가가 당뇨로 나타난다. 혈당을 잘 관리하여 합병증을 지연시켜야 하는데 주요 당뇨합병증은 당뇨병성 신경변증, 망막증, 고혈압, 고지혈증 등이 있다. 식생활 관리는 3대 영양소를 적정 배분하여 섭취하고 필요열량을 제공하면서 포화지방 섭취를 줄이고 콜레스테롤을 낮추며 불포화지방산 섭취를 높인다. 단순당질과 소금섭취를 제한하고 식이섬유소를 충분히 공급한다. 미량원소인 아연, 크롬, 철분 등의 부족은 췌장 베타세포의 기능저하와 관련되므로 충분히 섭취하도록 하고 아울러 규칙적인 식사를 하는 것이 필요하다.

당뇨병의 식사요법은 매일 일정한 시간에 알맞은 양의 음식을 규칙적으로 먹는 것이 무엇보다 중요하다. 적절한 열량 섭취와 규칙적인 식사는 혈당조절에 도움이 된다. 식이섬유는 혈당과 혈중 지질의 농도를 낮추므로 적절히 섭취하면 혈당조절과 심혈관질환의 예방에 도움이 된다.

표 11-4 이상지혈증의 진단기준

항목	기준	mg/dL
총콜레스테롤	높음	≥230
	경계치	200~229
	정상	<200
LDL-콜레스테롤	높음	≥150
	경계치	130~149
	정상	100~129
	적정	<100
HDL-콜레스테롤	낮음	<40
	적정	≥60
중성지방	높음	≥200
	경계치	150~199
	정상	<150

쉬어가기

당뇨병 진단기준(다음의 검사 중 하나라도 해당되면 당뇨병임)

- 8시간 이상 공복 상태에서 혈당 수치 ≥ 126 mg/dL
- 당뇨병 환자에서 나타나는 증상(다뇨, 다음, 다식, 이유 없는 체중 감소)이 있으면서 아무 때나 잰 혈장 혈당 수치 ≥ 200 mg/dL
- 병원에서 준비한 검사용 음료수(포도당 75그램 함유)를 마신 뒤 2시간째 잰 혈장 혈당 수치 ≥ 200mg/dL
- 당화혈색소(HbA1c) ≥ 6.5%

5) 암

암은 비정상적이고 통제 불가능한 세포분열로 표현된다. 암은 DNA의 돌연변이로 시작되며 여러 단계를 거쳐(promotion and progression) 암으로 진행된다. 암은 우리나라 사망 원인 1위이며 암사망의 30%는 흡연에 의해, 30%는 식이요인에 의해, 10~25%는 만성감염으로 유발되며, 이외에 유전, 음주, 방사선, 환경오염 등 요인이 1~5% 정도 기여한다.

전반적으로 식생활 및 영양요인이 암 발생의 20~30% 정도와 관련되는데 식생활 요인과 높은 상관성이 있는 암의 종류는 위암, 대장암, 간암, 췌장암, 폐암, 유방암, 난소암, 방광암, 전립선암이 있다. 한국인은 위암과 간암이 많고 점차 대장암, 유방암, 갑상선암의 발생이 증가하고 있는데 이는 서구화되는 식생활과 관련이 있다. 지방 섭취가 많은 지역에서 유방암, 대장암, 전립선암, 췌장암, 신장암, 담낭암, 결장암, 자궁내막암 등 발생이 높게 나타난다. 암 예방을 위해서는 짠 음식, 탄 음식, 질산염, 고지방 섭취를 금하고 식이섬유소를 충분히 섭취한다. 특히 식이섬유는 발암 물질과 결합하여 불활성화하거나 장내 통과시간을 단축시켜 대장암 발생을 줄이는 효과가 있다. 지방 중 n-3지방산과 올레산은 암 발생을 억제하는 효과가 있다고 알려져 있다. 채소와 과일에는 암을 예방하는 성분인 항산화제, 식물성 화학물질, 식이섬유를 풍부하게 함유하고 있다.

쉬어가기

국민 암예방 수칙

- 담배를 피우지 말고, 남이 피우는 담배 연기도 피하기
- 채소와 과일을 충분하게 먹고, 다채로운 식단으로 균형 잡힌 식사하기
- 음식을 짜지 않게 먹고, 탄 음식을 먹지 않기
- 암 예방을 위하여 하루 한두 잔의 소량 음주도 피하기
- 주 5회 이상, 하루 30분 이상, 땀이 날 정도로 걷거나 운동하기
- 자신의 체격에 맞는 건강 체중 유지하기
- 예방접종 지침에 따라 B형 간염과 자궁경부암 예방접종 받기
- 성 매개 감염병에 걸리지 않도록 안전한 성생활 하기
- 발암성 물질에 노출되지 않도록 작업장에서 안전 보건 수칙 지키기
- 암 조기 검진 지침에 따라 검진을 빠짐없이 받기

자료출처: 국가암정보센터 홈페이지

쉬어가기

암 예방 식이 관련 Q&A

Q. 채소와 과일 섭취가 어떻게 암을 예방하나요?
A. 채소와 과일에 존재하는 다양한 영양 성분들이 정상세포가 암으로 변화하는 과정을 저지하는 역할을 합니다.

Q. 짠 음식은 어떻게 암을 유발하나요?
A. 음식을 짜게 먹으면 위점막이 손상되어 쉽게 암이 발생할 수 있는 환경이 조성됩니다.

Q. 탄 음식과 육가공품 섭취가 어떻게 암을 유발하나요?
A. 육류나 생선을 높은 온도에서 굽는 경우 암 유발을 촉진하는 강력한 발암물질들이 육류나 생선 표면에 발생하게 됩니다. 이를 섭취할 경우, 위암, 결장암, 췌장암, 유방암 발생률이 높아지게 됩니다. 햄, 소시지 등 육가공품의 발색제로 이용되는 아질산염은 식도암, 위암, 간암, 폐암, 백혈병을 유발하는 것으로 알려져 있습니다.

자료출처: 국가암정보센터 홈페이지

6) 골다공증

골다공증은 골밀도가 감소하여 골절위험이 높아지는 상태이다. 20대와 30대에는 노화로 인한 골 손실이 10년마다 3% 정도로 남녀모두에게 나타나지만 폐경 이후 여성은 5%의 빠른 골 손실이 발생하는데, 원인은 에스트로겐 분비 감소로 골조직의 파골세포가 PTH에 민감한 상태로 되고 골 흡수작용이 촉진되기 때문이다. 골다공증은 예방이 중요한데 일단 골다공증이 발생하면 회복이 어려우므로 30세까지 최대 골질량을 확보하는 것을 목표로 골 형성에 필요한 영양소를 적극 섭취한다. 30세 이후에는 골 형성에 필요한 영양소를 적극 섭취하면서 체중부하 운동으로 뼈를 자극하는 것이 골밀도를 높이는 방법이다. 폐경 이후에는 식물성 에스트로겐, 이소플라본을 함유한 대두 및 대두 식품을 적극적으로 섭취하여 칼슘을 충분히 보충하며 걷기, 등산, 에어로빅 등 규칙적 운동이 도움이 된다. 불충분한 칼슘 섭취와 비타민 D 결핍은 골다공증 발생을 촉진하며 과다한 알코올 섭취는 조골세포의 손상을 가져오고 장내 칼슘의 흡수를 방해한다. 또한 과다한 카페인 섭취는 골 손실을 가속화시킨다. 칼슘 보충제는 폐경 이후 골 손실을 막을 수 없으나 골 손실을 지연시키므로 필요한 경우 섭취하는 것이 좋다. 칼슘의 급원으로는 저지방 우유 및 유제품을 권장하는데 이는 일반 우유에 들어있는 포화지방이 혈청 지질을 상승시키기 때문이다. 일주일에 두 번, 5~30분 정도 햇빛을 쬐어주면 충분한 양의 비타민 D를 합성할 수 있다 그러나 50세가 넘어가면 비타민 D 합성능력이 떨어지므로 식품이나 보충제를 통해 섭취를 증가시킨다. 단백질은 소변으로 칼슘배설을 증가시키므로 지나친 단백질 섭취는 골다공증 위험을 증가시킨다. 나트륨과 칼슘 배설은 연관되어 나트륨 배설이 증가하면 칼슘 배설 역시 증가한다. 따라서 싱겁게 먹는 습관은 혈압뿐만 아니라 뼈 건강을 위해서도 중요하다. 수산, 피틴산은 칼슘흡수를 저해하며 카페인 역시 칼슘 배설을 증가시키므로 칼슘손실이 가속화된다. 걷기, 달리기, 체중부하운동을 3~4회/주 실시하면 뼈 건강에 도움이 된다. 근력과 균형감을 키우는 운동은 낙상 위험성을 감소하여 골절을 예방한다. 흡연 여성은 폐경이 2년 정도 빨라지므로 골건강을 위해 금연이 필수적이다. 또한 과음은 낙상과 골절위험을 증가시키고 골 손실을 가속화하므로 절제가 필요하다.

7) 심혈관계 질환

폐경 이전에는 여성호르몬인 에스트로겐이 높은 농도로 분비되어 HDL-콜레스테롤을 높이고 LDL-콜레스테롤 수준을 낮추어 남성보다 심혈관계 질환 발병률이 낮지만 폐경 이후에는 이같은 보호효과가 사라진다. 폐경 이후에는 내장지방 축적과 에스트로겐 분비 감소로 HDL-콜레스테롤은 감소하고 LDL-콜레스테롤은 증가하며 중성지방도 증가하고 심혈관계 질환 위험이 증가한다. 여성 호르몬 투여로 HDL-콜레스테롤 혈중농도는 높일 수 있으나 장기간 복용하면 암 발생위험이 증가하므로 적절한 식사와 운동으로 혈중 지질 농도를 조절하는 것이 필요하다.

8) 흡연

우리나라 성인 흡연율은 감소하고 있으나 젊은 여성 흡연율은 증가 추세이다. 경구피임약을 복용하는 여성은 흡연으로 인한 관상동맥심장질환 위험도가 현저히 높으므로 주의가 필요하다. 흡연은 항산화 영양소 대사에 영향을 미쳐 혈중 항산화 영양소 함량이 비 흡연자에 비해 낮다. 또한, 담배 연기에는 상당한 자유기가 포함되어 있어 조직손상 위험을 높이며 비타민 C 필요량을 2배 이상 증가시킨다.

흡연은 냄새, 맛 등 생리적 변화를 일으켜 직간접적으로 식품선택에 영향을 미친다. 흡연자는 대체로 건강 관련 생활습관과 지침을 따르지 않으며 주로 좋아하는 음식은 튀긴 음식, 고지방음식, 훈제육류, 단 음식인 것으로 나타난다. 흡연이 지질대사와 순환기계 질환에 미치는 영향을 보면 LDL-콜레스테롤은 높아지기 쉽고 총콜레스테롤과 중성지방 및 LDL-콜레스테롤 수준이 증가하여 관상동맥질환 위험이 증가한다.

4 성인기의 올바른 영양관리

1) 방어영양

생활습관인자를 바람직하게 조정할 경우 만성질환을 50% 정도까지 줄일 수 있다. 또 과일류와 채소류를 매일 5단위 이상 섭취하는 경우 암발생을 20%까지 줄일 수 있다고 알려져 있다.

방어영양이란 성인기에 신체기능을 최대로 발휘하고 최적의 건강상태를 유지하여 노화를 지연하고 만성질환을 예방하기 위한 식생활 양식이다. 과일류, 채소류, 곡류, 두류와 같은 식물성 식품을 적정한 수준에서 최대한 섭취하고 포화지방의 섭취제한과 균형 잡힌 지방산 섭취를 중시하며 소고기, 돼지고기 등 육류 대신에 어류나 조류 섭취를 권장한다. 방어영양에 따라 식물성 식품 위주로 식사를 하면 항산화 및 항암 작용을 하는 여러 식물성 화학물질의 섭취를 할 수 있다. 방어영양의 목적을 달성하기 위해서는 성인기의 식사관리는 1) 비만이 되지 않도록 적정량의 에너지를 섭취하고, 2) 세포에 포도당을 일정한 속도로 공급하며, 3) 미량영양소의 밀도가 높고 식물성 화학물질을 풍부하게 함유한 식사를 하고, 4) n-6와 n-3 지방산의 균형을 4~10:1의 비율로 섭취하는데 리놀렌산은 아마씨유와 들기름, 카놀라유, 콩기름, 호두 등 견과류로 섭취할 수 있으며 심혈관 질환에 특별한 예방효과가 있다. 연어, 고등어 같은 어류는 n-3 지방산인 EPA와 DHA를 공급한다.

쉬어가기

식물성 화학물질

식물성 식품위주의 식사는 주로 곡류, 두류, 채소, 과일, 버섯류로 구성된 식사에 기름기 없는 육류, 어류, 우유 및 유제품을 포함한다. 식물성 식품에는 영양성분 외에도 비영양성분인 식물성 화학물질(phytochemical)을 포함하고 있어 노화를 늦추고 만성질환을 예방하며 저항력을 기르는 데 긍정적인 효과가 있는 것으로 알려져 있다. 식물성 화학물질이란 식물 속에 존재하는 천연의 식물성 화학물질로 과일과 채소가 곤충, 자외선, 건조한 바람 등 외부 환경으로부터 자신을 보호하기 위해 만들어 낸 생리활성물질로서 식물의 색, 향, 맛을 나타내며 건강에 유익한 미량성분이다. 식물성 화학물질은 노화의 주된 원인으로 알려진 활성산소를 효과적으로 줄여주는 강력한 항산화제의 역할을 하며, 혈관 내 지방의 산화를 억제하여 심혈관질환을 예방한다. 식물성 화학물질은 발암물질을 해독하는 효소계의 활성을 유도, 발암물질을 무력화, 암으로 진행되는 세포 내 반응을 차단 등 작용으로 암발생을 차단하거나 암유발인자에 노출된 세포가 암으로 진행되지 못하도록 암발생 억제인자로 작용하여 암을 예방한다.

쉬어가기

미생물 보충제와 생균식품

소화관은 영양소 흡수와 독성물질을 차단하는 역할을 하는데 이는 성인기 방어영양에서 매우 중요한 역할이다. 소화관 건강 상태를 유지하기 위해 장내 세균 균형과 장점막의 영양상태가 중요하다. 장내 미생물은 500여 종 이상이 있으며 인체에 유익균과 유해균이 공존하는데 장관이 최적 기능을 수행하려면 이들 미생물이 균형을 유지해야 한다. 만약 장내 미생물 균형이 깨지면 식품으로 섭취한 발암물질이 활성화하기 쉽다.
또한 소화관은 장점막의 투과성에 따라 음식물 통과 속도와 연동운동이 조절되는데 이 기능이 장 영양 상태와 관련이 있으며 특히 식이섬유의 섭취가 소화관 운동 통제에 영향을 미친다. 또한 장 림프조직은 체내 항체 생산의 70%를 담당하며 림프구도 가장 많고 분비성 면역글로불린을 분비하므로 소화관의 건강상태는 성인기 면역에서 매우 중요하다. 특히 비피도 박테리아나 특정 유익균은 분비성 면역글로불린의 분비를 촉진한다.
장점막의 건강과 미생물의 균형을 위하여 장내 유익균의 번식을 촉진시키는 식이섬유, 올리고당 같은 미생물 보충제와 유기산을 생성하여 장내 환경을 산성화함으로써 유해균의 증식을 억제하는 발효 낙농제품이나 된장, 두부 등 생균 식품을 섭취하는 것이 바람직하다.

표 11-5 식이섬유의 충분섭취량(25 g) 섭취방법

급원식품	1회 분량(g)	함량(g/1회 분량)	권장 섭취횟수(회/일)
건미역	7	6	4
고구마줄기(마른것)	13	8	3
고사리(마른것)	13	7.5	3.5
표고버섯(마른것)	10	3.8	7
검정콩	20	5.2	4.8
보리	90	17.8	1.5
옥수수	70	9.5	3
시래기나물(데친것)	50	5.2	5
달걀	60	10	2.5
사과	200	2.8	9

자료출처: 농촌진흥청 국립농업과학원, 2011.

2) 중년여성의 식사관리

칼슘이 풍부한 음식을 충분히 섭취한다. 폐경 이전 35세부터 매일 1~1.5 g의 칼슘 섭취가 필요하다. 저지방우유나 요구르트, 어류, 해조류, 들깨, 달래, 무청 등에 칼슘이 풍부하다. 약으로 복용 시에는 수분섭취를 증가하여 고칼슘혈증을 방지하며 신장질환 여성은 칼슘제제를 투여하지 않는다. 우유 및 유제품은 칼슘과 비타민 D가 풍부하여 1일 2회 이상 섭취하도록 하고, 칼슘이 많고 인이 적은 식품인 뼈째 먹는 생선, 참깨, 시금치, 순무, 어린잎 채소, 고추잎, 케일, 녹황색 채소를 매일 두 가지 이상 섭취하며, 해조류, 콩가공식품(두부, 두유), 토란대 등을 골고루 섭취한다. 동물의 간, 고등어, 꽁치, 삼치 등 등푸른 생선류, 생선통조림 등에 비타민 D가 많이 함유되어 있으며, 일광욕을 하면 피부에서 비타민 D를 합성하므로 햇볕은 매일 쬐는 것이 좋다. 짜게 먹으면 신장에서 칼슘 배설량이 증가하므로 지나친 염분섭취를 제한하고 정상 체중을 유지하도록 한다. 알코올은 골아세포에 작용하여 뼈의 생성을 방해하며 담배의 니코틴은 내분비계와 신경계에 영향을 주어 에스트로겐 분비를 저하시키므로 금주와 금연이 필요하다. 아연, 구리, 망간 등 골 건강에 필요한 미량 영양소도 충분히 섭취한다.

3) 성인의 권장식단

[표 11-6], [표 11-7]은 성인의 권장식사패턴과 이를 적용한 식단의 예이다.

표 11-6 19~64세 남성 권장식단(2,400 kcal, B타입)

메뉴	분량	아침	점심	저녁	간식
		쌀밥 아욱된장국 조기구이 도토리묵&양념장 풋마늘무침 배추김치	바지락칼국수 미니주먹밥 감자채소전 깍두기 사과	잡곡밥 육개장 달걀말이 도라지나물 배추김치	파인애플 키위 두유 호상요구르트
곡류	4회	쌀밥 210g (1) 도토리묵 70g (0.1)	칼국수 200g (1) 쌀밥 147g (0.7) 감자 93g (0.2)	잡곡밥 210g (1)	
고기·생선·달걀·콩류	5회	조기 60g (1)	바지락 80g (1)	소고기 60g (1) 달걀 60g (1)	두유 200mL (1)
채소류	8회	아욱 35g (0.5) 풋마늘 35g (0.5) 배추김치 40g (1)	당근 28g (0.4) 애호박 28g (0.4) 부추 28g (0.4) 김 2g (1) 양파 35g (0.5) 깍두기 40g (1)	무 7g (0.1) 고사리 7g (0.1) 숙주나물 7g (0.1) 도라지 70g (1) 배추김치 40g (1)	
과일류	3회		사과 100g (1)		파인애플 100g (1) 키위 100g (1)
우유·유제품류	1회				요구르트(호상) 100g (1)
유지·당류	6회	유지 및 당류는 조리 시 가급적 적게 사용할 것을 권장함			

( ) : 섭취횟수
총 에너지(kcal): 2384.4kcal; 탄수화물, 단백질, 지방 섭취비율(%): 탄수화물(60.5%), 단백질(14.6%), 지방(25.0%)
자료출처: 보건복지부 · 한국영양학회, 2020 한국인 영양소 섭취기준, 2020.

표 11-7 19~64세 여성 권장식단(1,900 kcal, B타입)

메뉴	분량	아침	점심	저녁	간식
		쌀밥 닭곰탕 돼지고기브로콜리볶음 미역줄기나물 깍두기	열무비빔국수 삶은달걀 채소튀김 동치미 오렌지	잡곡밥 대구탕 두부조림 숙주나물 배추김치	방울토마토 키위 우유
곡류	3회	쌀밥 210g (1)	소면 90g (1)	잡곡밥 210g (1)	
고기·생선·달걀·콩류	4회	닭고기 60g (1) 돼지고기 30g (0.5)	달걀 60g (1)	대구 70g (1) 두부 40g (0.5)	
채소류	8회	파 35g (0.5) 브로콜리 35g (0.5) 미역줄기 35g (0.5) 깍두기 40g (1)	열무김치 20g (0.5) 당근 35g (0.5) 양파 35g (0.5) 동치미 40g (1)	무 35g (0.5) 숙주나물 35g (0.5) 배추김치 40g (1)	방울토마토 70g (1)
과일류	2회		오렌지 100g (1)		키위 100g (1)
우유·유제품류	1회				우유 200mL (1)
유지·당류	4회	유지 및 당류는 조리 시 가급적 적게 사용할 것을 권장함			

(　) : 섭취횟수
총 에너지(kcal): 1882.3kcal; 탄수화물, 단백질, 지방 섭취비율(%): 탄수화물(55.3%), 단백질(19.2%), 지방(25.5%)
자료출처: 보건복지부 · 한국영양학회, 2020 한국인 영양소 섭취기준, 2020.

5 노인기 영양관리의 중요성

노인기는 65세 이상으로 정의하며 인체의 모든 기관에 노화가 오는 시기이다. 뇌, 신장, 간, 근육과 뼈 등 신체 각 기관들의 세포수가 적어지고 크기가 작아지며 기능이 저하된다. 근육이 적어지고 지방이 증가하는 등 신체 구성성분이 변화하며 미각과 후각의 둔화 등 감각기능이 저하된다. 치아 결손으로 인한 저작의 어려움, 식욕 감퇴, 타액이나 소화액의 분비 감소, 구강건조증, 노화로 인한 음식물의 소화 및 흡수, 연동운동 감소 등으로 인하여 노인기에는 영양섭취의 불균형이 유발될 수 있다. 노인기는 신체적 기능의 저하뿐만 아니라 수입의 감소로 인한 경제적인 어려움과 우울, 사별 등으로 인한 사회적 고립 등이 발생하여 영양에 취약할 수 있는 시기이다. 따라서 노인에게 영양관리의 제공이 필요하다. 또한 평균 수명의 연장으로 인하여 성인기와 같은 기간을 노인기로 살아야 한다. 따라서 균형 잡힌 영양소 섭취와 운동 등을 통하여 건강수명의 연장을 도모하여야 한다. 식사와 운동은 장수의 중요한 영향요인으로 알려져 있다. 양질의 식사와 적절한 신체활동은 노화와 만성질환의 발생을 지연시켜 건강수명을 연장시킨다. 노인기의 적절한 영양섭취는 생리적 기능을 유지하며 삶의 활력을 증진시킨다.

6 노인기의 영양섭취기준

1) 에너지와 탄수화물, 단백질, 지방의 적정비율

나이가 들면 대부분 신체기관의 크기가 감소한다. 뇌와 심장은 10% 정도, 간은 15% 정도, 근육과 뼈는 20% 정도, 비장은 40% 정도 감소한다. 이에 따라 신체 각 기관의 기능이 저하되며 노인의 영양필요량도 달라진다.

에너지 필요량은 기초대사량과 신체활동 수준에 따라 결정되는데 노인이 되면 기초대사량과 신체활동이 줄어들어 성인기에 비해 전체 에너지 필요량이 적어진다. 노인기 남자의 1일 에너지 필요추정량은 65~74세 2,000 kcal, 74세 이상 1,900 kcal이며, 여자는 65~74세 1,600 kcal, 75세 이상 1,500 kcal이다.

에너지 적정비율은 심혈관질환 위험요인과 혈당에 대한 비율을 분석하여 성인과 마찬가지로 탄수화물 55~65%, 지방 15~30%, 단백질 7~20%이다. 식이섬유는 노인성 변비를 해소하고 심혈관계 질환이나 대장암, 당뇨병의 위험을 감소시키므로 50~64세의 충분섭취량을 그대로 사용하여 남자 25 g/일, 여자 20 g/일이다. 노인의 단백질 필요량은 활동조직의 감소와 신체대사의 감소가 있지만 질병이나 스트레스 등으로 소모될 것으로 고려하여 양질의 단백질 공급이 필요하다. 노인의 단백질 권장섭취량은 남자 60 g, 여자 50 g이다.

쉬어가기

급속한 고령화로 인한 사회부담 증가

급속한 고령화로 인한 사회 부담이 증가하고 있다. 우리나라는 2025년경 초고령사회(노인인구 비율이 20% 초과)에 진입하며, 2060년경에는 43%까지 증가할 것으로 예상된다. 고령자 가구의 비율도 2030년에는 30%를 초과하며, 특히 1인 가구의 비중이 34.8%로 가장 높아 사회의 돌봄부담이 증가할 전망이다. 노인인구의 증가에 따라 노인의료비 비율도 빠르게 증가하고 있어, 2019년에 이미 전체 진료비의 40%를 초과하였다. 전체고령인구 구성비는 앞으로도 지속적으로 증가가 예상된다. 또한 우리나라의 노인빈곤율은 2016년 기준 45.0%로 OECD 평균(13.2%)보다 훨씬 높아 OECD 최고 수준의 노인빈곤율을 나타내고 있어 사회적 부담은 더욱 커지고 있다.

〈 연도별 65세 이상 노인 진료비 추이 〉

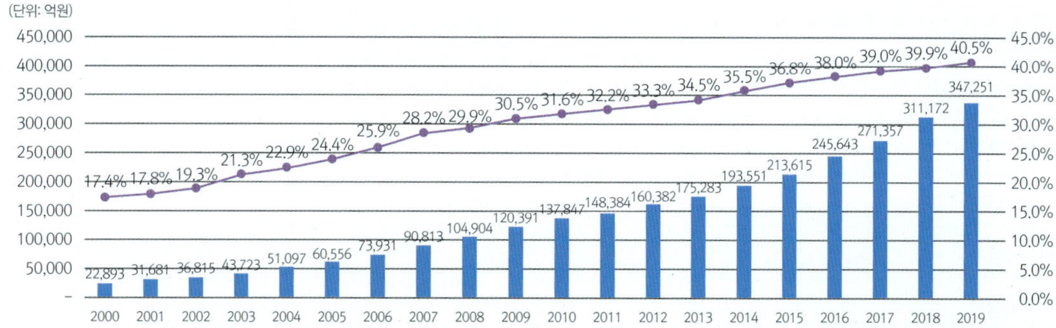

[자료원] 건강보험심사평가원

자료출처: 한국건강증진개발원, 국민건강증진종합계획(HP2020) 최종성과 분석보고서, 2022; 보건복지부·한국건강증진개발원, 제5차 국민건강증진종합계획, 2022.

2) 비타민과 무기질

비타민 D의 충분섭취량은 노인 남녀 모두에서 15 ㎍이다. 이는 노인의 피부에서 비타민 D의 합성능력은 감소하는데 바깥 출입이 어려운 노인의 경우는 더 부족하기 쉽다. 또한 골질량이 감소하며 골다공증의 발생이 증가하는 점을 고려한 것이다. 노년기 칼슘의 권장섭취량은 남자 700 mg/일, 여자 800 mg/일이다. 한국인의 식사는 칼슘이 부족한 편인데 특히 노인은 위액 분비가 부족하여 소장에서 흡수율이 감소하고 스테로이드, 제산제, 항생제 등 약물복용으로 인해 칼슘 이용이 제한될 수 있다. 그러나 보충제의 과다 섭취는 과잉 섭취의 우려가 있고 철, 아연, 마그네슘 등 다른 무

표 11-8 노인의 영양소 섭취기준

구분	남		여	
	65~74세	75세 이상	65~74세	75세 이상
신장(cm)	166.2	163.1	152.9	146.7
체중(kg)	62.4	60.1	50.0	46.1
에너지(kcal)**	2,000	1,900	1,600	1,500
단백질(g)*	60	60	50	50
비타민 A (㎍ RAE)*	700	700	600	600
비타민 D (㎍)***	15	15	15	15
비타민 E (mg α-TE)***	12	12	12	12
비타민 K (㎍)***	75	75	65	65
비타민 C (mg)*	100	100	100	100
티아민(mg)*	1.1	1.1	1.0	0.8
리보플라빈(mg)*	1.4	1.3	1.1	1.0
니아신(mg NE)*	14	13	13	12
비타민 B_6 (mg)*	1.5	1.5	1.4	1.4
엽산(㎍ DFE)*	400	400	400	400
비타민 B_{12} (㎍)*	2.4	2.4	2.4	2.4
칼슘(mg)*	700	700	800	800
나트륨(mg)***	1,300	1,100	1,300	1,100
철(mg)*	9	9	8	7
아연(mg)*	9	9	7	7
수분(mL)	2,100	2,100	1,800	1,800

*권장섭취량, **필요추정량, ***충분섭취량

자료출처: 보건복지부 · 한국영양학회, 2020 한국인 영양소 섭취기준, 2020.

기질의 흡수와 이용에 영향을 미칠 수 있다. 칼슘 급원으로 우유와 유제품을 섭취할 경우 칼슘섭취와 더불어 칼슘흡수에 필요한 비타민 D, 유당까지 공급받을 수 있다. 노인은 매일의 식사로 칼슘을 충분히 섭취하고 적절한 신체활동으로 뼈를 자극하도록 한다.

7 노인기의 영양 관련 문제

우리나라 노인은 고혈압, 당뇨병 등 만성질환을 가지고 있으며, 신체적 및 경제적 어려움으로 인해 다양한 식품의 섭취가 어려워서 전반적으로 영양섭취가 저조하고, 특히 칼슘, 리보플라빈, 비타민 A 등의 섭취가 부족하며, 짜게 먹는 식습관을 가지고 있다.

1) 치매

치매란 뇌기능의 노화로 뉴런의 수가 감소되어 뇌기능이 손상되고 손상부위에 언어, 인지, 기억, 성격 등의 장애가 온 것으로 알츠하이머형 치매, 혈관성 치매, 알코올성 치매 등이 있다. 알츠하이머형 치매의 경우 고용량 비타민 E를 복용하는 것이 뇌기능손실을 지연시킬 수 있음이 다수의 연구에서 보고되었다. 이밖에도 치매를 예방할 수 있다고 알려진 영양소로는 높은 항산화활성을 가진 과일, 채소류의 섭취와 함께 비타민 B_6, 비타민 B_{12}, 비타민 E, 비타민 C, 엽산, 코엔자임 Q10, 은행잎추출물, ω-3 지방산, 여성에게는 에스트로겐, 남성에게는 테스토스테론이 치매예방과 치료효과가 있다고 보고되고 있다.

우리나라 노인은 미국과 달리 알츠하이머형보다는 혈관성 치매가 많은 것으로 보고되고 있다. 혈관성 치매 예방을 위해 뇌졸중을 예방할 수 있도록 비만을 방지하고 나트륨을 제한하며 칼륨과 칼슘 섭취를 증가시키고 지질섭취를 조절하며 알코올 섭취를 제한하는 식이가 필요하다.

2) 저체중

우리나라 2008년 노인실태조사자료와 2011년 사망자료를 연계하여 분석한 연구(이시은, 이애리자, 2018)에서 노인의 사망에 영향을 미치는 요인 중 1위는 저체중이었으며 남성, 당뇨병, 영양불량, 씹기능력, 연하곤란의 순이었다. 저체중 노인의 3년간 사망률은 21.3%로 가장 높고 사망위험이 정상체중이나 과체중 노인보다 2.7배 높은 것으로 나

쉬어가기

치매환자의 영양관리

- 균형식으로 적정체중을 유지한다.
- 비타민과 무기질 공급을 위해 채소와 과일을 충분히 섭취한다.
- 변비를 예방하고 탈수를 막기 위하여 수분을 섭취량과 시간을 정해놓고 충분히 섭취한다.
- 비타민 E와 콜린, 무기질 공급을 위하여 콩, 견과류 등을 충분히 섭취한다.
- 단백질 급원식품으로 육류 대신 불포화 지방산이 많은 생선과 콩 및 콩제품을 이용한다.
- 음식의 간은 싱겁게 한다.
- 알코올의 섭취를 금한다.

타났다. 노인은 연령이 높을수록 저학력일수록 소득이 낮을수록 저체중 가능성이 높았으며 따라서 저체중 노인에 대한 영양관리사업이 활성화되어야 한다고 제안하였다.

3) 관절염

2010년 국민건강영양조사 결과 자료를 분석한 한 연구에서 60세 이상을 노인을 기준으로 했을 때 골관절염의 유병률은 22.6%였으며, 75세 이상인 경우 35.5%가 관절염 유병자로 나타났다(김혜령, 2013). 노인에게 흔히 나타나는 관절염은 퇴행성이다. 노화에 따른 약간의 관절통증과 강직은 거의 모든 노인이 경험하므로 악화되지 않도록 관리할 필요가 있다. 골관절염은 체중이 증가하면 악화되므로 균형 잡힌 식사와 신체활동을 통해 정상체중을 유지하는 것이 중요하다. 위 연구에서는 중등도 신체활동을 실천하지 않는 경우, 복부비만인 경우, 여성인 경우, 우울경험 노인이 골관절염 발생 위험이 높은 것으로 나타났다.

4) 노인의 황반변성과 백내장

황반변성은 망막에 위치하고 있는 황반이 빛에 의해 산화 손상되어 망막의 기능이 손상되는 질환이다. 황반은 빛에 의해 가장 손상받기 쉬운 부위로 평생 빛에 노출되면서 서서히 손상이 일어나 50~60세경 나이 관련 황반변성의 첫 징후가 나타난다. 루테인은 노화로 인해 감소될 수 있는 황반 색소밀도를 유지하여 황반변성예방에 효과가 있다.

노화가 진행되면서 눈의 수정체가 혼탁해지고 두꺼워지는 백내장은 수정체 단백질이 일생 동안 햇빛에 노출되고 노화로 항산화효소의 기능이 저하되면서 수정체 단백질의 비가역적 손상이 일어난다. 비타민 C와 비타민 E, β-카로틴 등 항산화영양소는 백내장을 일으키는 원인인 산화스트레스에 대한 보호기능이 있어 백내장 진행을 막는데 중요한 역할을 한다.

5) 의약품 사용

고혈압치료제, 항우울제, 진통제 등은 구강건조를 유발하며 음식 맛을 느끼지 못하게 하고 저작과 연하에 지장을 준다. 또 아스피린은 위를 자극하여 소량의 출혈을 유도하므로 빈혈의 원인이 될 수 있고 제산제는 알루미늄과 마그네슘을 함유하여 장기 복용 시 골다공증을 일으킬 수 있다. 변비치료제는 칼슘과 칼륨 배설을 증가시키고 지용성 비타민 흡수를 억제한다. 또한, 약물은 영양 상태와 영양소 체내 이용성에도 영향을 줄 수 있다. 아스피린은 음식과 함께 먹으면 위장장애가 덜하다. 항생제 테트라싸이클린은 우유와 함께 먹으면 칼슘과 결합하여 칼슘 흡수를 방해하고 이뇨제는 칼륨배설을 높인다. 항생제와 우울증 치료제로 인해 식욕이 변화되기도 한다. 약은 영양소 섭취와 흡수, 이용을 방해할 수 있으므로 꼭 필요한 것만 먹도록 한다.

쉬어가기

기대수명은 양호, 건강의 질은?

- **기대수명:** 소득수준 향상 및 의료기술의 발달로 기대수명은 지속적으로 증가하여, 2018년 기준으로 우리나라의 기대수명은 82.7세로 OECD 국가들의 평균(80.7세)보다 높게 나타났다.

〈 기대수명 추이 〉

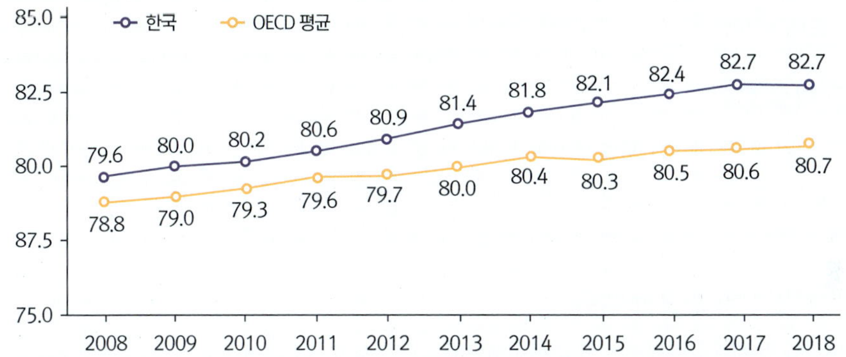

- **건강수명:** 건강수명은 기대수명에서 질병이나 부상으로 인한 기간(유병기간)을 뺀 수명기간을 의미한다. 우리나라의 건강수명은 지속적으로 증가하고 있으며, 기대수명과 약 12년의 격차가 존재한다. 국내 R&D 연구 기준으로 2008년 68.9세(유병기간 10.7년)에서 2018년 70.4세(유병기간 12.3년)로 증가하였다.

- **주관적 건강상태:** '본인이 건강하다고 생각'하는 비율인 주관적 건강상태 양호 인지율은 2018년 기준 32.0%로 OECD 평균(67.9%)의 절반에도 미치지 못하여, OECD 국가 중 최하위로 나타났다. 기대수명에 비해 주관적 건강상태 양호 인지율이 현저히 낮으므로, 건강의 질을 향상시키기 위한 다양한 노력이 필요하다.

〈 주관적 건강상태 양호 인지율 〉

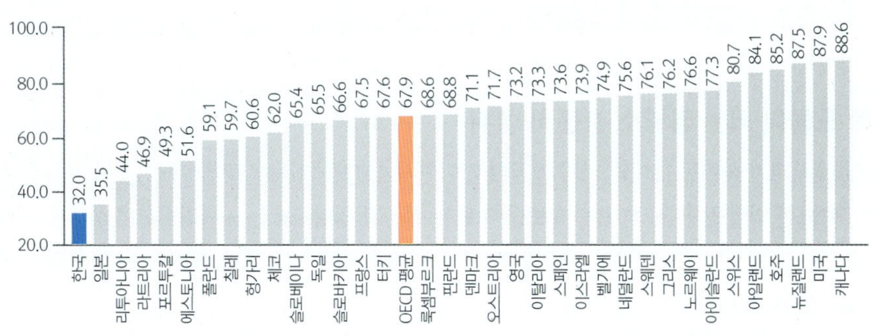

자료출처: HP 2020 최종성과 분석보고서(2022), 제5차 국민건강증진종합계획 개정판(2022)제 5차 국민건강증진종합계획 17쪽 (또는 4차 결과분석-소득양극화와 건강불평등개선필요

8 노인기의 올바른 영양관리

1) 에너지 필요량 감소에 따른 적절한 에너지 섭취

노인은 제지방량이 감소하고 체지방량은 증가하며 근골격계뿐만 아니라 대사적으로 활발한 뇌, 신장, 간 등의 부피가 감소하여 휴식 대사량이 감소한다. 휴식 대사량 감소는 에너지 소비의 감소로 이어지고 이는 다시 체지방량을 증가시켜 근감소 비만을 야기한다. 따라서 균형 잡힌 식사와 규칙적 생활습관 및 활발한 신체활동을 통해 근육량을 증가시켜 건강을 유지하도록 한다.

2) 충분한 단백질 섭취

근 감소는 노인의 활동성과 독립성을 현저히 저하시켜 삶의 질을 낮추는 원인이 된다. 단백질이 충분한 식사는 나이가 들면서 근육량을 유지시키는 데 도움이 된다. 매끼 양질의 단백질을 20~30 g 섭취하는 것은 근육의 단백질 합성을 최대화하는 데 도움이 될 수 있고 노화에 따른 근육 손실을 보전하거나 늦출 수 있다.

3) 칼슘과 비타민 D의 충분한 섭취

노인의 골다공증은 골절로 이어져 신체활동이 제한되고 독립성이 제한되어 다른 질병의 유병률을 높이는 악순환으로 이어진다. 특히 여성은 폐경 후 급격히 골밀도가 저하되므로 더욱 조심해야 한다.

우리나라에서 전체적으로 영양섭취기준에 대한 섭취비율이 가장 낮은 영양소는 칼슘이며, 특히 65세 이상 노인의 섭취율은 매우 낮다. 이와 같이 골밀도가 급격히 감소하기 시작하는 50세 이후에 특히 65세 이상 노인의 칼슘 섭취율이 유의하게 낮아지는 것은 노인의 골다공증 발생을 가속화시키는 원인이라고 볼 수 있다. 따라서 50세 이전부터 충분한 칼슘과 비타민 D 섭취를 권장해야 한다.

4) 면역력 증진을 위한 비타민과 무기질의 충분한 섭취

노화가 되면 인체에서 면역계의 균형과 기능이 저하되어 면역력이 저하된다. 이러한 면역 체계는 영양소 섭취에 영향을 받으며 칼로리 제한, 항산화제, 해조류, 프로바이오틱스, 셀레늄, 리놀레산 등과 관계가 있다는 보고가 있다. 또한 면역계에 영향을 미치는 미량원소들은 아연, 엽산, 철, 구리 등이 있으며 비타민 A, C, E, B_6, B_{12}, D 등이 면역계에 영향을 미친다.

5) 뇌기능에 도움이 되는 영양소 충분히 섭취

노화에 의해 뇌 부피가 줄어들고 여러 가지 물질이 쌓이면서 신경망 기능이 떨어져 뇌기능이 저하된다. 치매 지연에 운동과 영양이 중요한 역할을 한다. 뇌 기능에 도움이 되는 식품과 영양소로는 ω-3지방산이 풍부한 생선류, 항산화와 항염증 작용을 하는 피토케미컬을 함유한 과일과 채소류, 녹차나 커피 등의 음료, 엽산 등이 보고되었다. 따라서 과일과 채소류의 섭취를 권장한다.

6) 항산화영양소와 영양보충제

항산화 영양소 섭취 증가는 노화를 지연시킬 수 있다. β-카로틴, 비타민 C, 비타민 E의 적절한 섭취는 질병이환율을 줄이고 면역기능을 높여서 감염성 질환의 발병률을 낮출 수 있다. β-카로틴은 심혈관질환 예방과 치료에 효과가 있으며 비타민 E는 충분섭취량 이상 섭취 시 심장병 위험을 감소시킨다. 이 영양보충제의 효과는 개인에 따라, 복용 종류에 따라 차이가 크다. 예를 들면, 코엔자임 Q10은 면역기능 향상과 노화억제 효과가 있지만 순환계 환자에게는 위험하다. 노인에게 칼슘, 비타민 B_{12} 등 일부 영양소를 보충하는 것이 효과적일 수 있지만 영양제 과다복용은 독성유발위험이 있으므로 권장 섭취량 수준 내에서 섭취하는 것이 바람직하다.

7) 노인을 위한 권장 식단의 예

[표 11-9], [표 11-10]에서 확인할 수 있다.

표 11-9 65~74세 남성 권장식단(2,000 kcal, B타입)

메뉴	분량	아침	점심	저녁	간식
		잡곡밥 소고기무국 달걀말이 고구마줄기무침 배추김치	참치김치덮밥 콩나물국 느타리버섯볶음 나박김치 파인애플	쌀밥 두부된장국 닭갈비 시금치나물 도라지생채 배추김치	시루떡 찐감자 바나나 우유
곡류	3.5회	잡곡밥 210g (1)	쌀밥 105g (0.5)	쌀밥 210g (1)	시루떡 105g (0.7) 감자 140g (0.3)
고기·생선·달걀·콩류	4회	소고기 30g (0.5) 달걀 60g (1)	참치 70g (1)	두부 40g (0.5) 닭고기 60g (1)	
채소류	8회	무 28g (0.4) 고구마줄기 35g (0.5) 배추김치 40g (1)	배추김치 20g (0.5) 콩나물 35g (0.5) 느타리버섯 15g (0.5) 나박김치 40g (1)	호박 21g (0.3) 양파 21g (0.3) 시금치 70g (1) 도라지 40g (1) 배추김치 40g (1)	
과일류	2회		파인애플 100g (1)		바나나 100g (1)
우유·유제품류	1회				우유 200mL (1)
유지·당류	4회	유지 및 당류는 조리 시 가급적 적게 사용할 것을 권장함			

( ) : 섭취횟수

총 에너지(kcal): 2019.3kcal; 탄수화물, 단백질, 지방 섭취비율(%): 탄수화물(58.1%), 단백질(16.9%), 지방(25.0%)

자료출처: 보건복지부 · 한국영양학회, 2020 한국인 영양소 섭취기준, 2020.

표 11-10 65~74세 여성 권장식단(1,600 kcal, B타입)

메뉴	분량	아침 현미밥 무청된장국 오징어볶음 참나물새콤무침 백김치	점심 쌀밥 김치국 돼지갈비찜 김구이 오이소박이	저녁 흑미밥 버섯고추장국 두부구이 쑥갓나물 배추김치	간식 백설기 배 오렌지 우유
곡류	3회	현미밥 168g (0.8)	쌀밥 189g (0.9)	흑미밥 168g (0.8)	백설기 75g (0.5)
고기·생선·달걀·콩류	2.5회	오징어 40g (0.5)	돼지고기 60g (1)	두부 80g (1)	
채소류	6회	무청 21g (0.3) 참나물 21g (0.3) 백김치 40g (1)	배추김치 20g (0.5) 김 2g (1) 오이소박이 40g (1)	표고버섯 6g (0.2) 쑥갓 49g (0.7) 배추김치 40g (1)	
과일류	1회		파인애플 100g (1)		배 50g (0.5) 오렌지 50g (0.5)
우유·유제품류	1회				우유 200mL (1)
유지·당류	4회	유지 및 당류는 조리 시 가급적 적게 사용할 것을 권장함			

( ) : 섭취횟수

총 에너지(kcal): 1599.9kcal; 탄수화물, 단백질, 지방 섭취비율(%): 탄수화물(59.0%), 단백질(17.0%), 지방(24.0%)

자료출처: 보건복지부 · 한국영양학회, 2020 한국인 영양소 섭취기준, 2020.

단원평가

01 성인기 영양섭취에 대한 설명으로 맞는 것은? (　　　　)

① 연령이 증가할수록 에너지 필요추정량이 증가한다.

② 성장이 끝났으므로 단백질 섭취가 필요하지 않다.

③ 폐경기 여성(50~64세)은 동일 연령의 남성보다 칼슘 권장섭취량이 높다.

④ 제산제 복용과 위산분비 저하는 철 흡수를 촉진한다.

⑤ 비타민 C는 과잉섭취 부작용이 없으므로 가능한 한 많이 섭취하도록 한다.

02 고혈압 건강문제를 가진 성인에게 적절한 영양지침이 아닌 것은? (　　　　)

① 칼륨이 함유된 채소와 과일을 섭취하면 혈압감소에 도움이 된다.

② 가공식품 조리 시 스프 양을 조절한다.

③ 완전한 금연을 실시한다.

④ 술은 직접적인 영향을 미치지 않으므로 제한하지 않는다.

⑤ 콜레스테롤과 포화지방의 섭취를 줄인다.

03 노인기의 영양섭취에 대한 설명 중 틀린 것은? (　　　　)

① 단백질을 충분히 섭취한다.

② 신체활동을 위해 에너지 섭취를 성인기보다 증가시킨다.

③ 항산화 영양소 섭취를 증가시킨다.

④ 칼슘과 비타민 D를 충분히 섭취한다.

⑤ 뇌기능에 도움이 되는 오메가-3 지방산을 충분히 섭취한다.

04 노인기에 흔한 영양 관련 문제가 아닌 것은? (   )

① 관절염
② 치매
③ 의약품 부작용
④ 백내장
⑤ 비만

정답 01 ③ 02 ④ 03 ② 04 ⑤

PART III

일상생활과 영양관리

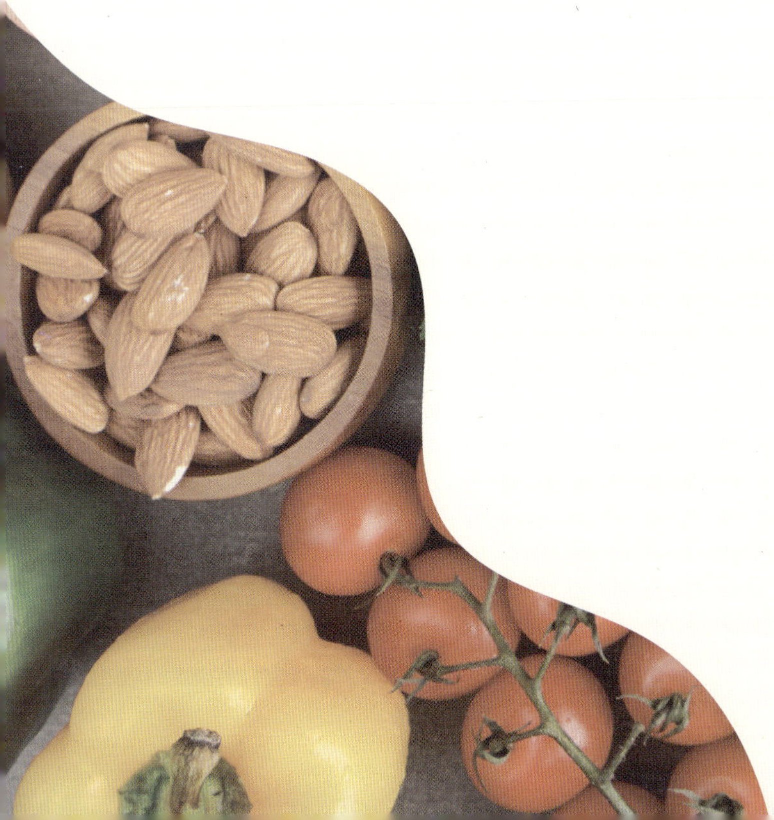

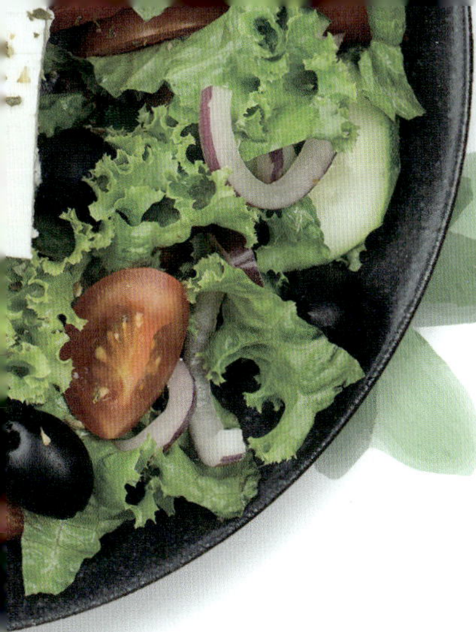

12

국가의 영양관리 사업

1. 국민건강증진종합계획(Health Plan)
2. 영양정책과 관련된 법령 및 기관
3. 국가 영양관리 사업

학습목표

1. 국민건강증진종합계획(Health Plan)의 목적 및 영양과 관련된 중점과제를 설명할 수 있다.
2. 영양정책과 관련된 법령 및 기관에 대해 설명할 수 있다.
3. 국가 영양관리 사업의 종류에 대해 설명할 수 있다.
4. 국민건강영양조사 방법 및 조사 항목에 대해 설명할 수 있다.

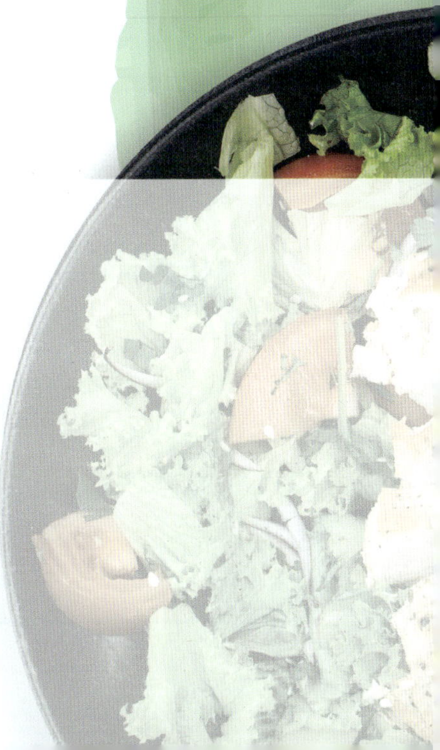

1 국민건강증진종합계획(Health Plan)

1) 국민건강증진종합계획 목적 및 발전과정

(1) 정의 및 목적

국가는 국민의 생명과 안전을 보호할 책임이 있으며, 국민의 건강을 관리하고 증진시키기 위해 노력하고 있다. 1994년 국민건강증진법이 제정된 이후 국민건강증진법 제4조에 근거하여 2002년에 1차 국민건강증진종합계획(Health People 2010, HP 2010)이 처음으로 수립되었다. 국민건강증진종합계획이란 질병 예방 및 건강증진을 위해 중·장기 정책 계획을 수립하고 시행하며, 효율적인 운영 및 목표 달성을 위해 모니터링하고 평가 및 환류하는 사업을 말한다. 국민건강증진종합계획 사업의 목적은 국민의 건강수준과 건강정책의 효과를 평가하고 국가 차원의 건강증진전략을 세우며 건강증진정책 개발의 근거를 확보하는 데 있다.

(2) 발전과정

국민건강증진종합계획은 10년 단위로 계획을 수립하고 5년마다 계획을 보완하여, 2002년에 1차 계획을 수립한 이후 현재까지 5차 계획이 수립되고 시행되었다[표 12-1]. 국민건강증진종합계획은 모든 국민의 건강한 삶을 위해 건강수명을 늘리고 건강형평성을 제고하는 방향으로 발전되고 있으며, 이러한 변화 속에서 '영양'은 항상 중요한 과제로 제시되어 왔다.

표 12-1 국민건강증진계획 연차별 내용

구분	시기	주체	구성내용	비전
HP 2010	1차 계획 (2002~2005)	보건복지부	6개 분야 39개 사업 40개 목표	75세의 건강장수 실현이 가능한 사회
	2차 계획 (2006~2010)	보건복지부 한국보건사회연구원	4개 분야 24개 과제 108개 사업 244개 성과지표	온 국민이 함께 하는 건강세상
HP 2020	3차 계획 (2011~2015)	보건복지부 한국건강증진개발원	6개 분야 32개 과제 140개 사업 405개 성과지표	온 국민이 함께 만들고 누리는 건강세상
	4차 계획 (2016~2020)	보건복지부 한국건강증진개발원	6개 분야 27개 과제 140개 사업 369개 성과지표	
HP 2030	5차 계획 (2021~2030)	보건복지부 한국건강증진개발원	6개 분야 28개 중점과제 83개 사업 400개 성과지표	모든 사람이 평생 건강을 누리는 사회

가. 제1차 국민건강증진종합계획(2002~2005년)

① 비전: 75세 건강장수 실현이 가능한 사회

② 목표

- 건강 실천의 생활화를 통한 건강 잠재력 제고
- 효율적인 질병의 예방 및 관리체계 구축
- 생애주기별로 효과적인 건강증진서비스 제공

③ 사업영역: 6개의 분야에 39개의 사업, 40개의 목표로 구성되어 있음

[건강생활 실천]	[만성질환 예방·관리]	[생애주기별 건강증진]
금연, 절주, 운동, 영양	만성질환의 예방관리	생애주기별 특성에 맞는 건강증진서비스 제공
지방자치단체·민간 연계 지원	암 예방·검진 강화	단계별 보건사업간 연계

나. 제2차 국민건강증진종합계획(2006~2010년)

① 비전: 온 국민이 함께하는 건강세상

② 목표: 건강수명 연장과 건강형평성 제고

- 건강 잠재력 강화
- 질병과 조기사망 감소
- 인구집단간 건강격차 완화

③ 사업영역: 4개의 분야에 24개의 과제, 108개 사업, 244개의 성과지표로 구성되어 있음

건강생활 실천 확산	예방중심 건강관리	인구집단별 건강관리	건강환경 조성
• 금연 • 절주 • 운동 • 영양	• 암관리 • 고혈압 • 당뇨병 • 과체중과 비만 • 심·뇌혈관 질환 • 관절염 • 예방접종 대상 전염병관리 • 에이즈·성병 및 혈액매개 전염병관리 • 매개체 전염병관리 • 식품매개 전염병관리 • 신종 전염병관리 • 결핵·호흡기질환 및 약제 내성관리 • 정신보건 • 구강보건	• 모성보건 • 영유아보건 • 노인보건 • 근로자 건강증진 • 학교보건	• 건강형평성확보

다. 제3차 국민건강증진종합계획(2011~2015년)

① 비전: 온 국민이 함께 만들고 누리는 건강세상

② 목표: 건강수명 연장과 건강형평성 제고

③ 사업영역: 6개의 분야에 32개의 과제, 140개 사업, 405개의 성과지표로 구성되어 있음

건강생활 실천 확산	만성퇴행성질환과 발병위험 요인관리	감염질환관리	안전환경보건	인구집단 건강관리	사업체계관리
• 금연 • 절주 • 신체활동 • 영양	• 암관리 • 건강검진 • 관절염 • 심뇌혈관질환 • 비만 • 정신보건 • 구강보건	• 예방접종 • 비상방역체계 • 의료관련감염 • 결핵 • 에이즈	• 식품정책 • 손상평가 • 건강환경평가	• 모성건강 • 영유아건강 • 노인건강 • 근로자건강증진 • 군인건강증진 • 학교보건 • 다문화가족건강 • 취약가정방문건강 • 장애인건강	• 기반(인프라) • 평가 • 정보 및 통계 • 재원

라. 제4차 국민건강증진종합계획(2016~2020년)

① 비전: 온 국민이 함께 만들고 누리는 건강세상

② 목표: 건강수명 연장과 건강형평성 제고

③ 사업영역: 6개의 분야에 27개의 과제, 140개 사업, 369개의 성과지표로 구성되어 있음

건강생활 실천 확산	만성퇴행성질환과 발병위험 요인관리	감염질환관리	안전환경보건	인구집단 건강관리	사업체계관리
• 금연 • 절주 • 신체활동 • 영양	• 암관리 • 건강검진 • 관절염 • 심뇌혈관질환 • 비만 • 정신보건 • 구강보건	• 예방접종 • 비상방역체계 • 의료관련감염 • 결핵 • 에이즈	• 식품정책 • 손상예방	• 모성건강 • 영유아건강 • 노인건강 • 근로자건강증진 • 군인건강증진 • 학교보건 • 다문화가족건강 • 취약가정방문건강 • 장애인건강	• 사업체계관리

마. 제5차 국민건강증진종합계획(2021~2030년)

① 비전: 모든 사람이 평생 건강을 누리는 사회

② 목표: 건강수명 연장, 건강형평성 제고

- 건강수명: 2030년까지 건강수명 73.3세 달성(2018년 70.4세에서 2030년 추계치 73.3세)
- 건강형평성: 건강수명의 소득 간, 지역 간 형평성 확보(소득수준 상위 20%의 건강수명과 소득수준 하위 20%의 건강수명 격차를 7.6세 이하로 낮춤, 건강수명 상위 20% 해당 지방자치단체의 건강수명과 하위 20% 해당 지방자치단체의 건강수명의 격차를 2.9세 이하로 낮춤)

③ 사업영역: 6개 분야에 28개의 중점과제, 83개의 사업, 400개의 성과지표로 구성되어 있음(성과지표 400개는 2개 중점과제에 동시에 포함된 성과지표 17개를 제외한 지표수이며, 중복을 포함한 개수는 417개이다)

건강생활 실천 확산	정신건강 관리	비감염성 질환 예방관리	감염 및 기후변화성 질환 예방관리	인구집단 건강관리	건강친화적 환경 구축
• 금연 • 절주 • 신체활동 • 영양	• 암관리 • 건강검진 • 관절염 • 심뇌혈관질환 • 비만 • 정신보건 • 구강보건	• 예방접종 • 비상방역체계 • 의료관련감염 • 결핵 • 에이즈	• 식품정책 • 손상예방	• 모성건강 • 영유아건강 • 노인건강 • 근로자건강증진 • 군인건강증진 • 학교보건 • 다문화가족건강 • 취약가정방문건강 • 장애인건강	• 사업체계관리

쉬어가기

미국의 국민건강증진계획 "Healthy People 2030"

우리나라에 국민건강증진종합계획(Health Plan)이 있다면, 미국에는 국가 차원의 국민건강 증진계획인 "Healthy People 2030"이 있다. 미국은 1979년에 15개의 우선순위 분야(priority areas)를 중심으로 226개의 목표를 설정한 "Healthy People 1990"를 처음 발표하였다. 이후 "Healthy People 2000", "Healthy People 2010", "Healthy People 2020", "Healthy People 2030"을 통해 국민건강증진계획을 지속적으로 추진하며 발전시켜왔다.

"Healthy People 2030"은 2020년에 발표되었으며, 62개의 주요 영역(topic area)과 함께 355개의 핵심목표(core objectives), 115개의 개발목표(developemental objectives), 새롭게 추가된 40개의 연구목표(research objectives)가 수립되었다. 주요 영역(topic area) 중 영양과 관련된 내용으로는 안전한 식품 취급(Safe food handling), 영양과 건강한 식이(Nutrition and healthy eating), 과체중 및 비만(overweight and obesity), 식중독-식품매개질환(foodborne illness) 등이 있다.

비전 Vision	모든 사람이 전 생애주기에 걸쳐 건강과 웰빙에 대한 자신의 잠재력을 충분히 달성할 수 있는 사회 (A society in which all people can achieve their full potential for health and well-being across the lifespan)

자료출처: https://health.gov/healthypeople, https://www.cdc.gov/nchs/healthy_people/hp2030/hp2030.htm

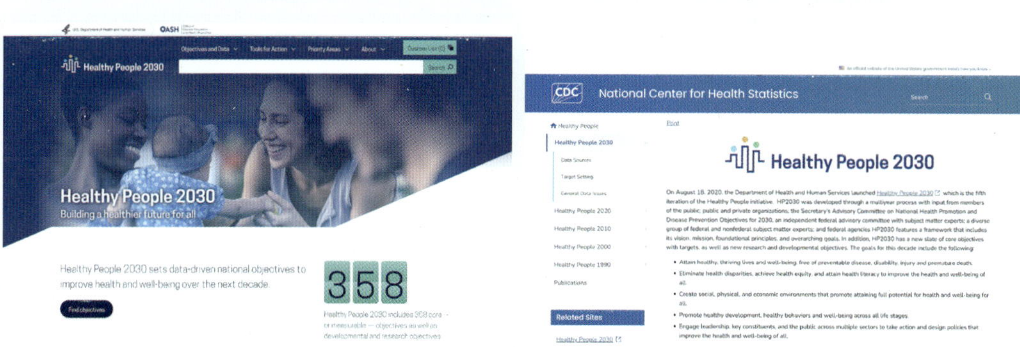

Healty People 2030 홈페이지

2) 영양과 관련된 중점과제

제5차 국민건강증진종합계획(HP2030)의 중점과제는 [표 12-2]와 같다. 28개의 중점과제 중 영양은 '건강생활 실천' 분야에 속하며, 20개의 성과지표로 관리하고 있다.

(1) 중점과제 '영양'의 성과지표

중점과제 '영양'과 관련된 성과지표 20개의 세부 내용은 [표 12-3]과 같다. 부족하거나 과도한 섭취가 우려되는 영양소들은 적정 섭취 수준을 유지하되, 소득에 따른 격차를 줄여 건강형평성을 확보하기 위해 노력하고 있다. 각 지표의 기준치와 목표치는 질병관리청에서 실시하는 국민건강영양조사 자료를 통하여 설정하고 평가한다. 목표 달성을 위한 세부 과제는 보건복지부와 식품의약품안전처에서 담당하고 있다.

① 식품안정성 유지

식품안정성을 유지하기 위해서 식품안정성 확보 가구분율을 높이고, 소득 분위에 따른 식품안정성 확보가구분율 격차를 낮추도록 목표를 정하였다. 식품안정성 확보 가구분율이란 식품구매를 주로 담당하는 가구원 1명에게 최근 1년간의 가구 식생활 형편을 질문했을 때, '우리 가족 모두가 원하는 만큼의 충분한 양과 다양한 종류의 음식을 먹을 수 있었다' 또는 '우리 가족 모두가 충분한 양의 음식을 먹을 수 있었으나, 다양한 종류의 음식은 먹지 못했다'로 응답한 분율을 의미한다. 소득분위 격차는 소득분위 1~5분위 중 1분위와 5분위에 해당지표의 차이를 조사한다.

표 12-2 HP2030 28개 중점과제 및 성과지표 수

번호	중점과제	성과지표 수	번호	중점과제	성과지표 수
1	금연	36	15	감염병 위기 대비·대응	21
2	절주	23	16	기후변화성 질환	8
3	영양	20	17	영유아	7
4	신체활동	11	18	아동·청소년	15
5	구강건강	16	19	여성	7
6	자살예방	20	20	노인	25
7	치매	20	21	장애인	29
8	중독	7	22	근로자	13
9	지역사회 정신건강	5	23	군인	16
10	암	14	24	건강친화적 법제도 개선	4
11	심뇌혈관질환	34	25	건강정보 이해력 제고	7
12	비만	16	26	혁신적 정보기술의 적용	2
13	손상	17	27	재원마련 및 운용	1
14	감염병 예방 및 관리	20	28	지역사회 자원 확충 및 거버넌스 구축	3

표 12-3 중점과제 '영양'의 성과지표 20개

목표명	지표명	기준치(2018년)	목표치(2030년)
식품안정성을 유지한다.	식품안정성 확보 가구분율	96.9%	97.0%
	소득 1-5분위 식품안정성 확보 가구분율 격차	11.4%	7.0%
건강 식생활 실천율을 증가시킨다.	포화지방산을 적정수준으로 섭취하는 인구 비율(만 3세 이상)	49.7%	74.0%
	소득 1-5분위 포화지방산 적정수준 섭취 인구 비율 격차(만 3세 이상)	5.9%p	0.0%p
	나트륨을 적정수준으로 섭취하는 인구 비율	32.4%	42.0%
	소득 1-5분위 나트륨 적정수준 섭취 인구 비율 격차	9.7%p	0.2%p
	과일/채소를 1일 500 g 이상 섭취 인구 비율 격차(만 6세 이상)	26.2%	41.0%
	소득 1-5분위 과일/채소를 1일 500 g 이상 섭취 인구 비율 격차(만 6세 이상)	11.5%p	6.0%p
	가공식품의 영양표시 이용률(초등학생 이상)	28.5%	31.7%
	소득 1-5분위 가공식품 영양표시 이용률 격차(초등학생 이상)	4.7%p	4.0%p
	건강 식생활 실천율(초등학생 이상)	42.0%	50.6%
	소득 1-5분위 건강 식생활 실천율 격차(초등학생 이상)	5.2%p	4.4%p
	칼슘 적정수준 섭취하는 인구 비율(만 1세 이상)	16.8%	21.0%
	소득 1-5분위 칼슘 적정수준 섭취 인구 비율 격차(만 1세 이상)	4.6%p	2.0%p
	비타민 A 적정수준 섭취하는 인구 비율(만 1세 이상)	11.8%	24.0%
	소득 1-5분위 비타민 A 적정수준 섭취 인구 비율 격차(만 1세 이상)	0.4%p	0.0%p
영양서비스 접근성을 강화한다.	영양섭취부족 노인 인구 비율(만 75세 이상)	18.5%	12.0%
	소득 1-5분위 영양섭취부족 노인 인구분율 격차(만 75세 이상)	5.4%p	0.0%p
	가임기 여성의 빈혈 유병률	13.1%	11.0%
	소득 1-5분위 가임기 여성의 빈혈 유병률 격차	2.8%p	0.0%p

자료출처: 보건복지부·한국건강증진개발원, 제5차 국민건강증진종합계획, 2022.

② 건강 식생활 실천율 증가

건강 식생활 실천율을 높이기 위해서는 포화지방산, 나트륨, 칼슘, 비타민 A를 적정수준 섭취하는 인구 비율을 늘리고 소득분위에 따른 격차를 줄이도록 목표를 정하였다. 또한 과일 및 채소를 하루에 500 g 이상 섭취하는 비율과 가공식품 선택 시 영양표시를 읽는 인구의 비율, 건강 식생활 실천율은 증가시키되, 소득분위에 따른 이들 지표의 격차는 줄이는 것을 목표로 하였다. 건강 식생활 실천율 지표는 '포화지방산, 나트륨, 과일/채소, 영양표시 4개의 지표 중 2개 이상을 만족하는 인구 비율'을 의미한다.

③ 영양서비스 접근성 강화

영양서비스 접근성을 강화시키기 위해서는 영양섭취가 부족한 노인 인구 비율과 가임기 여성의 빈혈 유병률

표 12-4 중점과제 '영유아'의 영양 관련 성과지표 3개

목표명	지표명	기준치 (2018년)	목표치 (2030년)
의학적으로 금기가 없는 모든 신생아에게 모유수유를 시행한다.	출생 후 6개월 완전 모유수유 실천율 (모유만 수유하는 영아 수/전체 영아수×100)	36.7%	40.0%
	출생 후 12개월 모유수유 실천율 (조제분유나 이유기보충식과 함께 모유수유하는 영아 수 /전체 영아 수×100)	33.0%	45.0%
	모자동실 실천율 (모자동실 이행 산모 수/분만의료기관과 분만 수×100)	-	60.0%

자료출처: 보건복지부·한국건강증진개발원, 제5차 국민건강증진종합계획, 2022.

은 낮추되, 이들 지표의 소득분위에 따른 격차를 낮추도록 하였다. '영양섭취부족 노인'은 에너지 섭취량이 필요추정량의 75% 미만이면서, 칼슘, 철, 비타민 A, 리보플라빈의 섭취량이 모두 평균필요량 미만인 노인 인구 비율을 의미한다. 가임기 여성의 빈혈은 헤모글로빈 수치를 기준으로 구분하며, 10~11세는 11.5 g/dL 미만, 12~14세는 12 g/dL 미만, 15세 이상 비임신 여성은 12 g/dL 미만, 임신한 여성은 11 g/dL 미만인 경우 현재 빈혈을 가지고 있다고 판단한다.

(2) 기타 영양관리와 관련된 성과지표

중점과제 '영유아'에서 영양과 관련된 성과지표는 [표 12-4]와 같다. 의학적으로 금기가 없는 모든 신생아에게 모유수유를 시행한다는 목표를 달성하기 위해, 출생 후 6개월과 12개월의 모유수유 실천율 및 모자동실 실천율을 높이도록 목표를 설정하였다. '출생 후 6개월 완전 모유수유 실천율'은 전체 영아 중 모유만 수유하는 영아 수의 비율을 의미하며, 일반적으로 6개월 이후로는 이유식을 시작하므로 '출생 12개월 모유수유 실천율'은 전체 영아 중 조제분유나 이유기 보충식과 함께 모유수유하는 영아의 수의 비율로 정의하였다. '모자동실 실천율'은 분만의료기관 분만 수 중 모자동실을 이행한 산모 수의 비율이며, 전체 분만건수를 건강보험심사평가원 모자동실 가산료 청구건수로 나눈 비율로 계산한다.

2 영양정책과 관련된 법령 및 기관

1) 영양정책과 관련된 법령 및 기관

영양정책과 관련되는 대표적인 법령으로는 국민영양관리법, 국민건강증진법, 지역보건법, 식품위생법, 학교급식법, 어린이 식생활안전관리 특별법 등이 있다. 또한 저소득층이나 노인, 아동 등의 취약집단의 영양관리와 관련된 법령으로는 국민기초생활보장법, 노인복지법, 아동복지법, 모자보건법 등이 있다. 이러한 법령을 근거로 보건복지부, 식품의약품안전처, 교육부, 여성가족부, 과학기술정보통신부, 질병관리청 등의 관련 기관에서 다양한 정책을 실시하고 있다.

쉬어가기

소득 양극화와 건강불평등

- **소득 양극화**

최근 수년간의 분배개선 조치들로 소득분배지표는 개선되는 경향을 보이지만, 비정규직과 고령층을 중심으로 분배가 악화되고 있다. 우리나라는 여성과 청년 고용률이 낮고, 고령층은 주된 일자리에서 퇴직 후 소득감소가 발생한다. 세후 지니계수로 측정한 한국의 소득불평등 정도는 OECD 국가 중 7번째로 높은 수준이었다(2020 한국경제보고서, OECD, 20.8.11).
(지니계수: 한 국가의 소득 분배의 정도를 나타내는 지표로 0과 1 사이의 값을 가지며, 0에 가까울수록 소득 분배가 균등하고 1에 가까울수록 불평등하다는 것을 의미함)

- **건강불평등**

건강불평등이란 소득, 성별, 인종, 장애, 지역 등에 따라 집단 간에 체계적으로 발생하는 '불필요'하고 '회피가능'하며 '불공정한' 건강의 차이를 의미한다. 우리나라는 적절한 정책개입이 없다면 소득계층 간 또는 지역 간 건강격차, 즉 건강불평등은 심화될 전망이다. 2018년 소득수준별 건강수명의 격차(상위 20%의 평균에서 하위 20%의 평균을 뺀 수치)는 약 8.1세이며, 시군구 간 건강수명 격차(상위 20% 지역값에서 하위 20% 지역값을 뺀 수치)는 2.7세였다. 이는 소득이 높은 사람들이(상위 20%) 낮은 사람(하위 20%)들보다 건강하게 8년을 더 살 수 있고, 어느 지역에 거주하느냐에 따라 최대 2.7년까지 건강수명의 차이가 난다는 것을 의미한다.

① **'암'은 만인에게 평등하지 않다**

의료급여 대상자 계층은 암 발생 위험비(1.22)와 암으로 인한 사망비(1.55~1.96)가 상위 소득 계층보다 모두 높게 나타났다. 이것은 소득 상위 1% 계층에서 암으로 100명이 사망할 때, 의료급여 대상자는 196명이 사망함을 의미한다. 암 사망비의 차이는 교육수준에 따라서도 다르게 나타났는데, 최종학력이 초등학교 이하인 경우(1.68)가 대학교 졸업 이상(1.0)보다 높았다. 즉, 대학교 졸업 이상 학력을 가진 계층에서 암으로 100명이 사망할 때, 초등학교 이하 학력 계층은 168명이 사망함을 의미한다. 경제적으로 여유가 있는 사람들은 건강검진을 꾸준히 하여 암을 조기에 발견하고 치료하지만, 노인과 실업자, 빈민 등의 집단에서는 건강검진을 받는 비율이 낮아 암을 뒤늦게 발견해서 치료시기를 놓치거나 제대로 치료를 받지 못해 암 사망률이 높은 것으로 추정된다.

② **가난한 이들이 잘 부러지고 찢긴다**

노동직이 외상을 입을 확률이 사무직보다 약 25%가 높은 것으로 나타났다. 어린이 사고 사망률도 부모의 교육수준에 따라 차이가 있었으며, 아버지의 학력이 낮은 아이일수록 어린 나이에 사망할 확률이 높았다. 5~9세 어린이의 아버지 교육수준에 따른 사망위험비를 분석한 결과 아버지의 최종학력이 중학교 이하인 어린이(남 2.85, 여 2.95)는 아버지 학력이 대학교 졸업 이상인 어린이(남 1.0, 여 1.0)보다 높았다. 이것은 아버지 학력이 대학교 졸업 이상인 남자 어린이 100명이 사고로 사망할 때, 아버지 학력이 중학교 졸업 이하인 남자 어린이는 285명이 사망한다는 의미이다.

자료출처: 김기태, 대한민국 건강불평등 보고서, 2012; 보건복지부·한국건강증진개발원, 제5차 국민건강증진종합계획, 2022.

2) 국민영양관리법

(1) 국민영양관리법

국민영양관리법은 영양정책과 관련된 대표적인 법령으로, 2005년에 처음 논의가 시작되어, 2007년에 국민영양기본법(안)을 발의하였으며, 2010년에 국민영양관리법이 제정되었다. 국민영양관리법은 국민의 식생활에 대한 과학적인 조사 및 연구를 바탕으로 체계적인 국가영양정책을 수립하고 시행함으로써 국민의 영양 및 건강증진을 도모하고 삶의 질 향상에 이바지하는 것을 목적으로 한다. 국민영양관리법은 법령과 함께 시행령 및 시행규칙이 있으며, 국가 및 지방자치단체의 의무와 국민영양관리기본계획, 영양관리사업을 명시하고 있다. 특히 국민영양관리법 제7조(국민영양관리기본계획)와 국민건강증진법 제5조에 근거하여 정부는 5년마다 국민건강증진정책심의위원회의 심의를 거쳐 국민영양관리기본계획을 수립하고 있다.

(2) 국민영양관리법 주요 내용

국민영양관리법(2024. 7. 3 시행 기준)의 주요 내용은 [표 12-5]와 같다.

표 12-5 국민영양관리법 주요 내용

조항	주요 내용
제2조 (정의)	• 식생활: 식문화, 식습관, 식품의 선택 및 소비 등 식품의 섭취와 관련된 모든 양식화된 행위 • 영양관리: 적절한 영양의 공급과 올바른 식생활 개선을 통해 국민이 질병을 예방하고 건강한 상태를 유지하도록 하는 것 • 영양관리사업: 국민의 영양관리를 위해 생애주기 등 영양관리 특성을 고려하여 실시하는 교육·상담 등의 사업
제3조 (국가 및 지방자치단체의 의무)	• 국가 및 지방자치단체는 올바른 식생활 및 영양관리에 관한 정보를 국민에게 제공해야 함 • 국가 및 지방자치단체는 국민의 영양관리를 위하여 필요한 대책을 수립하고 시행해야 함
제5조 (국민의 권리 등)	• 누구든지 영양관리사업을 통하여 건강을 증진할 권리를 가지며, 성별, 연령, 종교, 사회적 신분 또는 경제적 사정 등을 이유로 이에 대한 권리를 침해받지 않음 • 모든 국민은 올바른 영양관리를 통하여 자신과 가족의 건강을 보호·증진하기 위해 노력해야 함
제7조 (국민영양관리기본계획)	• 보건복지부장관은「국민건강증진법」제5조에 따른 국민건강증진정책심의위원회의 심의를 거쳐 국민영양관리기본계획을 5년마다 수립해야 함 • 기본계획 포함 내용: 중장기적 목표와 추진방향, 영양·식생활 교육사업, 영양취약계층 등 영양관리사업, 영양관리를 위한 영양 및 식생활 조사 등
제8조 (국민영양관리시행계획)	• 시장·군수·구청장은 기본계획에 따라 매년 국민영양관리시행계획을 수립·시행해야 하며, 시행계획 및 추진실적을 시·도지사를 거쳐 보건복지부 장관에게 제출해야 함 • 보건복지부장관은 시·도지사로부터 제출된 시행계획 및 추진실적을 법령에 따라 평가함
제10조 (영양·식생활 교육사업)	• 국가 및 지방자치단체는 국민의 건강을 위하여 영양·식생활 교육을 실시하고, 필요한 프로그램 및 자료를 개발하여 보급해야 함
제11조 (영양취약계층 등의 영양관리사업)	• 국가 및 지방자치단체는 영양취약계층 등을 위한 영양관리사업을 실시할 수 있음 • 영양취약계층을 위한 영양관리사업: 영유아, 임산부, 아동, 노인, 노숙인, 장애인 및 사회복지시설 수용자 등 • 시설 및 단체에 대한 영양관리사업: 어린이집, 유치원, 학교, 집단급식소, 의료기관 및 사회복지시설 등 • 생활습관질병 등 질병예방을 위한 영양관리사업
제13조 (영양관리를 위한 영양 및 식생활 조사)	• 국가 및 지방자치단체는 지역사회의 영양문제에 관한 연구를 위해 조사를 실시할 수 있음 • 조사내용: 식품 및 영양소 섭취, 식생활 행태, 영양상태 등
제14조 (영양소 섭취기준 및 식생활 지침의 제정 및 보급)	• 보건복지부장관은 국민건강증진에 필요한 영양소 섭취기준을 제정하고 정기적으로 개정하여 학계·산업계 및 관련 기관에 체계적으로 보급해야 함 • 보건복지부장관은 국민건강증진과 삶의 질 향상을 위해 질병별·생애주기별 특성 등을 고려한 식생활 지침을 제정하고 정기적으로 개정·보급해야 함

3 국가 영양관리 사업

1) 영양관리 사업 절차

영양관리 사업은 문제 확인, 목표설정, 정책선정, 정책실행, 정책평가 및 종결의 단계로 이루어진다.

① 문제확인

문제확인 단계는 과학적 증거에 기초하여 공공의 영양문제를 다른 사람에게 확산시키는 공론화 과정이다.

② 목표설정

목표설정 단계는 문제해결을 위한 구체적인 목표를 설정하는 과정으로 영양정책의 잠재적인 효과와 부작용을 고려하여 목표를 설정한다.

③ 정책선정

정책선정 단계에서는 문제해결을 위한 정책도구와 기구를 활용하여 정책을 작성하고, 작성된 정책 중 토론을 통해 시행할 정책을 선정한다.

④ 정책실행

선정된 정책은 수정을 거친 후 수행할 기관에 의하여 실제 수행된다.

⑤ 정책평가 및 종결

정책평가 단계에서는 문제를 확인 단계부터 평가하며 목표가 달성되었는지를 평가한 후 국민의 요구가 충족되면 정책을 종결한다.

2) 국민영양관리기본계획

국민영양관리기본계획이란 영양관리정책의 중·장기 목표 및 추진방향을 담은 5개년 계획이며, 국가 영양관리 사업은 국민영양관리기본계획을 바탕으로 이루어진다. 국민영양관리 기본계획은 국민건강증진종합계획(health plan)과 국민영양관리법(제7조)에 근거하여 수립되며, 2022년에 제3차 국민영양관리기본계획(2022~2026)이 발표되었다.

제3차 국민영양관리기본계획의 비전은 '모든 국민의 건강한 식생활 실천이 가능한 사회'이며, 건강식생활 실천 인구 증가를 목표로 4대 추진전략, 15개 추진과제, 29개의 세부추진과제를 제시하였다[그림 12-1]. 4대 추진전략에 따른 추진과제와 주요 사업내용 및 주관부서는 [표 12-6]과 같다. 특히 추진 과제 중 국민 생활에 밀접하게 관련이 있는 사업이나 정책적으로 중요한 사업을 5대 중점과제로 선정하여, 국민이 체감할 수 있는 정책을 추진할 수 있도록 노력하고 있다. 5대 중점과제에는 식품영양 건강식생활 포털 구축 및 운영, 배달 애플리케이션에 나트륨 및 당 저감 기능 구현, 취약계층에 대한 영양지원 확대, 국가 재난 시 긴급영양관리지원 체계 구축 과제 등이 해당된다.

국민영양관리기본계획의 발전과정을 살펴보면, 제1차 국민영양건강관리기본계획(2012~2016)은 국가 차원에서 최초의 영양관리사업으로, 이 시기를 영양관리 도입기라고 할 수 있다. 이후 패러다임의 전환으로 개인 주도의 영양관리가 강조된 제2차 국민영양관리기본계획(2017~2021)을 거쳐 국민 영양관리를 내실화하며 정립하는 제3차 국민영양관리기본계획(2022~2026)으로 발전하였다[그림 12-2].

비전

모든 국민의 건강한 식생활 실천이 가능한 사회

목표

건강식생활 실천 인구 증가

-누구나, 언제나, 어디서나 스마트 영양관리 -

- 포화지방산을 적정 수준으로 섭취하는 인구 비율 증가 ('20년 47.7% → '26년 63.5%), 만3세이상, 표준화
- 나트륨을 적정 수준으로 섭취하는 인구비율 증가 ('20년 33.6% → '26년 38.6%), 만1세이상, 표준화
- 과일/채소를 1일 500g 이상 섭취하는 인구비율 증가 ('20년 26.2% → '26년 35.1%), 만6세이상, 표준화
- 가공식품 선택 시 영양표시 이용 인구비율 증가 ('20년 30.1% → '26년 31.1%), 초등학생이상, 표준화
- 당을 적정 수준으로 섭취하는 인구비율 증가 ('20년 72.3% → '26년 80.0%), 만6세 이상, 표준화
- 아침식사 결식률 유지 ('20년 34.6% → '26년 ≤ 34.6%), 만1세 이상, 표준화
- 식품안정성 확보 가구분율 증가 ('20년 96.3% → '26년 96.7%)
  - 소득 1-5분위 간 격차 감소 ('20년 13.2%p → '26년 9.5%p)

추진 전략 및 실천 과제

① 국민의 식생활 변화 인식 제고 추진

❶ 지속가능한 전국단위 캠페인 추진
❷ 건강식생활정보 전달경로 확대
❸ 홍보·캠페인을 위한 민관협력 강화

② 건강한 식생활 선택을 위한 환경 조성

❶ 영양·식생활 디지털 정보제공
❷ 건강한 식품 소비 선택권 강화
❸ 건강한 식품 생산 유도

③ 생활밀착형 영양관리 맞춤 서비스 강화

❶ 스마트 영양관리 서비스 앱 보급
❷ 생활공간 기반 영양관리 실천역량 강화
❸ 영양취약계층 영양관리 지원 확대
❹ 긴급영양관리 지원체계 구축

④ 영양관리 기반 내실화를 위한 근거강화 및 인프라 확충

❶ 법·제도 등 정비
❷ 영양·식생활 조사 확대 및 개선
❸ 영양성분 데이터 생산 및 활용 강화
❹ 전문인력 역량 강화
❺ 영양관리 근거마련 연구 기획 및 수행

추진 체계

① 건강식생활 실천환경 조성 및 기반 강화
② 중앙행정기관 및 지방자치단체의 연도별 시행계획 수립·시행
③ 민관협력 거버넌스 구축

그림 12-1 제3차 국민영양관리기본계획 비전과 전략
자료출처: 보건복지부·한국건강증진개발원, 제3차 국민영양관리기본계획(2022~2026), 2022.

표 12-6 제3차 국민영양관리기본계획 추진과제 및 주요사업 내용

<table>
<tr><th>추진전략</th><th>추진과제</th><th>세부추진과제</th><th>주요 내용</th><th>주관부처</th></tr>
<tr><td rowspan="7">1. 국민의 식생활 변화 인식 제고 추진</td><td rowspan="2">지속가능한 전국단위 캠페인 추진</td><td rowspan="2">전국단위 캠페인 기획 및 추진</td><td>캠페인 기획 및 추진체계 마련</td><td>보건복지부</td></tr>
<tr><td>건강식생활 캠페인 추진</td><td>보건복지부</td></tr>
<tr><td rowspan="2">건강식생활 정보 전달 경로 확대</td><td rowspan="2">접근성 높은 경로로 건강식생활 실천 정보 제공</td><td>매체 확대 및
매체별 콘텐츠 개발·송출</td><td>보건복지부</td></tr>
<tr><td>식생활 교육 및 체험공간 확대</td><td>농림축산식품부</td></tr>
<tr><td rowspan="2">홍보·캠페인을 위한 민관 협력 강화</td><td rowspan="2">협력체계 강화 및
사회마케팅 추진</td><td>홍보·캠페인 협력체계 강화</td><td>보건복지부</td></tr>
<tr><td>사회적 마케팅 기획 및 추진</td><td>보건복지부</td></tr>
<tr style="display:none"></tr>
<tr><td rowspan="9">2. 건강한 식생활 선택을 위한 환경 조성</td><td rowspan="2">영양·식생활 디지털 정보 제공</td><td rowspan="2">식품·영양·건강식생활 포털 운영</td><td>포털 기획·개발</td><td>보건복지부</td></tr>
<tr><td>포털 운영·관리</td><td>보건복지부</td></tr>
<tr><td rowspan="5">건강한 식품 소비 선택권 강화</td><td>나트륨·당 조절 강화</td><td>배달음식, 외식 등에서 나트륨·당 조절 구현</td><td>식품의약품안전처</td></tr>
<tr><td rowspan="3">식품·음식 영양정보 제공 확대</td><td>가공식품 영양표시
의무대상 확대</td><td>식품의약품안전처</td></tr>
<tr><td>나트륨·당류 정보제공 음식점 확대</td><td>식품의약품안전처</td></tr>
<tr><td>나트륨·당류 저감 표시 대상 확대</td><td>식품의약품안전처</td></tr>
<tr><td>과일·채소 접근성 제고</td><td>급식소, 편의점, 외식 등에서
과일 및 채소 소비 기회 확대</td><td>보건복지부</td></tr>
<tr><td rowspan="2">건강한 식품 생산 유도</td><td>건강도시락 활성화</td><td>건강도시락 인증제도 도입</td><td>보건복지부</td></tr>
<tr><td>나트륨·당류 저감 식품 확대</td><td>나트륨·당류 저감 가공식품 개발 지원</td><td>식품의약품안전처</td></tr>
<tr><td rowspan="16">3. 생활밀착형 영양관리 맞춤 서비스 강화</td><td rowspan="3">스마트 영양관리 서비스 앱 보급</td><td rowspan="3">영양플러스 참여자 대상 모바일 원스톱 영양관리 서비스 앱 개발·보급</td><td>서비스 앱 개발
(기 개발 도구 활용 및 보완)</td><td>보건복지부</td></tr>
<tr><td>솔루션 데이터베이스 구축</td><td>보건복지부</td></tr>
<tr><td>시범운영 및 보급</td><td>보건복지부</td></tr>
<tr><td rowspan="6">생활공간 기반 영양관리 실천 역량 강화</td><td rowspan="2">어린이집·유치원 기반 영양·식생활 교육프로그램 개발 및 교육실시</td><td>프로그램 개발/보급</td><td>식품의약품안전처</td></tr>
<tr><td>교육 실시
(어린이급식관리지원센터 교육, 튼튼먹거리 탐험대 운영 등)</td><td>식품의약품안전처</td></tr>
<tr><td rowspan="2">학교 기반
영양·식생활 교육프로그램 개발 및 교육실시</td><td>프로그램 개발/보급
(학교급별 식생활·영양교육 가이드라인과 교재 개발)</td><td>보건복지부</td></tr>
<tr><td>교육 실시
(건강한 돌봄 놀이터 운영 등)</td><td>보건복지부</td></tr>
<tr><td rowspan="2">직장 기반
영양·식생활 교육프로그램 개발 및 교육실시</td><td>프로그램 개발/보급</td><td>보건복지부</td></tr>
<tr><td>교육 실시</td><td>보건복지부</td></tr>
<tr><td rowspan="5">영양취약계층 영양관리 지원 확대</td><td>임신·수유부, 영·유아 대상 영양관리지원</td><td>영양플러스 사업 지원 확대</td><td>보건복지부</td></tr>
<tr><td rowspan="2">아동 및
청소년 대상 영양관리지원</td><td>과일제공 및 영양교육 프로그램 운영 (건강과일바구니사업)</td><td>보건복지부</td></tr>
<tr><td>비만예방을 위한 식생활·영양교육 프로그램 운영 (건강한 돌봄 놀이터)</td><td>보건복지부</td></tr>
<tr><td rowspan="2">성인 대상 영양관리지원</td><td>1인가구, 청·장년 대상 영양관리 프로그램 개발· 시범적용</td><td>보건복지부</td></tr>
<tr><td>모바일헬스케어사업 전국 확대</td><td>보건복지부</td></tr>
</table>

(계속)

<table>
<tr><th>추진전략</th><th>추진과제</th><th>세부추진과제</th><th>주요 내용</th><th>주관부처</th></tr>
<tr><td rowspan="8">3. 생활밀착형 영양관리 맞춤 서비스 강화</td><td rowspan="6">영양취약계층 영양관리 지원 확대</td><td rowspan="3">노인 대상 영양관리지원</td><td>영양돌봄 서비스 프로그램 운영
(식생활 지원(도시락) 등)</td><td>보건복지부</td></tr>
<tr><td>지역사회 기반 영양관리서비스 프로그램 개발 및 운영
(영양식 제공 및 영양상담 등)</td><td>보건복지부</td></tr>
<tr><td>소규모 노인요양시설 영양관리 및 위생관리 교육 프로그램 개발 운영(사회복지급식관리 지원센터)</td><td>식품의약품안전처</td></tr>
<tr><td rowspan="2">가구 단위 영양관리지원</td><td>취약계층 보충적 영양지원서비스 확대
(농식품 바우처 사업)</td><td>농림축산식품부</td></tr>
<tr><td>다문화가정 대상 영양·식생활교육 확대</td><td>보건복지부</td></tr>
<tr><td rowspan="2">재난 시 영양관리 방안 마련</td><td>재난 시 대상별·상황별 영양관리 방안 마련</td><td>보건복지부</td></tr>
<tr><td rowspan="2">긴급영양관리지원 체계 구축</td><td>긴급영양관리지원 시범운영 및 법령정비</td><td>보건복지부</td></tr>
<tr><td colspan="3"></td></tr>
<tr><td rowspan="25">4. 영양관리 기반 내실화를 위한 근거 강화 및 인프라 확충</td><td rowspan="3">법·제도 등 정비</td><td rowspan="3">국민 영양관리 내실화를 위한 관련 법·제도 정비</td><td>국가 영양관리 사업 컨트롤 타워 지정 및 운영</td><td>보건복지부</td></tr>
<tr><td>영양관리 사업의 예산, 인력 지원 명문화</td><td>보건복지부</td></tr>
<tr><td>노인요양시설 등 사회복지시설 급식제공 · 영양관리 관련 기준 및 평가지표 개선</td><td>보건복지부</td></tr>
<tr><td rowspan="6">영양·식생활 조사 확대 및 개선</td><td>대상별 실태조사 내 영양·식생활 관련 문항 검토 및 개선</td><td>아동, 청소년, 노인 및 장애인 실태조사 內 영양식생활 문항 검토 및 개선 방안 마련</td><td>보건복지부</td></tr>
<tr><td rowspan="5">영양·식생활 모니터링 및 조사 개선</td><td>국민건강영양조사</td><td>질병관리청</td></tr>
<tr><td>지역사회건강조사</td><td>질병관리청</td></tr>
<tr><td>청소년건강행태조사</td><td>교육부
질병관리청</td></tr>
<tr><td>국민식생활실태조사</td><td>농림축산식품부</td></tr>
<tr><td>식품소비행태조사</td><td>농촌경제연구원</td></tr>
<tr><td rowspan="6">영양성분 데이터 생산 및 활용 강화</td><td rowspan="3">영양성분 데이터 생산 확대</td><td>기초영양데이터베이스
생산 및 관리</td><td>질병관리청</td></tr>
<tr><td>국가표준식품성분 DB 구축 및 활용</td><td>농촌진흥청</td></tr>
<tr><td>특수목적식품정보 DB 구축</td><td>농촌진흥청</td></tr>
<tr><td rowspan="3">영양성분 데이터의 통합·개방 및 활용 기반 조성</td><td>통합식품영양성분데이터베이스 구축 및 개방</td><td>식품의약품안전처,
농림축산식품부,
해양수산부</td></tr>
<tr><td>급식 식재료 데이터베이스 개발</td><td>식품의약품안전처</td></tr>
<tr><td>영양성분 표준관리 시스템 구축</td><td>식품의약품안전처</td></tr>
<tr><td rowspan="2">전문인력 역량 강화</td><td>수요맞춤형 전문인력 양성</td><td>맞춤형 교육 및 ICT 역량 강화</td><td>보건복지부</td></tr>
<tr><td>임상영양사 교육 강화</td><td>현장실습 강화 및 교육협의회 운영</td><td>보건복지부</td></tr>
<tr><td rowspan="6">영양관리 근거 마련 연구 기획 및 수행</td><td rowspan="2">한국인 영양소 섭취기준 개정 및 보급</td><td>한국인 영양소 섭취기준 개정 연구</td><td>보건복지부</td></tr>
<tr><td>한국인 영양소 섭취기준 활용/ 홍보사업</td><td>보건복지부</td></tr>
<tr><td rowspan="2">식생활 지침 개정 및 보급</td><td>식생활 지침 개정 연구</td><td>보건복지부</td></tr>
<tr><td>식생활 지침 활용·홍보</td><td>보건복지부</td></tr>
<tr><td rowspan="2">영양정책 수립·시행 근거 확보를 위한 연구 등</td><td>재난시 긴급 영양관리 지원체계 구축을 위한 연구</td><td>보건복지부</td></tr>
<tr><td>건강인 기준의 도시락 영양기준 마련 및 인증 표시에 따른 효과성 연구</td><td>보건복지부</td></tr>
</table>

자료출처: 보건복지부·한국건강증진개발원(2022.06). 제3차 국민영양관리기본계획(2022~2026)

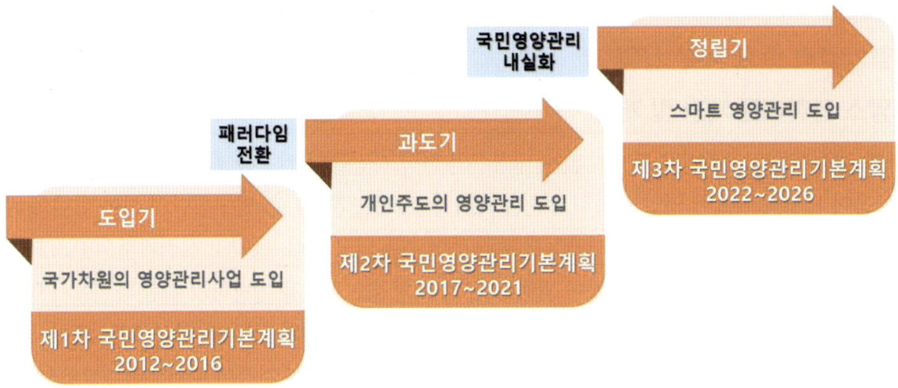

그림 12-2 국가영양관리의 발전방향
자료출처: 보건복지부·한국건강증진개발원(2022.06). 제3차 국민영양관리기본계획(2022~2026)

쉬어가기

영양 및 식생활 정보 제공 사이트

- **식품안전나라(식품의약품안전처)**
  건강한 식생활을 위한 식품안전정보를 한 곳에서 확인할 수 있는 곳으로, 식품안전, 회수·판매중지 식품 정보, 식중독, 해외 직구 식품 정보, 영양표시 정보, 식품안전 법령 및 통계 정보 등 다양한 정보를 제공하는 포털이다.
  https://www.foodsafetykorea.go.kr

- **농식품 올바로(농촌진흥청)**
  전통발표식품, 식품영양 및 기능성 정보, 건강식단 관리 등의 정보를 제공하며, 발효미생물 특성 DB를 포함하여, 식품영양과 관련된 다양한 DB를 다운로드 받을 수 있다. 건강식단관리에서는 다양한 건강식단의 예시를 제공하며, '메뉴젠' 프로그램은 사용자가 직접 식단을 작성하고, 한국인 영양소 섭취기준으로 1일 영양소 섭취량을 평가할 수 있다.
  https://koreanfood.rda.go.kr/

- **기타 영양정보 제공 사이트**

> 한국건강증진개발원, 국민건강영양조사, 지역사회건강조사, 청소년건강행태조사, 보건복지데이터포털, 임신육아 종합포털 아이사랑, 국가건강정보포털, 국민건강보험 건강IN, 국가암정보센터, 고열량·저영양 식품 알림-e, 식품안전나라, 식생활교육 전문도서관, 바른식생활정보 114, 농식품종합정보시스템, 농식품정보누리, 옥답(농식품 지식정보 포털), 친환경인증관리정보시스템, 서울특별시 식품안전정보FSI, 서울학교급식포털 등

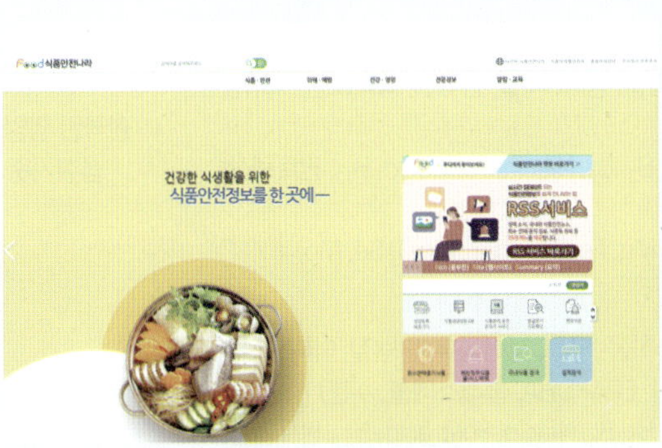

식품안전나라 홈페이지

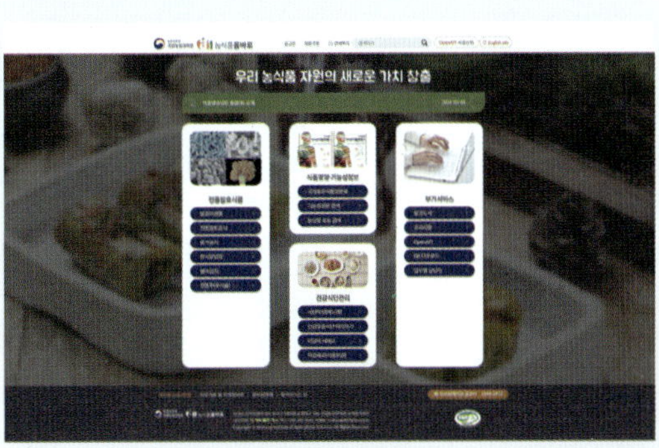

농식품올바로 홈페이지

3) 국민영양관리 주요 세부 사업

(1) 영양소 섭취기준 제정 및 개정

한국인 영양소 섭취기준이란 질병이 없는 대다수의 한국 사람들이 건강을 최적상태로 유지하고 질병을 예방하는 데 도움이 되도록 필요한 영양소 섭취 수준을 제시한 것으로, 지역사회 인구집단의 식이 섭취의 적절성을 평가하거나 식사계획, 식생활 지침 개발, 영양정책 수립 등에 활용되고 있다. 영양소 섭취기준은 1962년 '한국인 영양권장량'이 처음 설정된 이후 7차례 개정이 되었으며, 필수 영양소 결핍을 예방하기 위한 차원에서 영양권장량을 제시하였다. 이후 영양부족 문제와 함께 과잉섭취 문제까지 예방하기 위한 '한국인 영양섭취기준'이 2005년에 제정되었으며, 2010년 국민영양관리법의 제정으로 영양관리에 대한 법적인 기틀이 마련되어 2015년부터는 국가차원에서 주도한 '한국인 영양 섭취기준'이 발표되었다. 한국인 영양 섭취기준은 국민의 건강증진과 만성질환 예방을 위해 5년마다 개정되고 있으며, 2020년에는 만성질환 위험감소를 위한 섭취기준이 추가로 제시되었다.

표 12-7 영양 섭취기준 변화

차수	개정기관	기준 설정 영양소	기준제시 형태
7차 개정 (2000)	한국영양학회	영양소: 15종 - 에너지, 단백질 / 비타민 9종(A, D, E, C, B_1, B_2, B_6, Niacin, Folic acid) / 무기질 4종(Ca, P, Fe, Zn)	영양 권장량
제정 (2005)	한국영양학회	영양소: 34종 - 에너지, 탄수화물, 지질, 단백질, 아미노산, 식이섬유, 수분 - 비타민 13종(A, D, E, K, C, B_1, B_2, B_6, Niacin, Folic acid, B_{12}, 판토텐산, 비오틴) - 무기질 14종(Ca, P, Na, Cl, K, Mg, Fe, Zn, Cu, F, Mn, I, Se, Mo)	한국인 영양 섭취기준
개정 (2010)	한국영양학회	영양소: 35종 - 에너지, 탄수화물, 총당류, 지질, 다량영양소(단백질, 아미노산, 식이섬유, 수분) - 비타민 13종(A, D, E, K, C, B_1, B_2, B_6, Niacin, Folic acid, B_{12}, 판토텐산, 비오틴) - 무기질 14종(Ca, P, Na, Cl, K, Mg, Fe, Zn, Cu, F, Mn, I, Se, Mo)	한국인 영양 섭취기준
개정 (2015)	한국영양학회	영양소: 35종 - 에너지, 다량영양소 7종(탄수화물, 당류, 지질, 단백질, 아미노산, 식이섬유, 수분) - 비타민 13종(A, D, E, K, C, B_1, B_2, B_6, Niacin, Folic acid, B_{12}, 판토텐산, 비오틴) - 무기질 14종(Ca, P, Na, Cl, K, Mg, Fe, Zn, Cu, F, Mn, I, Se, Mo)	한국인 영양소 섭취기준
개정 (2020)	한국영양학회	영양소: 40종 - 에너지, 다량영양소 11종(탄수화물, 당류, 식이섬유, 단백질, 아미노산, 지방, 리놀레산, 알파-리놀렌산, EPA+DHA, 콜레스테롤, 수분) - 비타민 13종(A, D, E, K, C, B_1, B_2, B_6, Niacin, Folic acid, B_{12}, 판토텐산, 비오틴) - 무기질 15종(Ca, P, Na, Cl, K, Mg, Fe, Zn, Cu, F, Mn, I, Se, Mo, Cr)	한국인 영양소 섭취기준

(2) 식생활 지침 제정 및 개정

식생활 지침이란 질병예방과 건강증진을 위해 올바른 식생활 실천방안을 과학적 근거를 기반으로 제정한 지침이다[그림 12-3]. '한국인을 위한 식생활 지침'은 건강한 식생활을 위해 일반 대중들이 쉽게 이해할 수 있고 생활에서 실천하도록 제시하는 권장수칙이며, 만성질환의 감소와 비만관리, 위생적인 식문화 등을 강조한 9가지 수칙으로 이루어져 있다. '생애주기별 식생활 지침'은 임신 및 수유부, 영유아, 어린이, 청소년, 성인, 노인 등 생애주기에 따라 식생활 지침을 제시하였다.

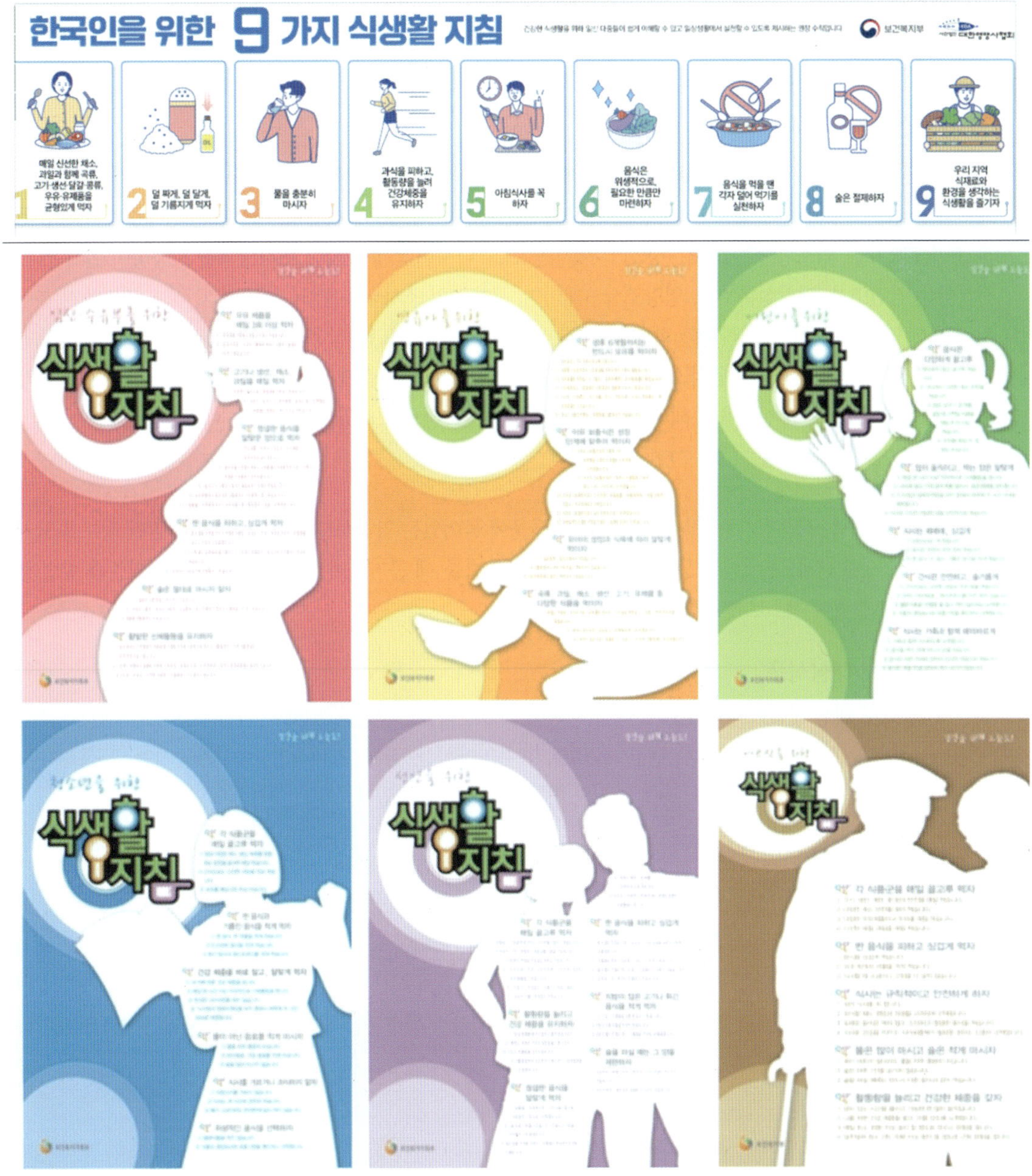
한국인을 위한 9 가지 식생활 지침
보건복지부
대한영양사협회
1 매일 신선한 채소, 과일과 함께 곡류, 고기·생선·달걀·콩류, 우유·유제품을 균형있게 먹자
2 덜 짜게, 덜 달게, 덜 기름지게 먹자
3 물을 충분히 마시자
4 과식을 피하고, 활동량을 늘려 건강체중을 유지하자
5 아침식사를 꼭 하자
6 음식은 위생적으로, 필요한 만큼만 마련하자
7 음식을 먹을 땐 각자 덜어 먹기를 실천하자
8 술은 절제하자
9 우리 지역 식재료와 환경을 생각하는 식생활을 즐기자
식생활 지침
식생활 지침
식생활 지침
식생활 지침
식생활 지침
식생활 지침

그림 12-3 식생활 지침

표 12-8 국민건강영양조사 분야 및 내용

조사분야	조사내용
검진조사	비만, 고혈압, 당뇨병, 이상지질혈증, 간질환, 신장질환, 빈혈, 구강질환, 악력, 체성분검사, 자동굴절검사, 폐기능검사, 골밀도 검사 등
건강설문조사	가구조사, 이환, 예방접종 및 건강검진, 활동제한 및 삶의 질, 손상, 의료이용, 신체활동, 여성건강, 교육 및 경제활동, 비만 및 체중조절, 음주, 안전의식, 수면건강 및 정신건강, 흡연, 구강건강
영양조사	식품 및 영양소 섭취현황, 식생활형태, 식이보충제, 영양지식, 식품안정성, 수유현황, 이유보충식

자료출처: 질병관리청 국민건강영양조사 https://knhanes.kdca.go.kr/knhanes

(3) 국민건강영양조사

국민건강영양조사는 질병관리청에서 매년 실시하는 영양과 관련된 조사로, 전국 시·군·구 192개 지역에서 25개 가구를 표본으로 추출하여 만 1세이상 가구원 약 1만 명을 대상으로 조사한다. 대상자는 생애주기의 특성에 따라 소아(1~11세), 청소년(12~18세), 성인(19세 이상)으로 나누어 특성에 맞는 조사항목을 적용하여 실시한다. 조사분야는 검진조사, 건강설문조사, 영양조사 3개이며, 구체적인 조사내용은 [표 12-8]과 같다. 영양조사 분야에서는 음식 및 식품 섭취내용, 식생활 형태 및 행태에 영향을 미치는 요인, 상용식품에 대한 섭취 빈도 등의 내용을 조사하며, 이를 통하여 국민의 영양소 섭취량을 확인하고 시급한 영양 문제 및 영양 취약집단, 식사와 질병과의 관련성 등을 파악하고 지표 산출을 통해 정책의 수립 및 평가에도 활용하고 있다.

(4) 영양표시제도

영양표시란 식품, 식품첨가물, 건강기능식품, 축산물에 들어있는 영양성분의 양 등 영양에 관한 정보를 표시하는 것으로, 영양표시제도는 「식품 등의 표시·광고에 관한 법률」에 근거하여 가공식품에 일정한 기준과 방법에 따라 영양성분표를 필수적으로 제시하도록 한 제도이다.

① 영양표시 대상식품

영양표시 대상 식품에는 레토르트 식품, 과자류, 빵류(떡류), 빙과류, 코코아 가공품류(초콜릿류), 당류, 잼류, 두부류(묵류), 식품유리류, 면류, 음료류, 특수영양식품, 장류, 조미식품, 농산가공식품류, 식육가공품, 유가공품류, 수산가공식품류, 즉석식품류, 건강기능식품 등이 있다.

② 영양표시 대상 영양성분

영양표시 대상 영양성분에는 열량, 나트륨, 탄수화물, 당류, 지방, 트랜스지방, 포화지방, 콜레스테롤, 단백질이 있으며, 9가지 항목은 의무적으로 표시해야 한다. 이외에도 '1일 영양성분 기준치'에 명시된 영양성분들은 영양표시나 영양강조 표시를 할 수 있다. 또한 「어린이 식생활안전관리 특별법」 규정에 근거하여 패스트푸드와 외식메뉴에도 영양성분을 표시해야하며, 영양소 함량등급에 따라 고열량·저영양식품을 표시하고 있다.

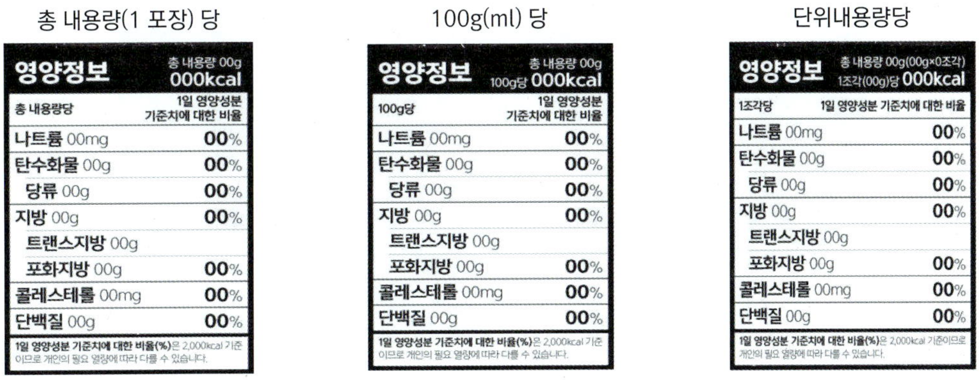

그림 12-4 영양성분 표시 서식 예시
자료출처: 식품의약품안전처. 한 눈에 보는 영양표시 가이드라인, 2019.

(5) 영양플러스 사업

영양플러스 사업은 생애주기별 영양취약계층 영양관리 지원 강화 사업 중에서 임산부와 영유아를 대상으로 영양관리 지원을 강화하는 사업이다. 영양 상태가 취약하기 쉬운 임산부(수유부)와 영유아에게 체계적인 영양교육과 보충식품을 6개월~1년 동안 제공함으로써 태아의 단계부터 전 생애 기간 건강할 권리를 보호하고 건강관리를 지원한다. 또한 영양플러스 참여자 대상으로 원스톱 영양관리 서비스 앱을 통하여 개인이 입력한 기본정보 및 식생활 정보를 바탕으로 영양상담과 실천 가능한 영양·식생활 관리 솔루션을 제공할 계획이다.

① 영양교육 및 상담

- 보건소에서 집단 및 소그룹 교육, 가정방문, 1:1 상담 등의 교육을 월 1회 이상 실시함. 단체교육, 영양상담 및 가정방문교육 등의 형태를 고려하여 지역에 적합한 교육 실시
- 교육내용: 식생활/영양관리, 모유수유, 보충식품 이용방법 등

② 보충식품 공급

- 보충식품 패키지는 총 6종(0~5개월 영아, 6~12개월 영아, 1~5세 유아, 임신 및 혼합수유부, 출산부, 완전모유수유부)으로 구분하여 대상에 맞는 식품을 공급함
- 보충식품 종류: 패키지에 따라 조제분유, 쌀, 감자, 달걀, 우유, 두유, 검정콩, 김, 미역, 애호박, 당근, 오렌지주스 등의 식품을 대상별로 처방된 패키지에 따라 공급

③ 영양평가

- 빈혈검사, 신장/체중 측정, 식품섭취상태조사 등 정기적인 영양상태 평가
- 평가결과에 따라 맞춤형 영양교육 실시

(6) 건강과일바구니 사업

건강과일바구니 사업은 생애주기별 영양취약계층 영양관리 지원 강화 사업 중에서 아동 및 청소년에게 과일을 제공하고 영양교육을 실시하는 프로그램이다. 식습관 형성 시기의 아동에게 영양교육과 함께 제철 과일 및 채소를 간식으로 제공함으로써 건강한 식습관을 유도하고 성장기 비만과 성인기 만성질환을 예방하여 건강을 유지하

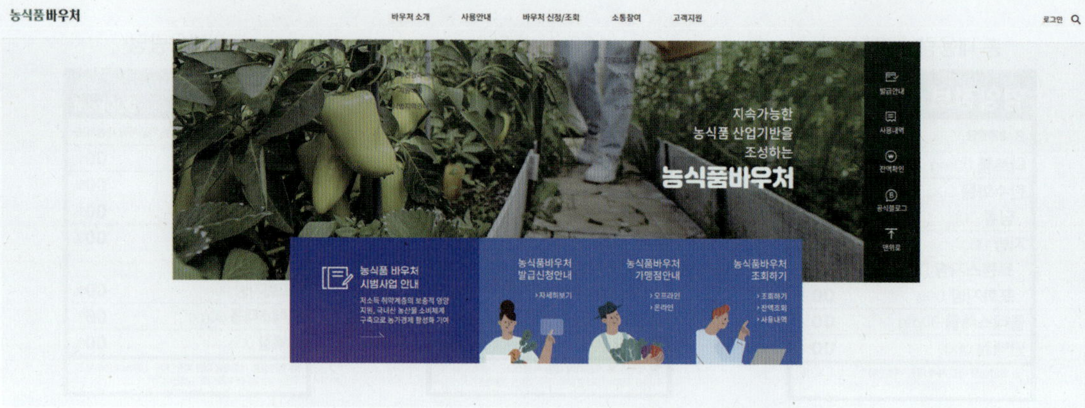

그림 12-5 농식품바우처 홈페이지
자료출처: https://fooddream.at.or.kr/fooddream

고 증진하도록 돕는다. 사업대상은 지역 아동센터를 이용하는 아동이며, 올바른 식생활 교육과 함께 아동 1인당 120~200 g의 제철 과일을 주 1~2회 제공한다.

(7) 농식품바우처 사업

농식품바우처 사업은 생애주기별 영양취약계층 영양관리 지원 강화 사업 중에서 저소득 가구를 대상으로 채소, 과일 등 농식품을 구입할 수 있는 농식품 바우처를 발급하는 사업이다. 농식품바우처 제도를 통해 취약계층의 영양 및 건강이 개선되고 식품 접근성이 강화되어 먹거리 정의를 실현하고, 국산 농축산물의 지속 가능한 소비 기반을 구축하는 것을 목적으로 한다. 농식품바우처 카드는 매월 정해진 금액이 재충전되며, 국내산 채소, 과일, 흰우유, 신선계란, 육류, 잡곡, 꿀, 두부류, 단순가공채소류, 산양유 등을 지정된 사용처에서 구입할 수 있다.

(8) 노인무료급식 지원사업

노인무료급식 지원사업은 생애주기별 영양취약계층 영양관리 지원 강화 사업 중에서 저소득층 노인에게 무료로 식사를 제공하는 사업이다. 노인복지법 제4조(보건복지증진의 책임)를 근거로 하여 경제적 불평등의 심화로 취약계층에 있는 도시·농촌지역의 저소득층 노인에게 안전하고 건강한 먹거리를 제공하는 노인복지사업이다.

① 경로식당 무료급식

- 가정형편이 어렵거나 부득이한 사정으로 식사를 거를 우려 있는 60세 이상 노인을 원칙
- 노인돌봄 기본서비스사업을 통해 수요가 파악된 경우 적절하게 서비스를 제공할 수 있도록 무료급식사업 수행단체에 연계하여 지원

② 저소득 재가노인 식사배달 서비스

- 도시근로자 월평균소득 미만인 가구의 60세 이상 노인으로 거동이 불편하여 경로식당을 이용하지 못하여 식사를 거를 우려가 있는 노인이나 기타 시장·군수·구청장이 필요하다고 인정되는 자(독거노인)를 대상

③ 푸드뱅크

- 독거노인, 무료급식소, 사회복지시설 등에 거주하거나 이용하는 노인 대상
- 전국적으로 450여 개의 기초푸드뱅크 및 푸드마켓이 운영 중임

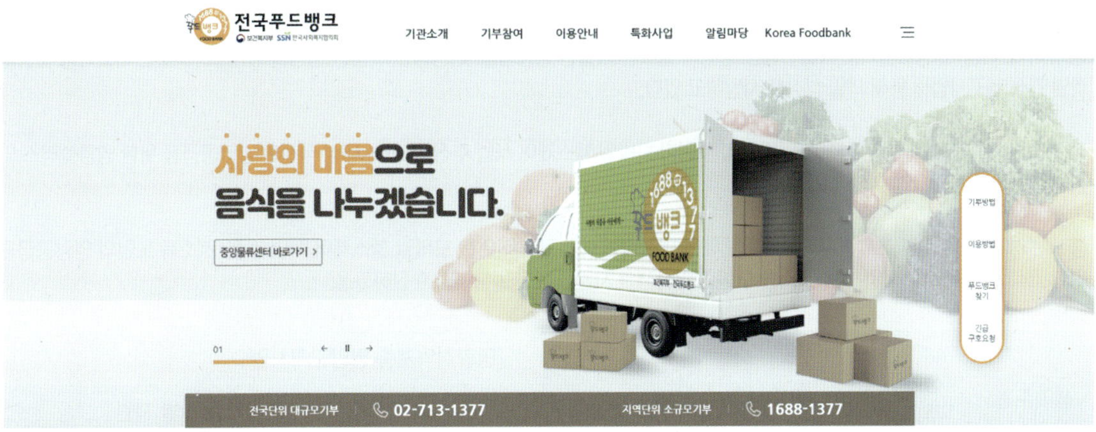

그림 12-6 전국푸드뱅크 홈페이지
자료출처: https://www.foodbank1377.org

쉬어가기

결식 노인 인터뷰 - '밥 굶는 이유'

"아침에 첫 차를 타도 오전 6시에 무료급식소에 도착했는데, 대기번호가 벌써 77번이다. 아침, 점심, 저녁 3끼를 모두 무료급식소에서 해결한다. 집에 가면 라면밖에 없고 요리해 먹을 엄두도 못낸다"

서울 종로구 탑골공원 원각사 무료급식소를 이용하는 결식 노인 50명을 인터뷰한 결과이다. 50명 중 28명은 독거노인이며, 13명은 거동이 불편하였다. 33명은 월수입이 60만원 이하였다.

① 경제적 어려움
"무료급식 외 주식은 라면"
"무료급식소에서 아침, 점심을 해결하고 저녁은 굶는다"
"가스비와 전기세, 수도세 등 공과금이 두 달 넘게 밀려 있다"
"기초연금 등 나라에서 받은 돈은 아들 약값으로 쓰고 나는 라면으로 때우거나 굶는다"

② 불편한 몸
"지병으로 거동이 불편하고 장을 보거나 요리하는 일이 불가능하다"
"구청과 봉사단체의 도시락 배달이 없으면 굶어 죽는다. 평일 도시락을 주말까지 나눠서 먹기도 한다"

③ 돌봐줄 가족이 없음
50명 중 독거노인이 28명이었으며, 무료급식소에서 다른 노인들과 나누는 생존신고가 유일한 사회적 활동인 노인이 많았다.

자료출처: 문화일보, 2024. 06. 14. 첫차 타도 대기 77번-"급식소 없으면 종일 굶어" [밥 굶는 노인들]

[참고 자료] 생애주기에 따른 영양 취약계층 대상 영양관리사업

- 영·유아기, 아동기, 청소년기(0~19세)에는 성장에 필요한 적절한 영양공급 및 건강한 식습관 형성을 위한 교육 제공, 저소득층 대상의 과일 간식 제공사업을 통해 과일 섭취를 지원하고 있다.

- 청·장년기(20~49세)에는 만성질환 예방관리를 위한 모바일 헬스케어 사업 추진, 임산부 대상 적절한 영양공급을 위한 영양플러스 및 친환경 농산물 지원사업 추진하고 있다.

- 중·노년기(50~84세)와 초고령기(85세 이상)에는 만성질환 예방관리를 위한 모바일 헬스케어 사업 추진, 저소득 노인의 영양공급을 위한 급식(도시락)지원 사업, 식사관리를 포함한 일상생활 지원을 위한 돌봄사업 추진하고 있다.

생애주기	생애주기 주요사건	나이	영양취약계층 영양관리사업	
			보편적 지원 추진 사업	취약계층 선별 지원 추진 사업
영·유아기 아동기 청소년기	출생 성장 교육	0~ 19세	• 어린이급식관리 지원센터	• **영양플러스** • **건강과일바구니사업** • 과일간식지원시범사업 • 건강한 돌봄 놀이터(놀이형 영양프로그램)
청년기 장년기	취업 결혼/출산	20~ 49세	• 모바일헬스케어 • 임산부 친환경 농산물 지원사업	• **영양플러스** • **농식품 바우처사업**
중년기 노년기	은퇴 자녀독립	50~ 84세	• 모바일헬스케어 • 사회복지급식관리 지원센터	• 노인급식(도시락)지원사업 • **농식품 바우처사업** • 돌봄사업
초고령기	사망	85세 이상	• 모바일헬스케어 • 사회복지급식관리지원센터	• **농식품 바우처사업** • 돌봄사업

자료출처: 보건복지부·한국건강증진개발원(2022.06). 제3차 국민영양관리기본계획(2022~2026)

단원평가

01 다음 중 영양정책과 관련된 법령을 모두 고르시오. (　　　　)

가. 국민영양관리법	나. 학교급식법	다. 식품위생법	라. 국민건강증진법

① 가, 나, 다　　② 가, 다　　③ 나, 라　　④ 라　　⑤ 가, 나, 다, 라

* [2~5] 각 문항에서 설명하는 국민영양관리 사업을 보기에서 고르시오.

[보기]

① 영양소섭취기준	② 국민건강영양조사	③ 식생활 지침	④ 영양표시제도
⑤ 영양플러스사업	⑥ 아동급식사업	⑦ 노인무료급식지원사업	

02 저소득층의 임산부 및 영유아에게 보충 식품을 제공하고 영양교육을 실시하는 영양개선사업은? (　　　　　　　　)

03 질병예방과 건강증진을 위한 올바른 식생활의 실천방안으로, 건강문제와 식생활의 관련성에 대한 과학적 근거를 기반으로 제정된 것은? (　　　　　　　　)

04 국민의 음식 및 식품 섭취 내용, 식생활 행태 및 형태에 영향을 미치는 요인 등을 조사함으로써 식품 및 영양소 섭취량, 영양 문제, 영양 취약집단, 질병과의 관련성 등을 파악하기 위한 사업은? (　　　　　　　　)

05 가공식품에 일정한 기준과 방법에 따라 총열량과 영양소에 대한 영양성분표를 필수적으로 제시하도록 한 제도는? (　　　　　　　　)

정답　01 ⑤　02 ⑤　03 ③　04 ②　04 ④

13

학교와 병원의 영양관리

1. 학교의 영양관리
2. 병원의 영양관리

학습목표

1. 학교급식법에 대해 설명할 수 있다.
2. 학교급식의 절차와 내용에 대해 설명할 수 있다.
3. 학교급식에서 발생할 수 있는 건강문제에 대해 설명할 수 있다.
4. 병원 영양관리의 과정에 대해 설명할 수 있다.
5. 환자의 영양상태 사정 방법을 나열할 수 있다.
6. 영양 공급 경로에 대해 설명할 수 있다.

1 학교의 영양관리

1) 학교급식법

학교의 영양관리는 학교급식 및 다양한 식생활·영양 교육과 상담을 통해 이루어지며, 학교급식은 영양관리기준과 학교급식법의 관련 규정에 따라 운영되고 있다. 학교급식법은 학교급식 향상을 통해 학생의 건전한 심신발달과 국민 식생활 개선에 기여하기 위해 1981년에 처음 제정되었으며, 이후 여러 차례 개정되어 왔다. 학교급식법은 시행령과 시행규칙이 있으며, 학교급식법에는 학교급식의 정의와 목적, 국가와 지방자치단체장의 임무, 학교급식 시설 및 설비기준, 학교급식 관리 및 운영, 식생활 지도 및 영양상담 등 학교급식 전반에 관한 내용이 명시되었다. 학교급식법(2022. 6. 29. 시행 기준)의 주요 내용은 [표 13-1]과 같다.

표 13-1 학교급식법 주요 내용

조항	주요 내용
제2조 (정의)	• 학교급식: 학교 또는 학급의 학생을 대상으로 학교의 장이 실시하는 급식 • 학교급식공급업자: 학교의 장과 계약에 의해 학교급식에 관한 업무를 위탁받아 행하는 자 • 급식에 관한 경비: 학교급식을 위한 식품비, 급식운영비, 급식시설·설비비
제3조 (국가 및 지방자치단체의 의무)	• 국가 및 지방자치단체는 양질의 학교급식이 안전하게 제공될 수 있도록 행정적·재정적으로 지원해야 하며, 영양교육을 통한 올바른 식생활 관리능력 배양 및 전통 식문화의 계승·발전을 위해 필요한 시책을 강구해야 함 • 교육감은 매년 학교급식에 관한 계획을 수립 및 시행해야 함
제4조 (학교급식 대상)	다음 학교 또는 학급에 재학하는 학생을 대상으로 실시함 • 「유아교육법」제2조에 따른 유치원(단, 대통령령으로 정하는 규모 이하의 유치원은 제외) • 「초·중등교육법」제2조, 52조, 60조에 따른 학교, 특별학급, 산업체부설 중·고등학교, 대안학교 등
제6조 (급식시설 및 설비)	• 학교는 학교급식을 위해 필요한 시설과 설비를 갖추어야 함 • 둘 이상의 학교가 인접하여 있는 경우 시설과 설비를 공동으로 할 수 있음
제7조 (영양교사의 배치 등)	• 학교는「초·중등교육법」제21조에 따른 영양교사와「식품위생법」제53조에 따른 조리사를 둔다. • 교육감은 학교급식에 관한 업무를 전담하게 하기 위해 그 소속하에 학교급식에 관한 전문지식이 있는 직원을 둘 수 있음
제8조 (경비부담 등)	• 급식시설·설비비는 해당 학교의 설립·경영자가 부담하되 국가 또는 지방자치단체가 지원할 수 있음 • 지방자치단체장(도지사, 시장, 군수, 구청장 등)은 우수 농수산물 사용 등 급식의 질 향상과 급식시설·설비의 확충을 위해 식품비 및 시설·설비비 등 급식에 관한 경비를 지원할 수 있음
제9조 (급식에 관한 경비의 지원)	• 국가 및 지방자치단체는 보호자가 부담할 경비의 전부 또는 일부를 지원할 수 있음 • 우선지원 대상:「국민기초생활 보장법」제2조에 따른 수급권자, 차상위계층 학생,「한부모가족지원법」제5조에 따른 보호대상 학생,「도서·벽지 교육진흥법」제2조에 따른 지역 학교의 재학생,「농어업인 삶의 질 향상 및 농어촌지역 개발촉진에 관한 특별법」제3조에 따른 지역 학교의 재학생 등 • 교육감은「재난 및 안전관리 기본법」제3조에 따른 재난 발생으로 학교급식이 어려운 경우 학생의 가정에 식재료 등을 지원할 수 있음
제10조 (식재료)	• 학교급식에는 품질이 우수하고 안전한 식재료를 사용해야 함

(계속)

조항	주요 내용
제11조 (영양관리)	• 학교급식은 학생의 발육과 건강에 필요한 영양을 충족하고 올바른 식생활습관 형성에 도움을 줄 수 있도록 다양한 식품으로 구성되어야 함
제12조 (위생·안전관리)	• 학교급식은 식단작성, 식재료 구매·검수·보관·세척·조리, 운반, 배식, 급식기구 세척 및 소독 등 모든 과정에서 위해한 물질이 식품에 혼입되거나 식품이 오염되지 않도록 위생과 안전관리를 철저히 해야 함
제13조 (식생활 지도 등)	• 학교의 장은 올바른 식생활습관의 형성, 식량생산 및 소비에 관한 이해 증진 및 전통 식문화의 계승·발전을 위해 학생에게 식생활 관련 교육 및 지도를 하며, 보호자에게는 관련 정보를 제공해야 함
제14조 (영양상담)	• 학교의 장은 식생활에서 기인하는 영양불균형을 시정하고 질병을 사전에 예방하기 위하여 저체중 및 성장부진, 빈혈, 과체중 및 비만학생 등을 대상으로 영양상담과 필요한 지도를 실시해야 함
제15조 (학교급식의 운영방식)	• 학교의 장은 학교급식을 직접 관리·운영하되, 유치원운영위원회 및 학교운영위원회의 심의·자문을 거쳐 일정한 요건을 갖춘 자에게 학교급식 업무를 위탁하여 행할 수 있음 • 단, 식재료의 선정 및 구매·검수에 관한 업무는 불가피한 경우를 제외하고 위탁하지 않음
제16조 (품질 및 안전을 위한 준수사항)	• 사용하면 안되는 식재료:「농수산물의 원산지 표시 등에 관한 법률」제5조에 다른 원산지 표시를 거짓으로 적은 식재료, 「농수산물 품질관리법」 제56조에 따른 유전자변형농수산물의 표시를 거짓으로 적은 식재료,「축산법」제40조에 따른 축산물의 등급을 거짓으로 기재한 식재료,「농수산물 품질관리법」 제5조에 따른 표준규격품의 교시 및 품질인증 표시 등을 거짓으로 적은 식재료 • 학교급식에 알레르기를 유발할 수 있는 식재료가 사용되는 경우 급식 전에 급식 대상 학생에게 알리고, 급식 시에 표시해야 함

2) 학교급식

(1) 학교급식 정의 및 목적

학교급식이란 학교의 학생을 대상으로 학교의 장이 실시하는 급식을 말하며, 학교급식의 목적은 성장기 학생들에게 필요한 영양을 균형 있게 공급하고, 학교급식의 질을 향상시켜 학생의 건전한 심신의 발달과 국민의 식생활 개선에 기여하는 것이다.

(2) 학교급식 운영방식

학교급식을 운영하는 방식에는 직영급식, 공동급식, 위탁급식, 운반급식 등이 있으며, 학교급식은 학교에서 직접 관리하고 운영하는 직영급식을 원칙으로 한다. 학교급식법 제15조의 규정 범위 안에서 학교 상황에 따라 급식 업무를 위탁할 수 있으나, 식재료의 선정 및 구매·검수에 관한 업무는 학교급식 여건상 불가피한 경우를 제외하고 위탁하지 않는다.

① 직영급식

직영급식은 학교의 장이 직접 관리하고 운영하는 급식을 말하며, 학교급식은 직영급식을 원칙으로 한다. 신설학교나 급식을 실시하지 않던 학교가 처음으로 급식을 실시하는 경우에도 직영급식으로 운영한다.

② 공동급식

두 개 이상의 학교가 인접한 경우 급식시설과 설비를 공동으로 사용하는 공동급식이 가능하며, 공동급식으로 운영하더라도 급식과 관련된 제반 사항들을 준수해야 한다. 학교 내 또는 인접 장소에 설립된 유치원에 급식시설이 없는 경우에는 학교와 공동 급식을 실시한다.

쉬어가기

한류와 'K-급식'의 인기

'한류'는 한국의 대중문화가 해외로 확산되며 인기를 얻는 현상을 말하며, 한류의 확산으로 최근에는 'K-팝(Korean Popupar Music)', 'K-드라마'를 넘어서 'K-컬처', 'K-푸드', 심지어 'K-급식'까지 세계적인 인기를 얻고 있다. 이러한 현상은 단순한 유행을 넘어서 문화적 현상으로 자리 잡으면서 한국 식품산업에도 영향을 미치고 있다. 글로벌 시장에서 국내 급식기업에 대한 선호도가 높아짐에 따라 많은 국내 단체급식 업체들이 해외시장에 진출하고 있다. 이는 K-푸드에 대한 호감과 함께 다양한 메뉴 개발, 안정적이고 믿을만한 위생 시스템과 같은 국내 급식업체들의 장점이 크게 작용한 것으로 여겨진다.

S업체의 경우 베트남 단체급식에서 시장 점유율 1위를 차지하였으며, 베트남에 89개의 사업장, 중국에 42개의 사업장을 운영하고 있다. O업체는 미국, 중국, 폴란드, 베트남 등 4개 국가에서 사내 식당을 약 120개 운영하고 있으며, 해외법인을 두고 급식과 식자재 유통사업을 함께 하고 있다. H업체는 중동지역에서 단체급식 사업을 시작하여 사우디, UAE, 이라크, 미국, 중국, 멕시코 등 6개국에서 72개의 사업장을 운영하고 있다. 이들 업체의 해외매출은 2022년 기준 약 800억원에서 3,200억원으로 전년도에 비해 10~30% 이상 증가하는 등 해외진출이 더욱 활발해지고 있다.

자료출처: 국민일보, 2023. 11. 29. K푸드 덕에 날개단 K급식-해외시장 밥맛 잡는다
머니투데이, 2024. 01. 21. 'K급식' 찾는 글로벌 기업들…대형 급식사, 해외로 발 넓힌다)

③ 위탁급식

위탁급식은 전체 위탁과 부분 위탁급식으로 나눠지며, 직영급식이 어려운 경우에 학교운영위원회의 심의와 자문을 거쳐 일정한 요건을 갖춘 업체에 학교급식 업무를 위탁하여 실시할 수 있다. 이러한 경우에도 식재료의 선정 및 구매·검수에 관한 업무는 불가피한 경우를 제외하고 위탁하지 않는다. 조리·배식 및 세척업무만 위탁하는 일부 위탁의 경우에도 급식의 품질과 안정성을 확보하고 급식 만족도를 높이기 위해 노력해야 한다.

④ 운반급식

급식시설이 설치되지 않은 학교, 급식시설 개·보수 중인 학교, 급식사고나 감염병 발생 등으로 학교급식이 중단된 경우에는 외부업체에서 조리된 형태의 운반급식이 가능하다. 운반급식을 담당하는 업체에는 조리시설 설비 및 위생관리 상태, 조리능력, 종사자 건강진단 여부, 소독실시 여부 등 급식 자격을 갖추어야 한다. 감염병이나 파업 등으로 갑자기 급식이 중단된 경우에는 빵과 우유 등의 대체식으로 운영할 수 있다.

(3) 학교급식 운영 및 관리

가. 학교급식 지원

① 학교급식 예산지원

학교급식은 국립, 공립 및 사립 초·중·고·특수·각종 학교에서 실시하고 있으며, 매년 교육청과 지방자치단체의 지원을 받아 급식이 운영되고 있다. 급식비 지원은 학교의 급식 인원수에 따라 구간을 나누어 차등 지급되며, 광역(시도), 지방자치단체, 학교급에 따라 식품비 및 운영비에 차이가 있다. 초등학교는 식품비에 식재료, 우유, 과일 비용이 포함되며, 중·고등학교는 식재료와 과일 비용이 식품비에 산정된다.

표 13-2 학교 급식비 지원 항목 중 식품비 예시(서울특별시교육청) (단위: 원)

구간	급식	초등학교				중학교			고등학교		
	인원수	식재료	우유	과일	계	식재료	과일	계	식재료	과일	계
1	300명 이하	3,902	530	98	**4,530**	4,513	119	**4,632**	4,792	119	**4,911**
2	500명 이하	3,470	530	98	**4,098**	4,121	119	**4,240**	4,376	119	**4,495**
3	800명 이하	3,150	530	98	**3,778**	3,860	119	**3,979**	4,098	119	**4,217**
4	1,100명 이하	3,026	530	98	**3,654**	3,738	119	**3,857**	4,026	119	**4,145**
5	1,101명 이상	3,020	530	98	**3,648**	3,724	119	**3,843**	4,012	119	**4,131**

자료출처: 서울특별시교육청. 2024학년도 학교급식 기본방향, 2024.

② 학교급식 행정지원(급식관리 전산시스템)

학교급식은 교육행정 정보 시스템인 4세대 NEIS(나이스) 급식시스템을 통해 운영된다. NEIS 급식시스템에는 학교기본정보등록, 식품정보관리, 요리관리, 식단관리, 시장조사자료관리, 식재료 품의, 검수일지, 급식일지, 식중독 정보관리, 축산물거래정보 관리, 집행액 관리, 통계표 등의 내용을 입력하고 관리할 수 있다.

나. 학교급식 인력관리

학교급식 종사자에는 영양교사, 영양사, 조리사, 조리실무사, 급식보조인력이 있으며, 학교급식법 제7조(영양교사의 배치 등)에 따라 학교급식을 위한 시설과 설비를 갖춘 학교는 영양교사와 조리사를 두고 있다.

① 영양교사 및 영양사

영양교사는 학교에서 학교급식과 영양교육을 담당하는 교원을 말하며, 2003년 영양교사제도와 관련된 법안인 학교급식법과 초·중등교육법이 개정되면서 2007년부터 학교에 영양교사가 배치되었다. 영양교사가 없는 일부 학교에서는 영양사가 학교급식 업무를 담당하고 있다.

② 조리사 및 조리실무사

조리사는 급식학교당 1명이 근무하여, 조리실무사는 학교의 급식인원에 따라 다르다. 급식인원은 학생수, 교직원수, 공동조리학교 학생 및 교직원수를 더한 인원을 말한다. 급식인원수가 많을수록 조리실무사 배치 인원수가 증가한다.

③ 급식보조인력

급식보조인력은 배식 및 조리 외 업무(테이블 닦기, 청소 및 뒷정리)를 담당하며 급식을 보조한다.

다. 학교급식 과정 및 절차

학교의 급식은 급식 운영계획의 수립, 식단작성, 식재료 구매 및 품질관리, 식재료 검수관리, 식품조리 및 배식의 순서로 이루어진다[그림 13-1].

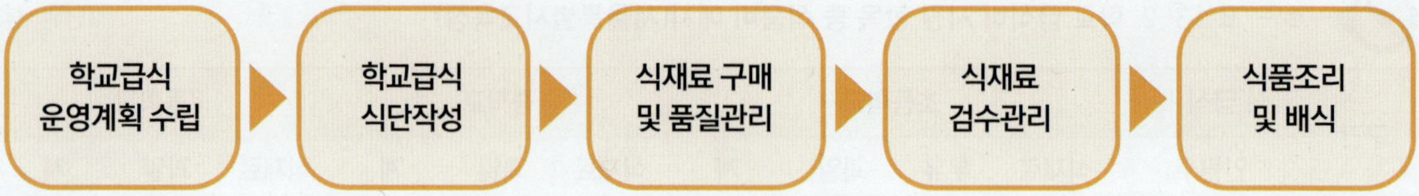

그림 13-1 학교급식의 과정 및 절차

① 학교급식 운영계획 수립

학교급식 운영계획은 전년도에 다음 해당 학년도 학교급식 운영 전반에 관한 세부적 운영계획을 사전에 수립하며, 수요자 요구도 및 학교급식소위원회(영양교사 및 영양사, 교사, 학부모등으로 구성)의 의견을 반영하여 계획한다. 운영계획서에는 급식계획, 영양·위생·식재료·작업·예산관리 및 식생활 지도 등이 포함되어야 하며, 학교급식 관련 중요사항은 학교운영위원회의 심의를 거쳐 결정한다. 주요 심의 사항은 다음과 같다.

▸ 학교급식에 대한 주요 심의 사항

1. 학교급식 운영방식, 급식대상, 급식횟수, 급식시간 및 구체적 영양기준 등에 관한 사항
2. 무상급식비 사용 및 교직원 급식비 결정에 관한 사항
3. 학교급식 예산·결산에 관한 사항
4. 학교급식 운영계획에 관한 사항
5. 식재료의 구체적인 품질기준 및 수입산, 사전반입, 완제품, 공산품 복수지정 식재료 승인에 관한 사항
6. 식재료 등의 조달방법 및 납품업체선정 기준에 관한 사항
7. 급식비 징수 및 교직원 급식비 환불 시행 규칙에 관한 사항
8. 급식종사자 대체인력풀 구성에 관한 사항

② 학교급식 식단작성

학교급식에서 제공되는 식단은 학교급식 영양관리기준을 바탕으로 학생집단의 성장 및 건강상태, 활동 정도, 지역적 상황 등을 고려하여 탄력적으로 운영한다. 학년 및 학교특성에 따라 필요한 영양량을 산출하여 구체적 영양기준을 만들고 학교운영위원회의 심의를 거친 후 영양기준을 충족시키고 다양한 식품군이 포함되도록 식단을 구성한다.

식단은 주별 및 월별 단위로 작성하며, 다양한 조리법과 식품을 활용하여 다양한 색과 형태로 구성한다. 계절별 수급 식재료 및 자연 식재료를 활용하며, 지역특산물 및 향토음식, 절기식 메뉴와 조리 숙련도, 식단 가격 등을 고려한다. 또한 기호도 및 만족도 조사 등을 통해 학생들의 선호도를 반영하여 식단을 구성한다. 최근에는 채식 식단 및 세계음식 식단 등 다양한 식단들이 개발되어 제공되고 있으며, 학교 식단의 메뉴 구성이 점차 다양해지고 있다[표 13-4].

③ 식재료 구매 및 품질관리

학교급식에 사용되는 식재료는 안전하고 우수한 품질의 재료를 선정하며, 학교급식법 시행규칙 제4조의 '학교급식 식재료의 품질관리기준'에 부합해야 한다. 식재료 구매는 해당 법령의 기준과 방법에 따라 이루어지며, 학교나 지역단위에서 공동으로 구매하기도 한다. 학교급식에 서 친환경, GAP (농산물우수관리제

도), HACCP 등의 품질 인증을 받은 농산물·축산물·수산물 사용을 권장하고 있어 해당 식재료 사용 비율이 점차 늘어나고 있다. 또한 유전자변형 농산물(GMO) 사용을 금지하고 있으며, 식품첨가물을 사용하지 않도록 권장하고 있다.

표 13-3 학교식단의 기본구성

<table>
<tr><th colspan="2">구분</th><th>일반반상</th><th>일품반상</th><th>면상</th></tr>
<tr><td rowspan="3">주식</td><td>기본밥류</td><td>1</td><td></td><td></td></tr>
<tr><td>일품밥류</td><td></td><td>1</td><td>선택(제공 시 1/2)</td></tr>
<tr><td>면류</td><td></td><td></td><td>1</td></tr>
<tr><td colspan="2">국류</td><td>1</td><td>1</td><td>선택</td></tr>
<tr><td colspan="2">주찬(고기·생선·달걀·콩류)</td><td>1</td><td>1</td><td rowspan="2">≥1</td></tr>
<tr><td colspan="2">부찬(채소류)</td><td>≥1</td><td>≥1</td></tr>
<tr><td colspan="2">김치</td><td>1</td><td>1</td><td>1</td></tr>
<tr><td colspan="2">과일 및 후식류</td><td>선택</td><td>선택</td><td>선택</td></tr>
<tr><td colspan="2">우유 및 유제품류(권장)</td><td>1</td><td>1</td><td>1</td></tr>
</table>

자료출처: 한국교육개발원. 학교급식 식단작성 참고자료, 2018.

표 13-4 학교급식 다양한 메뉴 예시

주식 (일품요리)	주찬	부찬	간식 후식
꽃참치비빔밥 대패삼겹숙주덮밥 참치김치마요밥버거 태국식돼지고기볶음밥 크림순대볶음 짬뽕해물파스타 육개장칼국수 구운달걀카레덮밥 보자기비빔밥 충무김밥 & 갑오징어무침 왕새우 또디아 흑색라멘	두부참치함박 레몬허브치킨스테이크 고추장못난이완자 닭고기퀘사디아 에비(새우)카레 크로크무슈 탄두리닭다리살스테이크 연근돼지갈비찜 수제참치마요구이 연어파피요트 로제불닭 꿀맛통삼겹구이 로제찜닭	중화식 땅콩두부조림 참외샐러드 봄동시저샐러드 푸실리케첩무침 토마토마리네이드 옥수수맛탕 팽이버섯전 단호박야채전 오븐구이 김치전 해쉬브라운피자 유부비빔쫄면 토마토달걀볶음	수제고구마오믈렛 연근견과류칩 무알콜상그리아 수제 햇사과 타르트

자료출처: 서울학교급식포털, 2023년도 점심시간을 기다리게 하는 학교급식 레시피 공모전 수상작

●● 봄(3, 4, 5월)

1	2	3	4	5
봄나물비빔밥	발아현미밥	채소자장밥	표고콩나물밥/달래장	찰기장밥
근대된장국	새송이유부국	팽이버섯콩나물국	아욱된장국	맑은감자국
수제콩고기커틀렛	두부케첩조림	연두부/양념장	영양두부찜	채소잡채만두튀김
모둠피클	두릅전	당면콩나물무침	어린잎채소묵무침	미역국수채소무침
배추김치	도토리묵달래무침	깍두기	배추김치	머위고추장무침
과일꼬치	석박지	찰보리찜케이크	부추장떡	배추겉절이
				쑥인절미

6	7	8	9	10
파래볶음밥	영양찰밥/돌김구이	어린잎채소비빔밥	해초비빔밥	견과류비빔밥
쑥냉이된장국	배추들깨국	무채국	순두부찌개	김치콩나물국
비트채소전	뿌리채소떡볶음	냉이애호박전	버섯잡채	두부피자
콩고기버섯볶음	표고버섯마늘쫑조림	토마토발사믹샐러드	봄나물튀김	어린잎샐러드
브로콜리숙회	무생채	무말랭이엿장조림	깻잎조림	달래오이무침
배추김치	딸기	배추겉절이	배추김치	봄동겉절이

3월

채소 : 봄동, 달래, 냉이, 돌미나리, 고사리, 쑥, 원추리, 고들빼기, 땅두릅, 물쑥, 죽순, 취나물, 쪽파, 상추, 아욱, 양송이, 돌나물, 씀바귀

과일 : 딸기, 금귤

음식 : 된장 담그기, 각종 봄나물 무침 및 김치

4월

채소 : 양상추, 껍질콩, 두릅, 봄동, 달래, 머위, 더덕, 근대, 고사리, 완두, 죽순, 취나물, 쪽파, 미나리, 배추, 양배추, 상추, 샐러리, 시금치, 쑥, 쑥갓, 아욱, 양송이, 호박, 겨자, 산나물

과일 : 살구, 딸기

음식 : 통밀 고추장, 막장 담그기, 신선한 채소겉절이, 더덕, 고구마순, 쪽파로 김치, 풋마늘과 더덕, 마늘종장아찌, (삼짇날)진달래 화전, (한식)쑥떡, 쑥단자, 한식면

5월

채소 : 고구마순, 차, 미나리, 참취, 도라지, 더덕, 근대, 고사리, 부추, 양파, 오이, 완두, 우엉, 피망, 호박, 애호박, 배추, 양배추, 상추, 샐러리, 시금치, 쑥갓, 열무, 아욱

과일 : 딸기, 앵두와 토마토

음식 : 양배추, 상추 겉절이, 열무김치, 부추김치, 양파와 부추 장아찌

그림 13-2 학교급식 봄철 채식식단 예시
자료출처: 전라북도교육청. 채식 맛이 보인다- 채식건강식단 자료집, 2013.

쉬어가기

GAP, HACCP

- **농산물우수관리(GAP: Good Agricultrual Practices)**

농산물우수관리란 농산물의 안정성을 확보하고 농업환경을 보전하기 위해 농산물의 생산에서 판매 단계까지 안전한 관리체계를 구축하고 위해요소를 관리하는 제도이다. 구체적으로는 작물이 재배되는 농경지 및 농업용수 등의 농업환경과 농산물에 잔류할 수 있는 농약, 중금속, 잔류성 유기오염물질 또는 유해생물 등의 위해요소를 적절하게 관리한다.
우수관리인증 대상품목은 식용을 목적으로 생산하고 관리한 농산물이며, 「농수산물품질관리법」과 「농산물우수관리기준」에 따라 농산물우수관리인증기관으로부터 인증을 받을 수 있다. 우수관리인증 농산물에는 포장·용기·간판·차량 등에 산지, 품목(품종), 중량·개수, 생산연도, 생산자(생산자집단명) 또는 우수관리시설명을 표시하고 우수관리인증 농산물의 인증표시를 사용한다.

GAP (우수관리인증) 농림축산식품부

인증표시 (국문)

GAP MAFRA KOREA

인증표시 (영문)

(계속)

- **식품안전관리인증기준(HACCP: Hazard Analysis & Critical Control Point)**
  해썹(HACCP)은 위해요소분석(HA, Hazard Analysis)과 중요관리점(Critical Control Point)의 영문약자로 '식품안전관리인증기준'이라고 한다. 위해요소분석은 '어떤 위해를 미리 위해요인을 사전에 파악하는 것'을 의미하며, 중요관리점은 '반드시 필수적으로 관리해야하는 항목'을 뜻한다. HACCP은 식품의 원재료부터 제조, 가공, 보존, 유통, 조리단계를 거쳐 최종 소비자가 섭취하기 전까지의 각 단계에서 발생 가능한 위해요소를 규명하고, 이를 중점적으로 관리하기 위한 중요관리점을 결정하여 자율적이며 효율적인 관리를 통해 식품의 안정성을 확보하기 위한 위생관리체계이다. 미국, 일본, 유럽연합, 국제기구 등에서는 모든 식품에 HACCP을 적용할 것을 적극 권장하고 있다.
  HACCP은 축산물의 생산, 사료, 가공, 유통의 모든 분야와 식품의 제조, 가공, 유통, 외식, 급식의 모든 분야에 적용된다. HACCP 인증을 신청한 작업장 및 업소에 대해서 서류검토 및 현장실사를 통하여 기준에 적합한 경우 인증서를 발급하고 있다.
  HACCP 인증마크는 다음과 같다.

HACCP적용 업소	자동기록관리시스템 업체	도축장, 집유장, 농장

자료출처: 국립농산물품질관리원 GAP정보서비스 https://www.gap.go.kr/portal
한국식품안전관리인증원 https://www.haccp.or.kr

④ 식재료 검수관리

식재료 검수는 식재료의 위생과 안전한 급식에 영향을 미치는 중요한 과정이다. 학교에 식재료를 납품할 때에는 학교장의 책임하에 영양교사 및 영양사 또는 학교 관계자가 주관하여 대면 검수를 실시하고 검수일지를 작성한다. 검수일지에는 식품명, 속성설명, 수량, 원산지, 포장상태, 소비기한, 제조일, 품질상태 등을 작성한다. 냉동이나 냉장식품의 배송 차량에는 자동온도기록 저장장치를 부착해야 하며, 축산물의 경우(소, 돼지, 닭, 계란, 오리 등) '축산물 등급판정확인서'를 활용하여 축산물의 이력을 확인하고, 검수 후에는 납품업체, 등급, 부위, 검수량 등의 검수내역을 축산물 유통정보서비스(축산물 원패스)에 입력한다.

⑤ 식품조리 및 배식

식품의 전처리와 조리는 정해진 장소에서 기준에 따라 이루어진다. 식재료의 전처리 작업 시 칼, 도마, 고무장갑, 조리기구 등을 구분하여 교차오염을 방지해야 하며, 색상 등으로 표시하여 어패류, 육류, 채소류와 소독 전/후로 구분해서 사용해야 한다. 가열하여 조리하는 식품의 경우 중심온도가 75℃ (패류 85℃) 1분 이상 유지되어야 식중독을 예방할 수 있다. 조리가 완료된 음식은 식생활관에서 배식하거나, 학교 상황에 따라 음식을 교실로 배달하여 교실 배식을 실시한다. 배식은 열장온도(57℃ 이상)와 냉장온도(5℃ 이하)를 유지할 수 있는 경우를 제외하고 식중독 예방을 위해 조리완료 후부터 2시간 이내에 이루어져야 한다.

쉬어가기

유전자변형식품(GMO food)

유전자변형식품[GMO(genetically modified organism) food]이란 유전자 재조합 및 핵산 주입술 등의 생명공학기술을 활용하여 재배되거나 육성된 농산물·축산물·수산물 등을 원재료로 하여 제조·가공한 식품 또는 식품첨가물을 의미한다. 「식품위생법」제12조의2(유전자변형식품등의 표시)에 따른 유전자변형식품의 표시는 '제조 및 가공 후에도 유전자변형 DNA 또는 유전자변형 단백질이 남아 있는 유전자변형식품'에 한정하여 표시하도록 규정하고 있다. 학교급식에서는 유전자변형식품이 아닌 안전한 식재료를 사용해야 한다.

- **유전자변형식품의 종류**

우리나라에 승인된 유전자변형식품 현황(2024. 7. 9. 기준)은 다음과 같다.

농산물	미생물		총계
	식품원료	식품첨가물	
197	11	39	**247**

승인된 유전자변형 농산물은 제초제에 내성을 가지거나 해충저항성, 가뭄저항성, 지방산 조정 변화 등의 특성을 가지고 있으며 품종에는 콩, 옥수수, 면화, 카놀라, 알팔파, 사탕무, 감자 등이 있다. 유전자변형 미생물은 특정 효소를 생산하거나 활성화시키는 특성을 가지고 있으며, 식품의 원료와 식품의 첨가물로 승인받은 50품목이 사용되고 있다.

- **유전자변형식품의 표시사항**

유전자변형식품의 표시사항은 용기 및 포장의 주표시면이나 원재료명 바로 옆에 표시해야 한다.

품목	표시내용
유전자변형농축수산물 등	'유전자변형 ○○ (농축수산물 품목명)', '유전자변형 ○○ (농산물 품목명)로 생산한 ○○○ (채소명)', '유전자변형 ○○ (농축수산물 품목명) 포함', '유전자변형 ○○ (농산물 품목명)로 생산한 ○○○ (채소명) 포함'
유전자변형식품 및 식품첨가물	'유전자변형식품', '유전자변형○○포함식품', '유전자변형 ○○ 포함가능성 있음', '유전자변형식품첨가물', '유전자변형 ○○포함 식품첨가물', '원재료명(유전자변형 또는 유전자변형된 ○○)', '원재료명(유전자변형 ○○포함가능성 있음)'

자료출처: 법제처 국가법령정보센터「식품위생법」; 식품의약품안전처, 유전자변형식품등의 표시기준; 서울특별시교육청. 2024학년도 학교급식 기본방향; 식품안전나라, 유전자변형식품 안전성 심사 승인 현황(2024. 7. 9. 기준)

라. 학교 우유급식 관리

학교의 우유급식은 축산법, 낙농진흥법, 학교급식법 시행령 등에 근거하여 우유급식을 통해 성장기 학생들의 식생활 개선과 체력을 증진시키기 위한 목적으로 시행되고 있다. 우유에 풍부한 칼슘 영양소를 충분히 공급하여 체위를 향상시키고, 저소득층 학생의 영양불균형 문제 해결 및 낙농산업 안정화에도 기여하고 있다. 우유급식은 매년 학생과 학부모를 대상으로 우유급식 희망조사를 실시하고, 그 결과를 참고하여 우유급식 실시 여부를 학교운영위원회에서 심의한다.

무상우유 지원사업은 학생이 거주한 지역에 따라서 저소득층, 특수교육대상자, 국가유공자 자녀, 다자녀 등의 지원 대상에게 실시하고 있다. 무상우유는 방학 중에도 우유급식이 이루어질 수 있도록 우유바우처카드나, 가정배달을 하고 있으며, 백색우유와 함께 치즈나 발효유 같은 유제품을 선택할 수 있도록 운영하고 있다.

(4) 학교급식 위생 및 안전관리

가. 학교급식 위생 및 안전관리

① 학교급식 HACCP시스템

HACCP시스템(Hazard Analysis and Critical Control Point System)은 1960년대 미국 우주비행사용 식품제조를 위해 처음 개발되었으며, 우리나라는 1995년부터 식품제조에 HACCP시스템을 적용해왔다. 2000년도에는 학교급식에 HACCP시스템이 처음으로 도입었으며. 이후 관련 법령 및 사회 변화를 반영하여 지속적으로 개선되어 왔다. 학교급식 HACCP시스템은 급식의 각 단계별로 위해요소를 미리 파악하여 중점적으로 관리하는 방법이며, 선행요건과 3개의 CCP(중요관리점), 2개의 CP로 운영되고 있다[표 13-5].

학교급식 HACCP시스템에서는 각 단계에서 미생물의 생존과 증식을 막기 위해 다양한 방법으로 모니터링을 실시한다. 식단검토 단계에서는 학교급식으로 제공되는 데 부적절한 식단이 있는지 확인하며, 식재료 검수부터 조리가 완료되어 배식이 이루어질 때까지 관리기준을 충족하는지 점검하고 필요한 개선조치를 시행한다. 일반적인 학교급식 HACCP계획의 세부내용은 [표 13-6]과 같다.

② 급식종사자 위생관리

학교급식 위생은 학교급식법(제12조)과 '학교급식 위생관리 지침서'의 기준을 준수하도록 관리하며, 영양교사 및 영양사는 조리된 식품에 대하여 배식하기 직전에 검식을 실시한다.

학교급식종사자는 6개월마다 1회 이상 건강진단을 실시해야 하며, 건강진단 대상은 영양교사 및 영양사, 조리사, 조리실무사, 배식 및 운반 인력, 식재료 납품업체 배송직원이다. 건강진단 항목은 폐결핵, 장티푸스, 파라티푸스이며, 폐결핵 검사는 연 1회 실시할 수 있다. 급식종사자는 맨손으로 조리작업을 하면 안 되며, 위생복, 위생모, 앞치마, 마스크, 위생화 등의 위생복장을 작용해야 한다. 또한 월 1회 이상 위생교육 및 HACCP 이해 교육을 받아야 한다.

표 13-5 학교급식 HACCP시스템 운영 내용

항목		주요내용
선행요건		시설·설비 위생관리, 개인위생관리, 식재료위생관리, 작업 위생관리, 급식기구 세척과 소독, 환경위생관리
식단검토		식단검토
CCP	CCP1	검수
	CCP2	식품취급 및 조리
	CCP3	조리완료 및 배식
CP	CP1	냉장·냉동고(실) 온도관리
	CP2	식품 접촉표면 세척과 소독

자료출처: 교육부 학생건강정책과. 학교급식 위생관리 지침서(제5차 개정), 2021.

표 13-6 학교급식의 일반 HACCP계획

공정		위해요소	한계기준(관리기준)	모니터링 방법: 대상	모니터링 방법: 방법	모니터링 방법: 빈도	모니터링 방법: 작성자/확인자	개선조치
식단검토		미생물 생존 및 증식	• 학교급식으로 부적절한 식단 배제 • 공정별 CCP확인	식단	식단검토	식단작성 및 변경시	영양교사·영양사	• 식단변경 • 조리법변경
CCP1. 검수		미생물 증식	• 냉장식품, 전처리된 농산물 10℃ 이하, 냉동식품은 냉동상태 유지 • 품질은 학교급식 식재료의 품질관리기준 준수	식재료	온도측정 관능검사	검수시	검수자	• 반품 및 교환 • 식재료 부적합 확인서 발급
CCP2. 식품 취급 및 조리	CCP2A. (장소구분 됨)	교차오염	• 장소구분(전처리실, 조리실) • 도구구분	구분 여부	육안관찰	해당 공정시	영양교사·영양사/ 조리사/ 조리실무사	• 장소변경 • 도구변경 • 재가열 혹은 폐기
		미생물 생존	• 소독제 유효염소농도 100~130 ppm 5분 침지 혹은 동등 효과 용법 준수	채소·과일	소독제 희석농도 및 시간 확인	생으로 제공하는 채소·과일 조리시	영양교사·영양사/ 조리사/ 조리실무사	• 소독제 희석 농도 조정
			• 식품 중심온도 75℃ (패류 85℃) 1분 이상	가열 조리식품	온도측정	식품 가열 조리시	영양교사·영양사/ 조리사/ 조리실무사	• 계속 가열
	CCP2B. (장소구분 안됨)	교차오염	• 전처리와 조리 사이에 작업대 세척·소독 • 도구 구분	세척·소독 및 도구 구분 여부	육안관찰	해당 공정시	영양교사·영양사/ 조리사/ 조리실무사	• 작업대 세척·소독 • 도구변경 • 재가열 혹은 폐기
		미생물 생존	• 소독제 유효염소농도 100~130 ppm 5분 침지 혹은 동등 효과 용법 준수	채소·과일	소독제 희석농도 및 시간 확인	생으로 제공하는 채소·과일 조리시	영양교사·영양사/ 조리사/ 조리실무사	• 소독제 희석 농도 조정
			• 식품 중심온도 75℃ (패류 85℃) 1분 이상	가열 조리식품	온도측정	식품 가열 조리시	영양교사·영양사/ 조리사/ 조리실무사	• 계속 가열
CCP3. 조리 완료 및 배식	CCP3A. (단독조리: 식당배식)	미생물 증식과 오염	• 열장 음식 57℃ 이상 유지, 혹은 2시간 이내 배식 • 혼합음식은 배식 직전에 혼합	열장 음식	온도측정 시간확인	배식 완료시	조리사/ 조리실무사	• 오븐 또는 열장 설비 확보 • 음식 재가열 및 폐기
	CCP3B. (단독조리: 교실배식)	미생물 증식과 오염	• 조리 후 2시간 내 배식 완료 (혼합 시작 후 2시간 이내 배식)	열장 음식	시간확인	배식 완료시	조리사/ 조리실무사	• 공정관리 • 음식교체 • 식당 공간 확보
	CCP3C. (공동조리)	미생물 증식과 오염	• 열장 음식 57℃ 이상 유지, 혹은 2시간 이내 배식 • 운반과 배식 시 오염 방지	열장 음식	온도확인 시간측정 육안관찰	운반 급식시	조리사/ 조리실무사(비조리교 담당자)	• 상차 시 온도 조정 • 운반용기 개선

(계속)

<table>
<tr><th colspan="2" rowspan="2">공정</th><th rowspan="2">위해 요소</th><th rowspan="2">한계기준
(관리기준)</th><th colspan="4">모니터링 방법</th><th rowspan="2">개선조치</th></tr>
<tr><th>대상</th><th>방법</th><th>빈도</th><th>작성자/확인자</th></tr>
<tr><td colspan="2">CP1.
냉장·냉동고
온도관리</td><td>미생물
증식과
오염</td><td>• 냉장고(실): 5℃ 이하
• 냉동고(실): −18℃ 이하</td><td>냉장·
냉동고(실)</td><td>온도확인</td><td>2~3회</td><td>조리사/
조리실무사</td><td>• 온도 보정
• 고장시 수리
• 식품 이동 혹은 폐기</td></tr>
<tr><td rowspan="3">CP2.
식품
접촉
표면
세척
및
소독</td><td>CP2A.
(세척기로 소독 안되는 학교)</td><td>미생물
생존</td><td>• 식판표면 71℃ 이상
• 소독 시 소독제 용법·용량 준수
• 식판 및 기구·기물류 표면에 세제 불검출</td><td>식기소독고/
소독제/
식판 및
기구·
기물류</td><td>온도확인
소독제
및
잔류세제
농도확인</td><td>세척·
소독시</td><td>세척 담당자</td><td>• 식기소독고 온도 및 시간 조정
• 소독제 농도 조정 및 재세척</td></tr>
<tr><td>CP2B.
(세척기로 소독 되는 학교)</td><td>미생물
생존</td><td>• 식판표면 71℃ 이상
• 소독 시 소독제 용법·용량 준수
• 식판 및 기구·기물류 표면에 세제 불검출</td><td>세척기/
소독제/
식판 및
기구·
기물류</td><td>온도확인
소독제
및
잔류세제
농도확인</td><td>세척·
소독시</td><td>세척 담당자</td><td>• 세척기 A/S (온도보정)
• 소독제 농도 조정 및 재세척</td></tr>
<tr><td>CP2C.
(세척기 없는 학교)</td><td>미생물
생존</td><td>• 식판표면 71℃ 이상
• 소독 시 소독제 용법·용량 준수
• 식판 및 기구·기물류 표면에 세제 불검출</td><td>식기소독고/
소독제/
식판 및
기구·
기물류</td><td>온도확인
소독제
및
잔류세제
농도확인</td><td>세척·
소독시</td><td>세척 담당자</td><td>• 식기소독고 온도 및 시간 조정
• 소독제 농도 조정 및 재세척</td></tr>
</table>

자료출처: 교육부. 학교급식 위생관리 지침서(제5차 개정), 2021.

③ 위생 안전 점검

학교급식의 위생과 안전관리를 강화하기 위하여 학교급식법과 식품안전기본법에 따라 교육청과 지방식약청 등 관련 기관에서는 급식 시설 및 급식 전반의 위생·안전 점검을 연 2회 정기적으로 실시하고 있다. 점검 결과는 5개 등급으로 평가하여 공개하며, 우수한 학교에는 인센티브를 제공하지만 미흡한 학교는 현장지도와 행정처분을 받을 수 있다.

쉬어가기

학교급식에서 사용한 폐식용유는 어떻게 처리될까?

소비기한이 초과된 식용유나 산패식용유, 산가측정 결과 2.5 이상인 식용유는 학교급식 조리에 재사용할 수 없다. 이렇게 발생한 폐식용유는「폐기물관리법」에 의해 시·군·구에 신고된 업체를 통해 매각하여 처리한다. 폐식용유 매각 금액은 학교 회계로 편입되어 관리되며 학교 급식소 산재사고 예방을 위한 안전보건용품 구입 등에 사용하고 있다. 폐식용유를 수거할 때에는 실제 수량이 맞는지 정확히 확인해야 하며, 수거 전 중량을 측정하고 폐식용유 장부 관리를 통해 철저한 검수 및 관리가 이루어진다.

자료출처: 서울특별시교육청. 2024학년도 학교급식 기본방향, 2024.

나. 식중독 및 감염병 관리

① 식중독

식중독이란 식품의 섭취로 인해 발생하거나 발생할 것으로 판단되는 감염성 또는 독소형 질환을 말한다. 인체에 유해한 미생물 또는 유독물질에 오염된 식품이나 물을 섭취하여 발생한다. 섭취에 의하여 발생하였거나 발생할 것으로 판단되는 감염성 또는 독소형 질환을 말한다. 학교급식에서 식중독이 발생하면 학생들의 건강 문제와 함께 수업결손과 사고수습으로 인한 학사일정 차질, 학부모들의 정신적·시간적·경제적 손실 등 피해 규모가 매우 크기 때문에 사전예방을 위한 철저한 위생 관리가 중요하다.

식중독은 원인균에 따라 차이가 있으나 일반적으로 원인 식품을 섭취한 후 30분~48시간에 설사와 구토, 복통과 같은 위장증상이 급식을 제공받은 학생들에게 집단으로 나타나게 된다. 따라서 학교에서는 평소에 식중독과 관련된 감시체계를 구축하고 운영해야 하며, 평상시에는 식중독 관련 교직원 교육과 함께 모의훈련을 실시한다. 의심 환자가 발생하면 자체 확인 조사 후 교육청과 보건소 등 관련 기관에 식중독 의심 환자 발생 내용을 보고해야 하며, 학교 급식은 잠정적으로 중단하고 학교 식중독 대책반을 운영한다. 이후 관련 기관의 역학조사가 시작되고 역학조사 결과에 따라 후속조치 및 모니터링이 이루어지며 급식이 재개된다. 학교급식에서 식중독 의심환자 발생 시 대응하는 방법에 대한 자세한 내용은 [표 13-7]과 같다.

표 13-7 학교급식 식중독 의심환자 발생 시 대응 요령

구분	내용	관련 담당
〈평상시〉	• 식중독 관련 교직원 사전 교육(연수) 실시 • 식중독 의심환자 모니터링 실시	• 영양교사(영양사), 보건교사, 담임교사
	• 식중독 모의훈련 실시 (권장)	• 학교
〈1단계〉 발생인지	• 보건실 방문 학생 관찰 및 교내 보고 - 식중독 의심 학생은 인체검체 채취 등을 위하여 원인·역학조사반 도착 시까지 귀가보류(관계기관 협의) ※ 평일 방문 수준의 학생수 및 증상과 비교 필요 - 학교장 등에 먼저 (상황)보고	• 학생 → 담임 또는 보건교사 → 학교장
	• 담임교사를 통한 유증상자 파악(1차 예비조사 및 2차 확인조사) - 병결학생의 원인 및 유증상자 파악	• 학교
	• 학교장 주재 대책협의 개최 - 식중독으로 판단될 경우 관계기관에 신고·보고	• 학교
〈2단계〉 발생보고	• 학교 식중독 의심환자 발생 보고 - 시·군·구(위생·감염부서), 교육청에 신속하게 보고(유선) - 시·군·구 위생부서는 식약처와 시·도에 지체없이 발생보고	• 학교(장) 등 학교관계자 → 관계기관
	「식중독 조기경보시스템」 현행화 - 당월 식재료 납품업체 입력여부 확인 및 필요 서류(식단표, 식재료 납품업체 등)를 원인·역학 조사반에 제공	• 시·군·구 위생부서 → 식약처, 시·도
〈3단계〉 식중독 대책반 가동	• 학교 식중독 대책반 운영 - 환자파악, 환자이송, 역학조사 협조, 학사운영 등 대책반 업무 수행	• 학교

(계속)

구분	내용	관련 담당
〈3단계〉 식중독 대책반 가동	• 학교급식 잠정 중단 조치 - 학교급식 중단여부(원인파악 및 확산방지)는 방역당국과 협의하여 학교장이 결정 - 대체급식 방안 강구(도시락 지참 등), 저소득층자녀 급식지원 대책 마련 등 ※ 학부모에게 식중독 경과내용, 학사일정, 대체급식(도시락 지참여부 등) 실시 등 자세한 내용을 가정통신문 등으로 안내	• 학교
〈4단계〉 원인·역학조사	• 식중독 원인·역학조사 협조 - 보존식 및 환경검체(조리도구, 음용·조리용수 등) 수거를 위한 준비 ※ 학교급식 이외에 의심되는 식중독 발생원인 식품(외부반입 음식, 학교 주변 판매식품 등)이 있는 경우는 정보 제공 - 협의체 운영에 따라 필요사항 협력(환자 규모, 증상 파악) ※ 협의체에 교육청(학교)은 발생시부터 종결될 때까지 참여	• 학교 → 관계기관
〈5단계〉 조사 후 조치	• 급식실 대청소 및 소독 - 급식시설·기구 등 대청소 및 살균·소독 실시로 청결하게 유지·관리	• 학교
〈6단계〉 모니터링	• 유증상 학생 지속적 모니터링 - 보건실 방문 학생 위주로 긴밀히 주의·관찰	• 학교
	• 식중독 예방 교육 실시 - 교직원 및 학생 손 씻기 실천 등 식중독 예방 교육	• 학교
	• 급식 재개 - 시·군·구 감염부서(보건소)와 교육청 등 협의하여 학교장이 결정	• 학교 → 관계기관

자료출처: 교육부. 학교급식 위생관리 지침서(제5차 개정), 2021.

② 감염병

학교급식은 집단으로 운영되어 감염병 확산의 위험이 있으므로, 감염병의 종류와 위기경보 수준에 따라 학교급식은 탄력적으로 보완되어 운영된다. 코로나19로 인한 '사회적 거리두기' 시행에 따라 학교에서도 식당 이동 전 발열 검사, 식사 좌석 간격 조정 및 칸막이 설치, 식사 시 대화 금지, 간편식 제공 또는 개인 도시락 지참, 교실 배식 등 다양한 방법으로 감염병 예방 및 확산방지를 위해 노력하였다.

(5) 학교급식 영양관리

학교급식에서 영양관리는 연령에 적합한 영양관리 기준 준수 및 균형 잡힌 식사 제공을 통해 성장기 학생의 건강증진과 영양교육를 통한 올바른 식사 선택 능력배양 및 자기 건강관리 역량을 강화하는 것을 목적으로 한다.

가. 학교급식 영양관리기준

학교급식의 영양관리기준은 한끼의 기준량을 제시한 것으로 학생 집단의 성장 및 건강상태, 활동정도, 지역적 상황 등을 고려하여 탄력적으로 적용한다. 계절별로 연속 5일씩 1인당 평균영양공급량을 평가하되, 준수범위는 다음과 같다.

① 에너지는 학교급식의 영양관리기준 에너지의 ±10%로 하되, 탄수화물 : 단백질 : 지방의 에너지 비율이 각각 55~65% : 7~20% : 15~30%가 되도록 한다.

② 단백질은 학교급식 영양관리기준의 단백질량 이상으로 공급하되, 총공급 에너지 중 단백질 에너지가 차

쉬어가기

'K-급식'의 그늘 – 급식실 조리환경과 산업재해

학교 급식은 정해진 시간 안에 많은 학생 및 교직원들이 식사를 마쳐야 하기 때문에 소수의 급식조리 인원이 대규모 음식을 준비하고 조리 및 배식까지 시간에 맞춰서 일을 완료해야 한다. 그러나 시간을 맞추기 위해 일을 서두르는 과정에서 사고가 발생하기도 하며, 업무강도가 높은 일을 하면서 손목, 허리 등에 무리가 되어 근골격계 질환이 발생하기도 한다.

2021년에 발생한 학교 급식조리(실무)사의 산업재해는 1,206건이었다. 산업재해의 형태로는 넘어지는 사고(327건)가 가장 많았으며, 화상(307건), 근골격계질환(156건), 끼임 사고(83건), 부딪힘 사고(74건)의 순으로 나타났다. 또한 급식실에서 튀김이나 볶음 과정에서기름을 고온의 환경으로 요리하는 경우 '조리 흄(cooking fumes)'이라는 미세한 매연물질이 발생하는데, 이 입자는 초미세먼지보다 25배나 작은 물질로 폐 급숙이 흡입하게 되어 폐질환과 폐암을 유발하는 것으로 알려져 있다. 특히 환기장치가 제대로 갖춰지지 않은 환경에서는 폐암 발생 위험이 최대 22배 이상 증가하는 등 조리흄에 유해성에 대한 논란이 지속되었고, 2020년 2월 학교급식 종사자의 폐암이 최초로 업무상 재해로 인정이 되었다.

이에 고용노동부는 55세 이상 학교 급식실 근무자 또는 급식업무 10년 이상 종사자를 대상으로 저선량 폐 CT 촬영을 하도록 건강진단 가이드라인을 제시하였고, 교육부는 전국 시·도교육청의 급식실 종사자(영양사, 조리사, 조리실무사)들을 대상으로 검사를 실시하였다. 검사 결과 전체 검사자 중 약 30%에서 폐결절, 폐암 의심, 폐암 확진 등의 의상소견이 있는 것으로 나타났으며, 이후 2년 동안 전국에서 113명의 급식실 종사자가 폐암을 산업재해로 인정받았다.

이후 환기설비 개선, 조리실 냉·난방시설 설치와 같은 급식실 환경 개선, 교육청에서 기간제나 무기계약의 고용형태로 대체인력제도 운영, 대체인력 인건비 지원, 튀김류 주 2회 이하 제한 및 오븐 사용 조리법 개발 등 조리원의 업무의 강도를 낮추기 위한 노력들이 이루어지고 있지만, 근본적이고 장기적인 대책이 필요하다. 급식실 종사자들이 안전하고 건강하게 일할 수 있어야 학생들에게도 양질의 학교급식을 제공할 수 있다.

자료출처: 경향신문, 2022. 10. 05. 학교 급식조리사 산재 한 해 만에 60% 급증, 폐암은 2년간 16건
노컷뉴스, 2024. 07. 11. 대체인력에 '침묵'하는 울산교육청, '골병'드는 급식실 종사자들
제주의 소리, 2024. 06. 06. 학교급식 노동자의 폐암 산재 인정돼야

표 13-8 학교급식의 영양관리 기준

구분	학년	에너지 (kcal)	단백질 (g)	비타민 A (R.E.)*		티아민 (비타민 B_1) (mg)		리보플라빈 (비타민 B_2) (mg)		비타민C (mg)		칼슘 (mg)		철 (mg)	
				평균 필요량	권장 섭취량	평균 필요량	권장 섭취량	평균 필요량	권장 섭취량	평균 필요량	권장 섭취량	평균 필요량	권장 섭취량	평균 필요량	권장 섭취량
남자	초등 1~3 학년	570	11.7	104	150	0.17	0.24	0.24	0.30	13.4	16.7	200	234	2.4	3.0
	초등 4~6 학년	670	16.7	137	200	0.24	0.30	0.30	0.37	18.4	23.4	217	267	2.7	3.7
	중학생	840	20.0	177	250	0.30	0.37	0.40	0.50	23.4	30.0	267	334	3.7	4.7
	고등학생	900	21.7	207	284	0.37	0.44	0.47	0.57	26.7	33.4	250	300	3.7	4.7
여자	초등 1~3 학년	500	11.7	97	134	0.20	0.24	0.20	0.27	13.4	16.7	200	234	2.4	3.0
	초등 4~6 학년	600	15.0	130	184	0.27	0.30	0.27	0.34	18.4	23.4	217	267	2.7	3.4
	중학생	670	18.4	160	217	0.30	0.37	0.34	0.40	23.4	30.0	250	300	4.0	5.4
	고등학생	670	18.4	150	217	0.30	0.37	0.34	0.40	26.7	33.4	234	267	3.7	4.7

*R.E.는 레티놀당량(Retinol Equivalent)임

자료출처: 서울특별시교육청. 2024학년도 학교급식 기본방향, 2024.

지하는 비율이 20%를 넘지 않도록 한다.

③ 비타민A, 티아민, 리보플라빈, 비타민C, 칼슘, 철은 학교급식 영양관리기준의 권장섭취량 이상으로 공급하는 것을 원칙으로 하되, 최소한 평균필요량 이상이어야 한다.

나. 학교급식 나트륨 및 당류 저감화

나트륨과 당류 소비량이 증가함에 따라 건강문제가 발생하여 학교급식에서는 나트륨 및 당류 저감화 계획을 수립하여 실천하고 있다. 학교급식 1끼당 나트륨 줄이기 정책의 목표는 초등학교 900 mg, 중학교 1,000 mg, 고등학교 1,300 mg이며, 평균 1,067 mg 수준 또는 이하로 저감화 정책을 추진하고 있다. 나트륨 함량이 높은 가공식품보다는 자연식품을 사용하며, 학교에서는 염도계를 활용하여 국염도를 적정 0.6~0.7% 수준으로 낮추고, '국없는 날', '국 자율의 날' 등을 운영하기도 한다. 당류저감화를 위해 식단 구성 시 첨가당을 줄이거나 당 함량이 많은 식재료 사용을 줄이고, 저당 제품을 제공하며, 후식으로 음료보다는 자연식품인 과일류를 제공하는 등의 노력을 하고 있다.

다. 식품 알레르기

알레르기(allergy)는 어떤 물질이 면역계에 과민반응을 일으켜 나타나는 증상을 말하며, 식품 알레르기(food allergy)는 식품 중의 특정 성분 때문에 발생하는 알레르기 반응으로 '음식물 과민반응'이라고도 한다. 식품 알레르기의 약 90%는 달걀(흰자), 우유, 밀, 콩, 견과류, 어패류에 의해 발생하며, 가족력이 있거나 천식이 있는 경우 위험성이 커진다. 식품 알레르기가 발생하면 음식물과 접촉하는 입술과 구강 점막의 부종 및 가려움증, 피부 두드러기, 재채기 등의 증상이 나타날 수 있으며, 심각한 경우 아나필락시스 같은 생명을 위협하는 호흡곤란 및 쇼크가 일어날 수 있으므로 주의해야 한다.

쉬어가기

원산지 표시 및 알레르기 유발식품 표시

「농수산물의 원산지 표시에 관한 법률」「식품위생법」「식품등의 표시기준」에 의해 원산지를 표시하는 품목(농축산물 9개, 수산물 12개)과 알레르기 유발식품은 다음과 같다.

품목	표시대상(원산지표시법 제5조, 시행령 제3조)
농축산물	• 축산물 및 그 가공품 : 쇠고기, 돼지고기, 닭고기, 오리고기, 양고기 등 • 배추김치(배추김치가공품 포함) 중 배추와 고춧가루, 쌀(밥, 죽, 누룽지), 콩(두부류), 콩국수, 콩비지
수산물	• 수산물 및 그 가공품 : 넙치, 조피볼락, 참돔, 미꾸라지, 뱀장어, 낙지, 고등어, 갈치, 참조기, 오징어, 명태(황태, 북어 등 건조한 것은 제외), 꽃게, 다랑어, 아귀, 주꾸미

- 알레르기 유발식품: 난류, ②우유, ③메밀, ④땅콩, ⑤대두, ⑥밀, ⑦고등어, ⑧게, ⑨새우, ⑩돼지고기, 복숭아, 토마토, 아황산류 호두, 닭고기, 쇠고기, 오징어, 조개류(굴, 전복, 홍합 포함), 잣
- 알레르기가 심한 아동은 제외식을 해야 하므로 사전에 알레르기 유발 식품 사용 시 철저히 공개하고 학교에 알려야 한다. 알레르기 유발 식품이 포함된 식품에서 외형이 분명하게 가려내어질 경우는 본인이 알아서 먹지 않을 수 있지만 그렇지 못한 경우를 대비하여 식단표에 식재료를 정확히 기재해야 한다(예: 쌈장에 견과류가 갈아서 들어갈 경우 '견과류쌈장', 멸치볶음에 꿀이 들어갈 경우 반드시 '멸치꿀조림'이라고 식단명에 정확히 기재해야 함).

자료출처: 법제처. 「농수산물의 원산지 표시에 관한 법률」, 「식품등의 표시기준」

학교는 알레르기 유발식품으로부터 학생들의 건강을 보호하기 위해 학교급식 식단표에 알레르기 유발식품에 대한 정보를 공지하고 있다. 식약처에서 고시한 19가지 알레르기 유발 식품을 표시한 월간 식단표를 가정통신문으로 안내하며, 학교 홈페이지와 식생활관 및 교실에 게시한다. 또한 특정 식품에 알레르기가 있는 학생들을 파악하여 제거식 혹은 대체식을 제공하거나 영양상담을 통해 알레르기 질환이 있는 학생들이 건강하고 안전한 식생활을 할 수 있도록 지도하고 있다.

3) 학교의 영양관리 정책 및 방향

학교의 영양관리는 학교급식을 통하여 이루어지므로 기본적으로 학교급식에서 건강한 식단을 통해 영양관리를 강화하며, 학생들에게 실시하는 영양·식생활 교육을 강화하고, '영양상담실'을 식생활관과 학교 홈페이지에 설치하고 운영하여 개인 맞춤형 영양상담을 체계적으로 실시하도록 노력하고 있다. 또한 전통음식 체험교육, 농촌 체험교육 등의 다양한 체험을 통해 전통식문화를 교육하는 한편, 미래의 식생활을 위해 먹거리 생태전환 교육을 급식과 연계하여 실시하고 있다.

(1) 먹거리 생태전환 교육

지구온난화와 기후 문제가 심각한 사회문제로 대두되면서 지속 가능한 사회를 만들기 위해서 학교 교육에도 패러다임 전환이 필요하게 되었다. 단순히 친환경 급식을 제공하고, 영양과 건강에 대한 교육을 실시하는 차원을 넘어서 '인간-사회-생태계-지구'의 순환을 생각하며 지속 가능한 먹거리를 위한 생태전환교육이 필요하게 되었다.

먹거리 생태전환 교육은 교육과정과 연계하여 학생들에게 다양한 체험과 교육의 기회를 부여하고, 학교급식에 저탄소 인증식재료 사용, 음식물 쓰레기 줄이기 캠페인, 채식 식단 공모 및 채식 급식 확대, 학교 텃밭 운영 및 친환경 샐러드바(bar) 운영, 학생 동아리 활동 및 온라인 학무모 교육 등의 프로그램을 운영하고 있다.

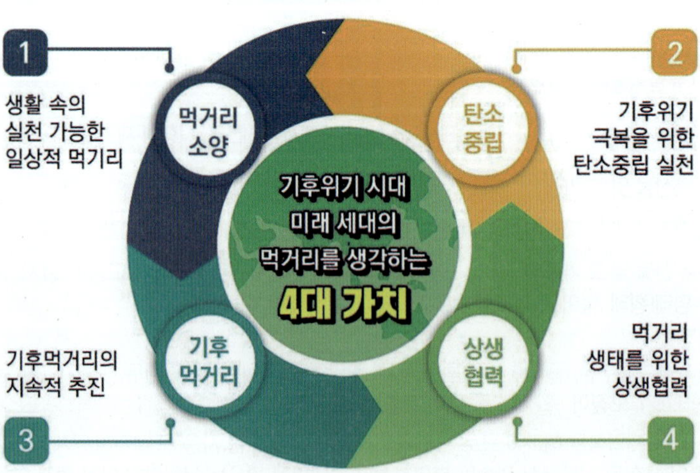

그림 13-3 먹거리 생태전환 교육 추진방향
자료출처: 서울특별시교육청. 먹거리 생태전환교육 중기[2022~2024] 발전계획, 2022.

더 알아보기

생태전환교육 사례 - 친환경 그린 샐러드바와 학교 텃밭 프로젝트

학교는 학교급식을 통해 친환경 농산물의 중요성을 알리고, 체험 중심의 다양한 먹거리 교육활동을 통하여 학생들의 인식 변화 및 올바른 식생활을 스스로 실천할 수 있도록 생태전환교육을 실시하고 있다. 먹거리 생태전환교육의 우수학교로 선정된 장위중학교의 생태전환교육 일부를 소개한다.

① 'SOS 그린 급식의 날' 운영

채식 식단으로 운영되는 'SOS 그린 급식의 날'을 월 2회 운영하며, 그린 급식을 위해 학생들의 선호하는 메뉴 구성 및 신메뉴 개발, 배너 설치 등 환경 개선의 노력을 함께 하고 있다. 특히 **'그린 샐러드바(Bar)'**를 운영는데, 제철 식재료 및 학교 텃밭 재배작물을 사용하여 4가지 이상의 다양한 메뉴로 구성된 샐러드바를 추가로 운영함으로서 학생들에게 선택적인 채식급식을 제공한다.

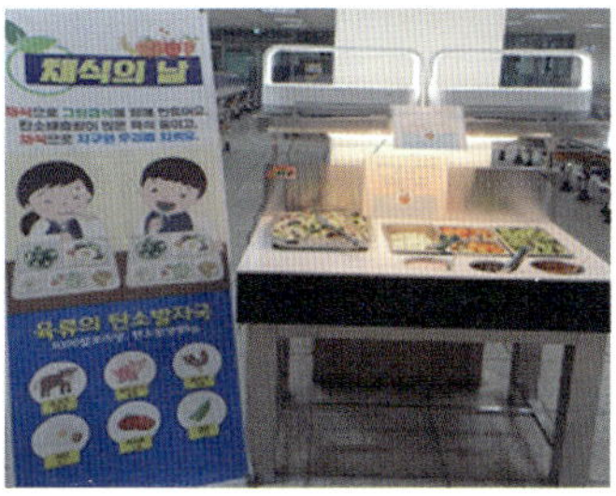

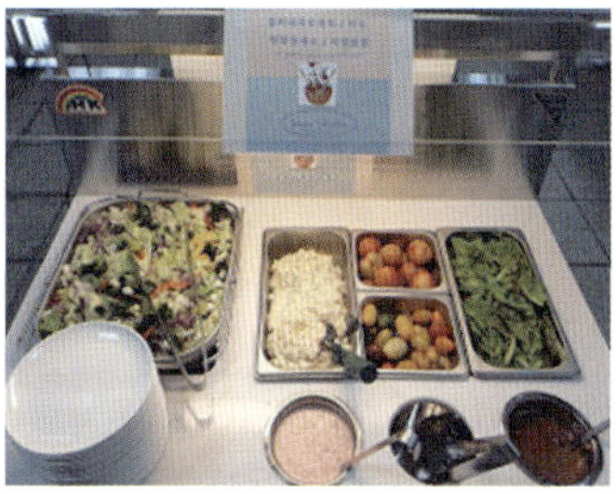

그린 샐러드바

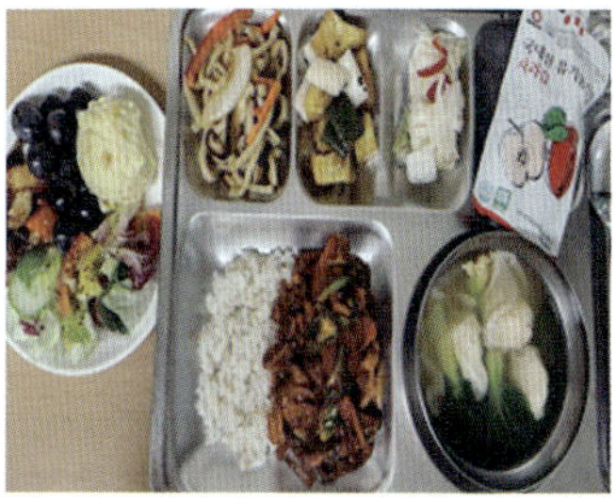

샐러드바 이용 학생 급식

② 친환경 학교 텃밭 조성 및 동아리 운영

학교 내 자투리 공간을 텃밭으로 조성하고 '텃밭 동아리'를 운영하여 학생들과 함께 텃밭을 관리하고 운영한다. 농업기술센터에서 기술지원을 받아 친환경 재배 방법으로 운영되며, 학생들은 밭고랑 만들기부터 모종 심기, 잡초제거 및 텃밭 가꾸기, 작물 수확까지 직접 참여한다. 텃밭에서 수확한 재배작물은 급식의 식재료로 제공되거나, 동아리 학생들의 실습활동에 사용된다. 텃밭 이외에도 농촌체험 및 다양한 원예활동으로 학생들의 만족도가 높은 동아리이다.

텃밭활동	고랑 만들기, 모종 심기 및 씨뿌리기, 텃밭 관리 및 수확 (급식실 내 수경재배 : 비타민, 루꼴라 재배)
요리 및 원예활동	텃밭 수확 작물(앵두, 바질, 치자, 메리골드 등)을 활용한 요리하기, 천연염색 손수건 만들기, 천연 모기 기피제 만들기 등
농촌체험학습	경기도 OO마을 방문(농산물 수확, 오이피클 및 보리빵 만들기 체험)

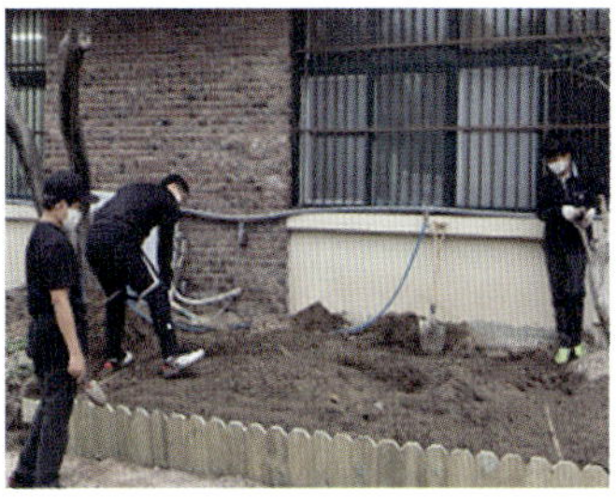
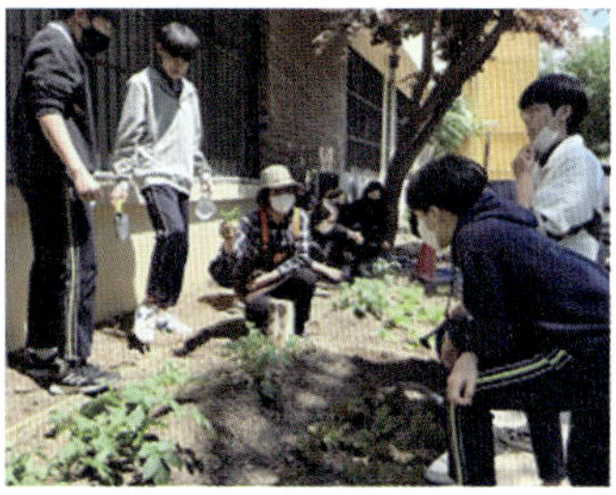

텃밭 활동

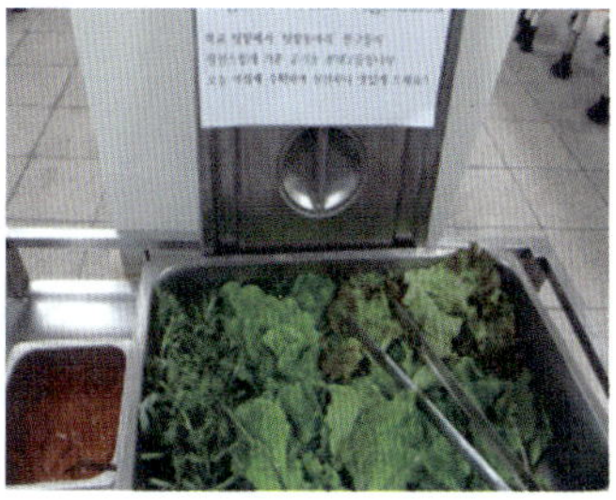

수확 작물 학교급식 제공

(계속)

생태전환교육 사례 –
친환경 그린 샐러드바와 학교 텃밭 프로젝트

③ 잔반 줄이기 이벤트 운영

추가 배식대를 설치하여 자신의 배식량을 스스로 조절하도록 하였다. 또한 학생회와 함께 '잔반 Zero게임' 이벤트를 실시하였으며, 이벤트 기간 하루 잔반량은 약 50kg로 이전 평균(89kg)보다 43%가 감소하는 등 학생들의 자발적 참여가 높았다.

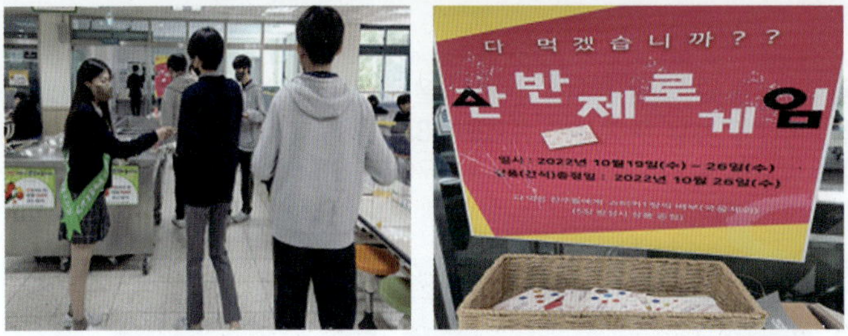

잔반 제로게임

④ 교과 융합 통계프로젝트 수업 운영

교과 융합 프로젝트 수업(국어, 수학, 진로)의 일환으로 '생태환경'을 주제로 3주간 실시하는 'Eco Life 통계프로젝트' 수업을 진행하였다.

세부주제	'환경도 살리고 기부도 하는 아나바다!'(유니세프와 그린피스에 기부) '잔반을 줄이자', '육식이 지구의 온도를 높인다고?'
활동내용	토의·토론을 통한 주제선정, 자료수집(설문조사), 환경실천 운동, 환경운동가 활동, 통계분석 및 통계그래프 작성, 발표

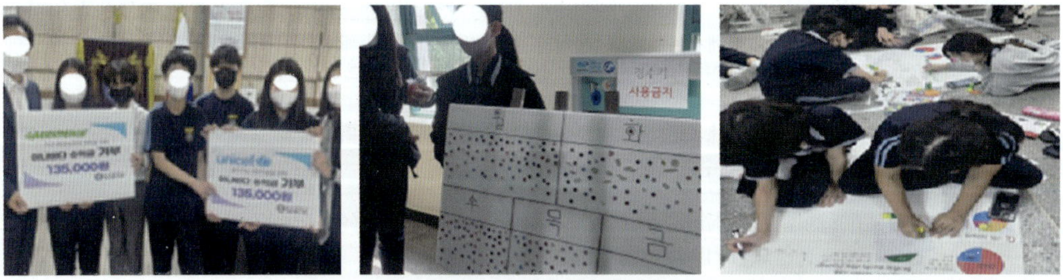

교과 융합 통계프로젝트 수업

자료출처: 장위중학교 이사랑 영양교사. 먹거리생태전환교육 및 식생활교육 우수사례-장위중학교, 2022.

2 병원의 영양관리

1) 병원 영양관리의 목적과 과정

(1) 임상영양의 목적

병원에서는 입원 환자의 회복을 돕기 위하여 환자의 질병과 상황에 적합한 방법으로 양질의 영양을 공급하기 위해 노력하고 있다. 병원영양은 '임상영양(clinical nutrition)'이라고 하며, 임상영양의 목적은 환자가 좋은 영양상태를 유지하여 질병의 회복 및 예방을 돕는 것이다. 임상영양학은 임상영양을 다루는 학문으로, 질병으로 인한 환자의 영양소 대사능력 변화를 고려하여 치료식과 질병과의 관계를 지속적으로 연구하고 적용함으로써 환자의 건강 회복 및 유지를 돕는 학문이다.

(2) 병원 영양관리의 일반적 과정

병원의 영양관리는 병원급식과 영양교육 및 상담을 통해 이루어지며, 담당의사의 처방에 의해 실시된다. 종합병원에는 의사, 간호사, 약사, 임상영양사 등으로 구성된 '영양집중지원팀(Nutrition Support Team, NST)'이 있어서 다학제간 접근을 통해 체계적이며 효과적으로 환자의 영양관리를 하고 있다. 건강한 대상자와 달리 질병을 가진 환자의 영양관리를 할 때에는 질병의 종류, 환자의 건강 및 영양상태, 사용 중인 약물과의 상호작용 등 고려해야 할 요소가 많으므로 정확한 의학적 근거에 기반한 영양관리를 제공해야 한다. 임상영양관리는 일반적으로 영양사정, 영양진단, 영양중재 계획, 영양중재 수행, 영양모니터링, 영양평가의 순서로 이루어진다[그림 13-4].

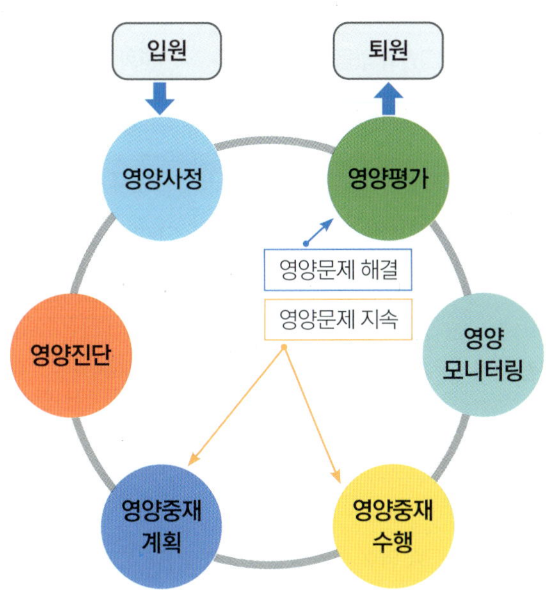

그림 13-4 병원 영양관리의 과정

① 영양사정 및 진단

영양사정(nutrition assessment)은 환자의 영양상태를 평가하기 위해 자료를 수집하는 과정이며, 영양진단은 영양사정 결과를 바탕으로 영양문제를 파악하여 영양중재 목표를 설정하는 과정이다.

영양상태를 확인하는 방법으로는 객관적 검사방법(신체계측, 생화학적 검사)과 주관적 자료 조사방법이 있다. 신체계측은 체중, 신장, 상완위 피하지방두께, 상완위둘레 등을 측정하여 기준치와 비교하여 평가한다. 생화학적 검사는 질병의 생리적·병리적 상태를 반영하는 혈액이나 소변검사를 통하여 영양소의 농도, 효소의 활성도, 면역기능 등을 평가한다.

주관적 자료는 환자에게 영양과 관련된 내용을 직접 질문 하거나 설문지를 통해 자료를 수집한다. 주관적 포괄적 영양평가(subjective global assessment, SGA)는 세계적으로 통용되는 영양상태 평가도구이며, 환자에게 체중변화, 식사섭취량 변화, 소화기 증상 등 신체 상태에 대한 질문을 통해 환자의 영양상태를 3단계(양호, 중등도 결핍, 심한 결핍)로 평가한다. 이외에도 식이력 조사 방법으로 식습관 조사, 식품섭취빈도조사, 24시간 회상법 등이 있다.

② 영양중재 계획 및 수행

영양상태를 평가한 후에는 환자의 영양상태 개선을 위한 중재(치료) 계획을 세우고 영양중재를 수행한다. 영양중재를 계획할 때에는 영양공급 경로와 공급할 영양성분 및 공급기간을 구체적으로 계획한다. 영양공

* 해당란에 √ 표시를 하고, ( ) 안에 해당되는 숫자를 기록하시오.

<table>
<tr><td rowspan="9">과거 병력</td><td rowspan="2">1. 체중변화</td><td colspan="2">지난 6개월간 체중감소: 감소량(　　)kg, 체중감소(　　)%</td></tr>
<tr><td colspan="2">지난 2주간의 체중변화: □증가 □변화 없음 □감소</td></tr>
<tr><td rowspan="2">2. 식사섭취 변화
(현재와 평상시 비교)</td><td>□변화 없음</td><td>□변화 있음 변화기간(　　)주</td></tr>
<tr><td colspan="2">섭취가능음식종류: □고형식 □전유동식 □물만 □먹을 수 없음</td></tr>
<tr><td>3. 소화기계 관련 증상</td><td colspan="2">□없음 □메스꺼움 □구토 □설사 □식욕부진</td></tr>
<tr><td rowspan="2">4. 신체 기능 장애요인</td><td>□이상없음</td><td>□기능부전 기간(　　)주</td></tr>
<tr><td colspan="2">기능부전 상황: □일상생활 가능 □거동가능 □거동불가능</td></tr>
<tr><td rowspan="2">5. 질병 및 영양요구량 관계</td><td colspan="2">주진단명:</td></tr>
<tr><td colspan="2">스트레스: □없음 □약간 □ 중등도 □심한스트레스</td></tr>
<tr><td rowspan="2">신체 조사</td><td colspan="3">숫자로 표시 (0=정상, 1+=약간 있음, 2+=상당히 있음, 3+=매우심함)</td></tr>
<tr><td colspan="3">피하지방의 손실(　　), 근육 손실(　　), 발목 부종(　　), 천골 부종(　　), 복수(　　)</td></tr>
<tr><td colspan="2">SGA 평가등급</td><td colspan="2">□A. 양호 □B. 중등도의 결핍상태 □C. 심한 결핍상태</td></tr>
</table>

그림 13-5 주관적 포괄적 영양평가(SGA)

자료출처: 대한영양사회, 임상영양관리지침서, 2000; 강은희, 임상영양학, 2012.

식습관 설문지	
1. 식사는 하루에 3끼를 항상 먹습니까?	①예 ②아니오
1-1. '아니오'라고 답한 경우, 주로 거르는 끼니는? ① 아침 ②점심 ③저녁 1-2. 끼니를 거르는 이유는? ①늦잠 ②식사준비가 늦어서 ③입맛 없음 ④바빠서 ⑤간식을 먹어서 ⑥체중조절을 위해	
2. 외식을 얼마나 자주 하십니까?	①매일 ②주 4~6회 ③주 1~3회 ④안함
3. 외식은 주로 누구와 하십니까?	①혼자 ②가족 ③친구 ④기타
4. 튀김류를 자주 섭취합니까?	①매일 ②주 4회이상 ③주1~3회 ④안함
5. 녹황색 채소와 과일을 자주 섭취합니까?	①매일 ②주 4회이상 ③주1~3회 ④안함
6. 육류, 생선, 계란, 콩을 자주 섭취합니까?	①매일 ②주 4회이상 ③주1~3회 ④안함
7. 우유를 자주 섭취합니까?	①매일 ②주 4회이상 ③주1~3회 ④안함
(이하 생략)	

그림 13-6 식습관 설문지 예시

▪ **식품섭취빈도조사**

다음 각 항목의 음식을 최근 1년 동안 얼마나 자주 섭취했는지 응답해주시고, 1회 평균 섭취량도 답해주십시오.

음식명 \ 섭취빈도(회)	거의 안 먹음	1개월 1	1개월 2~3	1주 1	1주 2~4	1주 5~6	1일 1	1일 2	1일 3	1회 평균 섭취량
1. 쌀밥	①	②	③	④	⑤	⑥	⑦	⑧	⑨	1공기(300ml, B1T) ① ½ ② 1 ③ 1½ ④ 2
2. 잡곡밥(콩밥 포함)	①	②	③	④	⑤	⑥	⑦	⑧	⑨	1공기(300ml, B1T) ① ½ ② 1 ③ 1½ ④ 2
3. 비빔밥, 볶음밥	①	②	③	④	⑤	⑥	⑦	⑧	⑨	1인분(외식제공량=500ml) ① ½ ② 1 ③ 1½
4. 김밥	①	②	③	④	⑤	⑥	⑦	⑧	⑨	1줄(=삼각김밥 2개) ① ½ ② 1 ③ 1½ ④ 2
5. 카레라이스	①	②	③	④	⑤	⑥	⑦	⑧	⑨	1인분(외식제공량=500ml) ① ½ ② 1 ③ 1½
6. 라면, 컵라면	①	②	③	④	⑤	⑥	⑦	⑧	⑨	1개 ① ½ ② 1 ③ 1½
7. 국수, 칼국수, 우동	①	②	③	④	⑤	⑥	⑦	⑧	⑨	1인분(외식제공량=1000ml) ① ½ ② 1 ③ 1½
8. 짜장면, 짬뽕	①	②	③	④	⑤	⑥	⑦	⑧	⑨	1인분(외식제공량=1000ml) ① ½ ② 1 ③ 1½

그림 13-7 식품섭취빈도조사 예시

자료출처: 보건복지부·질병관리본부, 국민건강영양조사 제6기 식품섭취빈도조사, 2013.

급 경로는 크게 구강, 경장, 정맥 3가지로 구분되며, 환자의 상태와 구강섭취 가능 여부에 따라 결정한다. 영양중재는 병원급식을 통한 식품과 영양소 제공, 영양교육 및 상담, 영양집중지원팀 지원 등의 방법으로 이루어진다.

③ 영양모니터링 및 평가

영양중재가 잘 시행되고 있는지 지속적으로 모니터링하며 환자의 영양상태를 재평가하고 영양문제의 개선 여부를 확인한다. 재평가는 영양사정 단계와 같은 방법으로 신체계측, 생화학적 검사, 면담 및 조사와 같은 방법을 사용한다. 영양평가 결과에 따라 영양문제가 지속될 시 영양중재를 반복하여 시행하거나 영양중재 계획을 수정하며, 영양문제가 해결되어 건강이 회복되면 영양중재를 중단하고 퇴원을 고려한다. 퇴원 계획에는 환자가 퇴원 후에도 올바른 식단을 스스로 유지할 수 있도록 질병과 관련된 영양교육 및 식단 정보 제공과 같은 중재들이 포함된다.

식이섭취 기록지

하루 동안 섭취한 음식을 기억해 주세요

(도구사용 : 밥공기-소·중·대, 국공기-소·중·대, 접시-소·중·대)

날짜	월 일(요일)					
분류	식사 시간	식사 장소	음식명 (조리명)	재료명	용량(눈대중)	그림
아침						
간식						
점심						
간식						
저녁						
간식						

그림 13-8 24시간 회상법 예시

쉬어가기

NANDA의 영양 관련 간호진단

'간호진단'은 간호사가 대상자에게 체계적이고 효과적인 간호를 제공하기 위해 대상자의 건강문제 및 요구를 명확하게 진술하는 과정이며, 간호과정(nursing process)의 두 번째 단계이다. 간호과정은 간호사정(nursing assessment), 간호진단(nursing diagnosis), 간호계획(nursing plan), 간호수행(nursing implementation), 간호평가(nursing evaluation)의 다섯 단계로 이루어져 있다.

북미간호진단협회(North American Nursing Diagnosis Association, NANDA)는 2년마다 전 세계적으로 사용되는 표준화된 간호진단 분류체계를 개정하여 발표하고 있다. 간호진단 분류체계(NANDA International 2021-2023)는 13개 영역과 267개의 간호진단으로 구성되어 있으며, 영양과 관련된 간호진단은 [영역 2]에 해당하는 24개의 간호진단이 있다.

과	간호진단명
섭취 (Ingestion)	영양불균형(신체요구량보다 적음), 영양 향상을 위한 준비, 불충분한 모유분비, 비효과적인 모유수유, 모유수유중단, 모유수유 향상을 위한 준비, 비효과적 청소년 식생활의 역학관계, 비효과적 유아 식생활의 역학관계, 비효과적 영아 식생활의 역학관계, 비만, 과체중, 과체중의 위험, 비효과적 영아 빨기-삼키기 반응, 연하장애
대사 (Metabolism)	불안정한 혈당수치의 위험, 신생아 고빌리루빈혈증, 신생아 고빌리루빈혈증의 위험, 간기능장애의 위험, 대사증후군의 위험
수화 (Hydration)	전해질 불균형의 위험, 체액 불균형의 위험, 체액 부족, 체액 부족의 위험, 체액과다

자료출처: 이동숙 외, 사례중심의 간호과정과 비판적 사고, 2023; NANDA International https://nanda.org

2) 영양공급의 종류

병원에서 환자에게 제공하는 영양공급은 크게 구강영양과 영양지원으로 나눌 수 있으며, 환자의 상태와 구강섭취 가능 여부에 따라 결정된다. 구강으로 음식물 섭취가 불가능하거나 구강섭취만으로는 영양공급이 충분하지 않을 경우 경장영양이나 정맥영양을 실시한다. 경장영양은 경구보충과 경관급식으로 구분되며, 정맥영양은 말초비경구영양(말초정맥영양)과 완전비경구영양(중심정맥영양)으로 나뉜다. 완전비경구영양을 제공받는 환자가 회복되는 경우 일반적인 영양공급 순서는 완전비경구영양에서 말초비경구영양, 경장영양, 구강영양 순으로 이행한다.

(1) 구강영양

구강영양(oral nutrition)은 구강섭취가 가능한 환자에게 구강으로 영양을 공급하는 방법으로 일반식, 치료식, 검사식으로 구분된다. 구강영양은 단순히 영양섭취 기능을 넘어서, 환자가 음식을 씹고 맛을 보는 과정에서 정서적인 만족감과 의사소통의 기회가 생기며 효소와 호르몬 분비, 장내 정상세균무리 유지 등으로 면역기능과 생리적 작용에서 얻는 이득이 크다. 따라서 구강섭취가 가능한 환자에게는 구강영양을 우선적으로 선택하도록 하며, 치료적인 목적으로 다른 영양방법을 사용는 경우에도 환자의 회복에 따라 구강영양으로 이행하는 것이 바람직하다.

가. 일반식

일반식(general diet)은 특별한 영양요구가 없는 환자들에게 제공되는 일상적인 식사이며, 특정한 영양소를

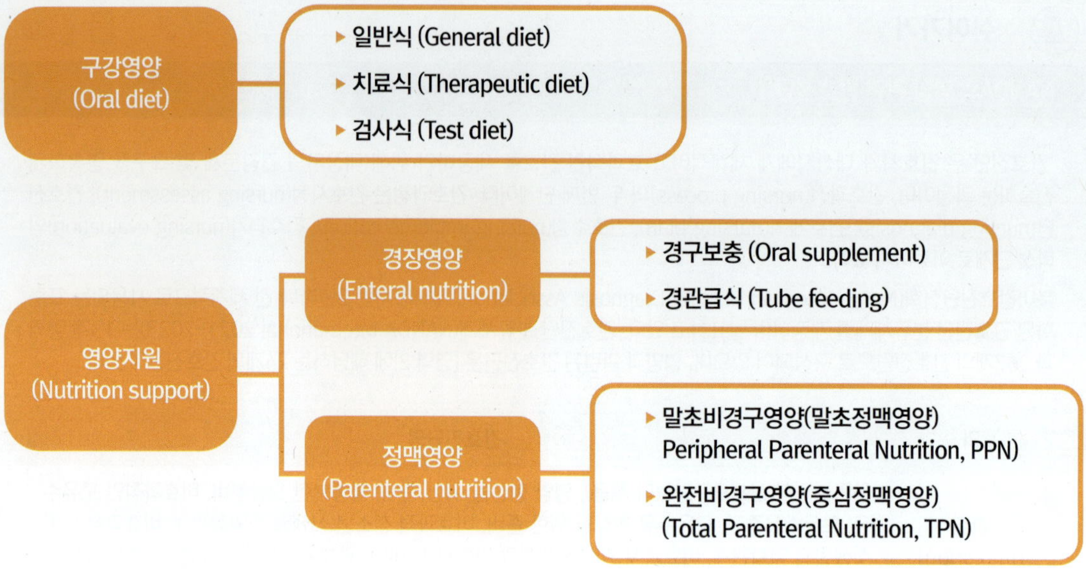

그림 13-9 병원에서 제공하는 영양공급 종류

조정하지 않아 정상식 또는 표준식이라고 한다. 일반식은 주식의 경도에 따라 유동식, 연식, 상식으로 구분되며, 구강영양을 시작하는 환자의 경우 일반적으로 맑은유동식, 일반유동식, 연식, 상식 순서로 식사가 제공된다.

① 유동식

유동식(liquid diet)은 맑은 유동식과 일반 유동식으로 구분되며, 탄수화물과 물로 구성된 액체 형태로 제공되어 영양소가 부족하므로 단기간만 제공하고 다음 단계로 이행하도록 한다. 맑은 유동식(clear liquid diet)은 가장 묽은 형태로 위장관의 자극을 최소로하면서 수분과 전해질 공급을 목적으로 제공하는 식사이며, 미음, 맑은 과일주스, 보리차, 꿀, 국의 국물 등이 사용된다. 일반 유동식(full liquid diet)은 '전 유동식'이라고도 하며, 맑은 유동식과 연식의 중간 단계에서 사용된다. 고체 음식의 섭취가 어려운 환자나 수술 및 감염과 같은 급성기 환자에게 제공되며, 달걀찜, 삶아 으깬 채소, 우유, 플레인요구르트, 푸딩, 젤리 등 식품이 일반 유동식으로 사용된다.

② 연식

연식(soft diet)은 유동식과 상식의 중간단계 식사이며, 자극이 적은 식품을 부드럽게 조리하여 죽 형태로 제공한다. 위장 장애가 있거나 회복기 환자에게 제공되며, 흰죽, 우유죽, 흰빵, 흰살 생선, 두부, 저섬유 채소, 바나나, 감귤류 등이 연식에 사용된다.

③ 상식

상식(normal diet, regular diet, full diet)은 밥을 주식으로 하고 식사조정이 필요하지 않은 일반 입원환자 대상으로 제공되는 일반식이다. 한국인 영양섭취기준을 충족하는 균형식이며 건강한 일반인과 동일한 식사이지만, 환자의 회복을 돕기 위해 소화하기 어렵거나 자극적인 음식은 제한하고 있다. 일반 성인을 대상으로 하는 상식 이외에도 소아에게 제공하는 소아 상식, 정상분만 후 산모에게 제공하는 산모식 등이 있다.

나. 치료식

치료식(therapeutic diet)은 환자의 질병과 상태에 따라 질병의 치료와 영양 보충을 목적으로 만들어진 특별한 식사이다. 치료식은 에너지와 영양소 일부를 제한하거나 섭취를 증가시키기도 하며, 식사의 양과 횟수를 조절하는 등 질병으로 인한 환자의 병리적 상태 및 변화에 따라 다르게 적용된다.

다. 검사식

검사식(test diet)은 질병의 진단과 임상검사의 목적으로 환자에게 주는 식사로 검사 목적에 따라 처방되는 식사이다. 지방변검사식(steatorrhea test diet), 5-HIAA검사식(세로토닌 검사식), 레닌 검사식(renin test diet), 칼슘 검사식(calcium test diet) 등이 있다.

표 13-9 치료식 종류와 적용 질환 예시

치료식 종류		적용 질환 예
에너지 조절식	고에너지식	외상감염, 화상으로 인한 대사항진
	저에너지식	비만증, 고혈압, 당뇨병, 고지혈증
탄수화물 조절식	저탄수화물식	덤핑증후군
	유당 제한식	유당 불내증
섬유소 조절식	고섬유소식	이완성 변비, 게실증, 과민성장질환, 대장암
	저섬유소식	경련성변비, 급성설사, 장누공, 소장폐색, 장출혈
	저잔사식	장 수술 직후, 급성 염증성 장 질환, 게실염
지방 조절식	저지방식	담낭질환, 췌장질환, 비열대성 스프루
	저콜레스테롤식	고지혈증
단백질 조절식	고단백식	만성 소모성 질환, 만성 간질환
	저단백식	간성뇌질환, 신부전, 요독증
무기질 조절식	저나트륨식	고혈압, 심장병, 신장병, 임신중독증, 부종
	저칼륨식	고칼륨혈증, 심부전
	저요오드식	갑상선기능항진증
기타 조절식	퓨린 제한식	통풍, 요산결석
	글루텐 제한식	글루텐 과민 장질환

자료출처: 유현희, 최은선. 임상영양학, 2016.

쉬어가기

병원치료식 예시 – 저퓨린식 (통풍환자 치료식)

서울아산병원은 약 150가지의 병원치료식을 개발하여 제공하고 있으며, 병원 홈페이지에 질환별 식사요법에 관한 자료를 게시하여 환자들이 스스로 영양관리를 할 수 있도록 도움을 주고 있다. 통풍(Gout)은 요산이 과도하게 축적되어 심한통증과 관절염을 유발하는 질병으로 40~50대 남성에게 많이 발생한다. 저퓨린식은 이러한 통풍환자와 신결석, 고요산혈증 환자에게 적용되는 치료식이며, 퓨린 섭취를 1일 150 mg 정도로 제한한다.

식사요법 지침

- 과식하지 않고 정상체중을 유지한다. (지나친 음식 섭취 감소는 혈액 속 요산 농도를 상승시켜 통풍이 악화될 수 있음)
- 퓨린 함량이 낮은 권장식품을 주로 섭취하며, 퓨린 함량이 높은 식품은 피한다.
- 술은 체내 요산수치를 증가시키므로 피한다.
- 단백질 식품은 계란, 두부, 치즈, 흰살 생선, 살코기 위주로 섭취한다.
- 지방은 적당량 섭취한다. (고지방식사는 요산의 정상적인 배설을 방해하므로 튀김, 전 등의 섭취 제한)
- 과일과 채소, 수분을 충분히 섭취한다.

식품 100 g당 퓨린 질소 함량

권장식품	주의식품	
적은 식품 (0~15 mg)	중간 식품 (50~150 mg)	많은 식품 (150~800 mg)
달걀, 치즈, 우유 곡류(오트밀, 전곡 제외), 빵, 채소류, 과일류, 설탕	고기류, 가금류, 생선류, 조개류, 콩류, 채소류(시금치, 버섯, 아스파라거스)	내장부위(심장, 간, 신장, 뇌, 혀), 육즙, 멸치, 고등어, 가리비조개
제한없이 섭취 가능	회복 정도에 따라 소량섭취 가능	급성기 또는 증상이 심할 때에는 섭취할 수 없음

통풍환자 추천식단

아침	점심	저녁
쌀밥 1공기 근대국 1대접 두부조림 1/4모 애호박나물 1찬기 깻순나물 1찬기 김치 1찬기 우유 1잔(200ml)	쌀밥 1공기 미역된장국 1대접 불고기 80g 오이생채 1찬기 취나물 1찬기 김치 1찬기 사과 1개	쌀밥 1공기 콩나물국 1대접 계란찜 1개 무생채 1찬기 김구이 1찬기 김치 1찬기 귤 1개

자료출처: 서울아산병원 영양팀, 서울아산병원 홈페이지 https://www.amc.seoul.kr/asan/healthinfo/mealtherapy/mealTherapyList.do

(2) 경장영양

경장영양(enteral nutrition)은 구강섭취가 불가능하거나 구강섭취만으로 영양공급이 충분하지 않을 경우 위장관 기능이 정상인 환자에게 관(tube)을 통해 영양을 공급하는 방법이다. 경장영양은 정맥영양보다 상대적으로 장기간 사용이 가능하고 편리하며, 체내 대사를 고려한 생리적인 방법이므로 위장관의 기능을 유지하면서 패혈증과 같은 합병증 발생 위험이 적다. 이러한 장점 때문에 경장영양을 정맥영양보다 우선적으로 실시한다.

경장영양은 위나 장에 관을 삽입하여 유동식을 제공한다. 위장관은 코, 입, 위루(gastrostomy) 등을 통해 위장으로 관을 삽입하는 것을 말하며, 코를 통해 위로 삽입되면 비위관(nasogastric tube), 구강을 통해 위로 삽입되면 구위관(orogastric tube), 위루를 통해 삽입하면 위루관(gastrostomy tube)이라고 한다. 미숙아와 소아는 구위관을 주로 사용하며, 성인은 관의 삽입과 제거가 용이한 비위관을 사용하고, 식도에 문제가 있는 경우 위루관을 통해 영양을 공급한다. 경관급식에 사용되는 유동식에는 에너지와 영양소가 충분히 함유된 표준 영양액과 질환별 영양액, 성분 영양액 등이 있으며, 병원에서 조제된 영양액과 상업용 영양액이 함께 사용되고 있다. 또한 경장영양으로 인해 흡인, 설사, 복부팽만, 변비, 관(tube)의 문제, 감염 등의 합병증이 발생할 수 있으므로 안전하고 정확한 방법으로 경장영양이 이루어지도록 주의해야 한다.

(3) 정맥영양

정맥영양(parenteral nutrition)은 위장관을 이용하지 않고 정맥을 통해 영양을 공급하는 방법이다. 말초비경구영양과 완전비경구영양으로 구분되며, 정맥영양의 사용 기간과 공급하는 영양소의 농도에 따라 방법을 선택한다. 환자가 회복되어 정맥영양에서 경장영양으로 이행할 때에는 위장관이 활동하지 않는 동안 융모가 위축되어 있고 위장관 기능이 감소되어 있으므로 정맥영양을 병행하면서 서서히 경장영양으로 이동해야 한다.

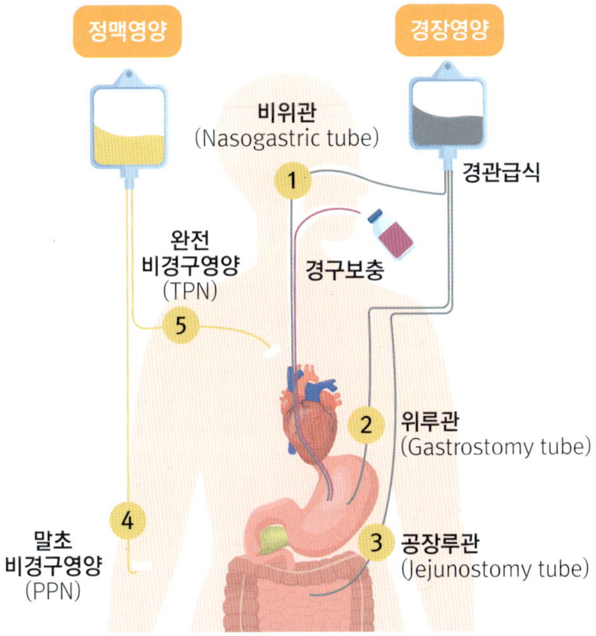

그림 13-10 경장영양과 정맥영양

① 말초비경구영양

말초비경구영양(peripheral parenteral nutrition, PPN)은 말초의 정맥을 사용하여 2주 이내의 단기적인 영양공급을 목적으로 사용하는 방법으로 '말초정맥영양'이라고도 한다. 구강섭취가 불충분하거나 불가능한 경우 보조적인 영양 공급원으로 사용한다. 말초혈관에 고농도의 수액을 주입하면 정맥염이 발생할 수 있으므로, 일반적으로 10% 농도 이하의 포도당 수액을 사용한다.

② 완전비경구영양

완전비경구영양(total parenteral nutrition, TPN)은 상대정맥이나 하대정맥과 같은 큰 혈관을 통하여 2주 이상의 장기적인 영양공급을 목적으로 사용하는 방법으로 '중심정맥영양'이라고도 한다. 말초 비경구영양에 비해 고농도의 영양공급이 가능한 장점이 있으나, 중심정맥카테터 삽입 및 관리 과정에서 심각한 합병증이 발생할 수 있어 말초비경구영양에 비해 환자에게 부담이 큰 방법이다.

표 13-10 말초비경구영양과 완전비경구영양 비교

구분	말초비경구영양(PPN)	완전비경구영양(TPN)
기간 및 목적	2주 미만 단기적 영양유지	2주 이상 장기적 영양공급
공급경로	말초정맥	상대정맥 또는 하대정맥
공급가능열량	400~1,400kcal/일	1,500~3,000kcal/일
공급내용	10%농도 이하 포도당, 아미노산, 지방유제, 필요한 미량원소 등	고농도 포도당, 아미노산, 지방유제, 전해질, 미량원소, 비타민 등
관리 및 합병증	TPN보다 합병증 위험이 낮고, 관리가 쉬움	PPN보다 합병증 위험 높음, 관리 복잡함

자료출처: 강은희. 보건의료인을 위한 임상영양학, 2012.

3) 영양교육 및 상담

환자의 회복을 위해서는 질병의 치료와 함께 적절한 영양관리가 필요하며, 병원에서는 정확한 영양평가와 진단을 통해 필요한 영양을 공급하고, 영양교육과 상담을 포함한 다양한 영양중재를 제공하고 있다. 영양교육 및 상담은 진료를 담당하는 의사의 처방이 필요하며, 병원 영양팀에 상주하는 전문 임상영양사가 실시한다. 영양교육 및 상담은 개인과 집단으로 이루어지며, 일반적으로 대면으로 진행하나 최근에는 비대면(전화, 온라인 등)으로도 활발하게 진행되고 있다. 영양교육과 상담의 내용으로는 질병에 대한 이해와 치료 중 발생하는 영양문제 해결방법, 올바른 식사원칙, 치료식과 관련된 주의사항과 권고사항, 빠른 회복을 위한 영양섭취 등이 있다. 집단 영양교육의 경우 동일한 질환을 가진 환자들이 서로 공감대를 형성하여 경험과 정보를 공유함으로써 교육의 효과를 높일 수 있다.

4) 병원영양의 위험관리

병원은 가정처럼 편안한 분위기에서 즐겁게 식사하기 어려운 환경이며, 병원에 입원한 환자들은 질병 자체로 발생하는 영양불균형과 함께 치료과정에서 면역기능 저하, 식욕 저하, 미각 변화 등을 경험하며 다양한 영양문제가 발생할 수 있다. 따라서 취약한 환자를 대상으로 하는 병원급식은 일반 단체급식보다 영양관리와 위생을 더욱 철저히 지켜야 하며, 식중독과 알레르기 예방과 함께 환자에게 사용되는 약물과 식품과의 반응, 질병과 환자의 상태에 맞는 치료식 확인, 급식 후 환자의 상태 변화 등을 확인해야 한다.

구강영양의 경우 배식 이후에도 잔반 확인을 통해 환자가 실제로 섭취한 양을 확인하고, 흡인이나 질식 사고가 발생하지 않도록 연하기능과 의식상태를 수시로 확인해야 한다. 경장영양과 정맥영양을 적용하는 경우 소화기관 합병증과 감염을 예방하기 위해서 주입부위의 철저한 위생관리와 함께 환자의 상태를 주의 깊게 모니터링해야 한다.

병원의 영양관리는 의학과 영양학의 전문적 근거에 기반해야 하며, 건강하고 안전한 병원 영양관리를 위해서는 환자 본인과 가족, 병원 직원(의사, 간호사, 약사, 임상영양사, 조리원 등) 모두의 노력과 협력이 필요하다.

단원평가

01 다음 중 학교급식에 대한 설명으로 **틀린** 것은? (　　　　)

① 학교급식법에 근거하여 운영된다.

② 모든 학교는 직영급식으로 운영해야 한다.

③ 학교급식 HACCP시스템을 적용한다.

④ 학교급식종사자는 6개월마다 건강진단을 받아야 한다.

⑤ 가열조리 식품은 중심부가 75℃ 넘도록 1분 이상 가열해야 한다.

02 학교급식의 과정을 **순서대로** 쓰시오.

(　　　　　,　　　　　,　　　　　,　　　　　)

> 가. 식재료 검수
> 나. 조리 및 배식
> 다. 급식 운영계획 수립
> 라. 식재료 구입

03 다음 중 식품알레르기를 유발할 수 있어 학교급식에 사용 시 공지해야 하는 19가지 식품이 **아닌** 것은?

(　　　　)

① 우유

② 고등어

③ 토마토

④ 밀

⑤ 버섯

04 다음의 병원 영양관리 과정 중 가장 **먼저** 수행하는 단계는? (　　　　)

① 영양모니터링
② 영양진단
③ 영양사정
④ 영양중재 계획
⑤ 영양평가

05 구강영양을 시작하는 환자에게 제공되는 식사를 **순서대로** 쓰시오.
(　　　　,　　　　,　　　　,　　　　)

가. 상식　　나. 맑은유동식　　다. 연식　　라. 일반유동식

06 병원의 영양공급방식에 대한 설명으로 **틀린** 것은? (　　　　)

① 구강섭취가 가능하면 구강영양을 우선으로 한다.
② 치료식은 질병의 치료와 영양 보충을 목적으로 하는 특별식이다.
③ 완전비경구영양은 2주 이상 장기적인 영양공급을 목적으로 사용한다.
④ 환자의 회복에 따라 경장영양, 정맥영양, 구강영양 순서로 이행한다.
⑤ 말초비경구영양은 10% 농도 이하의 포도당 수액을 사용한다.

정답　01 ②　02 다, 라, 가, 나　03 ⑤　04 ③　05 나, 라, 다, 가　06 ④

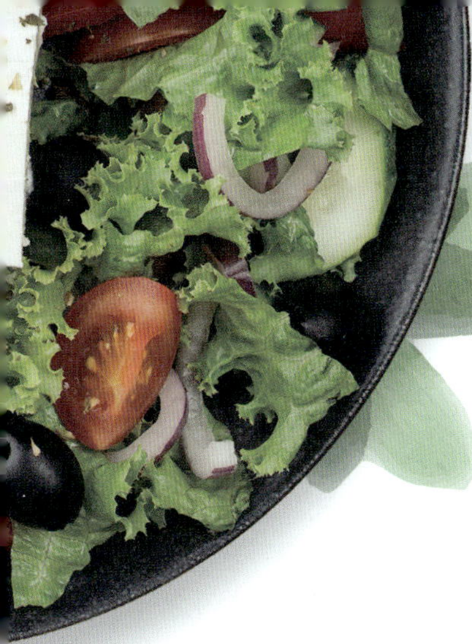

14

만성질환의 영양관리

1. 당뇨병 영양관리
2. 고혈압 영양관리
3. 암환자 영양관리

학습목표

1. 당뇨병의 특성과 영양관리에 대해 설명할 수 있다.
2. 고혈압의 특성과 영양관리에 대해 설명할 수 있다.
3. 암환자의 영양관리에 대해 설명할 수 있다.

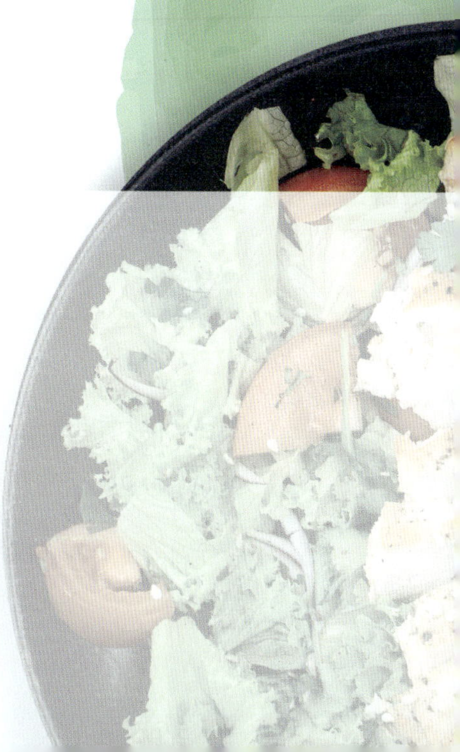

1 당뇨병 영양관리

1) 당뇨병

(1) 당뇨병의 정의 및 종류

① 당뇨병의 정의

당뇨병(diabetes mellitus, DM)은 인슐린 분비량이 부족하거나 인슐린이 정상적으로 작용하지 않아서 발생하는 대사질환으로 혈중 포도당 수치가 높아져서 고혈당 상태가 유지되며 소변에서 포도당이 배출된다. 당뇨병은 혈액검사로 진단하며, 8시간 이상 금식 후 측정한 공복혈당이 126 mg/dL 이상이거나, 경구 당부하 검사로 포도당 75 mg 섭취한 후 2시간째 혈당이 200 mg/dL 이상인 경우 당뇨병으로 진단한다. 당뇨병의 특징적인 증상(다갈, 다뇨, 체중감소)이 있는 경우에는 식사와 상관없이 혈당이 200 mg/dL 이상이면 당뇨병으로 진단한다.

② 당뇨병의 종류

당뇨병은 크게 제1형 당뇨병과 제2형 당뇨병, 임신성 당뇨병으로 나눌 수 있다. 제1형 당뇨병은 인슐린 의존성 당뇨병이라고 하며 인슐린의 양이 절대적으로 부족한 상태로 아동기와 청소년기에 많이 발생한다. 제2형 당뇨병은 인슐린이 상대적으로 부족한 상태이며 인슐린 기능이 저하되어 인슐린 저항성을 특징으로 한다. 임신성 당뇨병(gestational diabetes mellitus, GDM)은 임신 24주 이후에 진단되어 임신으로 발생하는 당뇨병을 의미한다.

(2) 당뇨병의 원인 및 유발요인

당뇨병은 유전, 환경요인, 감염 및 약물복용 등의 원인으로 발생할 수 있다. 환경요인으로는 고열량, 고지방, 고단백 식이와 같은 식생활을 하거나, 신체활동 부족, 과도한 스트레스, 비만 등이 있다. 임신 중 분비되는 태반락토겐 호르몬은 인슐린을 억제하여 임산부가 충분한 인슐린을 생산하지 못하면 임신성 당뇨가 발생할 수 있으며, 임신 횟수가 많으면 당뇨의 유발요인이 될 수 있다.

(3) 당뇨병의 증상 및 합병증

① 당뇨병의 증상

당뇨병의 대표적인 임상증상은 고혈당과 당뇨이며, 환자가 느끼는 주요 증상은 3多라고 하는 '다갈, 다뇨, 다식' 증상이 있다. 고혈당으로 갈증을 자주 느껴서 물을 많이 마시게 되면 소변량이 늘어 소변을 자주 보게 된다. 소변으로 당이 빠져나가면서 세포는 기아상태가 되어 환자는 배고픔을 자주 느끼고 음식을 많이 먹게 된다. 이외에도 당뇨병으로 인해 피로, 체중감소, 소화불량, 상처회복 지연 등의 증상이 나타날 수 있다.

② 당뇨병의 합병증

당뇨병의 합병증은 급성 합병증과 만성 합병증으로 구분된다. 급성 합병증은 당뇨병성 케톤산증, 고혈당성 고삼투압 증후군이 있으며 즉각적인 치료가 필요하다. 만성 합병증은 고혈당 상태가 장기간 유지되면서 신체의 여러 기관에서 발생하는데 미세혈관 합병증으로 망막병증, 신장병증, 신경병증이 있으며, 대혈관질환 합병증으로는 관상동맥질환, 말초동맥질환, 뇌혈관질환 등이 있다. 당뇨병 환자는 관상동맥질환 발생률이 일반인보다 13배 높으며 뇌졸중은 3배가 높으므로 주의가 필요하다. 당뇨병성 족부병증은 당뇨병 환자의 발에 생기는 질환을 말하며, 신경병증과 말초혈관질환을 가진 당뇨병 환자는 발의 작은 상처도 쉽게 궤양으로 진행된다. 발 궤양 부위에 중등도의 감염이 진행된 환자의 20%는 발의 일부분을 절단하는 수술을 받게 되므로 당뇨병 환자의 발관리는 중요하다.

(4) 당뇨병 치료

① 당뇨병 치료

제1형 당뇨병은 경구용 혈당강하제와 인슐린 주사로 치료하며, 제2형 당뇨병은 생활 습관 교정과 함께 환자의 상태에 따라 약물 투여를 병용한다.

② 저혈당 관리

저혈당은 정상(80~150 mg/dL)보다 혈당이 낮은 경우(70 mg/dL 이하)를 의미하며, 경구용 혈당강하제와 인슐린의 과량 투여, 식사량이 감소, 운동량 증가, 음주 등의 원인으로 발생할 수 있다. 저혈당의 증상은 식은땀, 가슴 두근거림, 현기증, 피로감 등이 있으며, 심하면 쇼크, 실신, 뇌손상으로 사망에 이를 수 있으므로 저혈당 관리가 중요하다. 혈당이 70 mg/dL 이하 시 포도당 15 g을 섭취하도록 한다. 당뇨병 환자는 저혈당 증상이 나타날 때 바로 섭취할 수 있는 당분이 있는 간식이나 음료를 평소에 가방에 가지고 다니도록 교육한다. 또한 저혈당을 예방하기 위해 고강도로 장시간 운동을 하거나, 식사 전 속이 빈 상태이거나 인슐린 작용이 최고가 되는 시간에는 운동을 하지 않도록 한다.

▸ 포도당 15 g 해당 음식

설탕 또는 꿀 한 숟가락(15 g), 주스 3/4컵(175 ml), 요구르트 1개(65 ml), 떠먹는 요구르트 1개(100 ml), 사탕 3~4개

쉬어가기

당뇨병 식이와 관련된 정보

당뇨병 환자가 알면 좋을 정보

대한당뇨병학회 www.diabetes.or.kr
대한당뇨병교육간호사회 www.kadne.or.kr
한국당뇨협회 www.dangyo.or.kr
당뇨정보센터 www.healthpeople.co.kr
식품의약품안전처 www.mfds.go.kr
식품안전나라 www.foodsafetykorea.go.kr

2) 당뇨병의 영양관리

(1) 당뇨병 환자의 식사요법 원칙

당뇨병의 식사요법의 목표는 특정 음식을 제한하기 위한 것이 아니라, 올바른 식습관과 생활습관을 형성함으로써 당뇨병 환자가 정상적인 활동을 하면서 적절한 체중과 혈당을 유지하고 합병증을 예방하는 것이다. 대한당뇨병학회에서 제시한 당뇨병 환자의 올바른 식사방법은 다음과 같다.

① 매일 일정한 시간에 알맞은 양의 음식을 규칙적으로 먹는다.
② 설탕이나 꿀 등 단순당의 섭취를 주의한다.
③ 식이섬유소를 적절히 섭취한다.
④ 지방을 적정량 섭취하며, 콜레스테롤의 섭취를 제한한다.
⑤ 염분의 섭취를 줄인다.
⑥ 술은 영양소는 없지만 열량이 많으므로 피하도록 한다.

(2) 식품교환의 원칙

식품교환표는 영양소가 비슷한 식품끼리 모아서 6가지 식품군으로 나누어 묶은 표이며, 곡류군, 어육류군, 채소군, 지방군, 우유군, 과일군으로 구성되어 있다. 같은 식품군에 포함된 식품들은 영양소의 양과 열량이 비슷하므로 같은 식품군 내에서는 자유롭게 식품을 교환하여 섭취할 수 있다.

▸ 식품 교환의 원칙

① 같은 군끼리만 바꾸어 먹는다(예: 밥은 식빵과 바꿀 수 있으며, 고기는 다른 군에 속한 음식이므로 바꿀 수 없다).
② 같은 교환단위량으로 바꾸어 먹는다(예: 밥 1/3공기는 식빵 1쪽과 바꿀 수 있으며, 식빵 2쪽은 같은 교환단위량이 아니므로 바꿀 수 없다).

쉬어가기

술과 에너지

무가당 소주 제품은 칼로리가 없을까? 당이 빠졌다고 해서 '0 칼로리'라고 생각하면 안 된다. 알코올은 1 g에 7 kcal 에너지를 발생시키므로 무가당 소주에 포함단 알코올의 칼로리는 그대로 남아 있다. 술은 알코올 도수가 높을수록 칼로리가 높아지며, 소주는 일반적으로 16도 수준이므로 무가당 소주도 1병당 약 330 kcal의 열량을 가지고 있다.

술의 종류별 열량은 다음과 같다.

맥주 1잔 (500 ml)	막걸리 1잔 (300 ml)	위스키 1잔 (30 ml)	보드카 1잔 (30 ml)	소주 1잔 (45 ml)	적포도주 1잔 (80 ml)	샴페인 1잔 (50 ml)
185 kcal	138 kcal	75 kcal	72 kcal	63 kcal	56 kcal	22 kcal

맥도날드 콜라 1잔(425 ml, 133 kcal)과 비교할 때, 맥주 1잔의 칼로리가 더 많으며 안주와 함께 마실 경우 열량 섭취가 훨씬 높아질 수 있다. 당뇨환자가 필요한 열량을 술로만 섭취할 경우 알코올이 분해되면서 급속히 저혈당이 올 수 있으므로 주의가 필요하다.

자료출처: 이코노미스트, 2023. 01. 23. 무가당 소주는 살 안찌나요? No. 알코올 칼로라는 그대로; 농촌진흥청. 식품성분표, 2007.

(3) 식사 구성 예

식단을 구성할 때는 환자의 혈당과 영양상태를 고려하여, 1일 영양소량과 식품군 교환단위를 확인한다. 확인된 열량의 교환단위를 끼니별로 배분하는데, 일반적으로 아침, 점심, 저녁과 2번의 간식으로 나눈다. 식사구성은 식품교환표를 활용하여 대상자가 좋아하는 식품을 선택하되, 튀김보다는 볶음, 찜, 조림 등의 조리방법을 사용하도록 한다.

식품군		1교환 단위의 예	영양소 당질(g)	영양소 단백질(g)	영양소 지방(g)	열량(kcal)
곡류군		쌀밥 70g (1/3공기), 삶은국수 90g (1/2공기), 식빵 35g (1쪽), 도토리묵 200g (1/2모), 감자 140g (중 1개), 크래커 20g (5개)	23	2	-	100
어육류군	저지방	쇠고기 40g (로스용 1장), 조기 50g (소 1토막), 멸치 15g (잔 것 1/4컵)	-	8	2	50
	중지방	달걀 55g (중 1개), 고등어 50g (소 1토막), 두부 80g (1/3모)	-	8	5	75
	고지방	닭고기 40g (닭다리 1개), 비엔나 소시지 40g (5개), 치즈 30g (1.5장)	-	8	8	100
채소군		애호박 70g (중 1/3개), 오이 70g (중 1/3개), 당근 70g (대 1/3개), 시금치 70g (익혀서 1/3컵), 표고버섯 50g (대 3개)	3	2	-	20
지방군		호두 8g (중 1.5개), 땅콩 8g (8개), 잣 8g (1큰스푼), 옥수수기름 5g (1작은스푼), 마요네즈 5g (1작은스푼)	-	-	5	45
우유군	일반 우유	일반우유 200cc (1컵), 두유 200cc (1컵)	10	6	7	125
	저지방 우유	저지방우유 200cc (1컵)	10	6	4	100
과일군		수박 150g (중 1쪽), 귤 120g, 사과 80g (중 1/3개), 바나나 50g (중 1/2개), 토마토 350g (소 2개), 키위 80g (중 1개)	12	-	-	50

그림 14-1 당뇨병 식품교환표

자료출처: 대한당뇨병학회; 안산시 고혈압·당뇨병 등록관리 센터

표 14-1 합병증이 없는 성인 당뇨인의 열량별 식품군 교환단위수

열량	식품군						
	곡류군	어육류군		채소군	지방군	우유군	과일군
		저지방	중지방				
1교환단위당 열량	100	50	75	20	45	125	100
1,400	7	1	3	6	3	1	1
1,500	7	2	3	7	4	1	1
1,600	8	2	3	7	4	1	1
1,700	8	2	3	7	4	1	2
1,800	8	2	3	7	4	2	2
1,900	9	2	3	7	4	2	2
2,000	10	2	3	7	4	2	2
2,100	10	2	4	7	4	2	2
2,200	11	2	4	7	4	2	2
2,300	11	3	4	8	5	2	2
2,400	12	3	4	8	5	2	2
2,500	13	3	4	8	5	2	2

쉬어가기

외식 음식의 열량

우리가 즐겨먹는 외식 음식의 열량은 얼마일까?
우리가 먹는 밥 1공기는 300 kcal이며, 외식 시 제공되는 음식의 1인분 또는 1회 제공량을 기준으로 한 열량은 다음과 같다.

밥류	김밥(318 kcal), 참치마요네즈 삼각김밥(172 kcal), 김치볶음밥(755 kcal), 오므라이스(730 kcal), 잡채밥(885 kcal), 모듬생선초밥(462 kcal), 연어초밥(447 kcal), 유부초밥(446 kcal), 소고기국밥(331 kcal), 돼지국밥(911 kcal) 콩나물국밥(430 kcal)
탕류	갈비탕(237 kcal), 감자탕(960 kcal), 닭볶음탕(368 kcal), 삼계탕(918 kcal)
면류	라면(526 kcal), 자장면(797 kcal), 간자장(825 kcal), 잔치국수(599 kcal), 콩국수(667 kcal), 회냉면(630 kcal), 크림소스스파게티(838 kcal), 토마토소스스파게티(643 kcal)
전류	김치전(282 kcal), 달걀말이(176 kcal), 호박전(208 kcal)
찌개류	김치찌개(543 kcal), 된장찌개(445 kcal), 부대찌개(820 kcal) * 찌개류는 밥 1공기(210g, 300 kcal)를 합친 열량임
튀김류	고추튀김(202 kcal), 김말이튀김(251 kcal), 닭강정(310 kcal), 등심돈가스(624 kcal), 안심돈까스(652 kcal), 치즈돈가스(755 kcal)
빵류	곰보빵(277 kcal), 꽈배기빵(262 kcal), 베이글(335 kcal), 생크림케이크(278 kcal), 초콜릿케이크(420 kcal), 햄치즈샌드위치(437 kcal), 불고기버거(495 kcal), 햄버거(482 kcal), 불고기피자(505 kcal), 콤비네이션피자(477 kcal), 페퍼로니피자(532 kcal), 포테이토피자(628 kcal)
떡/한과류	가래떡(208 kcal), 꿀떡(218 kcal), 인절미(221 kcal), 약과(120 kcal), 유과(127 kcal)
음료	수정과(133 kcal), 식혜(130 kcal)

(계속)

- **당뇨환자가 외식 시 열량을 감소시키는 방법**

외식을 할 경우 메뉴 선택을 달리하면 열량섭취를 줄일 수 있다. 예를 들어 군만두를 물만두로 변경하면 약 538kcal의 열량을 감소시킬 수 있다.

선택음식	대체음식	감소된 열량
군만두(250g), 685kcal	물만두(120g), 157kcal	528
짬뽕(1000g), 688kcal	우동(700g), 422kcal	266
제육덮밥(500g), 782kcal	불고기덮밥(500g), 669kcal	113
참치김밥(250g), 418kcal	김밥(200g), 318kcal	100

자료출처: 식품의약품안전처, 외식 영양성분 자료집 통합본(2012-2017).

표 14-2 합병증이 없는 당뇨병 환자의 1일 1,900 kcal 식단구성 예시

구분	음식명	식품명 및 중량
아침 (곡류군:3, 육류군:1)	흑미밥	쌀 70g, 흑미 20g
	아욱 된장국	아욱 70g
	소고기 채소 불고기	소고기 40g, 깻잎 2g, 양파 10g, 당근 5g
	마늘쫑볶음	마늘쫑 40g
	오이 양파 생채	오이 70g, 양파 35g
	열무 김치	열무김치 50g
간식 (우유군:1, 과일군:1)	우유	200g
	황도복숭아	150g
점심 (곡류군:3, 육류군:2)	감자 보리밥	쌀 45g, 보리 30g, 감자 65g
	연두부 계란국	연두부 75g, 계란 1/2개, 애호박 10g, 양파 10g
	고등어조림	고등어 50g, 대파 10g
	콩나물무침	콩나물 70g
	미나리 생채	미나리 70g, 무 20g, 양파 10g
	배추 김치	배추 김치 50g
간식 (우유군:1, 과일군:1)	두유	200g
	토마토	350g
저녁 (곡류군:3, 육류군:2)	현미 찹쌀밥	쌀 40g, 찹쌀 30g, 현미 20g
	오리 전골	오리살 40g, 무 35g, 속배추 20g, 깻잎순 20g, 표고버섯 25g, 느타리버섯 25g
	돈사태찜	돼지고기 40g, 무 30g, 당근 20g
	도라지 간장조림	도라지 40g, 양파 10g
	상추 겉절이	상추 70g
	파김치	파김치 50g

자료출처: 대한당뇨병학회, 계절별 1일 당뇨식단 - 여름식단

2 고혈압 영양관리

1) 고혈압

(1) 고혈압의 정의

① 혈압이란 혈액이 혈관 벽에 가하는 압력을 수치로 나타낸 것이다. 수축기 혈압은 심장이 수축하면서 심장 밖 혈관으로 혈액을 밀어낼 때 혈관압력이며, 이완기 혈압은 심장이 확장되어 혈액이 심장으로 들어올 때 혈관에서 유지되는 압력을 말한다.

② 고혈압은 현재까지 임상시험 근거를 바탕으로 수축기 혈압이 140 mmHg 이상 또는 이완기 혈압이 90 mmHg 이상인 경우로 정의한다. 정상혈압은 심뇌혈관질환의 발생 위험이 가장 낮은 최적혈압으로서, 수축기 혈압이 120 mmHg 미만이면서 이완기 혈압이 80 mmHg 미만일 때를 정상혈압으로 분류한다. 혈압의 분류는 다음과 같다.

(2) 고혈압 유병률

대한고혈압학회(2023)에 따르면, 우리나라 20세 이상 성인 인구의 28%(30세 이상 성인의 33%), 약 1,230만 명이 고혈압을 가진 것으로 추정된다. 고혈압 유병자 중 인지율은 74%, 치료율은 70%, 조절율은 56%로 나타났다. 연간 약 1,100만 명의 고혈압 환자가 의료서비스를 이용하고 1,050만 명이 고혈압 치료제를 처방받았으며, 780만 명이 지속적으로 치료받고 있다. 고혈압 치료자 중 67%가 이상지질혈증 및 당뇨병에 대해 동반으로 치료받고 있다(Korea Hypertension Fact Sheet 2023).

(3) 고혈압의 원인 및 위험요인

① 고혈압은 95% 정도가 뚜렷한 발생 원인이 밝혀지지 않았다. 이를 일차성 고혈압이라고 한다. 이차성 고혈압은 신장질환, 부신질환 등 어떤 특별한 질병으로 인하여 고혈압이 생긴 경우를 말한다.

② 일차성 고혈압의 위험인자는 연령, 가족력과 같은 조절 불가능한 요인과 복부비만, 염분과다섭취, 운동부족,

표 14-3 고혈압 진료지침(2022년)

혈압분류		수축기압(mmHg)		이완기압(mmHg)
정상혈압*		<120	그리고	<80
주의혈압		120~129	그리고	<80
고혈압전단계		130~139	또는	80~89
고혈압	1기	140~159	또는	90~99
	2기	≥160	또는	≥100
수축기단독고혈압		≥140	그리고	<90

*심뇌혈관질환의 발생위험이 가장 낮은 최적 혈압

자료출처: 대한고혈압학회. 고혈압 진료지침, 2022.

흡연, 과다음주 같이 생활습관 교정을 통해 조절 가능한 요인이 있다. 연령이 증가하면서 혈압이 상승하여, 우리나라 60세 이상 인구에서 고혈압 유병률은 남성과 여성 모두 60% 이상이다(국민건강영양조사, 2022). 고혈압 가족력이 있으면 발병위험이 3배로 높아진다.

(4) 고혈압의 증상 및 합병증

고혈압은 침묵의 살인자로 홍보되는 것처럼 대부분의 고혈압 환자는 무증상이다. 두통은 고혈압의 증상으로 여겨지지만 중증 고혈압 이외에는 관련성을 찾기 어려우며, 고혈압을 동반하는 두통은 대개 뒤통수 부위에 국한된다. 혈압 상승과 관련된 증상으로는 어지러움, 두근거림, 피로 등이 있을 수 있다. 고혈압성 심뇌혈관질환 증상으로는 혈뇨, 시야 흐림, 일시적 뇌허혈로 인한 어지러움, 협심증, 심부전에 의한 호흡곤란 등이 나타날 수 있다.

고혈압은 치료하지 않으면 혈관 손상이 발생하고 그로 인한 여러 합병증이 발생한다. 고혈압으로 인한 주요 합병증으로는 뇌졸중, 심부전, 관상동맥질환 등이 있다.

(5) 고혈압 치료

고혈압을 치료의 목표는 혈압을 조절하여 심혈관질환을 예방하여 사망률을 낮추는 것이다. 심혈관질환이 이미 발생한 환자의 경우 혈압을 조절하여 질환 진행 및 재발을 막음으로써 사망률을 감소시키고 삶의 질을 향상시키는 것을 목표로 한다. 일반적인 고혈압 치료 시 목표 혈압은 140/90 mmHg 미만이다.

고혈압의 치료는 식이와 운동 등 생활요법과 약물 치료로 이루어진다. 생활요법으로는 소금섭취제한, 체중 감량, 절주, 운동, 금연, 건강한 식사요법이 있다. 또한 스트레스 해소도 중요하다. 좋은 생활습관은 고혈압약 한 개 정도의 혈압 강하 효과가 있다. 약물치료를 하고 있는 환자도 생활요법을 병행하면 복용 약 용량을 줄이고 약 효과를 최대화하며 부작용을 줄일 수 있다. 생활요법에 따른 혈압 감소 효과는 다음과 같다.

그러나 생활요법은 지속적으로 유지하기가 매우 어렵고 최대한 노력하더라도 2기 이상 고혈압의 경우 목표 혈압까지 낮추기 어려운 한계가 있으므로 지속적으로 생활요법을 유지하도록 동기를 부여하면서 생활요법의 한계점도 충분히 이해하도록 대상자를 교육해야 한다. 또한 한 가지보다는 여러 생활요법 병행 시 효과가 더 크게 나타나므로 여러 생활요법을 동시에 시행하는 것이 좋다.

고혈압 약물치료는 수축기 혈압이 160 mmHg, 이완기 혈압이 100 mmHg 이상이거나 심뇌혈관질환이 동반되

표 14-4 생활요법에 따른 혈압 감소 효과

생활요법	혈압감소효과 수축기/이완기혈압(mmHg)	권고사항
소금섭취제한	-5.1/-2.7	하루 소금 6 g 이하
체중감량	-1.1/-0.9 (매 체중1 kg 감량 시)	체질량지수(BMI) 25 kg/㎡ 미만 및 허리둘레 남성 90 cm 미만, 여성 85 cm 미만 유지
식사조절	-11.4/-5.5	채식 위주의 건강한 식습관*
운동	-4.9/-3.7	하루 30~50분, 주 5일 이상
절주	-3.9/-2.4	하루 2잔 이하

*건강한 식습관: 칼로리와 동물성 지방 섭취를 줄이고 야채, 과일, 생선류, 견과류, 유제품의 섭취를 증가시키는 식이요법

었거나, 충분한 비약물요법을 선행하였음에도 불구하고 혈압이 140/90 mmHg 이상 지속될 때 추천된다. 고혈압 약의 종류는 이뇨제, 칼슘차단제, 안지오텐신전환효소 억제제/안지오텐신차단제 등이 있다. 고혈압환자의 2/3 이상에서 1가지 종류 약으로 혈압이 조절되지 않으면 기전이 서로 다른 2가지 이상 고혈압 약을 병용하는 것이 필요하다.

2) 고혈압의 영양관리

(1) 권고되는 건강한 식사요법

① 고혈압환자에게 권고되는 건강한 식사요법의 내용은 채소, 과일이 풍부하고 지방이 적고, 탄수화물과 단백질과 지방, 그리고 섬유소와 미네랄, 비타민 등의 영양소가 적절하게 포함된 식사를 하도록 하는 것이다(대한의학회, 2022). 고혈압 환자는 특정 영양소를 강조하기보다는 전체적인 식사패턴이 중요하다. 과일, 채소, 생선을 더 많이 섭취하고 지방을 적게 섭취하는 식단이나 지중해식 식단처럼 균형 잡힌 건강한 식단이 좋다. 우리나라 자료에서는 두부, 콩, 과일, 채소, 생선으로 이루어진 식단과 유제품 섭취가 많은 식단이 낮은 고혈압 유병률과 연관성이 있었다. 식사요법은 운동이나 체중 감량 등과 함께 시행되어야 한다.

② 하루 1~2잔 커피를 마시는 것은 혈압에 별다른 영향을 미치지 않는다.

③ 미국의 경우 국립보건원에서 개발한 DASH (Dietary Approaches to Stop Hypertension)는 US News & World Report에서 계속해서 최고식단으로 선정되고 있다. DASH는 야채, 과일, 통곡물, 무지방 또는 저지방 유제품, 생선, 가금류, 콩, 견과류 및 씨앗, 식물성 기름을 섭취하도록 하고, 지방이 많은 고기, 전지방 우유, 설탕음료 및 과자, 나트륨을 제한한다.

④ 다음은 DASH를 우리나라에서 소개한 기사 중 발췌한 내용이다.

우리나라에서 DASH 식단 실천은 어떻게 할 수 있을까?

- 성인 남성기준, 아침은 밥 2/3 공기, 점심, 저녁은 밥 1공기 정도면 된다. 밥은 전곡류로 하는 게 좋다. 덜 정제된 통밀, 현미, 보리 등의 전곡류는 정제된 곡류에 비해 더 많은 섬유소 및 칼륨을 포함한 다양한 전해질을 공급해준다.
- 이때 나물반찬, 생야채 등을 이용해 채소를 매끼 함께 충분히 섭취해야 한다. 과일은 중간크기 과일을 기준으로 하루에 귤, 사과 각 2개 정도로 충분하다. 단, 통조림 과일과 같이 당분이 많이 포함된 과일은 주의해야 한다. 유제품은 저지방 유제품을 선택하면 된다. 우유와 요거트 각 1개 정도를 매일 섭취하길 권한다.
- 생선과 고기는 삼겹살, 갈비 등의 붉은 고지방 육류를 피하고, 본인이 좋아하는 생선 또는 닭가슴살, 혹은 두부를 대체재로 이용하는 게 좋다. 기름진 음식과 조리를 피하는 건 기본이다.
- 요리를 할 때는 소금을 최소로 사용해야 한다. 한국인의 경우, 1일 평균 나트륨 섭취량이 3,800 mg 전후로 매우 높은 점을 고려해 하루 섭취량을 절반보다 적은 1,500 mg 정도로 줄여야 한다.

고려대의료원 비만 대사증후군클리닉 윤경준 교수는 "DASH 식단은 포화지방산, 콜레스테롤, 지방은 적고, 마그네슘, 칼륨, 칼슘, 단백질, 섬유소가 풍부한 식사"라며 "가장 중요한 점은 염분의 섭취를 기존의 절반 이하로 줄이는 거다"고 설명했다. 이어 윤 교수는 "DASH 식단은 생각보다 까다롭지 않다"며 "고혈압, 대사증후군 진단을 받았다면 음식일기를 쓰는 등 기존의 본인의 식습관을 파악하고, DASH 식단에 맞춰 천천히 저염분 식사에 익숙해지며, 영양소가 골고루 구성된 식단을 꾸준히 유지하길 바란다"고 말했다.

자료출처: 헬스조,선 2024. 01. 27. 고혈압·당뇨까지 해결하는데 살까지 빠지는 식단이 있다?
https://health.chosun.com/site/data/html_dir/2024/01/25/2024012502274.html

(2) 고혈압 식사원칙

① 싱겁게 먹기

젓갈이나 장아찌 같은 짠음식은 자제하고 가공식품보다는 자연식품을 섭취하도록 한다. 국물은 적게 먹도록 한다.

② 콜레스테롤 섭취 줄이기

육류는 살코기만 섭취하고 닭은 껍질을 제거한다. 간이나 곱창 같은 내장류를 제한하고 계란 노른자를 제한한다. 유제품은 전지방이 아닌 저지방 또는 무지방을 사용하도록 한다.

③ 식이섬유의 섭취 늘이기

식이섬유는 콜레스테롤 흡수나 체내 합성을 방지하고 탄수화물의 흡수 속도를 감소시킨다. 또한 변비를 예방하고 암발생을 감소시키므로 야채, 과일, 잡곡, 채조류 등을 섭취하여 식이섬유를 섭취하도록 한다.

④ 탄수화물 섭취 적절히 하기

탄수화몰을 과다하게 섭취하면 중성지방이 상승된다. 탄수화물은 체내 지방 축적을 유발하여 비만이나 동맥 경화를 초래하기도 하므로 총 칼로리의 60%가 적절하며 혈당지수가 높은 식품을 제한한다. 예를 들면 쌀밥, 라면, 우동, 칼국수, 식빵보다는 현미잡곡밥이나 메밀이나 호밀빵으로 섭취하도록 한다.

⑤ 표준 체중 유지하기

체질량지수(BMI) 25 kg/㎡ 미만 및 허리둘레는 남성의 경우 90 cm 미만, 여성의 경우 85 cm 미만으로 유지하도록 한다. 기름을 사용하는 조리법을 피하고 패스트푸드 등 외식을 줄이도록 한다. 식사를 거르지 않고 규칙적으로 식사하며 천천히 먹고 과식을 피한다.

(3) 식사 구성 예(자료: 대한영양사협회, 고혈압환자의 식사요법)

① 무엇을 먹을까? 다음의 식품을 골고루 섭취할 수 있도록 식단을 구성한다.

식품군	섭취량	함유식품	영양소 급원
곡류군	보통 섭취	밥, 빵, 떡, 국수	열량, 섬유소
채소군	많이 섭취	당근, 시금치, 도라지 등	칼륨, 마그네슘, 섬유소
과일군	많이 섭취	사과, 배, 귤, 딸기 등	칼륨, 마그네슘, 섬유소
저지방·무지방유제품	많이 섭취	저지방, 무지방우유, 요거트, 치즈	칼슘, 단백질
어육류군	보통 섭취	닭고기, 생선	단백질, 마그네슘
	적게 섭취	소고기, 돼지고기	단백질, 마그네슘
견과류	보통 섭취	땅콩, 호두, 아몬드 해바라기씨	열량, 마그네슘, 칼륨, 단백질, 섬유소
지방군	적게 섭취	식물성기름, 마요네즈, 버터	지방
당분류	적게 섭취	설탕, 젤리, 꿀, 사이다 등	당질

② 얼마나 먹을까?

다음은 1,600 kcal와 2,000 kcal의 DASH식사계획표이다. 2000 kcal 식사의 경우 곡류는 "1회 섭취량"의 7~8배, 채소군은 4~5배, 과일군은 4~5배, 저지방 유제품은 2~3배, 어육류군은 2배 이하, 지방은 2~3배를 섭취한다.

a. **곡류군:** 밥으로 먹는다면 아침은 밥 2/3 공기(1회 섭취량 2배), 점심, 저녁은 밥 1공기(1회 섭취량의 3배)는 먹을 수 있다.

b. **채소군:** 나물반찬, 생야채 등을 이용하여 매끼 충분히 섭취한다.

c. **과일군:** 중간크기 과일 1개가 1회 섭취량임을 감안한다면 하루에 "귤 4개" 혹은 "귤 2개 + 사과 2개" 정도는 먹을 수 있다. 단 통조림과일과 같이 당분이 많이 포함된 과일은 주의한다.

d. **유제품:** 저지방 혹은 무지방 유제품을 선택하는 것이 좋으며 우유 1개와 요거트 1개 정도는 매일 섭취한다.

e. **어육류군:** 삼겹살, 갈비 등의 고지방육류는 피하고, 생선이나 닭고기, 혹은 두부를 이용한다. 식사 때마다 생선 1도막 혹은 두부 3~4쪽 정도 섭취할 수 있다.

f. **견과류:** 1주일에 1회 섭취량의 4~5배임을 기억해야 한다. 호두 1개, 땅콩 10개 정도 섭취할 수 있으며 조미가 된 제품은 피한다.

g. **지방군:** 식물성기름을 사용하되 튀김, 전을 자주 섭취할 경우 1일 섭취량을 초과할 수 있다. 기름진 음식 및 조리법은 피하며, 마요네즈 등의 드레싱의 사용량도 적정한지 살펴보아야 한다.

표 14-5 1,600 kcal와 2,000 kcal의 DASH 식단 예시

식품군	1회 섭취량	1일 섭취량	
		1,600 kcal	2,000 kcal
곡류군	• 밥 1/3 공기 • 국수 1/2 • 빵 1 쪽 • 가래떡 개 • 감자 1 개 • 고구마 1/2 개	6	7~8
채소군	• 생야채 1 컵 • 익힌야채 1/2 컵 • 야채주스 1 컵	3~4	4~5
과일군	• 중간크기 1 개 • 마른과일 1/4 컵 • 통조림과일 1/2 컵 • 과일주스 1 컵	4	4~5
저지방·무지방 유제품	• 저지방, 무지방우유 1 컵 • 요커트 1 컵	2~3	2~3
어육류군	• 익힌고기, 닭고기, 생선 90 g	1~2	2 이하
견과류	• 견과류 1/3 컵 • 해바라기씨 등 2 큰술	3/주	4~5/주
지방군	• 식물성기름 1 작은술 • 저지방마요네즈 1 큰술	2	2~3
당분류	• 설탕, 젤리, 잼 1 큰술 • 사이다, 콜라 등 음료수 1 컵	0	5/주

쉬어가기

DASH 식단

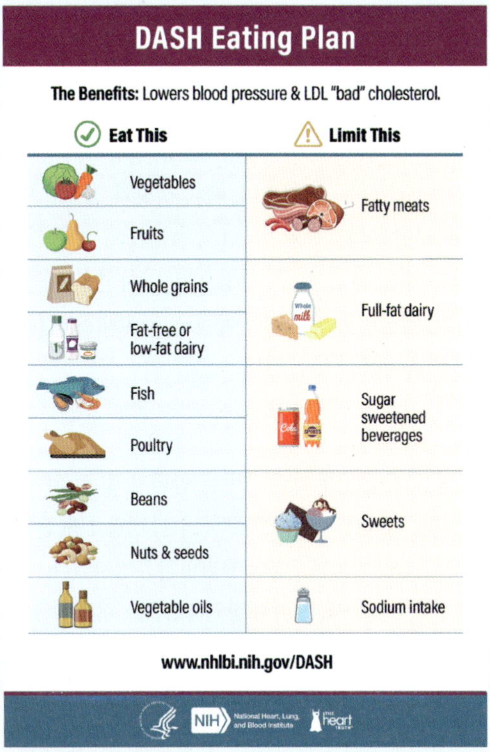
DASH Eating Plan
The Benefits: Lowers blood pressure & LDL "bad" cholesterol.
Eat This
Limit This
Vegetables
Fruits
Whole grains
Fat-free or low-fat dairy
Fish
Poultry
Beans
Nuts & seeds
Vegetable oils
Fatty meats
Full-fat dairy
Sugar sweetened beverages
Sweets
Sodium intake
www.nhlbi.nih.gov/DASH
NIH National Heart, Lung, and Blood Institute
The heart truth

DASH 식단 계획은 특별한 음식을 요구하지 않고 대신 일일 및 주간 영양 목표를 제공한다.
이 계획은 다음 내용을 권장한다.

- 야채, 과일, 통곡물 섭취
- 무지방 또는 저지방 유제품, 생선, 가금류, 콩, 견과류 및 식물성 기름 포함
- 지방이 많은 고기, 전지유제품, 코코넛, 야자핵, 야자유와 같은 열대성 오일 등 포화지방이 높은 음식 제한
- 설탕이 들어간 음료와 과자 제한

자료출처: 미국국립보건원(NIH)-국립 심장·폐·혈액 연구소(NHLBI) https://www.nhlbi.nih.gov/education/dash-eating-plan

아래 미국 국립보건원 온라인 사이트에 들어가면 DASH 레시피를 확인할 수 있다.

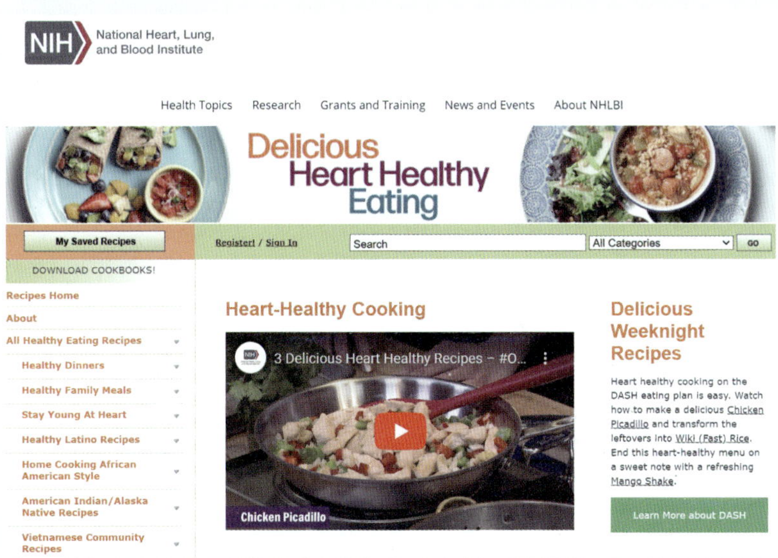

자료출처: https://healthyeating.nhlbi.nih.gov

3 암환자 영양관리

1) 암

(1) 암의 정의 및 위험요인

세포는 우리 몸을 구성하는 가장 작은 단위이며, 인체는 세포의 정상적인 조절기능을 통해 세포수의 균형을 유지한다. 그러나 여러 원인에 의해 세포의 유전자에 돌연변이가 일어나면 세포가 비정상적으로 성장하며 종양(신생물, neoplasm)을 형성하게 된다. 종양은 양성 종양과 악성 종양으로 나눌 수 있으며, 빠른 성장과 침윤성 및 전이가 가능하여 생명의 위험을 초래하는 악성 종양을 암(cancer)이라고 한다.

지금까지 연구된 암의 주요 원인으로는 흡연, 만성감염, 음식, 직업, 유전, 음주, 환경오염, 방사선, 과체중, 신체활동 부족 등이 있으며, 식생활과 관련해서는 지방이 많은 음식, 염장식품, 탄 음식, 아질산염(nitrites) 같은 식품첨가물, 가공육, 붉은색 육류, 하루 2잔 이상의 알코올, 뜨거운 음료나 음식 등이 있다.

(2) 암 유병률 및 사망률

암발생 통계조사를 시작한 1999년부터 2021년까지 국내 암유병자수(암 치료를 받는 암환자 및 암 완치 후 생존하고 있는 사람을 포함한 수치)는 총 2,434,089명이었다. 이것은 2021년 기준으로 국민 21명당 1명(전체 인구 대비 4.7%)이 암유병자라는 것을 의미하며, 특히 65세 이상 인구집단에서는 7명당 1명이 암유병자였다. 암 종류별 유병률은 2021년 기준으로 갑상선암(21.5%)이 가장 많았으며, 위암(14.1%), 대장암(12.7%), 유방암(12.5%), 전립선암(5.5%), 폐암(5.0%), 간암(3.3%), 자궁경부암(2.6%) 순으로 나타났다.

암으로 인한 사망률은 2022년 기준으로 폐암(22.3%)이 가장 높았으며, 간암(12.2%), 대장암(11.0%), 췌장암(8.8%), 위암(8.6%), 담낭 및 담도암(6.3%), 유방암(3.5%), 전립선암(2.9%) 순이었다. 남성에게 사망률이 높은 암은 폐암, 간암, 대장암, 위암 순이었으며, 여성은 폐암, 대장암, 췌장암, 유방암 순으로 사망률이 높았다.

쉬어가기

10대 슈퍼푸드

슈퍼푸드(super food)는 미국 식품영양학자인 스티븐 G. 프렛 박사가 처음 사용한 단어이며, 프렛 박사는 저서 '나는 슈퍼푸드를 먹는다'(Superfoods: Fourteen Foods That Will Change Your Life)에서 14가지의 식품을 소개하였다. 타임지(TIME)는 프렛 박사가 소개한 14가지 식품 중 항산화 효과와 면역증진에 도움이 되는 10개 식품을 선정하여 '강력한 효과를 내는 10가지 식품'(10 Food That Pack a Wallop) 제목으로 소개하였다. 이후 10가지 식품들은 '타임지가 선정한 10대 슈퍼푸드'로 알려져왔으며, 식품업계에서도 슈퍼푸드를 마케팅에 적극적으로 활용해왔다.

① 귀리 (토코트리에놀)
② 녹차 (카페킨)
③ 블루베리 (안토시아닌)
④ 토마토 (라이코펜)
⑤ 시금치 (루테인)
⑥ 브로콜리 (비타민 U)
⑦ 연어 (오메가 3)
⑧ 마늘 (신기능성 식품)
⑨ 레드와인 (프렌치 페러독스)
⑩ 견과류 (고밀도 콜레스테롤)

자료출처: 헬스조선 전문칼럼, 2016. 04. 01. 〈타임〉 '10대 슈퍼푸드'의 진실
매경헬스, 2015. 12. 10. 타임지가 선정한 10대 슈퍼푸드

(3) 암 치료

암의 치료는 암세포를 제거하여 완치를 목표로 하는 '적극적인 치료'와 환자의 삶을 질을 높이고 증상 조절을 목적으로 하는 '완화의료'로 나눌 수 있다. 적극적인 치료에는 수술, 항암화학요법, 방사선치료, 색전술, 면역치료, 동위원소 치료 등이 있으며, 완화의료에는 통증 및 재활치료, 호스피스 완화의료 등이 있다.

2) 암 환자의 영양관리

(1) 암환자의 일반적인 식사 지침

암환자의 영양상태는 질병의 치료 및 예후, 삶의 질에 영향을 미치기 때문에 좋은 영양상태를 유지하는 것이 중요하다. 충분한 열량과 단백질, 탄수화물, 지방, 비타민, 무기질, 수분 등 균형 잡힌 식단과 면역기능을 높일 수 있는 신선하고 안전한 식품을 제공하여 좋은 영양상태를 유지해야 한다. 암에 좋다는 특정 음식을 편중해서 섭취하면 오히려 영양소 불균형을 초래할 수 있으므로, 다양한 음식을 골고루 섭취하도록 돕는다.

(2) 암 치료 부작용과 영양관리

암환자는 통증, 구내염, 오심 및 구토, 식욕부진, 기침, 발열, 부종 등 다양한 신체 증상으로 어려움을 겪게 되며, 이러한 증상은 암 자체로 인해 발생하거나 항암제와 방사선치료의 부작용 및 후유증으로 나타날 수 있다. 특히 구내염, 구강건조증, 구강통증, 식욕부진, 오심, 구토, 설사, 변비, 미각변화, 피로 등의 신체 증상으로 음식을 충분히 섭취하지 못하므로 암환자는 영양부족 상태에 쉽게 빠질 수 있다. 또한 대사기능의 장애로 에너지 소비율이 증가하여 급격한 근육소모와 체중 감소가 발생하며, 전신쇠약과 장기기능장애를 동반하는 심각한 영양실조 상태인 악액질(cachexia) 증후군이 나타날 수 있다. 악액질은 말기 암환자에게서 많이 나타나며 영양섭취 증가만으로는 회복이 어려우므로 생명을 위협할 수 있다.

따라서 암의 종류, 환자의 상태 및 증상, 필요한 영양소의 변화, 음식에 대한 환자의 반응 등에 따라 음식의 형태와 공급방법을 고려하여 환자의 영양섭취를 증진시킬 수 있는 방법을 제공해야 한다.

① 식욕부진

식욕부진은 암환자에게 많이 나타나는 증상으로 식욕이 평소보다 떨어지거나 식욕이 없는 상태를 말한다. 식욕부진은 암 자체 또는 항암화학요법의 부작용으로 주로 발생하며, 암과 관련된 우울, 공포와 같은 심리적 요인으로 나타날 수 있다. 식욕부진이 있는 경우 억지로 먹도록 강요하지 말고 환자가 스스로 즐겁게 식사할 수 있도록 돕는다. 식사 시간에 무리해서 맞추는 것보다 환자의 몸 상태가 좋고 먹고 싶은 생각이 들 때 식사를 하도록 하며, 평소에 좋아하는 음식을 제공한다. 식사 전후로 입안을 청결하게 하고, 식사 전 가벼운 산책이나 운동을 하는 것은 식욕 증진에 도움이 된다.

② 오심 및 구토

오심은 메스꺼움을 의미하며, 항암화학요법이나 방사선요법 후 일반적으로 많이 나타나는 부작용이며, 항암제 투여 전에 항구토제를 미리 투여하여 오심 증상을 완화시킬 수 있다. 오심 증상이 있는 경우 치료 1~2시간 전에는 음식을 먹지 않도록 하며, 냄새에 영향을 많이 받으므로 환기를 통해 음식 냄새가 나지 않고 쾌적한 병실 환경을 조성하도록 한다. 위장이 비어 있으며 오심 증상이 심해질 수 있으므로 위에 부담이 적고 담백한 음식을 조금씩 자주 섭취하도록 하며, 기름진 음식이나 향이 강한 음식은 오심을 유발하므로 피한다. 물은 포만감을 줄 수 있으므로 조금씩 천천히 마시며, 식사 중에는 많이 마시지 않도록 한다.

표 14-6 오심 증상의 권장 및 제한 음식

권장 (위에 부담이 적은 음식)	제한 (오심 유발 음식)
토스트, 크래커, 요거트, 샤베트, 복숭아통조림, 부드러운 과일 및 채소, 맑은유동식, 얼음조각	기름진 음식, 단음식(사탕, 케이크), 향이 강하거나 냄새가 나는 음식, 뜨거운 음식

오심이 심하고 구토 증상이 있는 경우 음식을 먹지 않도록 하며, 구토 증상이 조절된 후 맑은 유동식부터 조금씩 섭취하면서 양을 증가시킨다. 맑은 유동식 섭취가 가능하면 일반 유동식, 연식, 일반식 순으로 천천히 이동하며 적응하도록 한다.

③ 구강 통증 및 구강 건조증

항암제는 성장 및 분열 속도가 정상보다 빠른 암세포에 선택적으로 작용하여 효과를 나타내는데, 이 과정에서 머리카락이나 구강점막과 같이 성장 및 분열 속도가 빠른 정상세포도 함께 공격을 받아 부작용이 나타나게 된다. 항암화학요법과 방사선요법을 받는 환자들은 구내염, 구강 내 궤양, 인후염, 식도염 등이 자주 발생하며, 이러한 질환은 통증을 유발하여 음식물 섭취를 어렵게 만든다.

구강통증이 있는 경우 환자가 삼키기 쉽도록 부드럽게 조리한 음식을 작은 크기로 자르거나 필요한 경우 갈아서 제공한다. 입안을 자극할 수 있는 과일주스, 강한 향신료 및 염장식품 등은 피하며, 액체 상태의 음식을 섭취할 때에는 구강 궤양에 직접 닿지 않도록 빨대를 사용한다. 뜨거운 음식은 상처를 자극하므로 차갑거나 상온의 음식을 이용하며, 통증이 심하면 식사 전에 처방된 진통제를 투여하여 통증을 감소된 후 음식을 섭취하도록 한다. 구강 건조증이 있는 경우 하루 수분 섭취량을 증가시키고 물을 조금씩 자주 마시도록 한다. 음식을 쉽게 삼키기 위해서 육수나 소스를 이용하여 음식을 촉촉하고 부드러운 상태로 제공한다. 타액 분비를 촉진하기 위해서 딱딱한 무설탕 사탕이나 풍선껌 등을 제공하며, 입술이 건조하지 않도록 입술 연고를 사용한다.

④ 미각의 변화

암 치료 과정에서 미각의 변화가 나타날 수 있으며, 특히 고기와 생선 같은 고단백식품에서 과도한 쓴맛과 금속성 맛을 느끼게 되어 음식이 맛이 없게 느껴질 수 있다. 고기를 차갑게 하거나 상온으로 준비하면 쓴맛을 줄일 수 있으며, 신맛이 금속성 맛을 제거하는데 도움이 되므로 레몬 같은 새콤달콤한 소스를 사용하여 미각을 향상시킬 수 있다.

⑤ 면역기능의 저하

항암화학요법이나 방사선치료 과정에서 면역기능이 억제되면 감염에 매우 취약하므로 음식을 통해 세균에 감염되지 않도록 주의해야 한다. 식품의 유통기간을 확인하고 음식을 조리하는 단계에서부터 위생을 지켜야 한다. 면역기능이 저하된 환자에게는 익힌 음식을 제공해야 하며, 제공하는 음식은 상온에 30분 이상 두지 않도록 한다.

쉬어가기

암을 이기는 한국인의 음식 54가지 (대한암예방학회)

주식을 바꿔라 **현미콩밥**
선조가 즐겨 먹던 오곡밥의 비밀 **잡곡**
유방암 세포 증식을 억제하는 **미강**
결장암(대장암)에 탁월한 항암효과 **율무**
하루 반 개로 대장암과 폐암 예방하는 **고구마**
유방암과 전립선암에 좋은 **콩**
성인 남자 간암에 효과가 큰 **작두콩**
암을 이기는 탁월한 효과 **청국장**
발효과정에서 더욱 높아지는 항암효과 **된장**
DHA로 암을 예방하고 장수한다 **등푸른 생선**
면역력을 증강시켜 암을 예방한다 **새우젓**
녹색 밥상을 차려라 **녹황색 채소**
녹즙으로 즐겨 먹는 항암식품 **케일**
유방암, 대장암에 효과 설포라판 풍부 **브로콜리**
어리지만 효능 뛰어난 **새싹 채소**
식이섬유 풍부한 십자화과 채소 **배추와 콜리플라워**
위·대장·직장암 등에 좋은 **양배추**
항암음식의 총체 **김치**
흡연자의 항산화효과 높이는 **신선초**
손상된 DNA 복구할 암 예방성분 풍부 **시금치**
끓는 소금물에 데치면 효과가 2배 **미나리**
저공해 산나물의 힘 **곰취**
일본에서 먼저 주목한 **가지**
암 세포의 소멸을 돕는다 **도라지**
폐암과 유방암을 억제하는 **당근**
위암을 억제하는 **고추**
미 국립암연구소 선정 으뜸 항암식품 **마늘**
매운 맛이 항암효과의 핵심 **생강**
껍질 부분에 항암물질이 풍부한 **양파**
주황색 식물의 대표 주자 **호박**
탁월한 항암식품의 주인공 **부추**
양지바른 언덕에 항암효과 가득한 **쑥**
경제적인 암 예방 식습관 **버섯**
초기 위암·폐암·후두암에 효과 **차가버섯**
가공식품에 항암효과가 풍부한 **토마토**
암세포의 성장과 전이를 막는 **알로에**
바다에서 나는 최고의 야채 **다시마**
풍부한 섬유질이 발암물질 배출 **미역**
해조류 중에 암예방 효과 최고 **김**
포도껍질과 씨에 풍부한 레스베라트롤 **포도**
발암물질의 배출을 돕는다 **배**
구강암, 식도암 등을 예방하는 **딸기류**
일반 포도보다 10배 뛰어난 항암효과 **머루**
암없는 장수비결 **요구르트**
대장암 예방에 확실한 효과 **유산균**
한국인이 많이 먹는 항암식품 **들깨**
생산량 적어 더욱 귀하다 **아마씨**
지중해에서 온 기적 **올리브오일**
세계적으로 발돋움한 항암식품 **인삼**
신통하고 위장약보다 좋은 **고려홍삼**
전립선암과 유방암에 예방 효과 **감초**
하루 2잔만으로 암 예방 효과 보는 **녹차**
카레의 색소 성분으로 암을 예방하자 **커큐민**
최근 가장 주목받는 항암 물질 **셀레늄**

자료출처: 박건영 등(대한암예방학회). 암을 이기는 한국인의 음식 54가지, 2013.

단원평가

01 저혈당 관리에 대한 설명 중 틀린 것은? (　　　　　)

① 저혈당은 혈당이 70 mg/dL 이하인 경우를 말한다.

② 평소에 사탕을 가지고 다니도록 교육한다.

③ 꿀 1순가락은 포도당 15 g에 해당한다.

④ 효과적인 혈당관리를 위해 식사 전에 운동하도록 한다.

⑤ 식은땀, 가슴 두근거림, 현기증은 저혈당 증상이다.

02 당뇨병 환자의 식사관리에 대한 설명으로 맞는 것은? (　　　　　)

① 콜레스테롤의 섭취를 제한한다.

② 술은 영양소가 없으므로 자유롭게 섭취해도 된다.

③ 같은 교환단위량이면 다른 식품군과도 바꿀 수 있다.

④ 대상자의 기호와 상관없이 열량과 영양소만 고려하여 식단을 작성한다.

⑤ 식욕이 있을 때마다 일정량의 음식을 섭취한다.

03 고혈압 관리를 위해 소금섭취를 줄이려고 할 때 알맞은 식단은? (　　　　　)

① 저탄수화물식

② 저염식

③ 저칼륨식

④ 저지방식

⑤ 저열량식

04 **고혈압에 권고되는 식사요법인 DASH(Dietary Approaches to Stop Hypertension)에 관련된 설명으로 맞는 것은? (   )**

① 소고기, 돼지고기를 많이 섭취한다.

② 전지방 유제품(full fat milk)을 섭취한다.

③ 밥은 정제된 곡류보다는 전곡류로 섭취한다.

④ 견과류 및 씨앗을 많이 섭취한다.

⑤ 포화지방산, 콜레스테롤, 지방이 풍부한 식이이다.

05 **말기 암환자에게서 많이 나타나며, 급격한 근육소모와 체중감소로 전신쇠약과 장기기능을 동반하는 영양실조 상태는 무엇인가? (   )**

06 **암환자의 영양관리에 대한 설명으로 맞는 것은? (   )**

① 필요한 열량을 채우기 위해 한꺼번에 많이 먹도록 한다.

② 식사시간에는 입맛이 없어도 억지로 먹도록 한다.

③ 구내염이 있는 환자의 통증완화를 위해 따뜻한 음식을 제공한다.

④ 오심 증상이 있는 환자에게 물을 많이 마시게 하여 포만감을 유지하도록 한다.

⑤ 금속성 맛을 느끼는 환자에게 레몬소스를 사용한 차가운 고기를 제공한다.

정답 01 ④ 02 ① 03 ② 04 ③ 05 악액질 06 ⑤

PART

Ⅳ 영양관리 활동

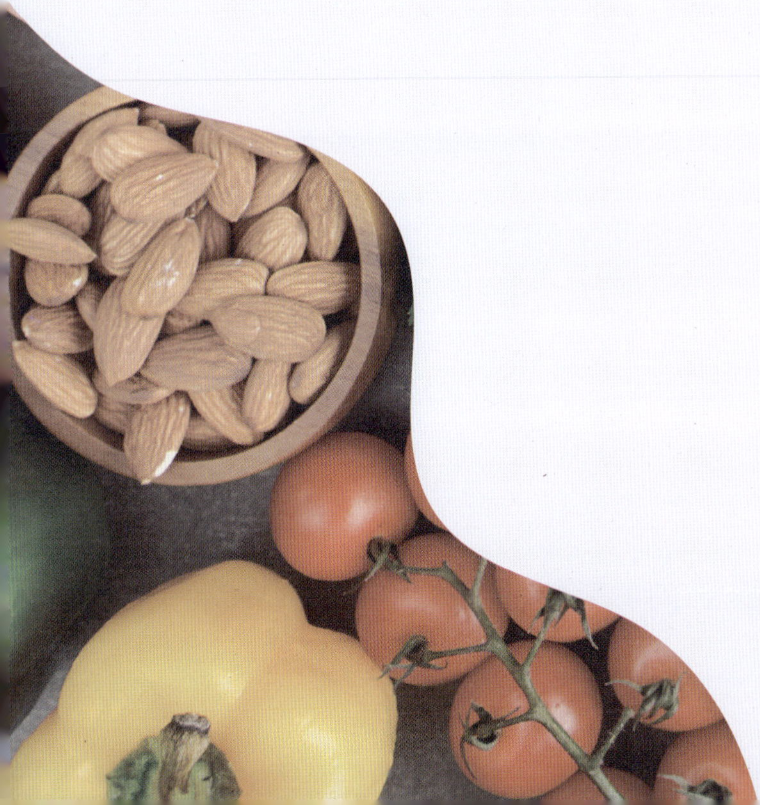

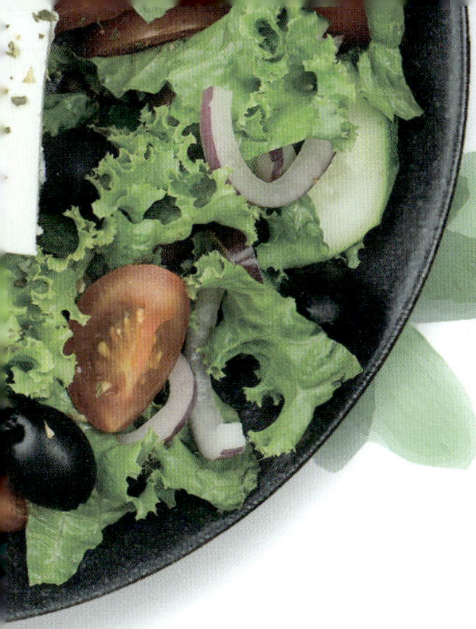

15

활동 과제 1 -
나의 영양관리

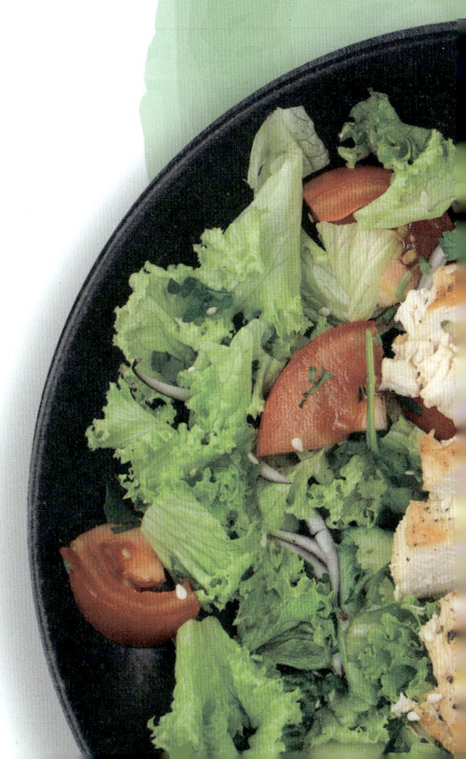

활동과제 1 – 나의 영양관리

학 과		학 번	
이 름			

목 차

Ⅰ. 영양상태 사정

1. 설문지 (식습관, 탄수화물중독)
2. 나의 영양필요량
3. 24시간 회상법
4. 영양성분표

Ⅱ. 분석 및 평가

* 부록 1(2020 한국인 영양소 섭취기준 요약표)과 부록 2(음식별 식품 단위수 및 영양소) 및 2020 한국인 영양 섭취기준 활용 가이드북을 참고해서 작성하세요.

Ⅰ. 영양상태 사정

1. 식습관 설문지

1) 좋아하는 음식과 싫어하는 음식 3가지를 쓰고, 이유를 설명해주세요.

좋아하는 음식	싫어하는 음식
좋아하는 이유	**싫어하는 이유**

2) 다음 질문에 해당하는 번호를 써주세요.

Q1. 아침 식사를 얼마나 자주 하십니까?

① 매일 ② 일주일에 5~6회 ③ 일주일에 2~3회 ④ 거의 먹지 않음

Q2. 평소 식사 시간이 일정하십니까?

① 매일 규칙적임 ② 대체로 규칙적임 ③ 가끔 불규칙함 ④ 매일 불규칙함

Q3. 생선, 고기, 계란, 콩 등으로 조리한 음식을 하루에 몇 회 드십니까?

① 3회 이상 ② 2회 ③ 1회 이하

Q4. 우유와 유제품(치즈, 요거트)은 얼마나 자주 드십니까?

① 매일 ② 일주일에 5~6회 ③ 일주일에 2~3회 ④ 거의 먹지 않음

Q5. 채소와 과일의 하루 평균 섭취량이 어느 정도 되십니까?

① 1공기 분량 이상 ② 1/2~ 1공기 분량 ③ 1/2공기 이하 ④ 거의 먹지 않음

Q6. 패스트푸드(햄버거, 피자 등)와 인스턴트 및 간편 조리식품을 얼마나 자주 드십니까?

① 매일 ② 일주일에 5~6회 ③ 일주일에 2~3회 ④ 거의 먹지 않음

Q7. 가당음료(탄산, 커피, 주스, 요거트 등)를 얼마나 자주 드십니까?

① 매일 ② 일주일에 5~6회 ③ 일주일에 2~3회 ④ 거의 먹지 않음

Q8. 식품 구매 시 영양성분표 내용을 확인하십니까?

① 항상 확인함 ② 가끔 확인함 ③ 거의 확인하지 않음 ④ 영양표시가 있는지 모름

Q9. 술은 어느 정도 드십니까?

① 일주일에 5회 이상 ② 일주일에 2~3회 ③일주일에 1회 이하 ④ 전혀 마시지 않음

Q10. 담배는 어느 정도 피우십니까?

① 하루 1/2갑 이상 ② 하루 1~2개비 ③ 전자담배사용 ④ 전혀 피우지 않음

Q11. 영양보조제(비타민, 건강보조식품 포함)를 드십니까?

① 매일 ② 일주일에 5~6회 ③ 일주일에 2~3회 ④ 거의 먹지 않음

3) 건강한 식생활 행동을 실천하기 위한 단계 측정(☑ 체크하세요)

식품구성자전거에 제시된 5개의 식품군을 매일(끼니)마다 규칙적으로 섭취하고 있습니까?

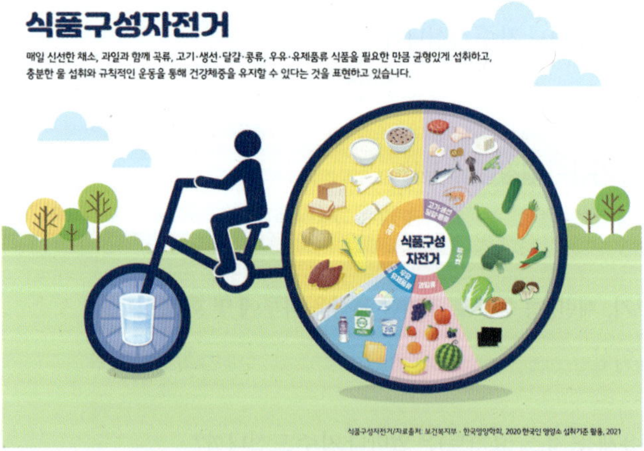
식품구성자전거
매일 신선한 채소, 과일과 함께 곡류, 고기·생선·달걀·콩류, 우유·유제품류 식품을 필요한 만큼 균형있게 섭취하고,
충분한 물 섭취와 규칙적인 운동을 통해 건강체중을 유지할 수 있다는 것을 표현하고 있습니다.
식품구성
자전거
식품구성자전거/자료출처: 보건복지부 · 한국영양학회, 2020 한국인 영양소 섭취기준 활용, 2021

곡류(매일 2~4회), 고기/생선/달걀/콩류(매일 3~4회), 채소류(매끼니 2가지 이상),
과일류(매일 1~2개), 우유/유제품류(매일 1잔)

□ ① **네.** 규칙적으로 섭취한지 **6개월 이상** 지속되었습니다. (유지단계)

□ ② **네.** 규칙대로 섭취하고 있으나, 아직 6개월이 되지 않았습니다. (행동단계)

□ ③ **아니오.** 하지만 **30일 이내**에 식생활을 변화시킬 생각이 있습니다. (준비단계)

□ ④ **아니오.** 하지만 **6개월 이내**에 식생활을 변화시킬 생각이 있습니다. (준비단계)

□ ⑤ **아니오,** 식생활을 변화시킬 생각이 **없습니다.** (계획전단계)

4) 탄수화물 중독 진단 테스트

문항	해당여부(O/X)
① 아침 먹은 날 오히려 배고프다.	
② 단맛 나는 후식을 즐긴다.	
③ 스트레스를 받으면 먹고 싶다.	
④ 식사 후 졸리고 나른하다.	
⑤ 주 3회 이상 밀가루 음식을 먹는다.	
⑥ 잡곡밥보다는 흰 쌀밥이 좋다.	
⑦ 작은 일에도 짜증이 난다.	
⑧ 가족 중에 비만인 사람이 있다.	
⑨ 습관적으로 야식을 먹는다.	
⑩ 배불리 먹어도 금방 배고프다.	
해당항목 수 (O 개수)	**개**
진단	

*진단기준: 8개 이상에 해당하면 중독, 5~7개는 중독 위험, 4개 이하 양호

2. 나의 영양필요량 (교재 p.23~26, 부록 1,2 참고하기)

1단계: 자신에게 적합한 1일 에너지 필요량 계산

① 나의 신장: _______ cm, 현재 체중: _______ kg

→ 나의 표준체중 = _______ kg

② 비만도: 체중(kg) ÷ 신장$(m)^2$ ______(판정: 저체중/정상/과체중)

③ 나에게 필요한 에너지: _______ Kcal

→ 1일 에너지 필요량 = 표준체중 (   )Kg × 35 Kcal

2단계:

1) 1일 에너지 필요량에 따른 적절한 권장 식사패턴 및 각 식품군 단위수(횟수)
(참고자료, 성인 B형 선택)

에너지(Kcal)	곡류	고기, 생선, 계란, 콩류	채소류	과일류	우유, 유제품류

2) 자신의 나이에 따른 1일 영양소섭취기준

성별	
나이	
에너지	
단백질	
비타민 A(㎍ RE)	
비타민 C(mg)	
티아민(mg)	
리보플라빈(mg)	
니아신(mg)	
칼슘(mg)	
칼륨(g)	
나트륨(g)	
철(mg)	

3. 24시간 회상법

식이섭취 기록지 - 1 (평일)

- 하루 동안 섭취한 음식을 기억해 주세요 (도구사용: 밥공기-소·중·대, 국공기-소·중·대, 접시-소·중·대)

날짜	월 일 (요일)					
분류	식사 시간	식사 장소	음식명 (조리명)	재료명	용량(눈대중)	그림
아침						
간식						
점심						
간식						
저녁						
간식						

식이섭취 기록지 - 1 (평일) 영양소 섭취량

	에너지 (Kcal)	곡류	고기,생선 계란,콩류	채소류	과일류	우유, 유제품류
아침						
간식						
점심						
간식						
저녁						
간식						
합계						

1일 권장량에 비교해서 분석 및 고찰

에너지 (Kcal)	
곡류	
고기, 생선, 계란, 콩류	
채소류	
곡류	
과일류	
우유, 유제품류	

식이섭취 기록지 - 2 (주말)

- 하루 동안 섭취한 음식을 기억해 주세요 (도구사용: 밥공기-소·중·대, 국공기-소·중·대, 접시-소·중·대)

날짜	월 일 (요일)					
분류	식사 시간	식사 장소	음식명 (조리명)	재료명	눈대중	그림
아침						
간식						
점심						
간식						
저녁						
간식						

식이섭취 기록지 – 2 (주말) 영양소 섭취량

	에너지 (Kcal)	곡류	고기,생선 계란,콩류	채소류	과일류	우유, 유제품류
아침						
간식						
점심						
간식						
저녁						
간식						
합계						

1일 권장량에 비교해서 분석 및 고찰

에너지 (Kcal)	
곡류	
고기, 생선, 계란, 콩류	
채소류	
과일류	
우유, 유제품류	

4. 영양성분표

간식으로 섭취한 음식 중 식품의 영양성분표를 2개 작성하세요.

1) 식품명: ______________________

1회분 용량: ______________________ 실제섭취량: ______________________

영양성분			
항목	1회분	실제섭취횟수 ______회분	%영양소기준치 (1일)

분석 (실제섭취량 근거하여 1일 영양소기준치와 비교하여 분석)

2) 식품명: ______________________

1회분 용량: ______________________ 실제섭취량: ______________________

영양성분			
항목	1회분	실제섭취횟수 ______회분	%영양소기준치 (1일)

분석 (실제섭취량 근거하여 1일 영양소기준치와 비교하여 분석)

Ⅱ. 분석 및 평가

1. 잘하고 있는 부분과 부족한 부분

잘하고 있는 점	
부족한 부분	

2. 총평 및 소감

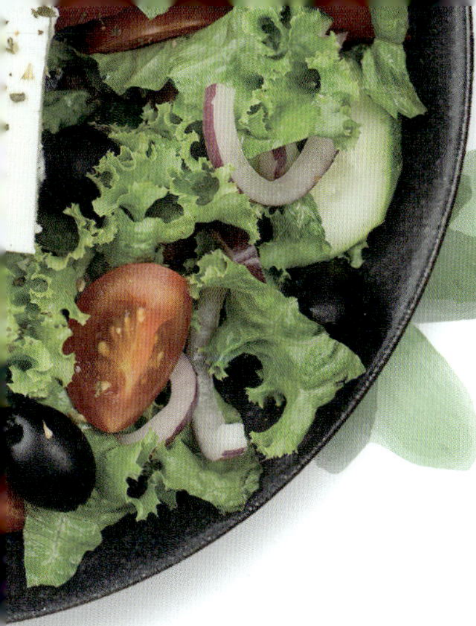

16

활동 과제 2 -
우리 가족 영양관리

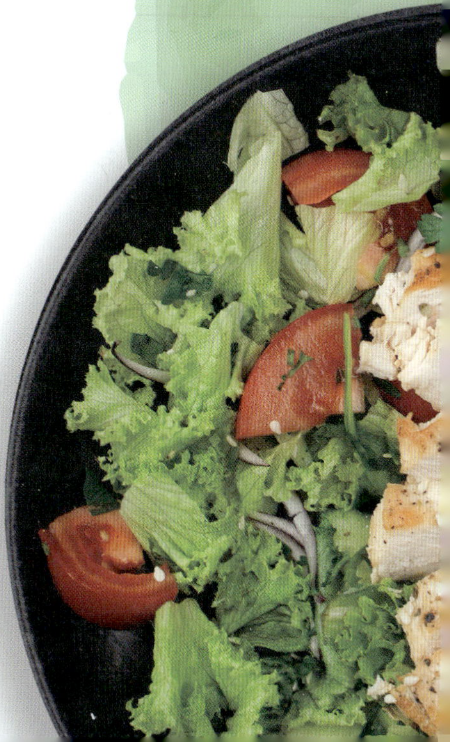

활동과제 2 - 우리 가족 영양관리

학 과		학 번	
이 름			

목 차

* 부록 1(2020 한국인 영양소 섭취기준 요약표)과 부록 2(음식별 식품 단위수 및 영양소) 및 2020 한국인 영양 섭취기준 활용 가이드북을 참고해서 작성하세요.

* 대상자 기본 정보

나이		성별	
조사자와 관계		질병 혹은 건강상태	

Ⅰ. 영양상태 사정

1. 식습관 설문지

1) 좋아하는 음식과 싫어하는 음식 3가지를 쓰고, 이유를 설명해주세요.

좋아하는 음식	싫어하는 음식
좋아하는 이유	**싫어하는 이유**

2) 다음 질문에 해당하는 번호를 써주세요.

Q1. 아침 식사를 얼마나 자주 하십니까?

① 매일 ② 일주일에 5~6회 ③ 일주일에 2~3회 ④ 거의 먹지 않음

Q2. 평소 식사 시간이 일정하십니까?

① 매일 규칙적임 ② 대체로 규칙적임 ③ 가끔 불규칙함 ④ 매일 불규칙함

Q3. 생선, 고기, 계란, 콩 등으로 조리한 음식을 하루에 몇 회 드십니까?

① 3회 이상 ② 2회 ③ 1회 이하

Q4. 우유와 유제품(치즈, 요거트)은 얼마나 자주 드십니까?

① 매일 ② 일주일에 5~6회 ③ 일주일에 2~3회 ④ 거의 먹지 않음

Q5. 채소와 과일의 하루 평균 섭취량이 어느 정도 되십니까?

① 1공기 분량 이상 ② 1/2~ 1공기 분량 ③ 1/2공기 이하 ④ 거의 먹지 않음

Q6. 패스트푸드(햄버거, 피자 등)와 인스턴트 및 간편 조리식품을 얼마나 자주 드십니까?

① 매일 ② 일주일에 5~6회 ③ 일주일에 2~3회 ④ 거의 먹지 않음

Q7. 가당음료(탄산, 커피, 주스, 요거트 등)를 얼마나 나주 드십니까?

① 매일 ② 일주일에 5~6회 ③ 일주일에 2~3회 ④ 거의 먹지 않음

Q8. 식품 구매 시 영양성분표 내용을 확인하십니까?

① 항상 확인함 ② 가끔 확인함 ③ 거의 확인하지 않음 ④ 영양표시가 있는지 모름

Q9. 술은 어느 정도 드십니까?

① 일주일에 5회 이상 ② 일주일에 2~3회 ③일주일에 1회 이하 ④ 전혀 마시지 않음

Q10. 담배는 어느 정도 피우십니까?

① 하루 1/2갑 이상 ② 하루 1~2개비 ③ 전자담배사용 ④ 전혀 피우지 않음

Q11. 영양보조제(비타민, 건강보조식품 포함)를 드십니까?

① 매일 ② 일주일에 5~6회 ③ 일주일에 2~3회 ④ 거의 먹지 않음

2. 건강한 식생활 행동을 실천하기 위한 단계 측정

식품구성자전거에 제시된 권장기준을 지키는 식행동에 대한 본인의 생각을 표시해주세요.
당신은 식품구성자전거에 제시된 권장 기준대로 영양을 섭취하고 계십니까? (　　　　)

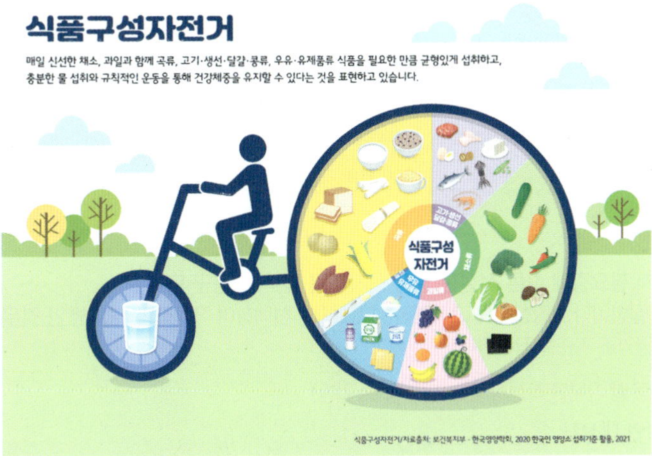
식품구성자전거
매일 신선한 채소, 과일과 함께 곡류, 고기·생선·달걀·콩류, 우유·유제품류 식품을 필요한 만큼 균형있게 섭취하고,
충분한 물 섭취와 규칙적인 운동을 통해 건강체중을 유지할 수 있다는 것을 표현하고 있습니다.
식품구성 자전거
식품구성자전거/자료출처: 보건복지부 · 한국영양학회, 2020 한국인 영양소 섭취기준 활용, 2021

곡류(매일 2~4회), 고기/생선/달걀/콩류(매일 3~4회), 채소류(매끼지 2가지 이상), 과일류(매일 1~2개), 우유/유제품류(매일 1~2잔)

□ ① **네.** 규칙적으로 섭취한지 **6개월 이상** 지속되었습니다. (유지단계)
□ ② **네.** 권장기준을 지켜 섭취한지 아직 6개월이 되지 않았습니다. (행동단계)
□ ③ **아니오. 1개월 이내**에 권장기준 대로 식생활을 변화시킬 생각이 있습니다. (준비단계)
□ ④ **아니오. 6개월 이내**에 권장기준 대로 식생활을 변화시킬 생각이 있습니다. (계획단계)
□ ⑤ **아니오.** 권장기준을 지킬 생각(식생활을 변화시킬 생각)이 **없습니다**. (계획전단계)

3. 탄수화물 중독 진단 테스트

문항	해당여부(O/X)
① 아침 먹은 날 오히려 배고프다.	
② 단맛 나는 후식을 즐긴다.	
③ 스트레스를 받으면 먹고 싶다.	
④ 식사 후 졸리고 나른하다.	
⑤ 주 3회 이상 밀가루 음식을 먹는다.	
⑥ 잡곡밥보다는 흰 쌀밥이 좋다.	
⑦ 작은 일에도 짜증이 난다.	
⑧ 가족 중에 비만인 사람이 있다.	
⑨ 습관적으로 야식을 먹는다.	
⑩ 배불리 먹어도 금방 배고프다.	
해당항목 수 (O 갯수)	개
진단	

*진단기준: 8개 이상에 해당하면 중독, 5~7개는 중독 위험, 4개 이하 양호

4. 대상자의 영양필요량

1단계: 대상자에게 적합한 1일 에너지 필요량 계산

① 신장: ______ cm, 현재 체중: ______ kg

→ 표준체중 = ______ kg

② 비만도: 체중(kg) ÷ 신장(m)^2 ______(판정: 저체중/정상/과체중)

③ 대상자에게 필요한 에너지: ______ Kcal

→ 1일 에너지 필요량 = 표준체중 (   )Kg × 30 Kcal

(육체활동 정도에 따라 30/35/40으로 계산)

2단계:

1) 1일 에너지 필요량에 따른 적절한 권장 식사패턴 및 각 식품군 단위수
(대상자의 질병이나 건강상태를 고려하여 성인 B형을 선택하여 작성하되, 당뇨병인 경우 총열량과 교환단위수를 고려한 식품군별 영양소 기준을 작성한다)

*** 두 가지 중 한 가지만 작성하세요 (당뇨병 vs 일반)**

① 당뇨병인 대상자

총열량 (Kcal)	곡류군	어육류군		채소군	지방군	우유군	과일군
		저지방	중지방				

② 당뇨병을 제외한 대상자

총열량 (Kcal)	곡류	고기, 생선, 계란, 콩류	채소류	과일류	우유, 유제품류	유지, 당류

2) 상자의 나이에 따른 1일 영양소섭취기준

성별/나이	
에너지	
단백질	
비타민 A(㎍ RE)	
비타민 C(mg)	
티아민(mg)	
리보플라빈(mg)	
니아신(mg)	
칼슘(mg)	
칼륨(g)	
나트륨(g)	
철(mg)	

5. 24시간 회상법(식이섭취 기록지)

- 하루 동안 섭취한 음식을 기억해 주세요 (도구사용: 밥공기-소·중·대, 국공기-소·중·대, 접시-소·중·대)

날짜	월 일 (요일)				
분류	식사 시간	식사 장소	음식명 (조리명)	재료명	용량(눈대중)
아침					
간식					
점심					
간식					
저녁					
간식					

식이섭취 기록지 – 영양소 섭취량

	에너지 (Kcal)	곡류	고기, 생선, 계란, 콩류	채소류	과일류	우유, 유제품류
아침						
간식						
점심						
간식						
저녁						
간식						
합계						

1일 권장량에 비교해서 분석 및 고찰

에너지 (Kcal)	
곡류군	
어육류군 (저지방/중지방)	
채소군	
지방군	
우유군	
과일군	

대상자의 질병이나 건강상태에 따라 조절해야 할 식품

섭취를 증가시킬 식품	섭취 제한이나 금지 식품

II. 식단관리 및 식생활 관리

1. 대상자의 하루 식단 계획

* 두 가지중 한가지만 작성하세요 (당뇨병 vs 일반)

1) 당뇨병인 대상자

총열량 (Kcal)	곡류군	어육류군		채소군	지방군	우유군	과일군
		저지방	중지방				

식품군	총 교환 단위 수	아침	점심	저녁	간식1	간식2
곡류군						
어육류군						
채소군						
지방군						
우유군						
과일군						

2) 당뇨병을 제외한 일반 대상자

총열량 (Kcal)	곡류	고기, 생선, 계란, 콩류	채소류	과일류	우유, 유제품류	유지, 당류

식품군	총 식품단위수	아침	점심	저녁	간식1	간식2
곡류						
고기, 생선, 계란, 콩류						
채소류						
과일류						
우유, 유제품류						
유지, 당류						

2. 식생활 관리

1) 대상자의 질병이나 건강상태를 고려한 식생활 관리의 기본 원칙

: 식사시간, 먹는속도, 운동 등 영양상태에 영향을 주는 생활습관이나 행동에 대한 가이드라인 제시

Ⅲ. 분석 및 평가

1. 대상자의 영양관리에서 긍정적인 부분과 부족한 부분

잘하고 계신 점	
부족한 부분	

2. 총평 및 소감

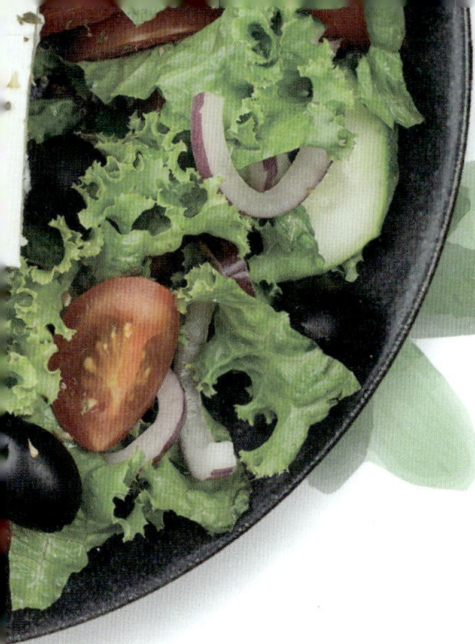

17

대중매체와 영양 활동지

1. 패스트푸드 산업 활동지 - 영화 '슈퍼사이즈 미'
2. 영양교육 활동지 - 다큐 '세계, 먹거리 교육에 빠지다'

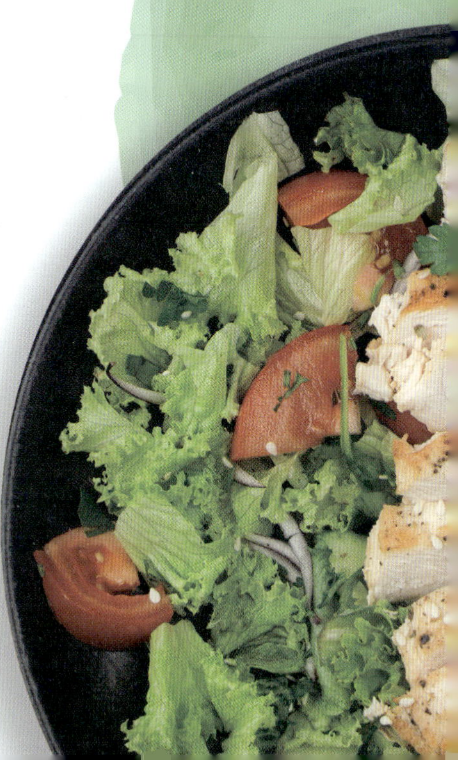

1 패스트푸드 산업 활동지 - 영화 '슈퍼사이즈 미'

1) 영화 '슈퍼사이즈 미' 소개

- **제목:** 슈퍼사이즈 미(Super Size Me)
- **감독 및 주연:** 모건 스퍼록(미국)
- **개봉:** 2004년
- **정보:** 다큐멘터리(99분)
- **내용:** 감독인 모건 스퍼록이 30일 동안 하루 세끼를 맥도날드의 패스트푸드만 먹으면서 변해가는 자신의 몸을 관찰하며 촬영한 내용이다. 의사들이 스퍼록의 신체적·정신적 변화를 관찰하며 패스트푸드의 부정적인 영향을 보여주고 있다.

2) 영화 속 실험과정: 30일 동안 맥도날드 매뉴만 섭취

① 운동은 절대로 하지 않는다.
(미국인 70%가 평소에 어떤 운동도 하지 않는다는 자료 근거)

② 미국인들이 하루에 평균 걷는 만큼만 걷는다.
(5,000보 미만)

③ 맥도날드의 메뉴판에 있는 모든 음식을 먹는다.
(9일 만에 모든 메뉴를 1번씩 먹음)

④ 슈퍼 사이즈는 직원이 먼저 물어볼 때에만 먹는다.
(90끼 식사에서 9번 슈퍼사이즈로 식사함, 전체 식사의 10%)

3) 영화의 영향

영화에 대해서는 한 달간 패스트푸드만 먹는다는 설정 자체가 억지이며, 슈퍼사이즈는 강요가 아닌 개인의 선택 문제라는 비판이 있었으나, 이후 패스트푸드 산업에 변화를 가져왔다. 대표적으로 맥도날드의 슈퍼사이즈 메뉴가 2개월 만에 사라졌으며, 패스트푸드점의 영양분석표 제공을 일반화하는 데 기여하였다.

이에 대한 반격으로 패스트푸드 업체들은 2004년 '치즈버거 법안'(Cheeseburger bill)을 만들었는데, 패스트푸드를 많이 먹어서 비만이나 건강문제가 발생했을 때, 패스

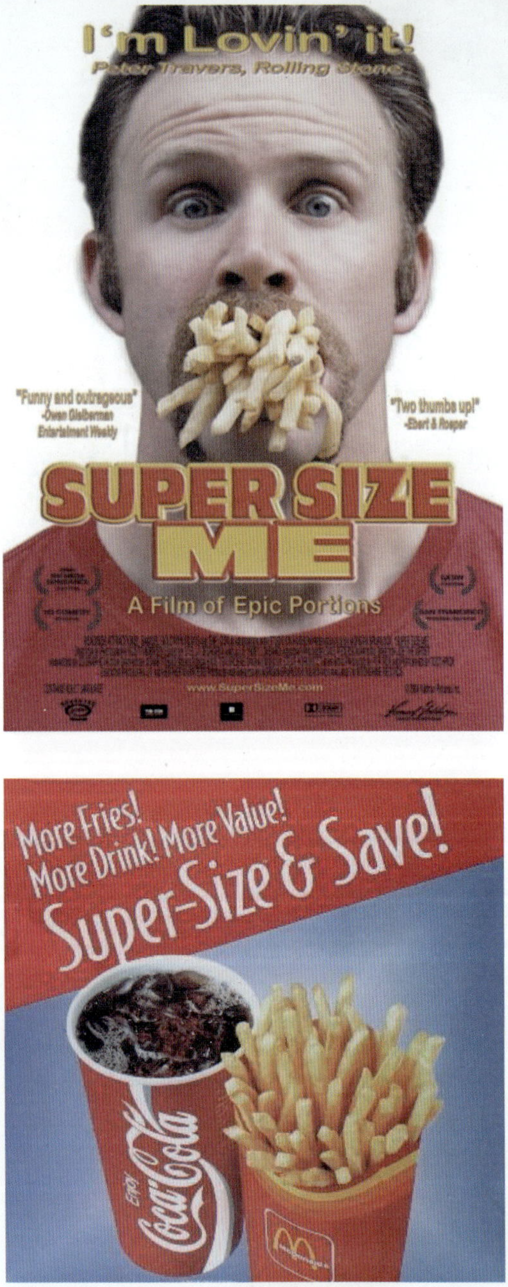

그림 17-1 영화 '슈퍼사이즈 미' 포스터
자료출처: 네이버, Wikipedia

트푸드 업체들에게 보상을 요구하는 소송을 연방법원이나 주법원에 제기하지 못하도록 막는 법안이다. 비만 소송을 제한하면서 건강관리에 대한 개인 책임을 강조하는 법안이기에 기업의 책임을 무시한다는 비판과 식품 산업계의 로비에 대한 우려를 낳았다. 해당 법안은 미국 하원과 상원을 통과하였으나, 결국 연방법으로 제정되지는 못하였다.

쉬어가기

미국과 한국의 콜라 사이즈가 다르다?

대표적인 패스트푸드 기업인 맥도날드에서 판매하는 콜라의 양은 나라별로 같을까? 정답은 '같지 않다'. 한국에서 판매되는 Large 사이즈의 콜라는 610mL(185kcal)이지만 미국 Large 사이즈는 약 946mL(290kcal)로 1.6배 정도 콜라의 양이 더 많으며, 따라서 열량과 첨가당 함유율도 미국이 월등히 더 높다.

사이즈	한국	미국
Small	–	14 oz (약 355mL) (150 kcal, 당 39g)
Medium	425 mL (133 kcal, 당 33 g)	20 oz (약 591 mL) (210 kcal, 당 56 g)
Large	610 mL (185 kcal, 당 46 g)	32 oz (약 946 mL) (290 kcal, 당 77 g)

자료출처: 한국 맥도날드 홈페이지 https://www.mcdonalds.co.kr, 미국 맥도날드 홈페이지 https://www.mcdonalds.com

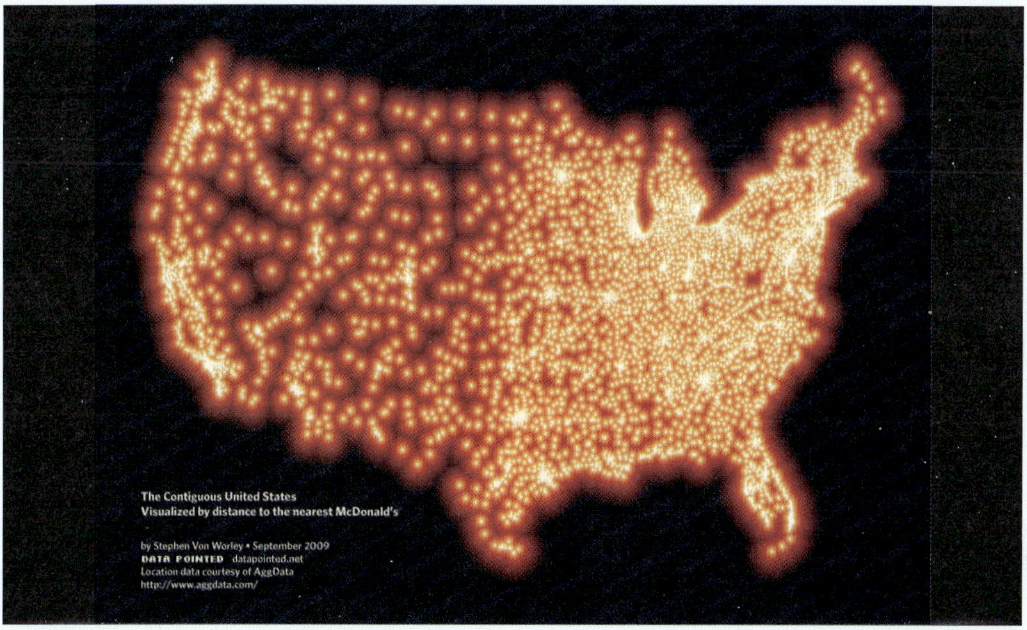

맥도날드까지 거리를 시각적으로 나타낸 미국 지도

자료출처: http://www.datapointed.net/visualizations/maps/distance-to-nearest-mcdonalds/

4) 영화 감상 활동지

패스트푸드 산업 활동지

영화: '슈퍼사이즈 미'

학번: ______________ 이름: ______________

* 동영상을 보면서 다음의 내용을 정리해보세요.

1. 패스트푸드 실험을 시작하면서 주인공에게 어떤 일이 나타났나요?

날짜	주인공이 경험한 증상 및 결과
1~3일	
7~9일	
17~19일	
21~30일	

2. 영화에서 나타난 식품 관련 회사(패스트푸드 및 탄산음료)의 전략은 무엇인가요?

3. 영화에서 대비되는 두 개의 학교에서 나타난 문제점과 바람직한 방향에 대해 적어보세요.

문제점	바람직한 방향

4. 동영상 감상 소감 및 실천하고 싶은 내용이 있으면 적어보세요.

2 영양교육 활동지 - 다큐 '세계, 먹거리 교육에 빠지다'

1) 다큐멘터리 '세계 먹거리 교육에 빠지다' 소개

- **제목:** MBC 스페셜 - 세계, 먹거리 교육에 빠지다
- **방영날짜:** 2011. 03. 11
- **정보:** 다큐멘터리 (60분)
- **내용:** 세계의 아이들이 영양교육을 어떻게 받고 있는지 교육 현장을 살펴보는 영상으로, 영국, 일본, 프랑스, 미국, 이탈리아, 한국의 먹거리 교육을 소개하고 있다.

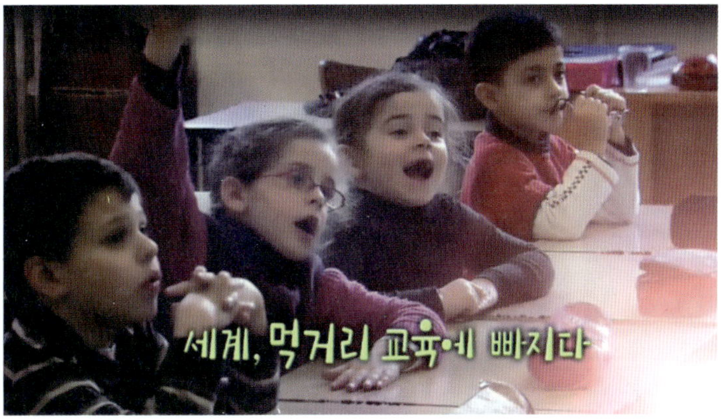

- 영국 - 맛있는 나라로 변신한 이유
- 일본 - 내 몸이 원하는 영양소를 구하다
- 프랑스 - 미식가로 거듭나는 교육 비법
- 미국 - 도심 속 텃밭에서 입맛을 배우다
- 이탈리아 - 100년을 배우는 느림의 교육
- 한국 - 먹거리교육, 첫 걸음을 내딛다

그림 17-2 MBC 스페셜 - 세계, 먹거리 교육에 빠지다
자료출처: MBC 스페셜
https://playvod.imbc.com/Templete/VodView?bid=1000833100616100000

쉬어가기

제이미 올리버의 학교 급식혁명

제이미 올리버(본명 James Trevor Oliver)는 영국의 급식을 혁명적으로 바꾸는데 크게 기여한 요리사이다. 당시 영국의 학교 급식은 감자튀김, 치킨 너겟, 햄버거 등의 고지방·고열량 인스턴스 식품들이 주를 이루었다. 평소 '신선하고 좋은 재료로 손쉽게 요리해서 즐겁게 먹이는 것이 자신의 철학'이라고 말해온 제이미는 신선한 재료와 건강한 조리방법으로 학교 급식의 변화를 시도하였으나, 인스턴트 음식에 길들여진 학생들의 입맛을 바꾸기는 쉽지 않았다. 새로운 식단에 거부감을 보였던 학생들은 영양교육과 함께 지속적인 노력으로 점차 건강한 식단에 적응하며 잘 먹게 되었다.

제이미 올리버의 급식 개혁 운동 이후 영국 토니 블레어 총리는 학교 급식으로 2억 8천만 파운드(약 4천 894억 원)을 지원하기로 하였으며, 2006년 9월 영국에서 감자 튀김, 탄산 음료 등 어린이 비만의 주범이 되는 정크 푸드와 소금, 지방 함량이 높은 음식들을 학교에서 금지시켰다. 이후 정부의 엄격한 가이드라인에 따른 메뉴 구성으로 영국의 학교 급식이 건강하게 바뀌게 되었다.

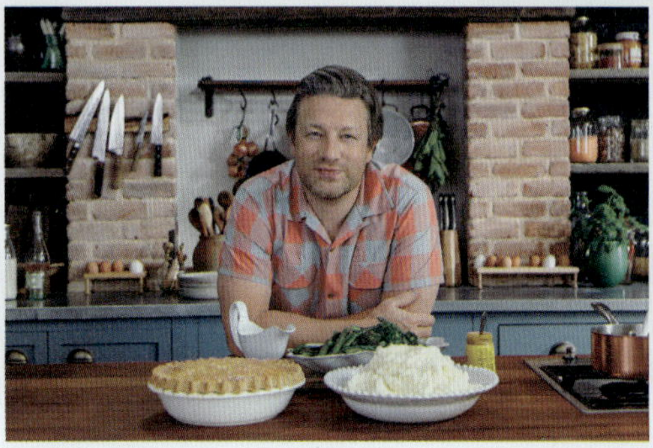

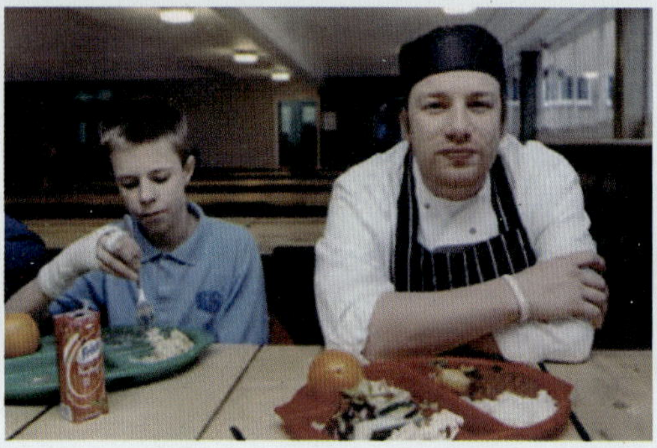

자료출처: 제이미 올리버 홈페이지 https://www.jamieoliver.com
EBS 지식채널e – 제이미 올리버 급식개혁(웩, 우웩) https://www.youtube.com/watch?v=ZZBxeiL8FpY
The Guardian (2012. 4. 27. Can Jamie's school meals revolution survive the Gove recipe?)
https://www.theguardian.com/education/2012/apr/27/jamie-oliver-school-meals-gove

2) 영양교육 영상 감상 활동지

영양교육 활동지

다큐: '세계, 먹거리교육에 빠지다' (MBC스페셜)

학번: ______________ 이름: ______________

* 동영상을 보면서 다음의 내용을 정리해보세요.

1. 각 나라별로 시행하고 있는 먹거리 교육을 간단히 정리해보세요.

나라	먹거리교육 실시 현황	나라	먹거리교육 실시 현황
프랑스		일본	
미국		한국	
영국		이탈리아	

2. 동영상 감상 소감 및 실천하고 싶은 내용이 있으면 적어보세요.

PART V

부록

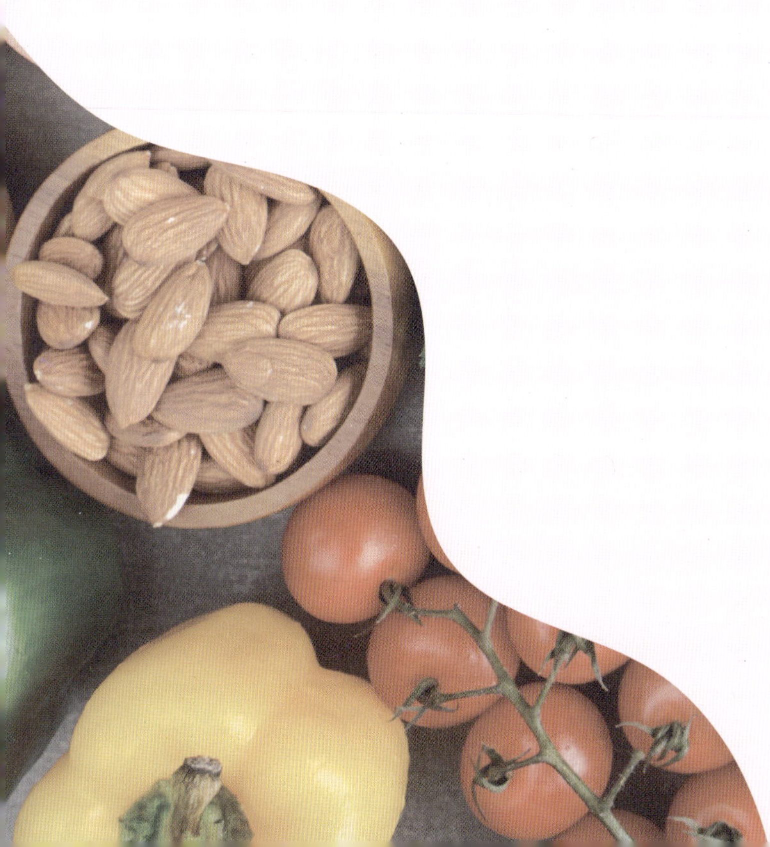

부록 V

부록 1

2020 한국인 영양소 섭취기준 요약표

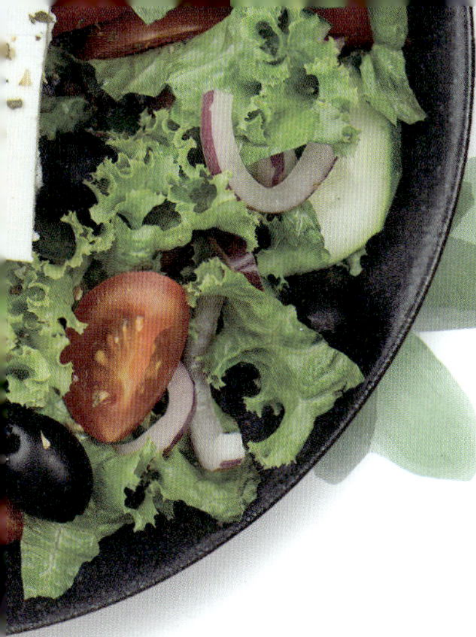

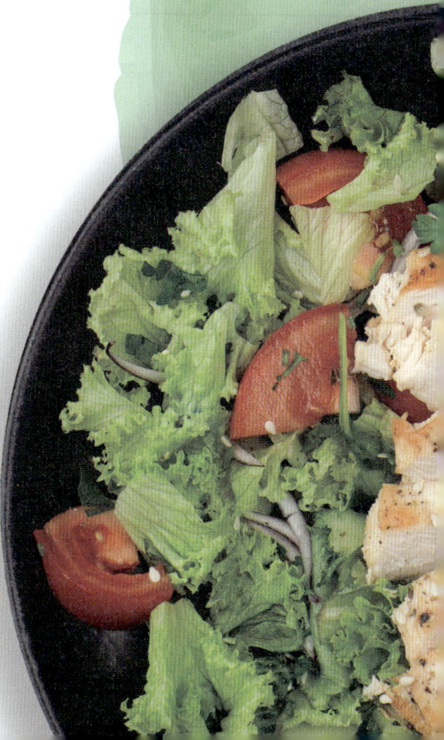

2020 한국인 영양소 섭취기준 요약표* (1차~4차 정오표 내용 적용)

2020 한국인 영양소 섭취기준 – 에너지적정비율

보건복지부, 2020

성별	연령	에너지적정비율(%)				
		탄수화물	단백질	지질[1]		
				지방	포화지방산	트랜스지방산
영아	0-5(개월)	-	-	-	-	-
	6-11	-	-	-	-	-
유아	1-2(세)	55-65	7-20	20-35	-	-
	3-5	55-65	7-20	15-30	8 미만	1 미만
남자	6-8(세)	55-65	7-20	15-30	8 미만	1 미만
	9-11	55-65	7-20	15-30	8 미만	1 미만
	12-14	55-65	7-20	15-30	8 미만	1 미만
	15-18	55-65	7-20	15-30	8 미만	1 미만
	19-29	55-65	7-20	15-30	7 미만	1 미만
	30-49	55-65	7-20	15-30	7 미만	1 미만
	50-64	55-65	7-20	15-30	7 미만	1 미만
	65-74	55-65	7-20	15-30	7 미만	1 미만
	75 이상	55-65	7-20	15-30	7 미만	1 미만
여자	6-8(세)	55-65	7-20	15-30	8 미만	1 미만
	9-11	55-65	7-20	15-30	8 미만	1 미만
	12-14	55-65	7-20	15-30	8 미만	1 미만
	15-18	55-65	7-20	15-30	8 미만	1 미만
	19-29	55-65	7-20	15-30	7 미만	1 미만
	30-49	55-65	7-20	15-30	7 미만	1 미만
	50-64	55-65	7-20	15-30	7 미만	1 미만
	65-74	55-65	7-20	15-30	7 미만	1 미만
	75 이상	55-65	7-20	15-30	7 미만	1 미만
임신부		55-65	7-20	15-30		
수유부		55-65	7-20	15-30		

[1] 콜레스테롤: 19세 이상 300 mg/일 미만 권고

2020 한국인 영양소 섭취기준 – 당류

보건복지부, 2020

총당류 섭취량을 총 에너지섭취량의 10-20%로 제한하고, 특히 식품의 조리 및 가공 시 첨가되는 첨가당은 총 에너지섭취량의 10% 이내로 섭취하도록 한다. 첨가당의 주요 급원으로는 설탕, 액상과당, 물엿, 당밀, 꿀, 시럽, 농축과일주스 등이 있다.

2020 한국인 영양소 섭취기준 – 에너지와 다량영양소

보건복지부, 2020

성별	연령	에너지(kcal/일)				탄수화물(g/일)				식이섬유(g/일)			
		필요추정량	권장섭취량	충분섭취량	상한섭취량	평균필요량	권장섭취량	충분섭취량	상한섭취량	평균필요량	권장섭취량	충분섭취량	상한섭취량
영아	0-5(개월)	500						60					
	6-11	600						90					
유아	1-2(세)	900				100	130					15	
	3-5	1,400				100	130					20	
남자	6-8(세)	1,700				100	130					25	
	9-11	2,000				100	130					25	
	12-14	2,500				100	130					30	
	15-18	2,700				100	130					30	
	19-29	2,600				100	130					30	
	30-49	2,500				100	130					30	
	50-64	2,200				100	130					30	
	65-74	2,000				100	130					25	
	75 이상	1,900				100	130					25	
여자	6-8(세)	1,500				100	130					20	
	9-11	1,800				100	130					25	
	12-14	2,000				100	130					25	
	15-18	2,000				100	130					25	
	19-29	2,000				100	130					20	
	30-49	1,900				100	130					20	
	50-64	1,700				100	130					20	
	65-74	1,600				100	130					20	
	75 이상	1,500				100	130					20	
임신부[1]		+0 +340 +450				+35	+45					+5	
수유부		+340				+60	+80					+5	

성별	연령	지방(g/일)				리놀레산(g/일)				알파-리놀렌산(g/일)				EPA+DHA(mg/일)			
		평균필요량	권장섭취량	충분섭취량	상한섭취량	평균필요량	권장섭취량	충분섭취량	상한섭취량	평균필요량	권장섭취량	충분섭취량	상한섭취량	평균필요량	권장섭취량	충분섭취량	상한섭취량
영아	0-5(개월)			25				5.0				0.6				200[2]	
	6-11			25				7.0				0.8				300[2]	
유아	1-2(세)							4.5				0.6					
	3-5							7.0				0.9					
남자	6-8(세)							9.0				1.1				200	
	9-11							9.5				1.3				220	
	12-14							12.0				1.5				230	
	15-18							14.0				1.7				230	
	19-29							13.0				1.6				210	
	30-49							11.5				1.4				400	
	50-64							9.0				1.4				500	
	65-74							7.0				1.2				310	
	75 이상							5.0				0.9				280	
여자	6-8(세)							7.0				0.8				200	
	9-11							9.0				1.1				150	
	12-14							9.0				1.2				210	
	15-18							10.0				1.1				100	
	19-29							10.0				1.2				150	
	30-49							8.5				1.2				260	
	50-64							7.0				1.2				240	
	65-74							4.5				1.0				150	
	75 이상							3.0				0.4				140	
임신부								+0				+0				+0	
수유부								+0				+0				+0	

[1] 1,2,3 분기별 부가량

[2] DHA

보건복지부, 2020

성별	연령	단백질(g/일)				메티오닌+시스테인(g/일)				류신(g/일)			
		평균 필요량	권장 섭취량	충분 섭취량	상한 섭취량	평균 필요량	권장 섭취량	충분 섭취량	상한 섭취량	평균 필요량	권장 섭취량	충분 섭취량	상한 섭취량
영아	0-5(개월)			10				0.4				1.0	
	6-11	12	15			0.3	0.4			0.6	0.8		
유아	1-2(세)	15	20			0.3	0.4			0.6	0.8		
	3-5	20	25			0.3	0.4			0.7	1.0		
남자	6-8(세)	30	35			0.5	0.6			1.1	1.3		
	9-11	40	50			0.7	0.8			1.5	1.9		
	12-14	50	60			1.0	1.2			2.2	2.7		
	15-18	55	65			1.2	1.4			2.6	3.2		
	19-29	50	65			1.0	1.4			2.4	3.1		
	30-49	50	65			1.1	1.4			2.4	3.1		
	50-64	50	60			1.1	1.3			2.3	2.8		
	65-74	50	60			1.0	1.3			2.2	2.8		
	75 이상	50	60			0.9	1.1			2.1	2.7		
여자	6-8(세)	30	35			0.5	0.6			1.0	1.3		
	9-11	40	45			0.6	0.7			1.5	1.8		
	12-14	45	55			0.8	1.0			1.9	2.4		
	15-18	45	55			0.8	1.1			2.0	2.4		
	19-29	45	55			0.8	1.0			2.0	2.5		
	30-49	40	50			0.8	1.0			1.9	2.4		
	50-64	40	50			0.8	1.1			1.9	2.3		
	65-74	40	50			0.7	0.9			1.8	2.2		
	75 이상	40	50			0.7	0.9			1.7	2.1		
임신부[1)]		+12 +25	+15 +30			1.1	1.4			2.5	3.1		
수유부		+20	+25			1.1	1.5			2.8	3.5		

성별	연령	이소류신(g/일)				발린(g/일)				라이신(g/일)			
		평균 필요량	권장 섭취량	충분 섭취량	상한 섭취량	평균 필요량	권장 섭취량	충분 섭취량	상한 섭취량	평균 필요량	권장 섭취량	충분 섭취량	상한 섭취량
영아	0-5(개월)			0.6				0.6				0.7	
	6-11	0.3	0.4			0.3	0.5			0.6	0.8		
유아	1-2(세)	0.3	0.4			0.4	0.5			0.6	0.7		
	3-5	0.3	0.4			0.4	0.5			0.6	0.8		
남자	6-8(세)	0.5	0.6			0.6	0.7			1.0	1.2		
	9-11	0.7	0.8			0.9	1.1			1.4	1.8		
	12-14	1.0	1.2			1.2	1.6			2.1	2.5		
	15-18	1.2	1.4			1.5	1.8			2.3	2.9		
	19-29	1.0	1.4			1.4	1.7			2.5	3.1		
	30-49	1.1	1.4			1.4	1.7			2.4	3.1		
	50-64	1.1	1.3			1.3	1.6			2.3	2.9		
	65-74	1.0	1.3			1.3	1.6			2.2	2.9		
	75 이상	0.9	1.1			1.1	1.5			2.2	2.7		
여자	6-8(세)	0.5	0.6			0.6	0.7			0.9	1.3		
	9-11	0.6	0.7			0.9	1.1			1.3	1.6		
	12-14	0.8	1.0			1.2	1.4			1.8	2.2		
	15-18	0.8	1.1			1.2	1.4			1.8	2.2		
	19-29	0.8	1.1			1.1	1.3			2.1	2.6		
	30-49	0.8	1.0			1.0	1.4			2.0	2.5		
	50-64	0.8	1.1			1.1	1.3			1.9	2.4		
	65-74	0.7	0.9			0.9	1.3			1.8	2.3		
	75 이상	0.7	0.9			0.9	1.1			1.7	2.1		
임신부		1.1	1.4			1.4	1.7			2.3	2.9		
수유부		1.3	1.7			1.6	1.9			2.5	3.1		

1) 단백질: 임신부-2, 3 분기별 부가량, 아미노산: 임신부, 수유부-부가량 아닌 절대 필요량임.

보건복지부, 2020

성별	연령	페닐알라닌+티로신(g/일)				트레오닌(g/일)				트립토판(g/일)			
		평균필요량	권장섭취량	충분섭취량	상한섭취량	평균필요량	권장섭취량	충분섭취량	상한섭취량	평균필요량	권장섭취량	충분섭취량	상한섭취량
영아	0-5(개월)			0.9				0.5				0.2	
	6-11	0.5	0.7			0.3	0.4			0.1	0.1		
유아	1-2(세)	0.5	0.7			0.3	0.4			0.1	0.1		
	3-5	0.6	0.7			0.3	0.4			0.1	0.1		
남자	6-8(세)	0.9	1.0			0.5	0.6			0.1	0.2		
	9-11	1.3	1.6			0.7	0.9			0.2	0.2		
	12-14	1.8	2.3			1.0	1.3			0.3	0.3		
	15-18	2.1	2.6			1.2	1.5			0.3	0.4		
	19-29	2.8	3.6			1.1	1.5			0.3	0.3		
	30-49	2.9	3.5			1.2	1.5			0.3	0.3		
	50-64	2.7	3.4			1.1	1.4			0.3	0.3		
	65-74	2.5	3.3			1.1	1.3			0.2	0.3		
	75 이상	2.5	3.1			1.0	1.3			0.2	0.3		
여자	6-8(세)	0.8	1.0			0.5	0.6			0.1	0.2		
	9-11	1.2	1.5			0.6	0.9			0.2	0.2		
	12-14	1.6	1.9			0.9	1.2			0.2	0.3		
	15-18	1.6	2.0			0.9	1.2			0.2	0.3		
	19-29	2.3	2.9			0.9	1.1			0.2	0.3		
	30-49	2.3	2.8			0.9	1.2			0.2	0.3		
	50-64	2.2	2.7			0.8	1.1			0.2	0.3		
	65-74	2.1	2.6			0.8	1.0			0.2	0.2		
	75 이상	2.0	2.4			0.7	0.9			0.2	0.2		
임신부[1]		3.0	3.8			1.2	1.5			0.3	0.4		
수유부		3.7	4.7			1.3	1.7			0.4	0.5		

성별	연령	히스티딘(g/일)				수분(mL/일)					
		평균필요량	권장섭취량	충분섭취량	상한섭취량	음식	물	음료	충분섭취량		상한섭취량
									액체	총수분	
영아	0-5(개월)			0.1					700	700	
	6-11	0.2	0.3			300			500	800	
유아	1-2(세)	0.2	0.3			300	362	0	700	1,000	
	3-5	0.2	0.3			400	491	0	1,100	1,500	
남자	6-8(세)	0.3	0.4			900	589	0	800	1,700	
	9-11	0.5	0.6			1,100	686	1.2	900	2,000	
	12-14	0.7	0.9			1,300	911	1.9	1,100	2,400	
	15-18	0.9	1.0			1,400	920	6.4	1,200	2,600	
	19-29	0.8	1.0			1,400	981	262	1,200	2,600	
	30-49	0.7	1.0			1,300	957	289	1,200	2,500	
	50-64	0.7	0.9			1,200	940	75	1,000	2,200	
	65-74	0.7	1.0			1,100	904	20	1,000	2,100	
	75 이상	0.7	0.8			1,000	662	12	1,100	2,100	
여자	6-8(세)	0.3	0.4			800	514	0	800	1,600	
	9-11	0.4	0.5			1,000	643	0	900	1,900	
	12-14	0.6	0.7			1,100	610	0	900	2,000	
	15-18	0.6	0.7			1,100	659	7.3	900	2,000	
	19-29	0.6	0.8			1,100	709	126	1,000	2,100	
	30-49	0.6	0.8			1,000	772	124	1,000	2,000	
	50-64	0.6	0.7			900	784	27	1,000	1,900	
	65-74	0.5	0.7			900	624	9	900	1,800	
	75 이상	0.5	0.7			800	552	5	1,000	1,800	
임신부		0.8	1.0							+200	
수유부		0.8	1.1						+500	+700	

[1] 아미노산: 임신부, 수유부-부가량 아닌 절대 필요량임.

2020 한국인 영양소 섭취기준 – 지용성비타민

보건복지부, 2020

성별	연령	비타민 A(μg RAE/일)				비타민 D(μg/일)			
		평균 필요량	권장 섭취량	충분 섭취량	상한 섭취량	평균 필요량	권장 섭취량	충분 섭취량	상한 섭취량
영아	0-5(개월)			350	600			5	25
	6-11			450	600			5	25
유아	1-2(세)	190	250		600			5	30
	3-5	230	300		750			5	35
남자	6-8(세)	310	450		1,100			5	40
	9-11	410	600		1,600			5	60
	12-14	530	750		2,300			10	100
	15-18	620	850		2,800			10	100
	19-29	570	800		3,000			10	100
	30-49	560	800		3,000			10	100
	50-64	530	750		3,000			10	100
	65-74	510	700		3,000			15	100
	75 이상	500	700		3,000			15	100
여자	6-8(세)	290	400		1,100			5	40
	9-11	390	550		1,600			5	60
	12-14	480	650		2,300			10	100
	15-18	450	650		2,800			10	100
	19-29	460	650		3,000			10	100
	30-49	450	650		3,000			10	100
	50-64	430	600		3,000			10	100
	65-74	410	600		3,000			15	100
	75 이상	410	600		3,000			15	100
임신부		+50	+70		3,000			+0	100
수유부		+350	+490		3,000			+0	100

성별	연령	비타민 E(mg α-TE/일)				비타민 K(μg/일)			
		평균 필요량	권장 섭취량	충분 섭취량	상한 섭취량	평균 필요량	권장 섭취량	충분 섭취량	상한 섭취량
영아	0-5(개월)			3				4	
	6-11			4				6	
유아	1-2(세)			5	100			25	
	3-5			6	150			30	
남자	6-8(세)			7	200			40	
	9-11			9	300			55	
	12-14			11	400			70	
	15-18			12	500			80	
	19-29			12	540			75	
	30-49			12	540			75	
	50-64			12	540			75	
	65-74			12	540			75	
	75 이상			12	540			75	
여자	6-8(세)			7	200			40	
	9-11			9	300			55	
	12-14			11	400			65	
	15-18			12	500			65	
	19-29			12	540			65	
	30-49			12	540			65	
	50-64			12	540			65	
	65-74			12	540			65	
	75 이상			12	540			65	
임신부				+0	540			+0	
수유부				+3	540			+0	

2020 한국인 영양소 섭취기준 – 수용성비타민

보건복지부, 2020

성별	연령	비타민 C(mg/일)				티아민(mg/일)			
		평균 필요량	권장 섭취량	충분 섭취량	상한 섭취량	평균 필요량	권장 섭취량	충분 섭취량	상한 섭취량
영아	0-5(개월)			40				0.2	
	6-11			55				0.3	
유아	1-2(세)	30	40		340	0.4	0.4		
	3-5	35	45		510	0.4	0.5		
남자	6-8(세)	40	50		750	0.5	0.7		
	9-11	55	70		1,100	0.7	0.9		
	12-14	70	90		1,400	0.9	1.1		
	15-18	80	100		1,600	1.1	1.3		
	19-29	75	100		2,000	1.0	1.2		
	30-49	75	100		2,000	1.0	1.2		
	50-64	75	100		2,000	1.0	1.2		
	65-74	75	100		2,000	0.9	1.1		
	75 이상	75	100		2,000	0.9	1.1		
여자	6-8(세)	40	50		750	0.6	0.7		
	9-11	55	70		1,100	0.8	0.9		
	12-14	70	90		1,400	0.9	1.1		
	15-18	80	100		1,600	0.9	1.1		
	19-29	75	100		2,000	0.9	1.1		
	30-49	75	100		2,000	0.9	1.1		
	50-64	75	100		2,000	0.9	1.1		
	65-74	75	100		2,000	0.8	1.0		
	75 이상	75	100		2,000	0.7	0.8		
임신부		+10	+10		2,000	+0.4	+0.4		
수유부		+35	+40		2,000	+0.3	+0.4		

성별	연령	리보플라빈(mg/일)				니아신(mg NE/일)[1]			
		평균 필요량	권장 섭취량	충분 섭취량	상한 섭취량	평균 필요량	권장 섭취량	충분 섭취량	상한섭취량 니코틴산/니코틴아미드
영아	0-5(개월)			0.3				2	
	6-11			0.4				3	
유아	1-2(세)	0.4	0.5			4	6		10/180
	3-5	0.5	0.6			5	7		10/250
남자	6-8(세)	0.7	0.9			7	9		15/350
	9-11	0.9	1.1			9	11		20/500
	12-14	1.2	1.5			11	15		25/700
	15-18	1.4	1.7			13	17		30/800
	19-29	1.3	1.5			12	16		35/1000
	30-49	1.3	1.5			12	16		35/1000
	50-64	1.3	1.5			12	16		35/1000
	65-74	1.2	1.4			11	14		35/1000
	75 이상	1.1	1.3			10	13		35/1000
여자	6-8(세)	0.6	0.8			7	9		15/350
	9-11	0.8	1.0			9	12		20/500
	12-14	1.0	1.2			11	15		25/700
	15-18	1.0	1.2			11	14		30/800
	19-29	1.0	1.2			11	14		35/1000
	30-49	1.0	1.2			11	14		35/1000
	50-64	1.0	1.2			11	14		35/1000
	65-74	0.9	1.1			10	13		35/1000
	75 이상	0.8	1.0			9	12		35/1000
임신부		+0.3	+0.4			+3	+4		35/1000
수유부		+0.4	+0.5			+2	+3		35/1000

[1] 1 mg NE(니아신 당량) = 1 mg 니아신 = 60 mg 트립토판

보건복지부, 2020

성별	연령	비타민 B_6(mg/일)				엽산(μg DFE/일)[1]			
		평균 필요량	권장 섭취량	충분 섭취량	상한 섭취량	평균 필요량	권장 섭취량	충분 섭취량	상한 섭취량[2]
영아	0-5(개월)			0.1				65	
	6-11			0.3				90	
유아	1-2(세)	0.5	0.6		20	120	150		300
	3-5	0.6	0.7		30	150	180		400
남자	6-8(세)	0.7	0.9		45	180	220		500
	9-11	0.9	1.1		60	250	300		600
	12-14	1.3	1.5		80	300	360		800
	15-18	1.3	1.5		95	330	400		900
	19-29	1.3	1.5		100	320	400		1,000
	30-49	1.3	1.5		100	320	400		1,000
	50-64	1.3	1.5		100	320	400		1,000
	65-74	1.3	1.5		100	320	400		1,000
	75 이상	1.3	1.5		100	320	400		1,000
여자	6-8(세)	0.7	0.9		45	180	220		500
	9-11	0.9	1.1		60	250	300		600
	12-14	1.2	1.4		80	300	360		800
	15-18	1.2	1.4		95	330	400		900
	19-29	1.2	1.4		100	320	400		1,000
	30-49	1.2	1.4		100	320	400		1,000
	50-64	1.2	1.4		100	320	400		1,000
	65-74	1.2	1.4		100	320	400		1,000
	75 이상	1.2	1.4		100	320	400		1,000
임신부		+0.7	+0.8		100	+200	+220		1,000
수유부		+0.7	+0.8		100	+130	+150		1,000

성별	연령	비타민 B_{12}(μg/일)				판토텐산(mg/일)				비오틴(μg/일)			
		평균 필요량	권장 섭취량	충분 섭취량	상한 섭취량	평균 필요량	권장 섭취량	충분 섭취량	상한 섭취량	평균 필요량	권장 섭취량	충분 섭취량	상한 섭취량
영아	0-5(개월)			0.3				1.7				5	
	6-11			0.5				1.9				7	
유아	1-2(세)	0.8	0.9					2				9	
	3-5	0.9	1.1					2				12	
남자	6-8(세)	1.1	1.3					3				15	
	9-11	1.5	1.7					4				20	
	12-14	1.9	2.3					5				25	
	15-18	2.0	2.4					5				30	
	19-29	2.0	2.4					5				30	
	30-49	2.0	2.4					5				30	
	50-64	2.0	2.4					5				30	
	65-74	2.0	2.4					5				30	
	75 이상	2.0	2.4					5				30	
여자	6-8(세)	1.1	1.3					3				15	
	9-11	1.5	1.7					4				20	
	12-14	1.9	2.3					5				25	
	15-18	2.0	2.4					5				30	
	19-29	2.0	2.4					5				30	
	30-49	2.0	2.4					5				30	
	50-64	2.0	2.4					5				30	
	65-74	2.0	2.4					5				30	
	75 이상	2.0	2.4					5				30	
임신부		+0.2	+0.2					+1.0				+0	
수유부		+0.3	+0.4					+2.0				+5	

[1] Dietary Folate Equivalents, 가임기 여성의 경우 400 μg/일의 엽산보충제 섭취를 권장함,
[2] 엽산의 상한섭취량은 보충제 또는 강화식품의 형태로 섭취한 μg/일에 해당됨.

2020 한국인 영양소 섭취기준 – 다량무기질

보건복지부, 2020

성별	연령	칼슘(mg/일)				인(mg/일)				나트륨(mg/일)			
		평균 필요량	권장 섭취량	충분 섭취량	상한 섭취량	평균 필요량	권장 섭취량	충분 섭취량	상한 섭취량	필요 추정량	권장 섭취량	충분 섭취량	만성질환위험 감소섭취량
영아	0-5(개월)			250	1,000			100				110	
	6-11			300	1,500			300				370	
유아	1-2(세)	400	500		2,500	380	450		3,000			810	1,200
	3-5	500	600		2,500	480	550		3,000			1,000	1,600
남자	6-8(세)	600	700		2,500	500	600		3,000			1,200	1,900
	9-11	650	800		3,000	1,000	1,200		3,500			1,500	2,300
	12-14	800	1,000		3,000	1,000	1,200		3,500			1,500	2,300
	15-18	750	900		3,000	1,000	1,200		3,500			1,500	2,300
	19-29	650	800		2,500	580	700		3,500			1,500	2,300
	30-49	650	800		2,500	580	700		3,500			1,500	2,300
	50-64	600	750		2,000	580	700		3,500			1,500	2,300
	65-74	600	700		2,000	580	700		3,500			1,300	2,100
	75 이상	600	700		2,000	580	700		3,000			1,100	1,700
여자	6-8(세)	600	700		2,500	480	550		3,000			1,200	1,900
	9-11	650	800		3,000	1,000	1,200		3,500			1,500	2,300
	12-14	750	900		3,000	1,000	1,200		3,500			1,500	2,300
	15-18	700	800		3,000	1,000	1,200		3,500			1,500	2,300
	19-29	550	700		2,500	580	700		3,500			1,500	2,300
	30-49	550	700		2,500	580	700		3,500			1,500	2,300
	50-64	600	800		2,000	580	700		3,500			1,500	2,300
	65-74	600	800		2,000	580	700		3,500			1,300	2,100
	75 이상	600	800		2,000	580	700		3,000			1,100	1,700
임신부		+0	+0		2,500	+0	+0		3,000			1,500	2,300
수유부		+0	+0		2,500	+0	+0		3,500			1,500	2,300

성별	연령	염소(mg/일)				칼륨(mg/일)				마그네슘(mg/일)			
		평균 필요량	권장 섭취량	충분 섭취량	상한 섭취량	평균 필요량	권장 섭취량	충분 섭취량	상한 섭취량	평균 필요량	권장 섭취량	충분 섭취량	상한 섭취량[1]
영아	0-5(개월)			170				400				25	
	6-11			560				700				55	
유아	1-2(세)			1,200				1,900		60	70		60
	3-5			1,600				2,400		90	110		90
남자	6-8(세)			1,900				2,900		130	150		130
	9-11			2,300				3,400		190	220		190
	12-14			2,300				3,500		260	320		270
	15-18			2,300				3,500		340	410		350
	19-29			2,300				3,500		300	360		350
	30-49			2,300				3,500		310	370		350
	50-64			2,300				3,500		310	370		350
	65-74			2,100				3,500		310	370		350
	75 이상			1,700				3,500		310	370		350
여자	6-8(세)			1,900				2,900		130	150		130
	9-11			2,300				3,400		180	220		190
	12-14			2,300				3,500		240	290		270
	15-18			2,300				3,500		290	340		350
	19-29			2,300				3,500		230	280		350
	30-49			2,300				3,500		240	280		350
	50-64			2,300				3,500		240	280		350
	65-74			2,100				3,500		240	280		350
	75 이상			1,700				3,500		240	280		350
임신부				2,300				+0		+30	+40		350
수유부				2,300				+400		+0	+0		350

[1] 식품외 급원의 마그네슘에만 해당

2020 한국인 영양소 섭취기준 – 미량무기질

보건복지부, 2020

성별	연령	철(mg/일)				아연(mg/일)				구리(μg/일)			
		평균필요량	권장섭취량	충분섭취량	상한섭취량	평균필요량	권장섭취량	충분섭취량	상한섭취량	평균필요량	권장섭취량	충분섭취량	상한섭취량
영아	0-5(개월)			0.3	40			2				240	
	6-11	4	6		40	2	3					330	
유아	1-2(세)	4.5	6		40	2	3		6	220	290		1,700
	3-5	5	7		40	3	4		9	270	350		2,600
남자	6-8(세)	7	9		40	5	5		13	360	470		3,700
	9-11	8	11		40	7	8		19	470	600		5,500
	12-14	11	14		40	7	8		27	600	800		7,500
	15-18	11	14		45	8	10		33	700	900		9,500
	19-29	8	10		45	9	10		35	650	850		10,000
	30-49	8	10		45	8	10		35	650	850		10,000
	50-64	8	10		45	8	10		35	650	850		10,000
	65-74	7	9		45	8	9		35	600	800		10,000
	75 이상	7	9		45	7	9		35	600	800		10,000
여자	6-8(세)	7	9		40	4	5		13	310	400		3,700
	9-11	8	10		40	7	8		19	420	550		5,500
	12-14	12	16		40	6	8		27	500	650		7,500
	15-18	11	14		45	7	9		33	550	700		9,500
	19-29	11	14		45	7	8		35	500	650		10,000
	30-49	11	14		45	7	8		35	500	650		10,000
	50-64	6	8		45	6	8		35	500	650		10,000
	65-74	6	8		45	6	7		35	460	600		10,000
	75 이상	5	7		45	6	7		35	460	600		10,000
임신부		+8	+10		45	+2.0	+2.5		35	+100	+130		10,000
수유부		+0	+0		45	+4.0	+5.0		35	+370	+480		10,000

성별	연령	불소(mg/일)				망간(mg/일)				요오드(μg/일)			
		평균필요량	권장섭취량	충분섭취량	상한섭취량	평균필요량	권장섭취량	충분섭취량	상한섭취량	평균필요량	권장섭취량	충분섭취량	상한섭취량
영아	0-5(개월)			0.01	0.6			0.01				130	250
	6-11			0.4	0.8			0.8				180	250
유아	1-2(세)			0.6	1.2			1.5	2.0	55	80		300
	3-5			0.9	1.8			2.0	3.0	65	90		300
남자	6-8(세)			1.3	2.6			2.5	4.0	75	100		500
	9-11			1.9	10.0			3.0	6.0	85	110		500
	12-14			2.6	10.0			4.0	8.0	90	130		1,900
	15-18			3.2	10.0			4.0	10.0	95	130		2,200
	19-29			3.4	10.0			4.0	11.0	95	150		2,400
	30-49			3.4	10.0			4.0	11.0	95	150		2,400
	50-64			3.2	10.0			4.0	11.0	95	150		2,400
	65-74			3.1	10.0			4.0	11.0	95	150		2,400
	75 이상			3.0	10.0			4.0	11.0	95	150		2,400
여자	6-8(세)			1.3	2.5			2.5	4.0	75	100		500
	9-11			1.8	10.0			3.0	6.0	80	110		500
	12-14			2.4	10.0			3.5	8.0	90	130		1,900
	15-18			2.7	10.0			3.5	10.0	95	130		2,200
	19-29			2.8	10.0			3.5	11.0	95	150		2,400
	30-49			2.7	10.0			3.5	11.0	95	150		2,400
	50-64			2.6	10.0			3.5	11.0	95	150		2,400
	65-74			2.5	10.0			3.5	11.0	95	150		2,400
	75 이상			2.3	10.0			3.5	11.0	95	150		2,400
임신부				+0	10.0			+0	11.0	+65	+90		
수유부				+0	10.0			+0	11.0	+130	+190		

보건복지부, 2020

성별	연령	셀레늄(μg/일)				몰리브덴(μg/일)				크롬(μg/일)			
		평균필요량	권장섭취량	충분섭취량	상한섭취량	평균필요량	권장섭취량	충분섭취량	상한섭취량	평균필요량	권장섭취량	충분섭취량	상한섭취량
영아	0-5(개월)			9	40							0.2	
	6-11			12	65							4.0	
유아	1-2(세)	19	23		70	8	10		100			10	
	3-5	22	25		100	10	12		150			10	
남자	6-8(세)	30	35		150	15	18		200			15	
	9-11	40	45		200	15	18		300			20	
	12-14	50	60		300	25	30		450			30	
	15-18	55	65		300	25	30		550			35	
	19-29	50	60		400	25	30		600			30	
	30-49	50	60		400	25	30		600			30	
	50-64	50	60		400	25	30		550			30	
	65-74	50	60		400	23	28		550			25	
	75 이상	50	60		400	23	28		550			25	
여자	6-8(세)	30	35		150	15	18		200			15	
	9-11	40	45		200	15	18		300			20	
	12-14	50	60		300	20	25		400			20	
	15-18	55	65		300	20	25		500			20	
	19-29	50	60		400	20	25		500			20	
	30-49	50	60		400	20	25		500			20	
	50-64	50	60		400	20	25		450			20	
	65-74	50	60		400	18	22		450			20	
	75 이상	50	60		400	18	22		450			20	
임신부		+3	+4		400	+0	+0		500			+5	
수유부		+9	+10		400	+3	+3		500			+20	

부록 2

음식별 식품 단위수 및 영양소

구분	음식명	재료량 (g)	식품군별 횟수						영양소함량				
			곡류	고기·생선·달걀·콩류	채소류	과일류	우유·유제품류	유지·당류	에너지	탄수화물	지질	단백질	식이섬유
밥류	김밥	191	0.9	0.8	2.0	0.0	0.0	1.6	445	71.2	12.8	10.7	3.3
밥류	김치볶음밥	201	0.8	0.4	2.2	0.0	0.0	1.1	384	60.7	10.8	10.3	3.8
밥류	누룽지	50	0.6	0.0	0.0	0.0	0.0	0.0	176	39.3	0.1	2.9	0.5
밥류	닭죽	111	0.6	0.8	1.0	0.0	0.0	0.0	240	42.3	0.3	15.0	1.1
밥류	현미밥	90	1.0	0.0	0.0	0.0	0.0	0.0	315	69.4	1.9	6.8	3.0
밥류	보리밥	100	1.1	0.0	0.0	0.0	0.0	0.0	351	78.4	0.2	6.1	1.8
밥류	비빔밥	307	0.8	1.3	0.5	0.0	0.0	0.9	469	67.5	12.7	21.1	5.3
밥류	수수밥	100	1.1	0.0	0.0	0.0	0.0	0.0	349	78.6	0.3	6.5	1.7
밥류	쌀밥	90	1.0	0.0	0.0	0.0	0.0	0.0	317	70.7	0.1	5.1	0.9
밥류	완두콩밥	110	1.0	1.0	0.0	0.0	0.0	0.0	343	75.5	0.2	7.2	2.2
밥류	잡곡밥	100	1.1	0.0	0.0	0.0	0.0	0.0	353	76.6	0.6	7.8	3.1
밥류	조밥	100	1.1	0.0	0.0	0.0	0.0	0.0	357	78.0	0.9	6.5	1.7
밥류	현미밥	90	1.0	0.0	0.0	0.0	0.0	0.0	315	69.4	1.9	6.8	3.0
밥류	팥죽	96	1.1	0.0	0.0	0.0	0.0	0.0	322	66.5	0.1	16.3	14.2
밥류	팥밥	100	1.1	0.0	0.0	0.0	0.0	0.0	351	77.5	0.1	7.1	2.6
밥류	콩밥	100	1.0	0.5	0.0	0.0	0.0	0.0	355	73.7	1.9	8.6	2.6
밥류	콩나물밥	176	0.8	0.3	1.1	0.3	0.0	0.0	341	58.8	6.2	12.1	2.9
밥류	찰밥	90	1.0	0.0	0.0	0.0	0.0	0.0	337	73.7	0.4	6.7	0.5
밥류	차조밥	100	1.1	0.0	0.0	0.0	0.0	0.0	358	78.1	0.7	6.7	1.1
밥류	차수수밥	100	1.1	0.0	0.0	0.0	0.0	0.0	350	78.6	0.2	6.1	1.3
밥류	비빔밥	307	1.0	1.3	1.7	0.0	0.0	0.9	469	67.5	12.7	21.1	5.3
밥류	오므라이스	256	0.9	1.8	0.9	0.0	0.0	1.0	506	77.5	12.7	18.5	3.0
빵류	곰보빵(소보로)	80	1.0	0.0	0.0	0.0	0.0	0.0	301	45.2	10.6	7.0	1.6
빵류	식빵	100	0.9	0.0	0.0	0.0	0.0	0.0	283	51.1	5.2	8.3	3.4
빵류	팥빵	80	1.0	0.0	0.0	0.0	0.0	0.0	234	42.0	4.9	6.1	3.8
빵류	크림빵	80	1.0	0.0	0.0	0.0	0.0	0.0	219	36.4	6.2	4.8	1.0
스낵류	과자	30	0.5	0.0	0.0	0.0	0.0	0.0	150	17.6	8.3	2.1	0.8
스낵류	쿠키	30	0.5	0.0	0.0	0.0	0.0	0.0	148	20.6	6.5	1.6	0.3
스낵류	새우깡	90	1.4	0.0	0.0	0.0	0.0	0.0	454	54.4	22.1	5.4	2.3
스낵류	사탕	14	0.0	0.0	0.0	0.0	0.0	1.4	52	13.0	0.0	0.0	0.0
면류	라면	169	1.0	0.8	0.0	0.0	0.0	0.0	515	73.9	20.6	16.0	3.7
면류	비빔국수	227	1.0	0.8	0.8	0.0	0.0	1.6	521	87.3	9.5	19.4	6.0
면류	컵라면(큰것)	86	0.7	0.0	0.0	0.0	0.0	0.0	328	53.2	12.1	7.4	2.7
면류	물냉면	239	0.9	0.9	0.8	0.3	0.0	0.3	429	76.3	6.1	19.7	4.8
면류	우동	213	0.6	1.9	0.2	0.0	0.0	0.0	293	48.4	3.5	14.2	1.7
면류	짜장면	326	0.1	0.3	1.4	0.0	0.0	1.2	419	66.6	11.0	12.2	3.9
면류	짬뽕	341	0.7	0.8	1.8	0.0	0.0	0.6	353	58.9	5.1	17.5	6.7
면류	콩국수	225	1.0	0.0	0.7	0.0	0.0	0.1	488	81.2	6.8	24.5	16.6
국류	감자국	98	0.2	0.3	0.2	0.0	0.0	0.0	82	10.9	1.6	6.3	1.2
국류	계란국	40	0.0	0.6	0.1	0.0	0.0	0.0	49	1.2	2.7	4.6	0.1
국류	근대된장국	94	0.0	0.1	1.1	0.0	0.0	0.0	43	5.4	1.1	4.5	2.8
국류	김치국	68	0.0	0.2	1.6	0.0	0.0	0.0	22	2.9	0.6	2.7	1.9
국류	김치콩나물국	101	0.0	0.2	2.0	0.0	0.0	0.0	35	4.1	1.1	5.0	2.7

자료출처: 2015 한국인 영양소 섭취기준 일부(p.1044~1045) - [참고표 7-2] 음식별 식품 단위수 및 영양소 함량

구분	음식명	재료량 (g)	식품군별 횟수						영양소함량				
			곡류	고기·생선·달걀·콩류	채소류	과일류	우유·유제품류	유지·당류	에너지	탄수화물	지질	단백질	식이섬유
국류	냉이된장국	109	0.0	0.6	0.1	0.0	0.0	0.0	80	7.5	3.0	8.7	4.9
국류	닭계장	181	0.0	1.3	1.4	0.0	0.0	0.1	168	7.0	8.8	15.8	3.7
국류	동태국	124	0.0	1.2	0.9	0.0	0.0	0.0	72	4.9	0.7	12.2	2.1
국류	두부된장국	119	0.0	1.0	0.4	0.0	0.0	0.0	105	8.8	4.3	9.6	2.8
국류	떡국	198	1.0	0.7	0.6	0.0	0.0	0.2	432	80.2	5.5	13.4	2.1
국류	미역국	38	0.0	0.3	0.2	0.0	0.0	1.0	88	3.0	6.8	5.9	2.8
국류	배추된장국	99	0.0	0.3	1.3	0.0	0.0	0.0	46	5.9	1.0	4.6	2.2
국류	북어국	67	0.0	2.1	0.2	0.0	0.0	0.6	133	1.1	5.7	18.7	0.7
국류	쇠고기국	81	0.0	0.5	0.7	0.0	0.0	0.0	80	6.9	2.7	8.2	3.4
국류	쇠고기무국	91	0.0	0.3	1.1	0.0	0.0	0.4	69	4.1	3.8	5.2	1.5
국류	순대국	156	0.1	1.0	1.3	0.0	0.0	0.0	156	16.8	5.0	12.1	2.9
국류	시래기된장국	72	0.0	0.3	0.9	0.0	0.0	0.0	48	5.8	1.1	4.8	3.9
국류	오징어국	115	0.0	0.9	0.7	0.0	0.0	0.0	82	4.2	2.1	12.7	2.4
국류	호박새우젓국	96	0.0	0.3	1.2	0.0	0.0	0.0	35	4.5	0.7	3.2	2.8
국류	미역국	38	0.0	0.3	1.6	0.0	0.0	1.0	88	3.0	6.8	5.9	2.8
국류	아욱국	96	0.0	0.3	2.2	0.0	0.0	0.0	58	6.0	1.6	6.6	3.8
국류	어묵국	126	0.0	2.2	1.2	0.0	0.0	0.0	112	15.3	1.8	9.5	1.3
국류	육개장	233	1.3	1.7	0.0	0.0	0.0	0.0	234	10.7	13.5	19.3	6.2
탕류	갈비탕	215	0.1	2.3	1.1	0.0	0.0	0.0	363	9.0	22.9	27.2	1.4
탕류	감자탕	156	0.1	0.8	0.7	0.0	0.0	0.1	196	12.8	10.9	12.2	2.7
탕류	곰탕	114	0.2	1.0	0.6	0.0	0.0	0.0	183	17.7	4.9	15.3	1.1
탕류	꽃게탕	145	0.0	1.0	1.0	0.0	0.0	0.0	81	6.9	0.9	12.0	2.0
탕류	닭도리탕	205	0.1	1.5	0.8	0.0	0.0	1.1	277	18.8	12.8	19.9	2.1
탕류	닭백숙	145	0.4	1.3	1.2	0.0	0.0	0.0	311	37.0	8.7	18.9	1.1
탕류	삼계탕	506	0.3	7.5	1.1	0.3	0.0	0.0	932	28.0	48.0	88.5	2.3
탕류	설렁탕	121	0.2	0.1	0.8	0.0	0.0	0.0	176	18.6	3.9	15.1	1.4
탕류	오리탕	131	0.2	1.3	1.1	0.3	0.0	0.0	242	27.2	6.8	17.1	2.1
찌개류	고등어찌개	156	0.0	1.2	1.2	0.0	0.0	0.0	179	10.8	7.9	16.3	2.8
찌개류	동태찌개	168	0.0	1.5	1.2	0.0	0.0	0.0	126	9.9	2.7	17.3	3.1
찌개류	된장찌개	127	0.1	0.6	0.6	0.0	0.0	0.0	100	11.7	2.7	8.3	3.3
찌개류	순두부찌개	232	0.0	1.8	1.1	0.0	0.0	0.0	203	7.0	12.7	16.4	2.8
찌개류	조기찌개	171	0.0	1.5	1.0	0.0	0.0	0.0	135	9.7	3.5	17.9	3.7
찌개류	참치김치찌개	122	0.0	0.5	2.0	0.0	0.0	0.0	69	5.2	1.5	10.7	2.9
찌개류	호박된장찌개	155	0.1	0.4	1.7	0.0	0.0	0.0	120	15.8	3.0	9.6	5.5
찜류	계란찜	66	0.0	0.9	0.2	0.0	0.0	0.2	83	2.3	5.1	6.3	0.3
찜류	깻잎찜	26	0.0	0.0	0.4	0.0	0.0	0.3	27	3.8	1.4	1.6	2.5
찜류	조기찜	148	0.0	1.2	1.1	0.0	0.0	0.4	107	5.9	3.2	15.1	2.7
구이류	갈치구이	72	0.0	1.2	0.0	0.0	0.0	0.0	104	0.1	5.3	13.0	0.0
구이류	계란말이	78	0.0	0.8	0.3	0.0	0.0	0.6	102	3.0	7.1	6.2	0.5
구이류	계란후라이	52	0.0	0.8	0.0	0.0	0.0	0.4	87	1.4	6.1	5.9	0.0
구이류	고등어구이	72	0.0	1.2	0.0	0.0	0.0	0.0	128	0.0	7.3	14.1	0.0
구이류	김구이	4	0.0	0.0	1.0	0.0	0.0	0.2	11	0.8	1.0	0.8	0.7
구이류	꽁치구이	72	0.0	1.2	0.0	0.0	0.0	0.0	116	0.1	6.1	13.7	0.0
구이류	닭강정	111	0.1	1.2	0.2	0.0	0.0	2.7	277	19.9	15.3	13.0	0.3

자료출처: 2015 한국인 영양소 섭취기준 일부(p.1044~1045) - [참고표 7-2] 음식별 식품 단위수 및 영양소 함량

구분	음식명	재료량(g)	식품군별 횟수						영양소함량				
			곡류	고기·생선·달걀·콩류	채소류	과일류	우유·유제품류	유지·당류	에너지	탄수화물	지질	단백질	식이섬유
구이류	돈가스	124	0.4	1.2	0.0	0.0	0.0	1.6	378	30.4	21.5	15.0	1.1
구이류	삼겹살구이	62	0.0	1.0	0.0	0.0	0.0	0.2	207	0.2	18.0	10.3	0.0
구이류	조기구이	72	0.0	1.2	0.0	0.0	0.0	0.0	65	0.0	1.2	12.8	0.0
구이류	생선까스	88	0.3	1.2	0.0	0.0	0.0	1.6	179	15.3	8.7	10.6	0.3
부침류	김치전	129	0.2	0.2	1.8	0.0	0.0	1.0	157	19.3	6.5	6.2	2.8
부침류	두부부침	86	0.0	1.0	0.0	0.0	0.0	1.0	111	1.1	9.5	7.4	2.0
부침류	호박전	103	0.1	0.3	1.0	0.0	0.0	1.0	108	7.0	7.1	4.3	2.7
부침류	부추전	151	0.2	0.5	0.8	0.0	0.0	1.0	197	18.8	7.1	14.0	2.5
볶음류	감자채볶음	121	0.2	0.0	0.6	0.0	0.0	1.0	106	13.9	5.1	2.6	2.4
볶음류	고추멸치볶음	54	0.0	1.0	0.4	0.0	0.0	1.6	112	7.9	4.8	7.5	1.9
볶음류	김치볶음	95	0.0	0.3	1.7	0.0	0.0	1.1	116	3.3	9.8	4.8	2.0
볶음류	낙지볶음	152	0.0	0.9	0.9	0.0	0.0	1.4	132	12.3	5.8	9.1	2.8
볶음류	닭갈비	155	0.1	1.0	0.7	0.0	0.0	1.1	197	14.5	9.7	13.2	2.8
볶음류	돼지불고기	139	0.0	1.0	1.4	0.0	0.0	0.8	230	12.3	14.3	12.0	2.5
볶음류	떡볶이	120	0.5	0.0	0.4	0.0	0.0	0.6	229	48.4	1.9	4.4	2.3
볶음류	마늘쫑볶음	86	0.0	0.0	0.4	0.0	0.0	0.7	69	9.5	3.7	2.3	3.4
볶음류	멸치볶음	54	0.0	1.0	0.4	0.0	0.0	1.6	112	7.9	4.8	7.5	1.9
볶음류	미역줄기볶음	98	0.0	0.0	2.8	0.0	0.0	1.2	66	5.2	5.9	1.8	3.2
볶음류	버섯볶음	126	0.0	0.3	2.7	0.0	0.0	0.8	100	6.6	5.9	7.1	1.8
볶음류	어묵볶음	116	0.0	1.7	0.6	0.8	0.0	0.0	131	15.4	4.7	7.5	1.4
볶음류	오징어채볶음	38	0.0	1.2	0.0	0.0	0.0	1.2	126	7.5	4.7	13.0	0.5
볶음류	호박볶음	92	0.0	0.3	1.2	0.0	0.0	0.9	63	3.2	4.8	2.7	2.6
볶음류	오징어볶음	145	0.0	0.6	0.9	0.0	0.0	1.4	155	14.2	6.4	11.8	4.3
볶음류	잡채	109	0.3	0.3	1.1	0.0	0.0	0.7	168	28.4	4.3	4.8	2.1
조림류	갈치조림	146	0.0	1.2	1.0	0.0	0.0	0.3	142	7.7	5.5	14.4	1.8
조림류	감자조림	123	0.2	0.0	0.4	0.0	0.0	0.7	87	18.5	0.5	3.5	2.2
조림류	게장	63	0.0	0.6	0.3	0.0	0.0	0.2	57	3.1	1.6	7.7	1.0
조림류	고등어조림	161	0.0	1.2	1.2	0.0	0.0	6.0	172	8.8	7.7	16.2	2.6
조림류	꽁치조림	149	0.0	1.2	1.1	0.0	0.0	0.0	147	5.6	6.4	15.4	2.3
조림류	두부양념조림	105	0.0	1.2	0.0	0.0	0.0	0.6	129	2.3	9.7	10.2	2.5
조림류	땅콩조림	35	0.0	0.6	0.0	0.0	0.0	1.0	145	10.1	9.9	5.6	1.7
조림류	메추리알조림	74	0.0	0.8	0.2	0.0	0.0	0.3	109	4.9	6.1	7.3	0.3
조림류	쇠고기장조림	87	0.0	1.0	0.6	0.0	0.0	0.2	103	4.1	2.9	13.4	1.2
조림류	어묵조림	78	0.0	2.0	0.1	0.0	0.0	1.2	133	16.7	4.0	7.8	0.3
조림류	우엉조림	69	0.0	0.0	1.3	0.0	0.0	1.2	82	12.1	3.4	2.4	2.2
조림류	콩자반	32	0.0	1.0	0.0	0.0	0.0	0.6	23	3.1	1.3	0.1	0.1
나물류	가지나물	82	0.0	0.0	1.2	0.0	0.0	0.4	38	5.5	2.0	1.3	2.1
나물류	고사리나물	88	0.0	0.3	0.0	0.0	0.0	2.1	56	5.4	4.0	2.7	3.3
나물류	고추잎나물	84	0.0	0.0	0.2	0.0	0.0	0.4	62	8.4	3.0	4.0	4.2
나물류	깻잎나물	84	0.0	0.0	1.3	0.0	0.0	0.4	51	7.3	2.3	3.6	6.3
나물류	머위나물	93	0.0	0.0	1.3	0.0	0.0	0.5	64	10.3	2.1	3.6	3.5
나물류	무생채	79	0.0	0.0	1.1	0.0	0.0	0.3	31	6.8	0.6	1.1	2.0
나물류	무초절이	86	0.0	0.0	1.2	0.0	0.0	0.2	23	5.6	0.1	0.7	1.2
나물류	배추나물	90	0.0	0.0	1.3	0.0	0.0	0.3	37	7.8	0.7	1.7	2.4

자료출처: 2015 한국인 영양소 섭취기준 일부(p.1044~1045) - [참고표 7-2] 음식별 식품 단위수 및 영양소 함량

구분	음식명	재료량 (g)	식품군별 횟수						영양소함량				
			곡류	고기·생선·달걀·콩류	채소류	과일류	우유·유제품류	유지·당류	에너지	탄수화물	지질	단백질	식이섬유
나물류	숙주나물	76	0.0	0.0	1.1	0.0	0.0	0.1	14	1.6	0.6	1.6	1.4
나물류	시금치나물	85	0.0	0.0	0.2	0.0	0.0	0.8	54	5.2	3.5	2.9	2.7
나물류	시래기나물	86	0.0	0.0	1.3	0.0	0.0	0.5	38	5.4	1.7	2.2	5.0
나물류	콩나물	78	0.0	0.0	1.2	0.0	0.0	0.3	40	3.8	2.3	4.0	2.4
나물류	도라지나물	56	0.0	0.0	2.2	0.0	0.0	0.4	65	12.9	1.7	1.5	2.3
나물류	취나물	79	1.0	0.0	1.1	0.0	0.0	0.2	41	5.3	1.6	3.0	3.6
무침류	고구마줄기무침	87	0.0	0.0	0.2	0.0	0.0	0.7	54	8.6	2.5	1.3	1.6
무침류	김무침	5	0.0	0.0	1.1	0.0	0.0	0.2	13	1.0	1.0	1.0	0.8
무침류	도라지무침	88	0.0	0.0	2.5	0.0	0.0	0.4	83	19.1	0.9	2.3	3.6
무침류	도토리묵무침	130	0.1	0.0	0.8	0.0	0.0	0.4	66	12.2	1.6	2.0	2.6
무침류	부추겉절이	52	0.0	0.1	0.7	0.0	0.0	0.4	43	4.1	2.2	2.9	1.8
무침류	상추겉절이	90	0.0	0.0	1.2	0.0	0.0	0.4	42	6.3	1.6	2.4	2.3
무침류	오이부추무침	81	0.0	0.1	1.1	0.0	0.0	0.1	29	4.1	0.9	2.4	1.8
무침류	오이생채	80	0.0	0.0	1.1	0.0	0.0	0.6	36	3.6	2.6	1.1	1.6
무침류	오이지무침	59	0.0	0.0	0.1	0.0	0.0	0.5	30	4.6	1.6	0.9	1.6
무침류	오징어채무침	32	0.0	1.2	0.1	0.0	0.0	0.6	103	4.7	3.4	12.8	0.3
무침류	노각무침	85	0.0	0.0	1.2	0.0	0.0	0.4	32	4.5	1.6	0.8	0.7
무침류	더덕무침	69	0.0	0.0	1.5	0.0	0.0	0.5	73	14.2	1.4	2.8	3.5
무침류	무말랭이무침	50	0.0	0.1	2.3	0.0	0.0	0.6	97	20.8	1.6	4.0	5.0
무침류	미나리무침	80	0.0	0.0	1.2	0.0	0.0	0.4	29	4.8	1.2	1.3	2.0
무침류	파래무침	88	0.0	0.0	1.9	0.0	0.0	0.1	19	4.5	0.5	2.1	2.9
김치류	깍두기	50	0.0	0.0	1.3	0.0	0.0	0.0	17	3.7	0.2	0.8	1.4
김치류	배추김치	60	0.0	0.0	1.5	0.0	0.0	0.0	11	2.3	0.3	1.2	1.8
김치류	부추김치	61	0.0	0.0	0.9	0.0	0.0	0.0	27	4.0	0.6	2.9	2.4
김치류	열무김치	50	0.0	0.0	1.3	0.0	0.0	0.0	19	4.3	0.3	1.6	1.7
김치류	오이소배기	89	0.0	0.1	1.3	0.0	0.0	0.0	22	4.1	0.6	1.8	2.0
김치류	총각김치	50	0.0	0.0	1.3	0.0	0.0	0.0	21	4.3	0.3	1.3	1.5
김치류	동치미	100	0.0	0.0	1.7	0.0	0.0	0.0	11	3.0	0.1	0.7	0.8
김치류	갓김치	60	0.0	0.0	1.5	0.0	0.0	0.0	25	5.1	0.5	2.3	2.4
유제품	요구르트,액상	150	0.0	0.0	0.0	0.0	0.0	0.0	98	22.4	0.2	2.3	0.0
유제품	요구르트,호상	110	0.0	0.0	0.0	0.0	1.1	0.0	113	18.5	2.6	3.9	0.2
유제품	우유	200	0.0	0.0	0.0	0.0	1.0	0.0	120	9.4	6.4	6.4	0.0
유제품	치즈,모짜렐라	20	0.0	0.0	0.0	0.0	0.3	0.0	43	2.5	2.0	3.5	0.0
과일류	과일샐러드	130	0.0	0.0	0.0	1.0	0.0	2.0	172	27.5	7.6	1.4	1.8
과일류	귤	100	0.0	0.0	0.0	1.0	0.0	0.0	42	10.8	0.1	1.0	1.0
과일류	단감	100	0.0	0.0	0.0	1.0	0.0	0.0	83	23.0	0.0	0.9	2.5
과일류	딸기	200	0.0	0.0	1.3	0.0	0.0	0.0	70	17.8	0.4	1.6	3.6
과일류	바나나	100	0.0	0.0	0.0	1.0	0.0	0.0	80	21.1	0.2	1.2	1.8
과일류	배	100	0.0	0.0	0.0	1.0	0.0	0.0	39	10.9	0.1	0.3	1.8
과일류	복숭아	100	0.0	0.0	0.0	1.0	0.0	0.0	34	8.7	0.2	0.9	1.4
과일류	사과,부사	100	0.0	0.0	0.0	1.0	0.0	0.0	57	15.8	0.1	0.3	1.5
과일류	사과쥬스	100	0.0	0.0	0.0	1.0	0.0	0.0	44	11.7	0.1	0.2	2.3
과일류	수박	200	0.0	0.0	0.0	1.3	0.0	0.0	48	10.6	0.8	1.6	0.4
과일류	오렌지	100	0.0	0.0	0.0	1.0	0.0	0.0	43	11.2	0.1	0.9	1.9

자료출처: 2015 한국인 영양소 섭취기준 일부(p.1044~1045) - [참고표 7-2] 음식별 식품 단위수 및 영양소 함량

구분	음식명	재료량(g)	식품군별 횟수						영양소함량				
			곡류	고기·생선·달걀·콩류	채소류	과일류	우유·유제품류	유지·당류	에너지	탄수화물	지질	단백질	식이섬유
과일류	오렌지주스	100	0.0	0.0	0.0	1.0	0.0	0.0	45	10.8	0.1	0.7	0.3
과일류	포도,천연과즙	100	0.0	0.0	0.0	1.0	0.0	0.0	55	14.5	0.2	0.3	0.1
과일류	포도,거봉	100	0.0	0.0	0.0	1.0	0.0	0.0	56	15.1	0.1	0.5	0.4
과일류	포도	100	0.0	0.0	0.0	1.0	0.0	0.0	60	14.1	0.8	0.4	0.9
과일류	파인애플	100	0.0	0.0	0.0	1.0	0.0	0.0	23	6.3	0.1	0.4	1.6
과일류	토마토, 토마토쥬스	100	0.0	0.0	0.0	1.0	0.0	0.0	13	3.1	0.1	0.8	0.8
과일류	키위	100	0.0	0.0	0.0	1.0	0.0	0.0	54	14.4	0.5	0.9	1.6
과일류	청포도	100	0.0	0.0	0.0	1.0	0.0	0.0	47	12.6	0.2	0.3	0.9
과일류	참외	100	0.0	0.0	0.0	0.7	0.0	0.0	18	7.5	0.4	2.2	1.1
과일류	감,곶감	32	0.0	0.0	0.0	2.3	0.0	0.0	76	21.1	0.1	0.7	5.7
기타류	감자튀김	140	0.3	0.0	0.0	0.0	0.0	1.6	157	19.0	8.0	3.6	1.8
기타류	고구마, 생것	140	0.6	0.0	0.0	0.0	0.0	0.0	179	43.7	0.3	2.0	3.2
기타류	고구마, 찐것	140	0.6	0.0	0.0	0.0	0.0	0.0	179	43.8	0.0	2.1	5.3
기타류	고기만두	260	0.6	2.0	1.0	0.0	0.0	0.6	464	46.2	18.7	26.7	5.1
기타류	군만두	265	0.6	2.0	1.0	0.0	0.0	1.6	509	46.2	23.7	26.7	5.1
기타류	김치만두	270	0.6	1.7	2.2	0.0	0.0	0.6	438	48.1	16.4	24.6	6.2
기타류	마늘장아찌	20	0.0	0.0	2.0	0.0	0.0	0.0	11	2.3	0.0	0.8	1.2
기타류	명란젓	15	0.0	0.4	0.0	0.0	0.0	0.0	18	0.4	0.5	3.1	0.0
기타류	백설기	100	0.7	0.0	0.0	0.0	0.0	0.0	234	51.9	0.8	3.5	0.6
기타류	새우젓	15	0.0	0.4	0.0	0.0	0.0	0.0	8	0.0	0.1	1.6	0.0
기타류	송편	100	0.7	0.0	0.0	0.0	0.0	0.0	212	45.6	1.4	3.5	1.4
기타류	순대	93	0.1	1.0	0.7	0.0	0.0	0.0	133	11.9	6.9	6.0	1.1
기타류	아이스크림	100	0.0	0.0	0.0	0.0	1.0	0.0	186	24.4	8.6	3.0	0.7
기타류	오이숙장아찌	50	0.0	0.2	0.6	0.0	0.0	0.4	43	3.4	2.2	2.7	0.3
기타류	조개젓	15	0.0	0.4	0.0	0.0	0.0	0.0	10	0.5	0.2	1.5	0.0
기타류	햄버거	131	0.2	1.8	0.6	0.0	0.0	0.0	304	13.8	16.4	23.2	0.6
기타류	토스트	100	1.0	0.0	0.0	0.0	0.0	0.0	293	54.4	4.0	9.0	2.5
기타류	토마토	200	0.0	0.0	2.9	0.0	0.0	0.0	28	6.6	0.2	1.8	1.4
기타류	커피,설탕,프림	120	0.0	0.0	0.0	0.0	0.0	3.0	62	10.7	1.9	0.4	0.0
기타류	치킨너겟	30	0.0	0.5	0.0	0.0	0.0	0.0	84	2.8	5.6	5.6	0.0
기타류	참치통조림	70	0.0	1.2	0.0	0.0	0.0	0.0	208	0.0	16.4	12.7	0.0
기타류	찐만두	222	0.9	1.2	1.0	0.0	0.0	0.6	525	72.5	15.4	20.8	3.6
기타류	다시마튀각	19	0.0	0.0	1.4	0.0	0.0	2.1	95	7.7	8.1	0.4	1.7
기타류	야채샐러드	123	0.0	0.0	1.3	0.2	0.0	2.6	113	7.5	9.4	1.1	2.1
기타류	양배추샐러드	107	0.0	0.0	1.0	0.2	0.0	2.7	115	8.1	9.4	1.0	1.7
기타류	양상추샐러드	86	0.0	0.0	1.0	0.0	0.0	2.6	98	3.5	9.4	1.0	1.1
기타류	오이피클	74	1.0	0.0	1.0	0.0	0.0	0.2	72	19.7	0.2	0.4	0.8
기타류	고구마,찐것	140	0.6	0.0	0.0	0.0	0.0	0.0	179	43.8	0.0	2.1	5.3
기타류	인절미	100	0.7	0.0	0.0	0.0	0.0	0.0	217	44.8	1.7	4.9	1.7
기타류	절편	100	0.7	0.0	0.0	0.0	0.0	0.0	220	43.8	0.8	4.4	0.6
기타류	탕수육	158	0.2	1.2	0.9	0.0	0.0	2.1	349	26.7	20.9	12.6	1.1

자료출처: 2015 한국인 영양소 섭취기준 일부(p.1044~1045) - [참고표 7-2] 음식별 식품 단위수 및 영양소 함량

색인

참고문헌

강은희(2012). 보건의료인을 위한 임상영양학. 파주: 도서출판 의학서원.

건강보험심사평가원 (2013). 건강나래 웹진. 2013년 2월호.

경석현, 김수언 역 (1999). 유기화학. 서울: 자유아카데미.

교육부 학생건강정책과(2021). 학교급식 위생관리 지침서(제5차 개정).

교육부(2023). 4세대 지능형 나이스 급식 온라인 사용자 교육자료.

교육부·한국교육학술정보원(2020). K-에듀파인 학교회계 지출관리시스템 급식관리(학교) - 따라하기 매뉴얼.

기초간호학회, 대한미생물학회 (2014). 간호미생물학. 서울: 엘스비어 코리아

김금순 외(2013). 기본간호학실습. 파주: 수문사.

김기태(2012). 대한민국 건강 불평등 보고서. 서울: 도서출판 나눔의 집.

김대진, 김현숙, 도명술, 박정로, 변부형, 신현길, 정차권, 조성희 (2006). 영양과 건강. 서울: 도서출판 유한문화사

김덕희, 김서현, 김정연, 박수진, 백진경, 오희경, 조재선, 한성희 (2016). 베이직 영양학. 파주: 지구문화사

김매자, 송미순, 김현아 (2013). 영양과 식사요법의 간호적용(3판). 서울: 정문각.

김분한, 성미라, 서남숙 외 편저 (2017). 간호와 영양. 서울: 포널스출판사.

김선효, 이경애, 이현숙 (2016). 기초영양학. 고양: 파워북

김영경, 김희순, 소향숙, 정승은, 정복례 외 (2012). 영양과 식이요법(9th). 서울: 현문사.

김영경, 김희순, 소향숙, 정승은, 정복례 외 (2012). 영양과 식이요법(9th). 서울: 현문사.

김영경, 김희순, 소향숙, 정승은, 정복례 외(2012). 영양과 식이요법(9th). 서울: 현문사.

김영경, 김희순, 정복례, 정승은 (2004). 간호와 영양(개정판). 현문사: 서울

김영미, 조성희, 조갑출(2017). 모자동실제 유형에 따른 산모피로도 및 모유수유율 비교, 한국산학기술학회논문지, 18(5), 445-455.

김은숙, 박영숙(2001). 모자동실이 초산모의 영아에 대한 태도와 돌보기 자신감에 미치는 영향, 여성건강간호학회지, 7(3), 256-270.

김은영, 김윤미, 김지수, 조동숙, 김은경(2010). 모자동실체계에 대한 간호사의 인식과 태도, 여성건강간호학회지, 16(2). 137-146.

김정렬, 육철, 권혁건, 홍성용, 박찬구, 박경호 (1995) 이소말토올리고당과 프락토올리고당의 물리적 성질 및 생리학적 특성. 한국식품과학회지, 27(2), 170-175.

김한수, 한여정, 김병철, 류소연 (2017). 한국 성인의 비타민 D 수준과 이상지질혈증과의 관련성 제 6기(2013년, 2014년) 국민건강영양조사 자료를 이용하여. 한국산학기술학회논문지, 18(3), 647-656.

김혜령(2013). 한국 전기노인과 후기노인의 골관절염 위험요인 비교. 기초간호 자연과학회지, 15(4), 219-229.

김혜원 외 공역(2011). 여성건강간호학1. 정담미디어: 서울.

김혜원 외(2023). 여성건강간호학 Ⅱ(제6판). 서울: 현문사.

농촌진흥청 국립농업과학원 (2011). 제 8개정판 국가표준식품성분표

농촌진흥청 국립농업과학원 (2016). 제 9개정판 국가표준식품성분표

대한고혈압학회(2022). 2022 고혈압 진료지침.

대한고혈압학회(2023). 2023 고혈압 팩트시트.

대한산부인과학회(2016). 임산부비만관리가이드

대한영양사회(2000). 임상영양관리지침서.

대한의학회(2014). 일차 의료용 고혈압 임상진료지침 근거기반 권고 요약본 2014. 서울: 대한의학회.

문수재, 김혜경, 홍순명, 이경혜, 이명희, 이영미, 이경자, 안경미, 이민준, 김정연, 김정현 (2011). 알기 쉬운 영양학. 서울: 수학사

박건영, 강경선, 강명희 강주섭, 김대중(2013). 암을 이기는 한국인의 음식 54가지. 서울: 연합뉴스.

박용우 (2015). 음식중독. 서울: 김영사

보건복지부 (2013). 2010 한국인영양섭취기준 활용 가이드북.

보건복지부(2002). 제1차 국민건강증진종합계획(Health Plan 2010).

보건복지부(2009). 임신 수유부를 위한 식생활 실천지침.

보건복지부(2015). 2015 한국인 영양소 섭취기준 (p.1044~1045, 참고표 7-2 음식별 식품 단위수 및 영양소 함량)

보건복지부·질변관리본부(2013). 국민건강영양조사 제6기 식품섭취빈도조사.

보건복지부·질병관리본부(2022). 국민건강통계.

보건복지부·한국건강증진개발원(2022.04). 제5차 국민건강증진종합계획(Health Plan 2030, 2021~2030) 개정판 (관리번호: 정책-04-2022-008-01)

보건복지부·한국건강증진개발원(2022.06). 제3차 국민영양관리기본계획(2022~2026).

보건복지부·한국보건사회연구원(2006). 새 국민건강증진종합계획 수립(New Health Plan 2010).

보건복지부·한국영양학회(2020). 2020 한국인 영양소 섭취기준.

보건복지부·질병관리본부(2017). 국민건강통계, 국민건강영양조사 제7기 2차년도(2017)

보건복지부·한국영양학회 (2015). 2015 한국인 영양소 섭취기준

서울특별시교육청 보건안전진흥원(2023). 2023년도 점심을 기다리게 하는 학교급식 레시피 공모전 수상작. (서울학교급식포털 https://food.sen.go.kr/recommendRecipeView.do)

서울특별시교육청 체육건강문화예술과(2022). 먹거리 생태전환교육 중기[2022~2024] 발전계획.

서울특별시교육청(2021). 기후행동 첫걸음 그린(Green)급식 교육자료집.

서울특별시교육청(2024). 2024학년도 학교급식 기본방향.

서진호(1994) 국내올리고당 연구 및 개발동향. 식품과학과 산업, 27(4), 8-11.

식품 등의 표시기준 [식품의약품안전청 고시 제2018-32호(2018.4.26. 개정)] p.129

식품의약품 안전청. 식품산업체를 위한 영양표시 안내서 　한눈에 쏙쏙 단계별 영양표시 가이드라인.

식품의약품안전처(2017). 외식 영양성분 자료집 통합본(2012-2017년).

식품의약품안전처(2019). 한 눈에 보는 영양표시 가이드라인.

연소영, 오경원, 권상희, 현태선 (2016). 국민건강영양조사 식이섬유 성분표 구축 및 식이섬유 섭취 현황. 대한지역사회영양학회지. 21(3), 293-300.

오세인, 이현옥, 서광희, 김영현, 장재권 (2017). 알기 쉬운 영양학. 서울: 도서출판 효일

유현희, 최은선(2016). 임상영양학. 서울: 창지사.

윤매옥, 주연숙(2019). 성과기반 핵심기본간호술 매뉴얼. 서울: 메디컬사이언스.

을지병원 건강증진센터 영양상담실(2015). 영양평가 문진표.

이동숙 외(2023). 사례중심의 간호과정과 비판적 사고. 용인: 메디컬에듀케이션.

이상태, 김지응 (2011). 식품 영양학. 파주: 지구문화사

이승교, 원향례, 정은희 (2017). 생애주기영양학(2판). 라이프사이언스: 서울

이시은, 이에리자(2018). 한국 지역사회 거주 노인의 영양 관련 요인이 사망위험에 미치는 영향. 한국디지털정책학회논문지, 16(10), 343-350.

이연숙, 임현숙, 장남수, 안홍석, 김창임, 김기남, 신동미 (2017). 생애주기영양학(4판). 교문사: 파주

이영미, 이미숙, 이민준, 김정현, 정혜연, 박은주, 정자용(2013). 생애주기 영양학. 양서원: 파주

이윤나, 김초일, 김우선, 이해정, 장영애, 이행신, 김애영 (2005). 식품의 영양 성분 DB 구축사업 (5차년도: 식이섬유 분석). 한국보건산업진흥원 보고서 (주관부처 보건복지부)

이재혁(2017). 비타민D의 보충요법. 대한의사협회지, 60(4), 330-335.

이현옥, 오세인, 조혜경, 최미경, 김미현(2016). 생애주기영양학(2판). 교문사: 파주

장유경, 권종숙, 조여원, 김영혜 (2001). 임상영양학. 서울: 신광출판사

장유경, 박혜련, 변기원, 이보경, 권종숙 (2016). 기초 영양학. 파주: 교문사

전라북도교육청(2013). 채식 맛이 보인다 - 채식건강식단 자료집.

정현숙 외(2014). 새로운 생애주기영양학(개정판). 수학사: 서울.

조윤형(2019). 고혈압의 비약물 치료법. 대한내과학회 추계학술발표논문집, 2019(2), 129~133.

주미현, 이산휘, 이윤경, 류소연 (2017). 한국 20대의 비타민 D 결핍 관련 요인 분석 : 제5기 국민건강영양조사를 이용하여. 한국산학기술학회논문지, 19(5), 303-311.

질병관리본부(2012). 고혈압·당뇨병 표준화 교육자료 - 당뇨병 고급영양실습(지침서 교수지도안).

질병관리본부(2012). 고혈압·당뇨병 표준화 교육자료 - 당뇨병 기본영양이론(교육자용 해설서).

최경순, 윤옥현, 이정실, 하귀현(2014). 핵심생애주기영양학. 효일: 서울

최정은(2012). 학생들의 영양 지식·식이 자기효능감 및 식습관과 메뉴선택 행동과의 관계, 박사학위논문, 동국대학교.

최혜미 외 (2011). 21세기 영양학. 파주: 교문사

콜린 캠벨, 토마스 캠벨 (유자화 역) (2012). 무엇을 먹을 것인가. 서울: 열린과학. (원저: T. Colin Campbell, Thomas M. Campbell Ⅱ, 2006. The China Study)

한국건강증진개발원(2017). 2017 건강통계연보 (통권2호)

한국건강증진개발원(2022.08). HP2023 팩트시트, 003호 영양.

한국건강증진개발원(2022.11). 국민건강증진종합계획(HP2020, 2011~2020) 최종성과 분석보고서 (관리번호: 정책-04-2022-024-01)

한국건강증진개발원(2023.12). 제5차 국민건강증진종합계획(2021~2030) - 2023년 대표지표 분석보고서 (관리번호: 정책-04-2023-017-10)

한국교육개발원(2018). 학교급식 식단작성 참고자료.

한국영양교육평가원(2021). 임상영양사를 위한 보건·의료·영양 관계법규.

한국인구보건연구원(1985). 한국인 영양권장량-제 4차개정.

한국인구보건연구원(1989). 한국인의 영양권장량-제 5차개정.

한정순, 김갑순, 김영현, 김현오, 김현주, 박선민, 안창순, 한성희 (2012). (New) 생애주기 영양학. 지구문화사: 파주

American Diabetes Association. (2007). Standards of medical care in diabetes 2007. Diabetes care, 30(suppl 1), S4-S41.

Korea Committee for guidelines for management of dyslipidemia. (2015). 2015 Korean guidelines for management of dyslipidemia. J Lipid Atheroscler, 4(1), 61-92.

【웹사이트】

국가건강정보포털 http://health.cdc.go.kr/

국가암정보센터 https://www.cancer.go.kr

국립농산물품질관리원 GAP정보서비스 https://www.gap.go.kr/portal

국민건강증진종합계획 https://www.khepi.or.kr

국민건강지식센터 http://hqcenter.snu.ac.kr/

농림축산식품부 농식품바우처 https://fooddream.at.or.kr/fooddream

농식품 올바로 https://koreanfood.rda.go.kr

대한 암예방학회 https://www.kscp.or.kr

대한영양사협회, 고혈압환자의 식사요법(DASH식사) https://www.dietitian.or.kr/board/file/64/463084498200808222257O9)

매일경제 http://www.mk.co.kr/

미국 국립보건원 https://healthyeating.nhlbi.nih.gov/

미국 맥도날드 홈페이지 https://www.mcdonalds.com

법제처 국가법령정보센터 https://www.law.go.kr

법제처 찾기쉬운 생활법령정보 https://www.easylaw.go.kr

서울대학교병원 의학정보 음식물 알레르기 http://www.snuh.org

서울아산병원 의료정보 - 식사요법 https://www.amc.seoul.kr/asan/healthinfo/mealtherapy/mealTherapyList.do

서울특별시 식품안전정보 https://fsi.seoul.go.kr

서울학교급식포털 https://food.sen.go.kr/main.do

식품안전나라 https://www.foodsafetykorea.go.kr

식품의약품안전처 https://www.mfds.go.kr/

연수구 보건소 https://www.yeonsu.go.kr/clinic/health

제이미 올리버 홈페이지 https://www.jamieoliver.com

제주의 소리 http://www.jejusori.net

제주일보 http://www.jejuilbo.net

질병관리청 국민건강영양조사 https://knhanes.kdca.go.kr/knhanes

하남시 보건소 https://www.hanam.go.kr/health

한국 맥도날드 홈페이지 https://www.mcdonalds.co.kr

한국식품안전관리인증원 https://www.haccp.or.kr

헬스조선 http://health.chosun.com

Healty people 2030 https://www.cdc.gov/nchs/healthy_people/hp2030/hp2030.htm https://health.gov/healthypeople

NANDA International. https://nanda.org

National Center for Health Statistics (2020). NCHS Fact Sheet. August 2020. (https://www.cdc.gov/nchs/data/factsheets/Factsheet-HealthyPeople2030-H.pdf)

Roxanne Nelson(2004). “Cheeseburger Bill” protects food industry. The Lancet, 363(9417). DOI:https://doi.org/10.1016/S0140-6736(04)15826-1

The Guardian (2012. 4. 27. Can Jamie's school meals revolution survive the Gove recipe?) https://www.theguardian.com/education/2012/apr/27/jamie-oliver-school-meals-gove

WHO (World Health Organization) (1948). Constitution of WHO: principles. Retrieved from http://www.who.int/about/mission

WHO. Health topics: nutrition. Retrieved from http://www.who.int/topics/nutrition

【기사】

SBS NEWS https://news.sbs.co.kr/news
(2015. 04. 02. 생사기로에 선 800g 미숙아… '엄마 초유'로 살렸다)

경인매일 https://www.kmaeil.com/news/articleView.html?idxno=446222
(2024. 03. 27. 인천 동구보건소, 건강과일바구니 지원 사업 실시)

문화일보 https://www.munhwa.com/news/view.html?no=2024061401070821313001
(2024. 06. 14. 첫차 타도 대기 77번 - "급식소 없으면 종일 굶어"[밥 굶는 노인들])

헤럴드 생생뉴스 https://n.news.naver.com/mnews/article/112/0000019094?sid=103
(2005. 10. 20. 패스트푸드 업체에 비만 소송 못한다)

Data pointed
http://www.datapointed.net/visualizations/maps/distance-to-nearest-mcdonalds/

EBS 지식채널e https://www.youtube.com/watch?v=ZZBxeiL8FpY
제이미 올리버 급식개혁(웩, 우웩)

경향신문 https://www.khan.co.kr/national/national-general/article/202210051454001
(2022. 10. 05. 학교 급식조리사 산재 한 해 만에 60% 급증, 폐암은 2년간 16건)

노컷뉴스 https://www.nocutnews.co.kr/news/6176494?utm_source=naver&utm_medium=article&utm_campaign=20240711060402
(2024. 07. 11. 대체인력에 '침묵'하는 울산교육청, '골병'드는 급식실 종사자들)

제주의 소리 https://www.jejusori.net/news/articleView.html?idxno=427333
(2024. 06. 06. 학교급식 노동자의 폐암 산재 인정돼야)

국민일보 https://www.kmib.co.kr/article/view.asp?arcid=0018917359
(2023. 11. 28. K푸드 덕에 'K급식'도 날개)

국민일보 https://www.kmib.co.kr/article/view.asp?arcid=0924332498
(2023. 11. 29. K푸드 덕에 날개단 K급식-해외시장 밥맛 잡는다)

머니투데이 https://news.mt.co.kr/mtview.php?no=2024011814125919979
(2024. 01. 21. 'K급식' 찾는 글로벌 기업들… 대형 급식사, 해외로 발 넓힌다)

의협신문 https://www.doctorsnews.co.kr/news/articleView.html?idxno=144820
(2022. 06. 07. '임상 영양·영양치료' 중요성 갈수록 커진다)

식품의약품안전처 공식블로그 https://blog.naver.com/kfdazzang/220948260218
(급식 당류저감화 - 학교급식, 덜 달게 더 맛있게 조리해주세요)

대한당뇨병학회, 당뇨병 습관을 바꾸면 극복할 수 있다
https://terms.naver.com/list.naver?cid=51005&categoryId=51005&so=st4.asc

매경헬스 https://www.mkhealth.co.kr/news/articleView.html?idxno=8367
(2015. 12. 10. 타임지가 선정한 10대 슈퍼푸드)

이코노미스트 https://economist.co.kr/article/view/ecn202301160065
(2023. 01. 23. 무가당 소주는 살 안찌나요? No. 알코올 칼로리는 그대로)

대한당뇨병학회 https://terms.naver.com/list.naver?searchId=au4456
당뇨병, 습관을 바꾸면 극복할 수 있다

헬스조선 https://m.health.chosun.com/svc/news_view.html?contid=2016040101369
(2016. 04. 10. 10대 슈퍼푸드의 진실)